Wichtiger Hinweis zu den „Allgemeinen Monographien“

Das Europäische Arzneibuch enthält eine Anzahl allgemeiner Monographien, die Gruppen von Produkten umfassen. Diese „Allgemeinen Monographien“ beinhalten Anforderungen, die auf alle Produkte der entsprechenden Gruppe anwendbar sind oder in einigen Fällen für jedes Produkt der jeweiligen Gruppe, für das eine Einzelmonographie im Arzneibuch enthalten ist (siehe „Allgemeine Vorschriften, Allgemeine Monographien“). Falls in der Einleitung keine Einschränkung des Anwendungsbereichs der allgemeinen Monographie angegeben ist, gilt diese für alle Produkte der definierten Gruppe, unabhängig davon, ob ein bestimmtes Produkt in einer Einzelmonographie im Arzneibuch beschrieben ist.

Wann immer eine Monographie angewendet wird, muss unbedingt abgeklärt werden, ob eine allgemeine Monographie auf das jeweilige Produkt anwendbar ist. Die nachstehend aufgelisteten Texte werden unter „Allgemeine Monographien“ abgedruckt, wenn nichts anderes angegeben ist. Die nachfolgende Liste wird wann immer nötig auf den neuesten Stand gebracht und in jedem Nachtrag abgedruckt.

- Allergenzubereitungen
- Darreichungsformen (siehe gesondertes Kapitel „Darreichungsformen“)
- DNA-rekombinationstechnisch hergestellte Produkte
- Extrakte
- Fermentationsprodukte
- Homöopathische Zubereitungen (abgedruckt im Kapitel „Homöopathische Zubereitungen und Einzelmonographien zu Stoffen für homöopathische Zubereitungen“)
- Immunsera von Tieren zur Anwendung am Menschen
- Immunsera für Tiere
- Impfstoffe für Menschen
- Impfstoffe für Tiere
- Pflanzliche Drogen
- Pflanzliche Drogen für homöopathische Zubereitungen (abgedruckt im Kapitel „Homöopathische Zubereitungen und Einzelmonographien zu Stoffen für homöopathische Zubereitungen“)
- Pflanzliche Drogen zur Teebereitung
- Pflanzlichen Drogen, Zubereitungen aus
- Pflanzliche fette Öle
- Produkte mit dem Risiko der Übertragung von Erregern der spongiformen Enzephalopathie tierischen Ursprungs
- Radioaktive Arzneimittel
- Substanzen zur pharmazeutischen Verwendung
- Urtinkturen für homöopathische Zubereitungen (abgedruckt im Kapitel „Homöopathische Zubereitungen und Einzelmonographien zu Stoffen für homöopathische Zubereitungen“)

Wichtiger Hinweis zu den „Verunreinigungen“

Für den Monographieabschnitt „Verunreinigungen“ wurde **im Nachtrag 4.06** eine Terminologieänderung eingeführt. In Übereinstimmung mit den ICH-Richtlinien wird der Ausdruck „Spezifizierte Verunreinigungen“ für Verunreinigungen verwendet, für die ein definiertes individuelles Akzeptanzkriterium gilt.

Die Monographien des Europäischen Arzneibuchs wurden unter Berücksichtigung der erwähnten spezifizierten Verunreinigungen ausgearbeitet.

Die Monographien zu den einzelnen Substanzen gelten in Verbindung mit der allgemeinen Monographie **Substanzen zur pharmazeutischen Verwendung (Corpora ad usum pharmaceuticum)**, die in revidierter Fassung in den Nachtrag 4.06 aufgenommen wurde.

Europäisches Arzneibuch

4. Ausgabe
8. Nachtrag

Europäisches Arzneibuch

4. Ausgabe
8. Nachtrag

Amtliche deutsche Ausgabe

Deutscher Apotheker Verlag Stuttgart
Govi-Verlag - Pharmazeutischer Verlag GmbH Eschborn

Wichtige Adressen

Bundesinstitut für Arzneimittel und Medizinprodukte
FG Arzneibuch, Allgemeine Analytik
Kurt-Georg-Kiesinger-Allee 3
D-53175 Bonn

Europäisches Direktorat für die Qualität von Arzneimitteln (EDQM) des Europarats
226, Avenue de Colmar – BP 907
F-67029 Strasbourg Cedex 1, France

Fax: 00 33-388-41 27 71
Internet: http://www.pheur.org

	E-Mail	Tel.
CD-ROM	cdromtech@pheur.org	00 33-388-41 20 00 (Vermittlung)
Monographien	monographs@pheur.org	00 33-388-41 20 00 (Vermittlung)
Referenzsubstanzen	CRS@pheur.org	00 33-388-41 20 35
Veranstaltungen	publicrelations@pheur.org	00 33-388-41 28 15
Veröffentlichungen	publications@pheur.org	00 33-388-41 20 36
Zertifizierung	certification@pheur.org	00 33-388-41 20 00 (Vermittlung)
Sonstige Informationen	info@pheur.org	00 33-388-41 20 00 (Vermittlung)

Vertragsstaaten, die das Übereinkommen über die Ausarbeitung eines Europäischen Arzneibuchs unterzeichnet haben und Mitglied der Europäischen Arzneibuch-Kommission sind (Stand: Januar 2005)

Belgien
Bosnien-Herzegowina
Bulgarien
Dänemark
Deutschland
Estland
Finnland
Frankreich
Griechenland
Irland
Island
Italien
Kroatien
Lettland
Litauen
Großherzogtum Luxemburg
Malta
Ex-jugoslawische Republik Mazedonien
Niederlande
Norwegen
Österreich
Portugal
Rumänien
Schweden
Schweiz
Serbien und Montenegro
Slowakische Republik
Slowenien
Spanien
Tschechische Republik
Türkei
Ungarn
Vereinigtes Königreich
Zypern
Europäische Union

Europäisches Arzneibuch 4. Ausgabe, 8. Nachtrag
ISBN 3-7692-3327-1

Satz: Satz-Rechen-Zentrum Hartmann + Heenemann, Berlin
Druck: C. H. Beck, Nördlingen
Buchbinder: Lachenmaier, Reutlingen
Einbandgestaltung: Atelier Schäfer, Esslingen

BEKANNTMACHUNG ZUM EUROPÄISCHEN ARZNEIBUCH

4. Ausgabe, 8. Nachtrag, Amtliche deutsche Ausgabe, und zum Deutschen Arzneibuch 2004[1)]

Vom 15. Dezember 2004
(Bundesanzeiger Seite 89)

I. Europäisches Arzneibuch, 4. Ausgabe, 8. Nachtrag, Amtliche deutsche Ausgabe

1. Im Rahmen des Übereinkommens über die Ausarbeitung eines Europäischen Arzneibuchs vom 22. Juli 1964, revidiert durch das Protokoll vom 16. November 1989 (BGBl. 1993 II S. 15), dem die Bundesrepublik Deutschland beigetreten ist (Gesetz vom 4. Juli 1973, BGBl. 1973 II S. 701) und dem inzwischen 34 Vertragsstaaten sowie die Europäische Union angehören, erfolgt die Ausarbeitung der Monographien und anderer Texte des Europäischen Arzneibuchs. Mit dem Beitritt zu diesem Übereinkommen hat sich die Bundesrepublik Deutschland verpflichtet, die von der Europäischen Arzneibuch-Kommission in Straßburg beschlossenen Monographien und anderen Texte des Europäischen Arzneibuchs entsprechend § 55 Abs. 2 des Arzneimittelgesetzes in geltende Normen zu überführen.

2. Der Gesundheitsausschuss (Teilabkommen) des Europarates hat auf Empfehlung der Europäischen Arzneibuch-Kommission am 18. Juni 2003 mit der Resolution AP-CSP (03) 2 den 1. Juli 2004 als Termin für die Übernahme des 8. Nachtrags zur 4. Ausgabe des Europäischen Arzneibuchs in den Vertragsstaaten des Übereinkommens über die Ausarbeitung eines Europäischen Arzneibuchs festgelegt.

3. Der 8. Nachtrag zur 4. Ausgabe des Europäischen Arzneibuchs umfasst neben korrigierten Monographien neue und revidierte Monographien sowie neue und revidierte andere Texte, die von der Europäischen Arzneibuch-Kommission auf deren Sitzung vom 17. bis 18. Juni 2003 beschlossen wurden.

4. Der 8. Nachtrag zur 4. Ausgabe des Europäischen Arzneibuchs wird vom Europarat in Straßburg in englischer („European Pharmacopoeia, Supplement 4.8“) und französischer Sprache („Pharmacopée Européenne, Addendum 4.8“), den Amtssprachen des Europarates, herausgegeben. Er wurde unter Beteiligung der zuständigen Behörden Deutschlands, Österreichs und der Schweiz in die deutsche Sprache übersetzt.

5. Die übersetzten Monographien und anderen Texte des 8. Nachtrags zur 4. Ausgabe des Europäischen Arzneibuchs werden hiermit nach § 55 Abs. 7 des Arzneimittelgesetzes als „Europäisches Arzneibuch, 4. Ausgabe, 8. Nachtrag, Amtliche deutsche Ausgabe“ bekannt gemacht.

6. Das geltende Europäische Arzneibuch, Amtliche deutsche Ausgabe, umfasst nunmehr die amtlichen deutschen Ausgaben des Europäischen Arzneibuchs, 4. Ausgabe, und des Europäischen Arzneibuchs, 4. Ausgabe, 1., 2., 3., 4., 5., 6., 7. und 8. Nachtrag.

7. Das Europäische Arzneibuch, 4. Ausgabe, 8. Nachtrag, Amtliche deutsche Ausgabe, kann beim Deutschen Apotheker Verlag, Stuttgart, bezogen werden.

8. Mit Beginn der Geltung des Europäischen Arzneibuchs, 4. Ausgabe, 8. Nachtrag, Amtliche deutsche Ausgabe, wird die „Bekanntmachung zum Europäischen Arzneibuch, 4. Ausgabe, 8. Nachtrag“ vom 3. Juni 2004 (BAnz. S. 13 398) aufgehoben.

9. Das Europäische Arzneibuch, 4. Ausgabe, 8. Nachtrag, Amtliche deutsche Ausgabe, gilt ab dem 1. März 2005.

10. Für Arzneimittel, die sich am 1. März 2005 in Verkehr befinden und die die Anforderungen der Monographien sowie die Anforderungen der anderen Texte des Europäischen Arzneibuchs, 4. Ausgabe, 8. Nachtrag, nicht erfüllen oder nicht nach deren Vorschriften hergestellt, geprüft oder bezeichnet worden sind, aber den am 28. Februar 2005 geltenden Vorschriften entsprechen, findet diese Bekanntmachung erst ab dem 1. März 2006 Anwendung.

[1)] Diese Bekanntmachung ergeht im Anschluss an die Bekanntmachung des Bundesministeriums für Gesundheit und Soziale Sicherung vom 3. Juni 2004 (BAnz. S. 13 398) zum Europäischen Arzneibuch, 4. Ausgabe, 8. Nachtrag sowie im Anschluss an die Bekanntmachung vom 2. Juni 2004 (BAnz. S. 13 398) zum Deutschen Arzneibuch 2004.

II. Deutsches Arzneibuch 2004

Das Deutsche Arzneibuch 2004 wird in Verbindung mit der Nummer I dieser Bekanntmachung wie folgt geändert:

Die folgenden Monographien werden aus dem Deutschen Arzneibuch 2004 gestrichen, da sie als neue Monographien in geänderter Fassung in das Europäische Arzneibuch, 4. Ausgabe, 8. Nachtrag, aufgenommen wurden [in eckigen Klammern die Bezeichnung der Monographie des Europäischen Arzneibuchs, die an die Stelle der Monographie des Deutschen Arzneibuchs tritt]:

- Asparagin-Monohydrat [Asparagin-Monohydrat]
- Spitzwegerichkraut [Spitzwegerichblätter]

Diese Änderung des Deutschen Arzneibuchs 2004 gilt ab dem 1. März 2005.

Bonn, den 15. Dezember 2004
113-5031-11

Bundesministerium für Gesundheit
und Soziale Sicherung

Im Auftrag
Dr. Gert Schorn

INHALTSVERZEICHNIS

Erläuterungen zu Monographien — A

Wichtige Hinweise zu den „Allgemeinen Monographien" und zu den „Verunreinigungen" — B

Wichtige Adressen — IV

Bekanntmachung zum Europäischen Arzneibuch — V

Inhaltsverzeichnis — VII

Übersichten — IX

1. Änderungen seit dem 7. Nachtrag zur 4. Ausgabe — IX

- Neue Texte — IX
- Revidierte Texte — IX
- Berichtigte Texte — X
- Gestrichene Texte — X
- Titeländerungen — XI

2. Verzeichnis aller Texte der 4. Ausgabe — XI

Allgemeiner Teil

2 Allgemeine Methoden — 5883

4 Reagenzien — 5907

Monographiegruppen

Einzelmonographien zu Radioaktiven Arzneimitteln — 5915

Monographien A–Z — 5921

Gesamtregister (liegt als gesondertes Heft bei)

ÜBERSICHTEN

1. Änderungen seit dem 7. Nachtrag zur 4. Ausgabe

Neue Texte

Allgemeiner Teil

2.7.21 Wertbestimmung von Von-Willebrand-Faktor vom Menschen

Monographien A–Z

Aluminiumhydroxid zur Adsorption, Wasserhaltiges
Anti-T-Lymphozyten-Immunglobulin vom Tier zur Anwendung am Menschen
Argininaspartat
Asparagin-Monohydrat
Azelastinhydrochlorid
Färberdistelöl, Raffiniertes
Gelbwurz, Kanadische
Ketobemidonhydrochlorid
Natriumaminosalicylat-Dihydrat
Sternanisöl
Tilidinhydrochlorid-Hemihydrat
Tyrothricin

Revidierte Texte

Allgemeiner Teil

2.2.32 Trocknungsverlust
2.3.2 Identifizierung fetter Öle durch Dünnschichtchromatographie
4 Reagenzien

Monographiegruppen

Einzelmonographien zu Radioaktiven Arneimitteln
Natrium[^{123}I]iodid-Injektionslösung
Natrium[^{131}I]iodid-Kapseln für diagnostische Zwecke

Monographien A–Z

Allopurinol
Anisöl
Bromhexinhydrochlorid
Clonazepam
Codein
Codeinhydrochlorid-Dihydrat
Codeinphosphat-Hemihydrat
Codeinphosphat-Sesquihydrat
Dithranol
Edetinsäure
Estradiol-Hemihydrat
Flumazenil
Gentamicinsulfat
Glucose-Sirup
Glucose-Sirup, Sprühgetrockneter
Histidin
Leuprorelin
Maltodextrin
Mexiletinhydrochlorid
Natriumcalciumedetat
Natriumedetat
Natriumglycerophosphat, Wasserhaltiges
Nifuroxazid
Omeprazol
Plasma vom Menschen (gepoolt, virusinaktiviert)
Roxithromycin
Saccharose
Schöllkraut
Sorbitol, Lösung von partiell dehydratisiertem
Spitzwegerichblätter
Temazepam
Testosteron
Triflusal
Wasser, Gereinigtes
Wasser, Hochgereinigtes
Wasser für Injektionszwecke

Berichtigte Texte

Allgemeiner Teil

2.7.2 Mikrobiologische Wertbestimmung von Antibiotika
2.9.1 Zerfallszeit von Tabletten und Kapseln
2.9.27 Gleichförmigkeit der Masse der abgegebenen Dosen aus Mehrdosenbehältnissen

Monographien A–Z

Celiprololhydrochlorid
Ciclosporin
Ergometrinmaleat*
Flunitrazepam
Homatropinhydrochlorid
Homatropinmethylbromid
Lebertran (Typ A)
Lebertran (Typ B)
Pefloxacinmesilat-Dihydrat
Polymyxin-B-sulfat
Primelwurzel*
Tributylacetylcitrat
Verapamilhydrochlorid

Bei den mit * gekennzeichneten Texten handelt es sich um nur im deutschsprachigen Nachtrag 4.08 berichtigte Texte.

Hinweis: Die folgenden, im „Supplement 4.8“ (Englisch) und/oder im „Addendum 4.8“ (Französisch) enthaltenen Monographien sind in der vorliegenden deutschen Fassung des Nachtrags 4.08 der Ph. Eur. nicht enthalten, da es sich bei den Texten im „Supplement 4.8“ und/oder im „Addendum 4.8“ lediglich um rein redaktionelle Korrekturen handelt, die in der deutschen Fassung der Ph. Eur., 4. Ausgabe, Grundwerk 2002 beziehungsweise 3. Nachtrag bereits berücksichtigt wurden:

– Arsen(III)-oxid für homöopathische Zubereitungen
– Docusat-Natrium

Gestrichene Texte

Der folgende Text wurde mit Resolution AP-CSP (01) 4 zum 1. 4. 2002 gestrichen:

Infektiöse-Hepatitis-Lebend-Impfstoff (gefriergetrocknet) für Hunde

Die folgenden Texte wurden mit Resolution AP-CSP (01) 6 zum 1. 1. 2003 gestrichen:

2.7.3 Wertbestimmung von Corticotropin
Fibrinogen[^{125}I] vom Menschen
Corticotropin

Der folgende Text wurde mit Resolution AP-CSP (02) 2 zum 1. 1. 2003 gestrichen:

Tinkturen[1)]

Die folgenden Texte wurden mit Resolution AP-CSP (02) 4 zum 1. 1. 2003 gestrichen:

2.9.21 Partikelkontamination – Mikroskopische Methode
Schweinerotlauf-Serum
Natrium[^{125}I]iodid-Lösung
Oxyphenbutazon

Der folgende Text wurde mit Resolution AP-CSP (02) 6 zum 1. 7. 2003 gestrichen:

Lypressin-Injektionslösung

1) Dieser Text ist nun Bestandteil der allgemeinen Monographie „Extrakte“.

Titeländerungen

Monographiegruppen

Einzelmonographien zu Radioaktiven Arzneimitteln
Natrium[^{123}I]iodid-Lösung *wird zu:* **Natrium[^{123}I]iodid-Injektionslösung**

2. Verzeichnis aller Texte der 4. Ausgabe

Allgemeiner Teil

1 Allgemeine Vorschriften **Stand**
1.1 Allgemeines 4.03
1.2 Begriffe in allgemeinen Kapiteln und Monographien sowie Erläuterungen 4.03
1.3 Allgemeine Kapitel 4.03
1.4 Monographien 4.03
1.5 Allgemeine Abkürzungen und Symbole 4.03
1.6 Internationales Einheitensystem und andere Einheiten 4.03

2 Allgemeine Methoden

2.1 Geräte
2.1.1 Normaltropfenzähler 4.00
2.1.2 Vergleichstabelle der Porosität von Glassintertiegeln 4.00
2.1.3 UV-Analysenlampen 4.00
2.1.4 Siebe 4.00
2.1.5 Neßler-Zylinder 4.00
2.1.6 Gasprüfröhrchen 4.00

2.2 Methoden der Physik und der physikalischen Chemie
2.2.1 Klarheit und Opaleszenz von Flüssigkeiten 4.00
2.2.2 Färbung von Flüssigkeiten 4.00
2.2.3 pH-Wert – Potentiometrische Methode 4.00
2.2.4 pH-Wert – Indikatormethode 4.00
2.2.5 Relative Dichte 4.00
2.2.6 Brechungsindex 4.03
2.2.7 Optische Drehung 4.00
2.2.8 Viskosität 4.00
2.2.9 Kapillarviskosimeter 4.00
2.2.10 Rotationsviskosimeter 4.00
2.2.11 Destillationsbereich 4.00
2.2.12 Siedetemperatur 4.00
2.2.13 Bestimmung von Wasser durch Destillation 4.00
2.2.14 Schmelztemperatur – Kapillarmethode 4.00
2.2.15 Steigschmelzpunkt – Methode mit offener Kapillare 4.03
2.2.16 Sofortschmelzpunkt 4.00
2.2.17 Tropfpunkt 4.00
2.2.18 Erstarrungstemperatur 4.00
2.2.19 Amperometrie 4.00
2.2.20 Potentiometrie 4.00
2.2.21 Fluorimetrie 4.00
2.2.22 Atomemissionsspektroskopie (einschließlich Flammenphotometrie) 4.00
2.2.23 Atomabsorptionsspektroskopie 4.00
2.2.24 IR-Spektroskopie 4.00
2.2.25 UV-Vis-Spektroskopie 4.00
2.2.26 Papierchromatographie 4.00
2.2.27 Dünnschichtchromatographie 4.00
2.2.28 Gaschromatographie 4.00
2.2.29 Flüssigchromatographie 4.00

		Stand
2.2.30	Ausschlusschromatographie	4.00
2.2.31	Elektrophorese	4.00
2.2.32	Trocknungsverlust	4.08
2.2.33	Kernresonanzspektroskopie	4.00
2.2.34	Thermogravimetrie	4.00
2.2.35	Osmolalität	4.00
2.2.36	Bestimmung der Ionenkonzentration unter Verwendung ionenselektiver Elektroden	4.00
2.2.37	Röntgenfluoreszenzspektroskopie	4.00
2.2.38	Leitfähigkeit	4.00
2.2.39	Molekülmassenverteilung in Dextranen	4.00
2.2.40	NIR-Spektroskopie	4.00
2.2.41	Zirkulardichroismus	4.00
2.2.42	Dichte von Feststoffen	4.00
2.2.43	Massenspektrometrie	4.00
2.2.44	Gesamter organischer Kohlenstoff in Wasser zum pharmazeutischen Gebrauch	4.00
2.2.45	Flüssigchromatographie mit superkritischen Phasen	4.00
2.2.46	Chromatographische Trennmethoden	4.00
2.2.47	Kapillarelektrophorese	4.06
2.2.48	Raman-Spektroskopie	4.00
2.2.49	Kugelfall-Viskosimeter-Methode	4.00
2.2.54	Isoelektrische Fokussierung	4.06
2.2.55	Peptidmustercharakterisierung	4.06
2.2.56	Aminosäurenanalyse	4.06

2.3 Identitätsreaktionen

2.3.1	Identitätsreaktionen auf Ionen und funktionelle Gruppen	4.00
2.3.2	Identifizierung fetter Öle durch Dünnschichtchromatographie	4.08
2.3.3	Identifizierung von Phenothiazinen durch Dünnschichtchromatographie	4.00
2.3.4	Geruch	4.00

2.4 Grenzprüfungen

2.4.1	Ammonium	4.00
2.4.2	Arsen	4.00
2.4.3	Calcium	4.00
2.4.4	Chlorid	4.00
2.4.5	Fluorid	4.00
2.4.6	Magnesium	4.00
2.4.7	Magnesium, Erdalkalimetalle	4.00
2.4.8	Schwermetalle	4.00
2.4.9	Eisen	4.00
2.4.10	Blei in Zuckern	4.05
2.4.11	Phosphat	4.00
2.4.12	Kalium	4.00
2.4.13	Sulfat	4.06
2.4.14	Sulfatasche	4.05
2.4.15	Nickel in Polyolen	4.00
2.4.16	Asche	4.00
2.4.17	Aluminium	4.00
2.4.18	Freier Formaldehyd	4.05
2.4.19	Alkalisch reagierende Substanzen in fetten Ölen	4.00
2.4.21	Prüfung fetter Öle auf fremde Öle durch Dünnschichtchromatographie	4.00
2.4.22	Prüfung der Fettsäurenzusammensetzung durch Gaschromatographie	4.04
2.4.23	Sterole in fetten Ölen	4.00
2.4.24	Identifizierung und Bestimmung von Lösungsmittel-Rückständen	4.00
2.4.25	Ethylenoxid und Dioxan	4.07
2.4.26	*N,N*-Dimethylanilin	4.00
2.4.27	Schwermetalle in pflanzlichen Drogen und fetten Ölen	4.04
2.4.28	2-Ethylhexansäure	4.07
2.4.29	Bestimmung der Fettsäurenzusammensetzung von Omega-3-Säuren-reichen Ölen	4.05

2.5 Gehaltsbestimmungsmethoden

2.5.1	Säurezahl	4.00
2.5.2	Esterzahl	4.00
2.5.3	Hydroxylzahl	4.00

Beachten Sie den Hinweis auf „Allgemeine Monographien" zu Anfang des Bands auf Seite B

Stand

2.5.4 Iodzahl ... 4.03
2.5.5 Peroxidzahl ... 4.00
2.5.6 Verseifungszahl ... 4.06
2.5.7 Unverseifbare Anteile ... 4.00
2.5.8 Stickstoff in primären aromatischen Aminen ... 4.00
2.5.9 Kjeldahl-Bestimmung, Halbmikro-Methode ... 4.00
2.5.10 Schöniger-Methode ... 4.00
2.5.11 Komplexometrische Titrationen ... 4.00
2.5.12 Halbmikrobestimmung von Wasser – Karl-Fischer-Methode ... 4.00
2.5.13 Aluminium in Adsorbat-Impfstoffen ... 4.00
2.5.14 Calcium in Adsorbat-Impfstoffen ... 4.00
2.5.15 Phenol in Sera und Impfstoffen ... 4.00
2.5.16 Protein in Polysaccharid-Impfstoffen ... 4.00
2.5.17 Nukleinsäuren in Polysaccharid-Impfstoffen ... 4.00
2.5.18 Phosphor in Polysaccharid-Impfstoffen ... 4.00
2.5.19 *O*-Acetylgruppen in Polysaccharid-Impfstoffen ... 4.00
2.5.20 Hexosamine in Polysaccharid-Impfstoffen ... 4.00
2.5.21 Methylpentosen in Polysaccharid-Impfstoffen ... 4.00
2.5.22 Uronsäuren in Polysaccharid-Impfstoffen ... 4.00
2.5.23 Sialinsäure in Polysaccharid-Impfstoffen ... 4.00
2.5.24 Kohlendioxid in Gasen ... 4.00
2.5.25 Kohlenmonoxid in Gasen ... 4.00
2.5.26 Stickstoffmonoxid und Stickstoffdioxid in Gasen ... 4.00
2.5.27 Sauerstoff in Gasen ... 4.00
2.5.28 Wasser in Gasen ... 4.00
2.5.29 Schwefeldioxid ... 4.04
2.5.30 Oxidierende Substanzen ... 4.00
2.5.31 Ribose in Polysaccharid-Impfstoffen ... 4.00
2.5.32 Mikrobestimmung von Wasser – Coulometrische Titration ... 4.00
2.5.33 Gesamtprotein ... 4.00
2.5.34 Essigsäure in synthetischen Peptiden ... 4.00
2.5.35 Distickstoffmonoxid in Gasen ... 4.05
2.5.36 Anisidinzahl ... 4.04

2.6 Methoden der Biologie

2.6.1 Prüfung auf Sterilität ... 4.06
2.6.2 Prüfung auf Mykobakterien ... 4.00
2.6.3 Prüfung auf Fremdviren unter Verwendung von Bruteiern ... 4.00
2.6.4 Prüfung auf Leukose-Viren ... 4.00
2.6.5 Prüfung auf Fremdviren unter Verwendung von Zellkulturen ... 4.00
2.6.6 Prüfung auf fremde Agenzien unter Verwendung von Küken ... 4.00
2.6.7 Prüfung auf Mykoplasmen ... 4.00
2.6.8 Prüfung auf Pyrogene ... 4.00
2.6.9 Prüfung auf anomale Toxizität ... 4.00
2.6.10 Prüfung auf Histamin ... 4.00
2.6.11 Prüfung auf blutdrucksenkende Substanzen ... 4.00
2.6.12 Mikrobiologische Prüfung nicht steriler Produkte: Zählung der gesamten vermehrungsfähigen Keime ... 4.00
2.6.13 Mikrobiologische Prüfung nicht steriler Produkte: Nachweis spezifizierter Mikroorganismen ... 4.07
2.6.14 Prüfung auf Bakterien-Endotoxine ... 4.00
2.6.15 Präkallikrein-Aktivator ... 4.00
2.6.16 Prüfung auf fremde Agenzien in Virus-Lebend-Impfstoffen für Menschen ... 4.00
2.6.17 Bestimmung der antikomplementären Aktivität von Immunglobulin ... 4.00
2.6.18 Prüfung auf Neurovirulenz von Virus-Lebend-Impfstoffen ... 4.00
2.6.19 Prüfung auf Neurovirulenz von Poliomyelitis-Impfstoff (oral) ... 4.00
2.6.20 Anti-A- und Anti-B-Hämagglutinine (indirekte Methode) ... 4.00
2.6.21 Verfahren zur Amplifikation von Nukleinsäuren ... 4.00
2.6.22 Aktivierte Blutgerinnungsfaktoren ... 4.00

2.7 Biologische Wertbestimmungsmethoden

2.7.1 Immunchemische Methoden ... 4.00
2.7.2 Mikrobiologische Wertbestimmung von Antibiotika ... 4.08
2.7.4 Wertbestimmung von Blutgerinnungsfaktor VIII ... 4.00

		Stand
2.7.5	Wertbestimmung von Heparin	4.00
2.7.6	Bestimmung der Wirksamkeit von Diphtherie-Adsorbat-Impfstoff	4.02
2.7.7	Bestimmung der Wirksamkeit von Pertussis-Impfstoff	4.00
2.7.8	Bestimmung der Wirksamkeit von Tetanus-Adsorbat-Impfstoff	4.07
2.7.9	Fc-Funktion von Immunglobulin	4.00
2.7.10	Wertbestimmung von Blutgerinnungsfaktor VII vom Menschen	4.00
2.7.11	Wertbestimmung von Blutgerinnungsfaktor IX vom Menschen	4.00
2.7.12	Wertbestimmung von Heparin in Blutgerinnungsfaktoren	4.03
2.7.13	Bestimmung der Wirksamkeit von Anti-D-Immunglobulin vom Menschen	4.06
2.7.14	Bestimmung der Wirksamkeit von Hepatitis-A-Impfstoff	4.00
2.7.15	Bestimmung der Wirksamkeit von Hepatitis-B-Impfstoff (rDNA)	4.00
2.7.16	Bestimmung der Wirksamkeit von Pertussis-Impfstoff (azellulär)	4.00
2.7.17	Wertbestimmung von Antithrombin III vom Menschen	4.00
2.7.18	Wertbestimmung von Blutgerinnungsfaktor II vom Menschen	4.00
2.7.19	Wertbestimmung von Blutgerinnungsfaktor X vom Menschen	4.03
2.7.20	In-vivo-Bestimmung der Wirksamkeit von Poliomyelitis-Impfstoff (inaktiviert)	4.06
2.7.21	Wertbestimmung von Von-Willebrand-Faktor vom Menschen	4.08
2.7.22	Wertbestimmung von Blutgerinnungsfaktor XI vom Menschen	4.02
2.8 Methoden der Pharmakognosie		
2.8.1	Salzsäureunlösliche Asche	4.00
2.8.2	Fremde Bestandteile	4.00
2.8.3	Spaltöffnungen und Spaltöffnungsindex	4.00
2.8.4	Quellungszahl	4.00
2.8.5	Wasser in ätherischen Ölen	4.00
2.8.6	Fremde Ester in ätherischen Ölen	4.00
2.8.7	Fette Öle, verharzte ätherische Öle in ätherischen Ölen	4.00
2.8.8	Geruch und Geschmack von ätherischen Ölen	4.00
2.8.9	Verdampfungsrückstand von ätherischen Ölen	4.00
2.8.10	Löslichkeit von ätherischen Ölen in Ethanol	4.00
2.8.11	Gehaltsbestimmung von 1,8-Cineol in ätherischen Ölen	4.00
2.8.12	Gehaltsbestimmung des ätherischen Öls in Drogen	4.00
2.8.13	Pestizid-Rückstände	4.00
2.8.14	Bestimmung des Gerbstoffgehalts pflanzlicher Drogen	4.00
2.8.15	Bitterwert	4.00
2.8.16	Trockenrückstand von Extrakten	4.00
2.8.17	Trocknungsverlust von Extrakten	4.00
2.9 Methoden der pharmazeutischen Technologie		
2.9.1	Zerfallszeit von Tabletten und Kapseln	4.08
2.9.2	Zerfallszeit von Suppositorien und Vaginalzäpfchen	4.00
2.9.3	Wirkstofffreisetzung aus festen Arzneiformen	4.04
2.9.4	Wirkstofffreisetzung aus Transdermalen Pflastern	4.06
2.9.5	Gleichförmigkeit der Masse einzeldosierter Arzneiformen	4.04
2.9.6	Gleichförmigkeit des Gehalts einzeldosierter Arzneiformen	4.04
2.9.7	Friabilität von nicht überzogenen Tabletten	4.00
2.9.8	Bruchfestigkeit von Tabletten	4.00
2.9.9	Prüfung der Konsistenz durch Penetrometrie	4.00
2.9.10	Ethanolgehalt und Ethanolgehaltstabelle	4.00
2.9.11	Prüfung auf Methanol und 2-Propanol	4.00
2.9.12	Siebanalyse	4.00
2.9.13	Bestimmung der Teilchengröße durch Mikroskopie	4.00
2.9.14	Bestimmung der spezifischen Oberfläche durch Luftpermeabilität	4.00
2.9.15	Schütt- und Stampfvolumen	4.00
2.9.16	Fließverhalten	4.00
2.9.17	Bestimmung des entnehmbaren Volumens von Parenteralia	4.00
2.9.18	Zubereitungen zur Inhalation: Aerodynamische Beurteilung feiner Teilchen	4.00
2.9.19	Partikelkontamination – Nicht sichtbare Partikel	4.03
2.9.20	Partikelkontamination – Sichtbare Partikel	4.00
2.9.22	Erweichungszeit von lipophilen Suppositorien	4.03
2.9.23	Bestimmung der Dichte von Feststoffen mit Hilfe von Pyknometern	4.00
2.9.24	Bruchfestigkeit von Suppositorien und Vaginalzäpfchen	4.00
2.9.25	Wirkstofffreisetzung aus wirkstoffhaltigen Kaugummis	4.00

Beachten Sie den Hinweis auf „Allgemeine Monographien" zu Anfang des Bands auf Seite B

Stand
2.9.26 Bestimmung der spezifischen Oberfläche durch Gasadsorption 4.00
2.9.27 Gleichförmigkeit der Masse der abgegebenen Dosen aus Mehrdosenbehältnissen 4.08
2.9.28 Prüfung der entnehmbaren Masse oder des entnehmbaren Volumens bei halbfesten und flüssigen Zubereitungen 4.00

3 Material zur Herstellung von Behältnissen; Behältnisse

3.1 Material zur Herstellung von Behältnissen 4.00
3.1.1 Material für Behältnisse zur Aufnahme von Blut und Blutprodukten vom Menschen 4.00
3.1.1.1 Kunststoffe auf Polyvinylchlorid-Basis (weichmacherhaltig) für Behältnisse zur Aufnahme von Blut und Blutprodukten vom Menschen 4.00
3.1.1.2 Kunststoffe auf Polyvinylchlorid-Basis (weichmacherhaltig) für Schläuche in Transfusionsbestecken für Blut und Blutprodukte 4.00
3.1.3 Polyolefine 4.05
3.1.4 Polyethylen ohne Zusatzstoffe für Behältnisse zur Aufnahme parenteraler und ophthalmologischer Zubereitungen 4.05
3.1.5 Polyethylen mit Zusatzstoffen für Behältnisse zur Aufnahme parenteraler und ophthalmologischer Zubereitungen 4.05
3.1.6 Polypropylen für Behältnisse und Verschlüsse zur Aufnahme parenteraler und ophthalmologischer Zubereitungen 4.00
3.1.7 Poly(ethylen-vinylacetat) für Behältnisse und Schläuche für Infusionslösungen zur totalen parenteralen Ernährung 4.00
3.1.8 Siliconöl zur Verwendung als Gleitmittel 4.00
3.1.9 Silicon-Elastomer für Verschlüsse und Schläuche 4.00
3.1.10 Kunststoffe auf Polyvinylchlorid-Basis (weichmacherfrei) für Behältnisse zur Aufnahme nicht injizierbarer, wässriger Lösungen 4.03
3.1.11 Kunststoffe auf Polyvinylchlorid-Basis (weichmacherfrei) für Behältnisse zur Aufnahme trockener Darreichungsformen zur oralen Anwendung 4.02
3.1.13 Kunststoffadditive 4.03
3.1.14 Kunststoffe auf Polyvinylchlorid-Basis (weichmacherhaltig) für Behältnisse zur Aufnahme wässriger Lösungen zur intravenösen Infusion 4.00
3.1.15 Polyethylenterephthalat für Behältnisse zur Aufnahme von Zubereitungen, die nicht zur parenteralen Anwendung bestimmt sind 4.00

3.2 Behältnisse 4.00
3.2.1 Glasbehältnisse zur pharmazeutischen Verwendung 4.00
3.2.2 Kunststoffbehältnisse und -verschlüsse für pharmazeutische Zwecke 4.00
3.2.2.1 Kunststoffbehältnisse zur Aufnahme wässriger Infusionszubereitungen 4.00
3.2.3 Sterile Kunststoffbehältnisse für Blut und Blutprodukte vom Menschen 4.00
3.2.4 Sterile PVC-Behältnisse für Blut und Blutprodukte vom Menschen 4.00
3.2.5 Sterile PVC-Behältnisse mit Stabilisatorlösung für Blut vom Menschen 4.00
3.2.6 Transfusionsbestecke für Blut und Blutprodukte 4.00
3.2.8 Sterile Einmalspritzen aus Kunststoff 4.00
3.2.9 Gummistopfen für Behältnisse zur Aufnahme wässriger Zubereitungen zur parenteralen Anwendung, von Pulvern und von gefriergetrockneten Pulvern 4.00

4 Reagenzien

Reagenzien-Verzeichnis
4.1 Reagenzien, Referenzlösungen und Pufferlösungen
4.1.1 Reagenzien 4.08
4.1.2 Referenzlösungen für Grenzprüfungen 4.08
4.1.3 Pufferlösungen 4.07

4.2 Volumetrie
4.2.1 Urtitersubstanzen für Maßlösungen 4.07
4.2.2 Maßlösungen 4.07

4.3 Chemische Referenz-Substanzen (*CRS*), Biologische Referenz-Substanzen (*BRS*), Referenzspektren 4.08

Stand

5 Allgemeine Texte

5.1 Allgemeine Texte zur Sterilität und mikrobiologischen Qualität
5.1.1 Methoden zur Herstellung steriler Zubereitungen 4.00
5.1.2 Bioindikatoren zur Überprüfung der Sterilisationsmethoden 4.03
5.1.3 Prüfung auf ausreichende Konservierung 4.04
5.1.4 Mikrobiologische Qualität pharmazeutischer Zubereitungen 4.03
5.1.5 Anwendung des F_0-Konzepts auf die Dampfsterilisation von wässrigen Zubereitungen 4.00

5.2 Allgemeine Texte zu Impfstoffen
5.2.1 Terminologie in Impfstoff-Monographien 4.00
5.2.2 SPF-Hühnerherden für die Herstellung und Qualitätskontrolle von Impfstoffen 4.00
5.2.3 Zellkulturen für die Herstellung von Impfstoffen für Menschen 4.00
5.2.4 Zellkulturen für die Herstellung von Impfstoffen für Tiere 4.00
5.2.5 Substanzen tierischen Ursprungs für die Herstellung von Impfstoffen für Tiere 4.00
5.2.6 Bewertung der Unschädlichkeit von Impfstoffen für Tiere 4.00
5.2.7 Bewertung der Wirksamkeit von Impfstoffen für Tiere 4.00
5.2.8 Minimierung des Risikos der Übertragung von Erregern der spongiformen Enzephalopathie tierischen Ursprungs durch Arzneimittel 4.00

5.3 Statistische Auswertung der Ergebnisse biologischer Wertbestimmungen und Reinheitsprüfungen
1. Einleitung 4.07
2. Zufälligkeit und Unabhängigkeit einzelner Behandlungen 4.07
3. Von quantitativen Werten abhängige Wertbestimmungen 4.07
4. Wertbestimmungen auf der Basis von Alternativwirkungen 4.07
5. Beispiele 4.07
6. Zusammenfassung von Versuchsergebnissen 4.07
7. Über dieses Kapitel hinaus 4.07
8. Tabellen und Verfahren zur Werteerzeugung 4.07
9. Verzeichnis der Symbole 4.07
10. Literatur 4.07

5.4 Lösungsmittel-Rückstände 4.06

5.5 Ethanoltabelle 4.00

5.6 Bestimmung der Aktivität von Interferonen 4.00

5.7 Tabelle mit physikalischen Eigenschaften der im Arzneibuch erwähnten Radionuklide 4.00

5.8 Harmonisierung der Arzneibücher 4.00

Monographiegruppen

Allgemeine Monographien
Allergenzubereitungen 4.00
DNA-rekombinationstechnisch hergestellte Produkte 4.00
Extrakte 4.03
Fermentationsprodukte 4.00
Immunsera von Tieren zur Anwendung am Menschen 4.03
Immunsera für Tiere 4.00
Impfstoffe für Menschen 4.02
Impfstoffe für Tiere 4.06
Pflanzliche Drogen 4.00
Pflanzliche Drogen, Zubereitungen aus 4.00
Pflanzliche Drogen zur Teebereitung 4.00
Pflanzliche fette Öle 4.00
Produkte mit dem Risiko der Übertragung von Erregern der spongiformen Enzephalopathie tierischen Ursprungs 4.00
Radioaktive Arzneimittel 4.00
Substanzen zur pharmazeutischen Verwendung 4.06

Einzelmonographien zu Darreichungsformen
Glossar 4.06
Arzneimittel-Vormischungen zur veterinärmedizinischen Anwendung 4.03
Flüssige Zubereitungen zum Einnehmen 4.04
Flüssige Zubereitungen zur kutanen Anwendung 4.04

Beachten Sie den Hinweis auf „Allgemeine Monographien" zu Anfang des Bands auf Seite B

	Stand
Flüssige Zubereitungen zur kutanen Anwendung am Tier	4.00
Granulate	4.04
Halbfeste Zubereitungen zur kutanen Anwendung	4.03
Kapseln	4.00
Kaugummis, Wirkstoffhaltige	4.00
Parenteralia	4.06
Pulver zum Einnehmen	4.04
Pulver zur kutanen Anwendung	4.00
Schäume, Wirkstoffhaltige	4.00
Stifte und Stäbchen	4.00
Tabletten	4.01
Tampons, Wirkstoffhaltige	4.00
Transdermale Pflaster	4.00
Zubereitungen für Wiederkäuer	4.00
Zubereitungen in Druckbehältnissen	4.00
Zubereitungen zum Spülen	4.00
Zubereitungen zur Anwendung am Auge	4.04
Zubereitungen zur Anwendung am Ohr	4.00
Zubereitungen zur Anwendung in der Mundhöhle	4.01
Zubereitungen zur Inhalation	4.04
Zubereitungen zur intramammären Anwendung für Tiere	4.00
Zubereitungen zur nasalen Anwendung	4.00
Zubereitungen zur rektalen Anwendung	4.00
Zubereitungen zur vaginalen Anwendung	4.00
Einzelmonographien zu Impfstoffen für Menschen	
BCG-Impfstoff (gefriergetrocknet)	4.00
BCG zur Immuntherapie	4.06
Cholera-Impfstoff	4.00
Cholera-Impfstoff (gefriergetrocknet)	4.00
Diphtherie-Adsorbat-Impfstoff	4.02
Diphtherie-Adsorbat-Impfstoff für Erwachsene und Heranwachsende	4.02
Diphtherie-Tetanus-Adsorbat-Impfstoff	4.02
Diphtherie-Tetanus-Adsorbat-Impfstoff für Erwachsene und Heranwachsende	4.02
Diphtherie-Tetanus-Hepatitis-B(rDNA)-Adsorbat-Impfstoff	4.03
Diphtherie-Tetanus-Pertussis-Adsorbat-Impfstoff	4.02
Diphtherie-Tetanus-Pertussis(azellulär, aus Komponenten)-Adsorbat-Impfstoff	4.01
Diphtherie-Tetanus-Pertussis(azellulär, aus Komponenten)-Haemophilus-Typ-B-Adsorbat-Impfstoff	4.01
Diphtherie-Tetanus-Pertussis(azellulär, aus Komponenten)-Hepatitis-B(rDNA)-Adsorbat-Impfstoff	4.01
Diphtherie-Tetanus-Pertussis(azellulär, aus Komponenten)-Hepatitis-B(rDNA)-Poliomyelitis(inaktiviert)-Haemophilus-Typ-B(konjugiert)-Adsorbat-Impfstoff	4.07
Diphtherie-Tetanus-Pertussis(azellulär, aus Komponenten)-Poliomyelitis(inaktiviert)-Adsorbat-Impfstoff	4.01
Diphtherie-Tetanus-Pertussis(azellulär, aus Komponenten)-Poliomyelitis(inaktiviert)-Haemophilus-Typ-B(konjugiert)-Adsorbat-Impfstoff	4.03
Diphtherie-Tetanus-Pertussis-Poliomyelitis(inaktiviert)-Adsorbat-Impfstoff	4.03
Diphtherie-Tetanus-Pertussis-Poliomyelitis(inaktiviert)-Haemophilus-Typ-B(konjugiert)-Adsorbat-Impfstoff	4.03
FSME-Impfstoff (inaktiviert)	4.00
Gelbfieber-Lebend-Impfstoff	4.00
Haemophilus-Typ-B-Impfstoff (konjugiert)	4.00
Hepatitis-A-Adsorbat-Impfstoff (inaktiviert)	4.00
Hepatitis-A-Impfstoff (inaktiviert, Virosom)	4.02
Hepatitis-A(inaktiviert)-Hepatitis-B(rDNA)-Adsorbat-Impfstoff	4.00
Hepatitis-B-Impfstoff (rDNA)	4.07
Influenza-Impfstoff (inaktiviert)	4.00
Influenza-Spaltimpfstoff (inaktiviert)	4.00
Influenza-Spaltimpfstoff aus Oberflächenantigen (inaktiviert)	4.07
Influenza-Spaltimpfstoff aus Oberflächenantigen (inaktiviert, Virosom)	4.06
Masern-Lebend-Impfstoff	4.00
Masern-Mumps-Röteln-Lebend-Impfstoff	4.00
Meningokokken-Polysaccharid-Impfstoff	4.00
Mumps-Lebend-Impfstoff	4.00
Pertussis-Adsorbat-Impfstoff	4.02
Pertussis-Adsorbat-Impfstoff (azellulär, aus Komponenten)	4.01

Stand
Pertussis-Adsorbat-Impfstoff (azellulär, co-gereinigt) . . . 4.00
Pertussis-Impfstoff . . . 4.02
Pneumokokken-Polysaccharid-Impfstoff . . . 4.00
Poliomyelitis-Impfstoff (inaktiviert) . . . 4.00
Poliomyelitis-Impfstoff (oral) . . . 4.00
Röteln-Lebend-Impfstoff . . . 4.00
Tetanus-Adsorbat-Impfstoff . . . 4.07
Tollwut-Impfstoff aus Zellkulturen für Menschen . . . 4.00
Typhus-Impfstoff . . . 4.00
Typhus-Impfstoff (gefriergetrocknet) . . . 4.00
Typhus-Lebend-Impfstoff, oral (Stamm Ty 21a) . . . 4.00
Typhus-Polysaccharid-Impfstoff . . . 4.02
Varizellen-Lebend-Impfstoff . . . 4.05

Einzelmonographien zu Impfstoffen für Tiere
Adenovirose-Impfstoff (inaktiviert) für Hunde . . . 4.06
Adenovirose-Lebend-Impfstoff für Hunde . . . 4.01
Aktinobazillose-Impfstoff (inaktiviert) für Schweine . . . 4.06
Aujeszky'sche-Krankheit-Impfstoff (inaktiviert) für Schweine . . . 4.00
Aujeszky'sche-Krankheit-Lebend-Impfstoff zur parenteralen Anwendung (gefriergetrocknet) für Schweine . 4.00
Aviäre-Enzephalomyelitis-Lebend-Impfstoff für Geflügel, Infektiöse- . . . 4.00
Aviäre-Laryngotracheitis-Lebend-Impfstoff für Hühner, Infektiöse- . . . 4.00
Aviäres-Paramyxovirus-3-Impfstoff (inaktiviert) . . . 4.00
Botulismus-Impfstoff für Tiere . . . 4.06
Bovine-Rhinotracheitis-Lebend-Impfstoff (gefriergetrocknet) für Rinder, Infektiöse- . . . 4.06
Bronchitis-Impfstoff (inaktiviert) für Geflügel, Infektiöse- . . . 4.00
Bronchitis-Lebend-Impfstoff (gefriergetrocknet) für Geflügel, Infektiöse- . . . 4.00
Brucellose-Lebend-Impfstoff (gefriergetrocknet) für Tiere . . . 4.06
Bursitis-Impfstoff (inaktiviert) für Geflügel, Infektiöse- . . . 4.00
Bursitis-Lebend-Impfstoff (gefriergetrocknet) für Geflügel, Infektiöse- . . . 4.00
Calicivirosis-Impfstoff (inaktiviert) für Katzen . . . 4.06
Calicivirosis-Lebend-Impfstoff (gefriergetrocknet) für Katzen . . . 4.06
Clostridium-chauvoei-Impfstoff für Tiere . . . 4.06
Clostridium-novyi-(Typ B)-Impfstoff für Tiere . . . 4.06
Clostridium-perfringens-Impfstoff für Tiere . . . 4.06
Clostridium-septicum-Impfstoff für Tiere . . . 4.06
Colibacillosis-Impfstoff (inaktiviert) für neugeborene Ferkel . . . 4.06
Colibacillosis-Impfstoff (inaktiviert) für neugeborene Wiederkäuer . . . 4.06
Coronavirusdiarrhö-Impfstoff (inaktiviert) für Kälber . . . 4.06
Egg-Drop-Syndrom-Impfstoff (inaktiviert) . . . 4.06
Furunkulose-Impfstoff (inaktiviert, injizierbar, mit öligem Adjuvans) für Salmoniden . . . 4.06
Geflügelpocken-Lebend-Impfstoff (gefriergetrocknet) . . . 4.00
Hepatitis-Lebend-Impfstoff für Enten . . . 4.00
Herpes-Impfstoff (inaktiviert) für Pferde . . . 4.00
Influenza-Impfstoff (inaktiviert) für Pferde . . . 4.06
Influenza-Impfstoff (inaktiviert) für Schweine . . . 4.04
Leptospirose-Impfstoff für Tiere . . . 4.00
Leukose-Impfstoff (inaktiviert) für Katzen . . . 4.00
Mannheimia-Impfstoff (inaktiviert) für Rinder . . . 4.07
Mannheimia-Impfstoff (inaktiviert) für Schafe . . . 4.07
Marek'sche-Krankheit-Lebend-Impfstoff . . . 4.00
Maul-und-Klauenseuche-Impfstoff (inaktiviert) für Wiederkäuer . . . 4.00
Milzbrandsporen-Lebend-Impfstoff für Tiere . . . 4.06
Myxomatose-Lebend-Impfstoff für Kaninchen . . . 4.06
Newcastle-Krankheit-Impfstoff (inaktiviert) . . . 4.00
Newcastle-Krankheit-Lebend-Impfstoff (gefriergetrocknet) . . . 4.00
Panleukopenie-Impfstoff (inaktiviert) für Katzen . . . 4.06
Panleukopenie-Lebend-Impfstoff für Katzen . . . 4.06
Parainfluenza-Virus-Lebend-Impfstoff für Hunde . . . 4.03
Parainfluenza-Virus-Lebend-Impfstoff (gefriergetrocknet) für Rinder . . . 4.06
Parvovirose-Impfstoff (inaktiviert) für Hunde . . . 4.06
Parvovirose-Impfstoff (inaktiviert) für Schweine . . . 4.00
Parvovirose-Lebend-Impfstoff für Hunde . . . 4.06

Stand
Pasteurella-Impfstoff (inaktiviert) für Schafe 4.07
Respiratorisches-Syncytial-Virus-Lebend-Impfstoff (gefriergetrocknet) für Rinder 4.00
Rhinitis-atrophicans-Impfstoff (inaktiviert) für Schweine, Progressive- 4.06
Rhinotracheitis-Virus-Impfstoff (inaktiviert) für Katzen 4.06
Rhinotracheitis-Virus-Lebend-Impfstoff (gefriergetrocknet) für Katzen 4.00
Rotavirusdiarrhö-Impfstoff (inaktiviert) für Kälber 4.06
Schweinepest-Lebend-Impfstoff (gefriergetrocknet), Klassische- 4.00
Schweinerotlauf-Impfstoff (inaktiviert) 4.06
Staupe-Lebend-Impfstoff (gefriergetrocknet) für Frettchen und Nerze 4.00
Staupe-Lebend-Impfstoff (gefriergetrocknet) für Hunde 4.00
Tetanus-Impfstoff für Tiere 4.06
Tollwut-Impfstoff (inaktiviert) für Tiere 4.06
Tollwut-Lebend-Impfstoff (oral) für Füchse 4.00
Vibriose-Impfstoff (inaktiviert) für Salmoniden 4.00
Vibriose-Impfstoff (inaktiviert) für Salmoniden, Kaltwasser- 4.00
Virusdiarrhö-Impfstoff (inaktiviert) für Rinder 4.03

Einzelmonographien zu Immunsera für Menschen
Botulismus-Antitoxin 4.00
Diphtherie-Antitoxin 4.00
Gasbrand-Antitoxin *(Clostridium novyi)* 4.00
Gasbrand-Antitoxin *(Clostridium perfringens)* 4.00
Gasbrand-Antitoxin *(Clostridium septicum)* 4.00
Gasbrand-Antitoxin (polyvalent) 4.00
Schlangengift-Immunserum (Europa) 4.00
Tetanus-Antitoxin 4.00

Einzelmonographien zu Immunsera für Tiere
Clostridium-novyi-Alpha-Antitoxin für Tiere 4.00
Clostridium-perfringens-Beta-Antitoxin für Tiere 4.00
Clostridium-perfringens-Epsilon-Antitoxin für Tiere 4.00
Tetanus-Antitoxin für Tiere 4.00

Einzelmonographien zu Radioaktiven Arzneimitteln
[^{125}I]Albumin-Injektionslösung vom Menschen 4.02
[^{13}N]Ammoniak-Injektionslösung 4.00
[^{51}Cr]Chromedetat-Injektionslösung 4.00
[^{57}Co]Cyanocobalamin-Kapseln 4.00
[^{57}Co]Cyanocobalamin-Lösung 4.00
[^{58}Co]Cyanocobalamin-Kapseln 4.00
[^{58}Co]Cyanocobalamin-Lösung 4.00
[^{18}F]Fludesoxyglucose-Injektionslösung 4.00
[^{67}Ga]Galliumcitrat-Injektionslösung 4.00
[^{111}In]Indium(III)-chlorid-Lösung 4.00
[^{111}In]Indiumoxinat-Lösung 4.00
[^{111}In]Indium-Pentetat-Injektionslösung 4.00
[^{123}I]Iobenguan-Injektionslösung 4.00
[^{131}I]Iobenguan-Injektionslösung für diagnostische Zwecke 4.00
[^{131}I]Iobenguan-Injektionslösung für therapeutische Zwecke 4.00
[^{131}I]Iodmethylnorcholesterol-Injektionslösung 4.00
[^{15}O]Kohlenmonoxid 4.00
[^{81m}Kr]Krypton zur Inhalation 4.00
(5-Methyl[^{11}C])Flumazenil-Injektionslösung 4.07
L-([^{11}C]Methyl)methionin-Injektionslösung 4.00
Natrium[1-^{11}C]acetat-Injektionslösung 4.05
Natrium[^{51}Cr]chromat-Lösung, Sterile 4.00
Natrium[^{123}I]iodhippurat-Injektionslösung 4.00
Natrium[^{131}I]iodhippurat-Injektionslösung 4.00
Natrium[^{123}I]iodid-Injektionslösung 4.08
Natrium[^{131}I]iodid-Kapseln für diagnostische Zwecke 4.08
Natrium[^{131}I]iodid-Lösung 4.06
Natrium[^{99m}Tc]pertechnetat-Injektionslösung aus Kernspaltprodukten 4.00
Natrium[^{99m}Tc]pertechnetat-Injektionslösung nicht aus Kernspaltprodukten 4.00
Natrium[^{32}P]phosphat-Injektionslösung 4.00

	Stand
Raclopride([^{11}C]methoxy)-Injektionslösung	4.03
[^{15}O]Sauerstoff	4.00
[^{89}Sr]Strontiumchlorid-Injektionslösung	4.00
[^{99m}Tc]Technetium-Albumin-Injektionslösung	4.00
[^{99m}Tc]Technetium-Etifenin-Injektionslösung	4.00
[^{99m}Tc]Technetium-Exametazim-Injektionslösung	4.03
[^{99m}Tc]Technetium-Gluconat-Injektionslösung	4.00
[^{99m}Tc]Technetium-Macrosalb-Injektionslösung	4.00
[^{99m}Tc]Technetium-Medronat-Injektionslösung	4.00
[^{99m}Tc]Technetium-Mertiatid-Injektionslösung	4.00
[^{99m}Tc]Technetium-Mikrosphären-Injektionslösung	4.00
[^{99m}Tc]Technetium-Pentetat-Injektionslösung	4.00
[^{99m}Tc]Technetium-Rheniumsulfid-Kolloid-Injektionslösung	4.00
[^{99m}Tc]Technetium-Schwefel-Kolloid-Injektionslösung	4.00
[^{99m}Tc]Technetium-Sestamibi-Injektionslösung	4.06
[^{99m}Tc]Technetium-Succimer-Injektionslösung	4.00
[^{99m}Tc]Technetium-Zinndiphosphat-Injektionslösung	4.00
[^{99m}Tc]Technetium-Zinn-Kolloid-Injektionslösung	4.00
[^{201}Tl]Thalliumchlorid-Injektionslösung	4.06
[^{15}O]Wasser-Injektionslösung	4.00
[^{3}H]Wasser-Injektionslösung, Tritiiertes	4.00
[^{133}Xe]Xenon-Injektionslösung	4.00
Einzelmonographien zu Nahtmaterial für Menschen	
Einleitung	4.00
Catgut, Steriles	4.00
Fäden, Sterile, nicht resorbierbare	4.06
Fäden, Sterile, resorbierbare, synthetische	4.00
Fäden, Sterile, resorbierbare, synthetische, geflochtene	4.00
Einzelmonographien zu Nahtmaterial für Tiere	
Catgut im Fadenspender für Tiere, Steriles, resorbierbares	4.00
Fäden im Fadenspender für Tiere, Sterile, nicht resorbierbare	4.00
Leinenfaden im Fadenspender für Tiere, Steriler	4.00
Polyamid-6-Faden im Fadenspender für Tiere, Steriler	4.00
Polyamid-6/6-Faden im Fadenspender für Tiere, Steriler	4.00
Polyesterfaden im Fadenspender für Tiere, Steriler	4.00
Seidenfaden im Fadenspender für Tiere, Steriler, geflochtener	4.00
Homöopathische Zubereitungen und Einzelmonographien zu Stoffen für homöopathische Zubereitungen	
Einleitung	4.00
Homöopathische Zubereitungen	4.04
Pflanzliche Drogen für homöopathische Zubereitungen	4.01
Urtinkturen für homöopathische Zubereitungen	4.05
Arsen(III)-oxid für homöopathische Zubereitungen	4.00
Brennnessel für homöopathische Zubereitungen	4.05
Crocus für homöopathische Zubereitungen	4.00
Eisen für homöopathische Zubereitungen	4.01
Honigbiene für homöopathische Zubereitungen	4.07
Johanniskraut für homöopathische Zubereitungen	4.06
Knoblauch für homöopathische Zubereitungen	4.05
Kupfer für homöopathische Zubereitungen	4.00

Monographien A–Z

A	Stand
Acamprosat-Calcium	4.00
Acebutololhydrochlorid	4.06
Aceclofenac	4.07
Acesulfam-Kalium	4.00
Acetazolamid	4.00
Aceton	4.00
Acetylcholinchlorid	4.00
Acetylcystein	4.00
Acetylsalicylsäure	4.00
N-Acetyltryptophan	4.00

Beachten Sie den Hinweis auf „Allgemeine Monographien“ zu Anfang des Bands auf Seite B

	Stand
N-Acetyltyrosin	4.00
Aciclovir	4.00
Acitretin	4.03
Acriflaviniummonochlorid	4.06
Adenin	4.00
Adenosin	4.00
Adipinsäure	4.06
Äpfelsäure	4.07
Agar	4.00
Alanin	4.00
Albendazol	4.05
Albuminlösung vom Menschen	4.06
Alcuroniumchlorid	4.00
Alfacalcidol	4.02
Alfadex	4.06
Alfentanilhydrochlorid	4.00
Alfuzosinhydrochlorid	4.00
Alginsäure	4.00
Allantoin	4.00
Allopurinol	4.08
Almagat	4.05
Aloe, Curaçao-	4.00
Aloe, Kap-	4.00
Aloetrockenextrakt, Eingestellter	4.00
Alprazolam	4.00
Alprenololhydrochlorid	4.00
Alprostadil	4.00
Alteplase zur Injektion	4.00
Alttuberkulin zur Anwendung am Menschen	4.00
Aluminiumchlorid-Hexahydrat	4.00
Aluminiumhydroxid zur Adsorption, Wasserhaltiges	4.08
Aluminiumkaliumsulfat	4.00
Aluminium-Magnesium-Silicat	4.03
Aluminiumoxid, Wasserhaltiges /Algeldrat	4.00
Aluminiumphosphat, Wasserhaltiges	4.00
Aluminiumsulfat	4.00
Amantadinhydrochlorid	4.00
Ambroxolhydrochlorid	4.00
Amfetaminsulfat	4.00
Amidotrizoesäure-Dihydrat	4.00
Amikacin	4.00
Amikacinsulfat	4.00
Amiloridhydrochlorid	4.00
4-Aminobenzoesäure	4.05
Aminocapronsäure	4.00
Aminoglutethimid	4.00
Amiodaronhydrochlorid	4.03
Amisulprid	4.05
Amitriptylinhydrochlorid	4.00
Amlodipinbesilat	4.02
Ammoniak-Lösung, Konzentrierte	4.00
Ammoniumbituminosulfonat	4.00
Ammoniumbromid	4.02
Ammoniumchlorid	4.00
Ammoniumglycyrrhizat	4.05
Ammoniumhydrogencarbonat	4.00
Ammoniummethacrylat-Copolymer (Typ A)	4.07
Ammoniummethacrylat-Copolymer (Typ B)	4.07
Amobarbital	4.00
Amobarbital-Natrium	4.00
Amoxicillin-Natrium	4.07
Amoxicillin-Trihydrat	4.07
Amphotericin B	4.03
Ampicillin-Natrium	4.00
Ampicillin, Wasserfreies	4.00
Ampicillin-Trihydrat	4.00
Angelikawurzel	4.02
Anis	4.00
Anisöl	4.08
Antazolinhydrochlorid	4.00
Anti-D-Immunglobulin vom Menschen	4.06
Anti-D-Immunglobulin vom Menschen zur intravenösen Anwendung	4.06
Antithrombin-III-Konzentrat vom Menschen	4.06
Anti-T-Lymphozyten-Immunglobulin vom Tier zur Anwendung am Menschen	4.08
Apomorphinhydrochlorid	4.03
Aprotinin	4.04
Aprotinin-Lösung, Konzentrierte	4.04
Arginin	4.00
Argininaspartat	4.08
Argininhydrochlorid	4.00
Arnikablüten	4.07
Articainhydrochlorid	4.01
Ascorbinsäure	4.03
Asparagin-Monohydrat	4.08
Aspartam	4.00
Aspartinsäure	4.00
Astemizol	4.00
Atenolol	4.00
Atropin	4.06
Atropinsulfat	4.00
Azaperon für Tiere	4.00
Azathioprin	4.00
Azelastinhydrochlorid	4.08
Azithromycin	4.07

B

Bacampicillinhydrochlorid	4.04
Bacitracin	4.05
Bacitracin-Zink	4.05
Baclofen	4.00
Bärentraubenblätter	4.00
Baldrianwurzel	4.00
Bambuterolhydrochlorid	4.00
Barbital	4.00
Bariumsulfat	4.00
Baumwollsamenöl, Hydriertes	4.00
Beclometasondipropionat	4.00
Belladonnablätter	4.00
Belladonnablättertrockenextrakt, Eingestellter	4.00
Belladonnapulver, Eingestelltes	4.00
Belladonnatinktur, Eingestellte	4.06
Bendroflumethiazid	4.00
Benfluorexhydrochlorid	4.00
Benperidol	4.00
Benserazidhydrochlorid	4.00
Bentonit	4.00

	Stand
Benzalkoniumchlorid	4.00
Benzalkoniumchlorid-Lösung	4.00
Benzbromaron	4.00
Benzethoniumchlorid	4.00
Benzocain	4.00
Benzoesäure	4.00
Benzoylperoxid, Wasserhaltiges	4.00
Benzylalkohol	4.04
Benzylbenzoat	4.00
Benzylpenicillin-Benzathin	4.00
Benzylpenicillin-Kalium	4.05
Benzylpenicillin-Natrium	4.05
Benzylpenicillin-Procain	4.07
Betacarotin	4.00
Betadex	4.00
Betahistindimesilat	4.07
Betamethason	4.00
Betamethasonacetat	4.00
Betamethasondihydrogenphosphat-Dinatrium	4.00
Betamethasondipropionat	4.00
Betamethasonvalerat	4.05
Betaxololhydrochlorid	4.00
Bezafibrat	4.00
Bifonazol	4.05
Biotin	4.00
Biperidenhydrochlorid	4.07
Birkenblätter	4.00
Bisacodyl	4.00
Bismutcarbonat, Basisches	4.00
Bismutgallat, Basisches	4.07
Bismutnitrat, Schweres, basisches	4.00
Bismutsalicylat, Basisches	4.07
Bitterfenchelöl	4.04
Bitterkleeblätter	4.00

	Stand
Bitterorangenblüten	4.06
Bitterorangenblütenöl	4.00
Bitterorangenschale	4.00
Bitterorangenschalentinktur	4.00
Bleomycinsulfat	4.00
Blutgerinnungsfaktor VII vom Menschen	4.06
Blutgerinnungsfaktor VIII vom Menschen	4.06
Blutgerinnungsfaktor IX vom Menschen	4.06
Blutgerinnungsfaktor XI vom Menschen	4.02
Blutweiderichkraut	4.00
Bockshornsamen	4.00
Boldoblätter	4.00
Borsäure	4.00
Bromazepam	4.00
Bromhexinhydrochlorid	4.08
Bromocriptinmesilat	4.07
Bromperidol	4.00
Bromperidoldecanoat	4.00
Brompheniraminmaleat	4.00
Budesonid	4.00
Bufexamac	4.00
Buflomedilhydrochlorid	4.05
Bumetanid	4.07
Bupivacainhydrochlorid	4.00
Buprenorphin	4.00
Buprenorphinhydrochlorid	4.00
Buserelin	4.00
Busulfan	4.00
Butyl-4-hydroxybenzoat	4.02
Butylhydroxyanisol	4.00
Butylhydroxytoluol	4.00
Butylmethacrylat-Copolymer, Basisches	4.04
Butylscopolaminiumbromid	4.00

C

Calcifediol	4.00
Calcitonin vom Lachs	4.00
Calcitriol	4.00
Calciumascorbat	4.00
Calciumcarbonat	4.00
Calciumchlorid-Dihydrat	4.03
Calciumchlorid-Hexahydrat	4.00
Calciumdobesilat-Monohydrat	4.00
Calciumfolinat	4.03
Calciumglucoheptonat	4.00
Calciumgluconat	4.00
Calciumgluconat zur Herstellung von Parenteralia	4.00
Calciumglycerophosphat	4.00
Calciumhydrogenphosphat, Wasserfreies	4.01
Calciumhydrogenphosphat-Dihydrat	4.01
Calciumhydroxid	4.00
Calciumlactat-Trihydrat	4.00
Calciumlactat-Pentahydrat	4.00
Calciumlävulinat-Dihydrat	4.00
Calciumlevofolinat-Pentahydrat	4.00
Calciumpantothenat	4.00
Calciumstearat	4.00
Calciumsulfat-Dihydrat	4.00
D-Campher	4.01
Campher, Racemischer	4.00

Caprylsäure	4.00
Captopril	4.00
Carbachol	4.00
Carbamazepin	4.00
Carbasalat-Calcium	4.00
Carbenicillin-Dinatrium	4.00
Carbidopa-Monohydrat	4.00
Carbimazol	4.00
Carbocistein	4.00
Carbomere	4.02
Carboplatin	4.07
Carboxymethylstärke-Natrium (Typ A)	4.00
Carboxymethylstärke-Natrium (Typ B)	4.00
Carboxymethylstärke-Natrium (Typ C)	4.00
Carisoprodol	4.05
Carmellose-Calcium	4.07
Carmellose-Natrium	4.00
Carmellose-Natrium, Niedrig substituiertes	4.00
Carmustin	4.00
Carnaubawachs	4.04
Carteololhydrochlorid	4.02
Carvedilol	4.01
Cascararinde	4.00
Cassiaöl	4.00
Cayennepfeffer	4.05

Beachten Sie den Hinweis auf „Allgemeine Monographien" zu Anfang des Bands auf Seite B

	Stand
Cefaclor-Monohydrat	4.00
Cefadroxil-Monohydrat	4.04
Cefalexin-Monohydrat	4.03
Cefalotin-Natrium	4.06
Cefamandolnafat	4.03
Cefapirin-Natrium	4.04
Cefatrizin-Propylenglycol	4.00
Cefazolin-Natrium	4.04
Cefixim	4.03
Cefoperazon-Natrium	4.00
Cefotaxim-Natrium	4.00
Cefoxitin-Natrium	4.02
Cefradin	4.03
Ceftazidim	4.02
Ceftriaxon-Dinatrium	4.00
Cefuroximaxetil	4.03
Cefuroxim-Natrium	4.06
Celiprololhydrochlorid	4.08
Cellulose, Mikrokristalline	4.07
Celluloseacetat	4.07
Celluloseacetatbutyrat	4.00
Celluloseacetatphthalat	4.03
Cellulosepulver	4.07
Cetirizindihydrochlorid	4.07
Cetrimid	4.03
Cetylalkohol	4.07
Cetylpalmitat	4.02
Cetylpyridiniumchlorid	4.00
Cetylstearylalkohol	4.06
Cetylstearylalkohol (Typ A), Emulgierender	4.06
Cetylstearylalkohol (Typ B), Emulgierender	4.06
Cetylstearylisononanoat	4.00
Chenodesoxycholsäure	4.00
Chinarinde	4.02
Chinidinsulfat	4.00
Chininhydrochlorid	4.00
Chininsulfat	4.00
Chitosanhydrochlorid	4.00
Chloralhydrat	4.00
Chlorambucil	4.00
Chloramphenicol	4.00
Chloramphenicolhydrogensuccinat-Natrium	4.00
Chloramphenicolpalmitat	4.00
Chlorcyclizinhydrochlorid	4.00
Chlordiazepoxid	4.06
Chlordiazepoxidhydrochlorid	4.06
Chlorhexidindiacetat	4.00
Chlorhexidindigluconat-Lösung	4.00
Chlorhexidindihydrochlorid	4.00
Chlorobutanol, Wasserfreies	4.07
Chlorobutanol-Hemihydrat	4.07
Chlorocresol	4.00
Chloroquinphosphat	4.05
Chloroquinsulfat	4.00
Chlorothiazid	4.06
Chlorphenaminmaleat	4.00
Chlorpromazinhydrochlorid	4.00
Chlorpropamid	4.00
Chlorprothixenhydrochlorid	4.03
Chlortalidon	4.07
Chlortetracyclinhydrochlorid	4.04
Cholesterol	4.04
Choriongonadotropin	4.00

	Stand
Chymotrypsin	4.00
Ciclopirox	4.00
Ciclopirox-Olamin	4.00
Ciclosporin	4.08
Cilastatin-Natrium	4.00
Cilazapril	4.07
Cimetidin	4.06
Cimetidinhydrochlorid	4.00
Cinchocainhydrochlorid	4.00
Cineol	4.03
Cinnarizin	4.00
Ciprofloxacin	4.06
Ciprofloxacinhydrochlorid	4.06
Cisaprid-Monohydrat	4.00
Cisapridtartrat	4.00
Cisplatin	4.00
Citronellöl	4.00
Citronenöl	4.01
Citronensäure, Wasserfreie	4.06
Citronensäure-Monohydrat	4.06
Clarithromycin	4.06
Clazuril für Tiere	4.06
Clebopridmalat	4.00
Clemastinfumarat	4.00
Clenbuterolhydrochlorid	4.00
Clindamycin-2-dihydrogenphosphat	4.00
Clindamycinhydrochlorid	4.02
Clobazam	4.05
Clobetasonbutyrat	4.00
Clofibrat	4.00
Clomifencitrat	4.00
Clomipraminhydrochlorid	4.01
Clonazepam	4.08
Clonidinhydrochlorid	4.00
Clotrimazol	4.00
Cloxacillin-Natrium	4.03
Clozapin	4.00
Cocainhydrochlorid	4.00
Cocoylcaprylocaprat	4.00
Codein	4.08
Codeinhydrochlorid-Dihydrat	4.08
Codeinphosphat-Hemihydrat	4.08
Codeinphosphat-Sesquihydrat	4.08
Codergocrinmesilat	4.06
Coffein	4.06
Coffein-Monohydrat	4.06
Colchicin	4.04
Colecalciferol	4.00
Colecalciferol, Ölige Lösungen von	4.00
Colecalciferol-Konzentrat, Wasserdispergierbares	4.00
Colecalciferol-Trockenkonzentrat	4.00
Colistimethat-Natrium	4.03
Colistinsulfat	4.06
Copovidon	4.04
Cortisonacetat	4.00
Croscarmellose-Natrium	4.00
Crospovidon	4.04
Crotamiton	4.02
Cyanocobalamin	4.02
Cyclizinhydrochlorid	4.00
Cyclopentolathydrochlorid	4.00
Cyclophosphamid	4.00
Cyproheptadinhydrochlorid	4.03

	Stand
Cyproteronacetat	4.00
Cysteinhydrochlorid-Monohydrat	4.03
Cystin	4.00
Cytarabin	4.00

D

Dalteparin-Natrium	4.00
Dapson	4.00
Daunorubicinhydrochlorid	4.00
Decyloleat	4.00
Deferoxaminmesilat	4.07
Demeclocyclinhydrochlorid	4.04
Deptropincitrat	4.00
Dequaliniumchlorid	4.00
Desipraminhydrochlorid	4.00
Deslanosid	4.00
Desmopressin	4.00
Desoxycortonacetat	4.00
Detomidinhydrochlorid für Tiere	4.00
Dexamethason	4.04
Dexamethasonacetat	4.00
Dexamethasondihydrogenphosphat-Dinatrium	4.00
Dexchlorpheniraminmaleat	4.00
Dexpanthenol	4.00
Dextran 1 zur Herstellung von Parenteralia	4.00
Dextran 40 zur Herstellung von Parenteralia	4.00
Dextran 60 zur Herstellung von Parenteralia	4.00
Dextran 70 zur Herstellung von Parenteralia	4.00
Dextrin	4.04
Dextromethorphanhydrobromid	4.05
Dextromoramidhydrogentartrat	4.00
Dextropropoxyphenhydrochlorid	4.05
Diazepam	4.00
Diazoxid	4.00
Dibutylphthalat	4.00
Dichlormethan	4.00
Diclazuril für Tiere	4.05
Diclofenac-Kalium	4.00
Diclofenac-Natrium	4.00
Dicloxacillin-Natrium	4.00
Dicycloverinhydrochlorid	4.00
Dienestrol	4.00
Diethylcarbamazindihydrogencitrat	4.00
Diethylenglycolmonoethylether	4.03
Diethylenglycolmonopalmitostearat	4.00
Diethylphthalat	4.00
Diethylstilbestrol	4.00
Diflunisal	4.00
Digitalis-purpurea-Blätter	4.00
Digitoxin	4.00
Digoxin	4.00
Dihydralazinsulfat, Wasserhaltiges	4.07
Dihydrocodein[(*R,R*)-tartrat]	4.03
Dihydroergocristinmesilat	4.07
Dihydroergotaminmesilat	4.07
Dihydroergotamintartrat	4.00
Dihydrostreptomycinsulfat für Tiere	4.00
Dikaliumclorazepat	4.07
Diltiazemhydrochlorid	4.00
Dimenhydrinat	4.00
Dimercaprol	4.00
Dimethylacetamid	4.06
Dimethylsulfoxid	4.00
Dimeticon	4.05
Dimetindenmaleat	4.00
Dinoproston	4.00
Dinoprost-Trometamol	4.00
Diosmin	4.06
Diphenhydraminhydrochlorid	4.04
Diphenoxylathydrochlorid	4.00
Diprophyllin	4.00
Dipyridamol	4.06
Dirithromycin	4.00
Disopyramid	4.00
Disopyramidphosphat	4.00
Distickstoffmonoxid	4.00
Disulfiram	4.00
Dithranol	4.08
Dobutaminhydrochlorid	4.00
Docusat-Natrium	4.03
Domperidon	4.00
Domperidonmaleat	4.00
Dopaminhydrochlorid	4.00
Dostenkraut	4.06
Dosulepinhydrochlorid	4.05
Doxapramhydrochlorid	4.00
Doxepinhydrochlorid	4.06
Doxorubicinhydrochlorid	4.00
Doxycyclin-Monohydrat	4.04
Doxycyclinhyclat	4.04
Doxylaminhydrogensuccinat	4.00
Droperidol	4.03

E

Ebastin	4.07
Econazol	4.05
Econazolnitrat	4.05
Edetinsäure	4.08
Eibischblätter	4.00
Eibischwurzel	4.00
Eichenrinde	4.00
Eisen(II)-fumarat	4.00
Eisen(II)-gluconat	4.03
Eisen(II)-sulfat-Heptahydrat	4.03
Eisen(III)-chlorid-Hexahydrat	4.06
Emetindihydrochlorid-Pentahydrat	4.00
Emetindihydrochlorid-Heptahydrat	4.00
Enalaprilmaleat	4.04
Enilconazol für Tiere	4.02
Enoxaparin-Natrium	4.00
Enoxolon	4.00
Enziantinktur	4.06
Enzianwurzel	4.06
Ephedrin, Wasserfreies	4.00

Beachten Sie den Hinweis auf „Allgemeine Monographien" zu Anfang des Bands auf Seite B

	Stand
Ephedrin-Hemihydrat	4.00
Ephedrinhydrochlorid	4.07
Ephedrinhydrochlorid, Racemisches	4.00
Epinephrinhydrogentartrat	4.00
Epirubicinhydrochlorid	4.00
Erdnussöl, Hydriertes	4.00
Erdnussöl, Raffiniertes	4.00
Ergocalciferol	4.00
Ergometrinmaleat	4.08
Ergotamintartrat	4.00
Erythritol	4.03
Erythromycin	4.06
Erythromycinestolat	4.00
Erythromycinethylsuccinat	4.03
Erythromycinlactobionat	4.00
Erythromycinstearat	4.02
Erythropoetin-Lösung, Konzentrierte	4.00
Eschenblätter	4.00
Esketaminhydrochlorid	4.07
Essigsäure 99 %	4.00
Estradiolbenzoat	4.04
Estradiol-Hemihydrat	4.08
Estradiolvalerat	4.00
Estriol	4.04
Estrogene, Konjugierte	4.07
Etacrynsäure	4.05
Etamsylat	4.00
Ethacridinlactat-Monohydrat	4.00
Ethambutoldihydrochlorid	4.00
Ethanol, Wasserfreies	4.03
Ethanol 96 %	4.03
Ether	4.00
Ether zur Narkose	4.00
Ethinylestradiol	4.05
Ethionamid	4.00
Ethosuximid	4.04
Ethylacetat	4.00
Ethylcellulose	4.04
Ethylendiamin	4.00
Ethylenglycolmonopalmitostearat	4.00
Ethyl-4-hydroxybenzoat	4.02
Ethylmorphinhydrochlorid	4.07
Ethyloleat	4.00
Etilefrinhydrochlorid	4.07
Etodolac	4.00
Etofenamat	4.00
Etofyllin	4.00
Etomidat	4.00
Etoposid	4.03
Eucalyptusblätter	4.00
Eucalyptusöl	4.06
Eugenol	4.00

F

Färberdistelöl, Raffiniertes	4.08
Famotidin	4.00
Faulbaumrinde	4.00
Faulbaumrindentrockenextrakt, Eingestellter	4.00
Felodipin	4.00
Fenbendazol für Tiere	4.00
Fenbufen	4.00
Fenchel, Bitterer	4.00
Fenchel, Süßer	4.00
Fenofibrat	4.00
Fenoterolhydrobromid	4.03
Fentanyl	4.03
Fentanylcitrat	4.03
Fenticonazolnitrat	4.00
Fibrin-Kleber	4.06
Fibrinogen vom Menschen	4.06
Finasterid	4.00
Flecainidacetat	4.00
Flohsamen	4.00
Flohsamen, Indische	4.00
Flohsamenschalen, Indische	4.00
Flubendazol	4.03
Flucloxacillin-Natrium	4.03
Flucytosin	4.00
Fludrocortisonacetat	4.00
Flumazenil	4.08
Flumequin	4.00
Flumetasonpivalat	4.00
Flunarizindihydrochlorid	4.07
Flunitrazepam	4.08
Fluocinolonacetonid	4.06
Fluocortolonpivalat	4.00
Fluorescein-Natrium	4.00
Fluorouracil	4.00
Fluoxetinhydrochlorid	4.00
Flupentixoldihydrochlorid	4.05
Fluphenazindecanoat	4.05
Fluphenazindihydrochlorid	4.00
Fluphenazinenantat	4.05
Flurazepamhydrochlorid	4.05
Flurbiprofen	4.00
Fluspirilen	4.06
Flutamid	4.00
Fluticasonpropionat	4.05
Flutrimazol	4.00
Folsäure	4.03
Formaldehyd-Lösung 35 %	4.00
Foscarnet-Natrium-Hexahydrat	4.00
Fosfomycin-Calcium	4.00
Fosfomycin-Natrium	4.00
Fosfomycin-Trometamol	4.00
Framycetinsulfat	4.04
Frauenmantelkraut	4.05
Fructose	4.00
Furosemid	4.00
Fusidinsäure	4.00

G

Galactose	4.00
Gallamintriethiodid	4.00
Gelatine	4.05
Gelbwurz, Javanische	4.00

	Stand
Gelbwurz, Kanadische	4.08
Gentamicinsulfat	4.08
Gewürznelken	4.00
Ginkgoblätter	4.00
Ginsengwurzel	4.00
Glibenclamid	4.05
Gliclazid	4.00
Glipizid	4.00
Glucagon	4.00
Glucagon human	4.05
Glucose, Wasserfreie	4.00
Glucose-Monohydrat	4.00
Glucose-Sirup	4.08
Glucose-Sirup, Sprühgetrockneter	4.08
Glutaminsäure	4.00
Glycerol	4.07
Glycerol 85 %	4.07
Glyceroldibehenat	4.01
Glyceroldistearat	4.00
Glycerolmonolinoleat	4.00
Glycerolmonooleate	4.00
Glycerolmonostearat 40–55	4.00
Glyceroltriacetat	4.00
Glyceroltrinitrat-Lösung	4.04
Glycin	4.03
Goldrutenkraut	4.06
Goldrutenkraut, Echtes	4.06
Gonadorelinacetat	4.01
Goserelin	4.03
Gramicidin	4.06
Griseofulvin	4.00
Guaifenesin	4.05
Guanethidinmonosulfat	4.01
Guar	4.00
Guargalactomannan	4.00
Gummi, Arabisches	4.06
Gummi, Sprühgetrocknetes Arabisches	4.06

H

Hämodialyselösungen	4.03
Hämofiltrations- und Hämodiafiltrationslösungen	4.00
Hagebuttenschalen	4.06
Halofantrinhydrochlorid	4.00
Haloperidol	4.03
Haloperidoldecanoat	4.00
Halothan	4.00
Hamamelisblätter	4.00
Harnstoff	4.07
Hartfett	4.00
Hartparaffin	4.00
Hauhechelwurzel	4.00
Heidelbeeren, Frische	4.00
Heidelbeeren, Getrocknete	4.00
Heparin-Calcium	4.06
Heparin-Natrium	4.06
Heparine, Niedermolekulare	4.05
Hepatitis-A-Immunglobulin vom Menschen	4.00
Hepatitis-B-Immunglobulin vom Menschen	4.00
Hepatitis-B-Immunglobulin vom Menschen zur intravenösen Anwendung	4.00
Heptaminolhydrochlorid	4.00
Herzgespannkraut	4.03
Hexamidindiisetionat	4.00
Hexetidin	4.00
Hexobarbital	4.00
Hexylresorcin	4.00
Hibiscusblüten	4.00
Histamindihydrochlorid	4.00
Histaminphosphat	4.00
Histidin	4.08
Histidinhydrochlorid-Monohydrat	4.00
Holunderblüten	4.00
Homatropinhydrobromid	4.08
Homatropinmethylbromid	4.08
Hopfenzapfen	4.00
Hyaluronidase	4.00
Hydralazinhydrochlorid	4.00
Hydrochlorothiazid	4.06
Hydrocortison	4.00
Hydrocortisonacetat	4.00
Hydrocortisonhydrogensuccinat	4.00
Hydroxocobalaminacetat	4.00
Hydroxocobalaminhydrochlorid	4.00
Hydroxocobalaminsulfat	4.00
Hydroxycarbamid	4.00
Hydroxyethylcellulose	4.07
Hydroxyethylsalicylat	4.00
Hydroxypropylbetadex	4.06
Hydroxypropylcellulose	4.00
Hydroxyzindihydrochlorid	4.04
Hymecromon	4.00
Hyoscyaminsulfat	4.00
Hypromellose	4.00
Hypromellosephthalat	4.00

I

Ibuprofen	4.02
Idoxuridin	4.00
Ifosfamid	4.00
Imipenem	4.00
Imipraminhydrochlorid	4.00
Immunglobulin vom Menschen	4.06
Immunglobulin vom Menschen zur intravenösen Anwendung	4.06
Indapamid	4.00
Indometacin	4.00
Ingwerwurzelstock	4.00
Insulin als Injektionslösung, Lösliches	4.00
Insulin human	4.02
Insulin-Suspension zur Injektion, Biphasische	4.00
Insulin vom Rind	4.00
Insulin vom Schwein	4.00

Beachten Sie den Hinweis auf „Allgemeine Monographien" zu Anfang des Bands auf Seite B

	Stand
Insulin-Zink-Kristallsuspension zur Injektion	4.00
Insulin-Zink-Suspension zur Injektion	4.01
Insulin-Zink-Suspension zur Injektion, Amorphe	4.00
Insulinzubereitungen zur Injektion	4.01
Interferon-alfa-2-Lösung, Konzentrierte	4.00
Interferon-gamma-1b-Lösung, Konzentrierte	4.00
Iod	4.00
Iohexol	4.00
Iopamidol	4.00
Iopansäure	4.00
Iotalaminsäure	4.00
Ioxaglinsäure	4.01
Ipecacuanhafluidextrakt, Eingestellter	4.06
Ipecacuanhapulver, Eingestelltes	4.00
Ipecacuanhatinktur, Eingestellte	4.06
Ipecacuanhawurzel	4.00
Ipratropiumbromid	4.06
Isländisches Moos / Isländische Flechte	4.00
Isoconazol	4.04
Isoconazolnitrat	4.00
Isofluran	4.00
Isoleucin	4.00
Isomalt	4.02
Isoniazid	4.00
Isophan-Insulin-Suspension zur Injektion	4.00
Isophan-Insulin-Suspension zur Injektion, Biphasische	4.00
Isoprenalinhydrochlorid	4.00
Isoprenalinsulfat	4.00
Isopropylmyristat	4.03
Isopropylpalmitat	4.03
Isosorbiddinitrat, Verdünntes	4.00
Isosorbidmononitrat, Verdünntes	4.00
Isotretinoin	4.00
Isoxsuprinhydrochlorid	4.00
Itraconazol	4.00
Ivermectin	4.02

J

Johanniskraut	4.05
Josamycin	4.01
Josamycinpropionat	4.01

K

Kaliumacetat	4.00
Kaliumbromid	4.02
Kaliumcarbonat	4.00
Kaliumchlorid	4.00
Kaliumcitrat	4.00
Kaliumclavulanat	4.07
Kaliumclavulanat, Verdünntes	4.04
Kaliumdihydrogenphosphat	4.00
Kaliumhydrogenaspartat-Hemihydrat	4.07
Kaliumhydrogencarbonat	4.00
Kaliumhydrogentartrat	4.01
Kaliumhydroxid	4.00
Kaliumiodid	4.00
Kaliummetabisulfit	4.07
Kaliummonohydrogenphosphat	4.00
Kaliumnatriumtartrat-Tetrahydrat	4.01
Kaliumnitrat	4.00
Kaliumperchlorat	4.01
Kaliumpermanganat	4.00
Kaliumsorbat	4.00
Kaliumsulfat	4.07
Kamille, Römische	4.03
Kamillenblüten	4.06
Kamillenfluidextrakt	4.05
Kamillenöl	4.05
Kanamycinmonosulfat	4.00
Kanamycinsulfat, Saures	4.00
Kartoffelstärke	4.03
Ketaminhydrochlorid	4.00
Ketobemidonhydrochlorid	4.08
Ketoconazol	4.04
Ketoprofen	4.06
Ketotifenhydrogenfumarat	4.05
Klatschmohnblüten	4.02
Knoblauchpulver	4.00
Königskerzenblüten / Wollblumen	4.00
Kohle, Medizinische	4.00
Kohlendioxid	4.00
Kokosfett, Raffiniertes	4.03
Kolasamen	4.00
Kolophonium	4.04
Koriander	4.00
Kümmel	4.00
Kupfer(II)-sulfat, Wasserfreies	4.00
Kupfer(II)-sulfat-Pentahydrat	4.00

L

Labetalolhydrochlorid	4.00
Lactitol-Monohydrat	4.06
Lactose, Wasserfreie	4.06
Lactose-Monohydrat	4.06
Lactulose	4.03
Lactulose-Sirup	4.03
Lavendelblüten	4.00
Lavendelöl	4.01
Lebertran (Typ A)	4.08
Lebertran (Typ B)	4.08
Leinöl, Natives	4.04
Leinsamen	4.00
Leucin	4.00
Leuprorelin	4.08

	Stand
Levamisol für Tiere	4.00
Levamisolhydrochlorid	4.00
Levocabastinhydrochlorid	4.00
Levocarnitin	4.00
Levodopa	4.00
Levodropropizin	4.01
Levomepromazinhydrochlorid	4.00
Levomepromazinmaleat	4.00
Levomethadonhydrochlorid	4.04
Levonorgestrel	4.00
Levothyroxin-Natrium	4.05
Lidocain	4.00
Lidocainhydrochlorid	4.00
Liebstöckelwurzel	4.02
Lincomycinhydrochlorid-Monohydrat	4.00
Lindan	4.00
Lindenblüten	4.00
Liothyronin-Natrium	4.00
Lisinopril-Dihydrat	4.00
Lithiumcarbonat	4.00
Lithiumcitrat	4.00
Lobelinhydrochlorid	4.02
Lösungen zur Aufbewahrung von Organen	4.00
Lomustin	4.00
Loperamidhydrochlorid	4.06
Loperamidoxid-Monohydrat	4.06
Lorazepam	4.00
Lovastatin	4.00
Luft zur medizinischen Anwendung	4.07
Luft zur medizinischen Anwendung, Künstliche	4.03
Lynestrenol	4.00
Lysinhydrochlorid	4.00

M

Macrogolcetylstearylether	4.07
Macrogole	4.05
Macrogol-6-glycerolcaprylocaprat	4.07
Macrogolglycerolcaprylocaprate	4.07
Macrogolglycerolcocoate	4.07
Macrogolglycerolhydroxystearat	4.00
Macrogolglycerollaurate	4.07
Macrogolglycerollinoleate	4.07
Macrogol-20-glycerolmonostearat	4.01
Macrogolglycerololeate	4.07
Macrogolglycerolricinoleat	4.00
Macrogolglycerolstearate	4.07
Macrogol-15-hydroxystearat	4.06
Macrogollaurylether	4.07
Macrogololeate	4.00
Macrogololeylether	4.01
Macrogolstearate	4.00
Macrogolstearylether	4.07
Mädesüßkraut	4.04
Mäusedornwurzelstock	4.02
Magaldrat	4.00
Magnesiumacetat-Tetrahydrat	4.04
Magnesiumaspartat-Dihydrat	4.00
Magnesiumcarbonat, Leichtes, basisches	4.00
Magnesiumcarbonat, Schweres, basisches	4.00
Magnesiumchlorid-4,5-Hydrat	4.00
Magnesiumchlorid-Hexahydrat	4.00
Magnesiumglycerophosphat	4.00
Magnesiumhydroxid	4.00
Magnesiumoxid, Leichtes	4.00
Magnesiumoxid, Schweres	4.00
Magnesiumperoxid	4.00
Magnesiumpidolat	4.00
Magnesiumstearat	4.07
Magnesiumsulfat-Heptahydrat	4.00
Magnesiumtrisilicat	4.00
Maisöl, Raffiniertes	4.00
Maisstärke	4.03
Malathion	4.00
Maleinsäure	4.00
Maltitol	4.00
Maltitol-Lösung	4.00
Maltodextrin	4.08
Malvenblüten	4.00
Mandelöl, Natives	4.00
Mandelöl, Raffiniertes	4.00
Mangansulfat-Monohydrat	4.00
Mannitol	4.04
Maprotilinhydrochlorid	4.00
Mariendistelfrüchte	4.06
Masern-Immunglobulin vom Menschen	4.00
Mastix	4.02
Mebendazol	4.02
Meclozindihydrochlorid	4.00
Medroxyprogesteronacetat	4.00
Mefenaminsäure	4.00
Mefloquinhydrochlorid	4.00
Megestrolacetat	4.00
Meglumin	4.07
Melissenblätter	4.00
Menadion	4.07
Menthol	4.00
Menthol, Racemisches	4.00
Mepivacainhydrochlorid	4.00
Meprobamat	4.00
Mepyraminmaleat	4.00
Mercaptopurin	4.00
Mesalazin	4.05
Mesna	4.07
Mesterolon	4.00
Mestranol	4.00
Metacresol	4.07
Metamizol-Natrium	4.00
Metforminhydrochlorid	4.04
Methacrylsäure-Ethylacrylat-Copolymer (1:1)	4.04
Methacrylsäure-Ethylacrylat-Copolymer-(1:1)-Dispersion 30 %	4.04
Methacrylsäure-Methylmethacrylat-Copolymer (1:1)	4.04
Methacrylsäure-Methylmethacrylat-Copolymer (1:2)	4.04
Methadonhydrochlorid	4.00
Methaqualon	4.00
Methenamin	4.00

Beachten Sie den Hinweis auf „Allgemeine Monographien" zu Anfang des Bands auf Seite B

	Stand
Methionin	4.00
Methionin, Racemisches	4.00
Methotrexat	4.00
Methylatropiniumbromid	4.00
Methylatropiniumnitrat	4.00
Methylcellulose	4.00
Methyldopa	4.00
Methyl-4-hydroxybenzoat	4.02
Methylhydroxyethylcellulose	4.00
Methylphenobarbital	4.00
Methylprednisolon	4.00
Methylprednisolonacetat	4.00
Methylprednisolonhydrogensuccinat	4.00
N-Methylpyrrolidon	4.05
Methylsalicylat	4.00
Methyltestosteron	4.00
Methylthioniniumchlorid	4.00
Metixenhydrochlorid	4.03
Metoclopramid	4.00
Metoclopramidhydrochlorid	4.00
Metoprololsuccinat	4.03
Metoprololtartrat	4.03
Metrifonat	4.00
Metronidazol	4.00
Metronidazolbenzoat	4.07
Mexiletinhydrochlorid	4.08
Mianserinhydrochlorid	4.00
Miconazol	4.03
Miconazolnitrat	4.00
Midazolam	4.00
Milchsäure	4.00
(*S*)-Milchsäure	4.00
Minocyclinhydrochlorid	4.06
Minoxidil	4.00
Minzöl	4.01
Mitoxantronhydrochlorid	4.00
Molgramostim-Lösung, Konzentrierte	4.07
Mometasonfuroat	4.00
Morantelhydrogentartrat für Tiere	4.00
Morphinhydrochlorid	4.00
Morphinsulfat	4.00
Moxonidin	4.03
Mupirocin	4.00
Mupirocin-Calcium	4.00
Muskatellersalbeiöl	4.01
Muskatöl	4.00
Mutterkraut	4.00
Myrrhe	4.00
Myrrhentinktur	4.00

N

Nabumeton	4.00
Nadolol	4.02
Nadroparin-Calcium	4.00
Naftidrofurylhydrogenoxalat	4.07
Nalidixinsäure	4.00
Naloxonhydrochlorid-Dihydrat	4.00
Naphazolinhydrochlorid	4.05
Naphazolinnitrat	4.05
Naproxen	4.00
Natriumacetat-Trihydrat	4.03
Natriumalendronat	4.04
Natriumalginat	4.00
Natriumamidotrizoat	4.00
Natriumaminosalicylat-Dihydrat	4.08
Natriumascorbat	4.00
Natriumbenzoat	4.03
Natriumbromid	4.02
Natriumcalciumedetat	4.08
Natriumcaprylat	4.00
Natriumcarbonat, Wasserfreies	4.00
Natriumcarbonat-Monohydrat	4.00
Natriumcarbonat-Decahydrat	4.00
Natriumcetylstearylsulfat	4.00
Natriumchlorid	4.06
Natriumcitrat	4.00
Natriumcromoglicat	4.00
Natriumcyclamat	4.00
Natriumdihydrogenphosphat-Dihydrat	4.00
Natriumdodecylsulfat	4.00
Natriumedetat	4.08
Natriumfluorid	4.00
Natriumfusidat	4.00
Natriumglycerophosphat, Wasserhaltiges	4.08
Natriumhyaluronat	4.00
Natriumhydrogencarbonat	4.00
Natriumhydroxid	4.00
Natriumiodid	4.00
Natriumlactat-Lösung	4.00
Natrium-(*S*)-lactat-Lösung	4.00
Natriummetabisulfit	4.00
Natriummethyl-4-hydroxybenzoat	4.00
Natriummolybdat-Dihydrat	4.00
Natriummonohydrogenphosphat, Wasserfreies	4.04
Natriummonohydrogenphosphat-Dihydrat	4.00
Natriummonohydrogenphosphat-Dodecahydrat	4.00
Natriumnitrit	4.00
Natriumperborat, Wasserhaltiges	4.00
Natriumpicosulfat	4.00
Natriumpolystyrolsulfonat	4.06
Natriumpropionat	4.04
Natriumpropyl-4-hydroxybenzoat	4.00
Natriumsalicylat	4.00
Natriumselenit-Pentahydrat	4.07
Natriumstearat	4.06
Natriumstearylfumarat	4.00
Natriumsulfat, Wasserfreies	4.02
Natriumsulfat-Decahydrat	4.02
Natriumsulfit, Wasserfreies	4.00
Natriumsulfit-Heptahydrat	4.00
Natriumtetraborat	4.00
Natriumthiosulfat	4.04
Natriumvalproat	4.00
Nelkenöl	4.00
Neohesperidindihydrochalcon	4.00
Neomycinsulfat	4.04
Neostigminbromid	4.00
Neostigminmetilsulfat	4.00
Netilmicinsulfat	4.00

	Stand
Nicergolin	4.05
Nicethamid	4.00
Niclosamid, Wasserfreies	4.00
Niclosamid-Monohydrat	4.00
Nicotin	4.00
Nicotinamid	4.00
Nicotinresinat	4.04
Nicotinsäure	4.00
Nifedipin	4.06
Nifuroxazid	4.08
Nimesulid	4.00
Nimodipin	4.00
Nitrazepam	4.00
Nitrendipin	4.00
Nitrofural	4.00
Nitrofurantoin	4.00
Nitroprussidnatrium	4.00
Nizatidin	4.00
Nomegestrolacetat	4.00
Nonoxinol 9	4.04
Norepinephrinhydrochlorid	4.03
Norepinephrintartrat	4.03
Norethisteron	4.00
Norethisteronacetat	4.03
Norfloxacin	4.00
Norgestrel	4.00
Nortriptylinhydrochlorid	4.00
Noscapin	4.04
Noscapinhydrochlorid-Monohydrat	4.04
Nystatin	4.06

O

	Stand
Octoxinol 10	4.04
Octyldodecanol	4.05
Odermennigkraut	4.00
Ölbaumblätter	4.07
Ölsäure	4.00
Ofloxacin	4.00
Olivenöl, Natives	4.06
Olivenöl, Raffiniertes	4.06
Olsalazin-Natrium	4.00
Omega-3-Säurenethylester 60	4.07
Omega-3-Säurenethylester 90	4.03
Omega-3-Säuren-reiches Fischöl	4.07
Omega-3-Säuren-Triglyceride	4.07
Omeprazol	4.08
Omeprazol-Natrium	4.00
Ondansetronhydrochlorid-Dihydrat	4.04
Opium	4.00
Opiumpulver, Eingestelltes	4.03
Orciprenalinsulfat	4.00
Orphenadrincitrat	4.00
Orphenadrinhydrochlorid	4.00
Orthosiphonblätter	4.00
Ouabain	4.00
Oxaliplatin	4.04
Oxazepam	4.00
Oxfendazol für Tiere	4.04
Oxolinsäure	4.00
Oxprenololhydrochlorid	4.00
Oxybuprocainhydrochlorid	4.00
Oxybutyninhydrochlorid	4.00
Oxymetazolinhydrochlorid	4.00
Oxytetracyclin-Dihydrat	4.04
Oxytetracyclinhydrochlorid	4.04
Oxytocin	4.04
Oxytocin-Lösung als Bulk	4.04

P

	Stand
Palmitinsäure	4.01
Palmitoylascorbinsäure	4.00
Pancuroniumbromid	4.01
Pankreas-Pulver	4.07
Papaverinhydrochlorid	4.06
Paracetamol	4.04
Paraffin, Dickflüssiges	4.03
Paraffin, Dünnflüssiges	4.06
Paraldehyd	4.00
Parnaparin-Natrium	4.05
Paroxetinhydrochlorid-Hemihydrat	4.07
Passionsblumenkraut	4.00
Pefloxacinmesilat-Dihydrat	4.08
Penbutololsulfat	4.00
Penicillamin	4.00
Pentaerythrityltetranitrat-Verreibung	4.00
Pentamidindiisetionat	4.00
Pentazocin	4.00
Pentazocinhydrochlorid	4.00
Pentobarbital	4.00
Pentobarbital-Natrium	4.00
Pentoxifyllin	4.00
Pentoxyverinhydrogencitrat	4.04
Pepsin	4.00
Pergolidmesilat	4.07
Perindopril-*tert*-butylamin	4.06
Peritonealdialyselösungen	4.00
Perphenazin	4.00
Perubalsam	4.00
Pethidinhydrochlorid	4.02
Pfefferminzblätter	4.00
Pfefferminzöl	4.06
Pferdeserum-Gonadotropin für Tiere	4.00
Pflaumenbaumrinde, Afrikanische	4.02
Phenazon	4.00
Pheniraminmaleat	4.00
Phenobarbital	4.00
Phenobarbital-Natrium	4.00
Phenol	4.00
Phenolphthalein	4.00
Phenolsulfonphthalein	4.00
Phenoxyethanol	4.00
Phenoxymethylpenicillin	4.01
Phenoxymethylpenicillin-Kalium	4.01

Beachten Sie den Hinweis auf „Allgemeine Monographien" zu Anfang des Bands auf Seite B

	Stand
Phentolaminmesilat	4.07
Phenylalanin	4.00
Phenylbutazon	4.04
Phenylephrin	4.00
Phenylephrinhydrochlorid	4.00
Phenylmercuriborat	4.00
Phenylmercurinitrat	4.00
Phenylpropanolaminhydrochlorid	4.00
Phenylquecksilber(II)-acetat	4.04
Phenytoin	4.00
Phenytoin-Natrium	4.00
Pholcodin	4.00
Phosphorsäure 85 %	4.00
Phosphorsäure 10 %	4.00
Phthalylsulfathiazol	4.00
Physostigminsalicylat	4.00
Physostigminsulfat	4.00
Phytomenadion	4.00
Phytosterol	4.01
Picotamid-Monohydrat	4.00
Pilocarpinhydrochlorid	4.03
Pilocarpinnitrat	4.03
Pimozid	4.00
Pindolol	4.00
Pipemidinsäure-Trihydrat	4.01
Piperacillin	4.03
Piperacillin-Natrium	4.00
Piperazinadipat	4.00
Piperazincitrat	4.00
Piperazin-Hexahydrat	4.00
Piracetam	4.07
Pirenzepindihydrochlorid-Monohydrat	4.00
Piretanid	4.00
Piroxicam	4.00
Pivampicillin	4.03
Pivmecillinamhydrochlorid	4.03
Plasma vom Menschen (gepoolt, virusinaktiviert)	4.08
Plasma vom Menschen (Humanplasma) zur Fraktionierung	4.05
Poloxamere	4.06
Polyacrylat-Dispersion 30 %	4.00
Polymyxin-B-sulfat	4.08
Polysorbat 20	4.06
Polysorbat 40	4.06
Polysorbat 60	4.06
Polysorbat 80	4.06
Poly(vinylacetat)	4.00
Poly(vinylalkohol)	4.00
Povidon	4.07
Povidon-Iod	4.02
Pravastatin-Natrium	4.05
Prazepam	4.00
Praziquantel	4.03
Prazosinhydrochlorid	4.01
Prednicarbat	4.00
Prednisolon	4.05
Prednisolonacetat	4.00
Prednisolondihydrogenphosphat-Dinatrium	4.00
Prednisolonpivalat	4.00
Prednison	4.00
Prilocain	4.00
Prilocainhydrochlorid	4.00
Primaquinbisdihydrogenphosphat	4.00
Primelwurzel	4.08
Primidon	4.00
Probenecid	4.00
Procainamidhydrochlorid	4.00
Procainhydrochlorid	4.00
Prochlorperazinhydrogenmaleat	4.00
Progesteron	4.01
Proguanilhydrochlorid	4.04
Prolin	4.00
Promazinhydrochlorid	4.00
Promethazinhydrochlorid	4.00
Propacetamolhydrochlorid	4.00
1-Propanol	4.05
2-Propanol	4.01
Propanthelinbromid	4.00
Propofol	4.06
Propranololhydrochlorid	4.00
Propylenglycol	4.00
Propylenglycoldilaurat	4.07
Propylenglycolmonolaurat	4.07
Propylenglycolmonopalmitostearat	4.00
Propylgallat	4.00
Propyl-4-hydroxybenzoat	4.02
Propylthiouracil	4.00
Propyphenazon	4.01
Protaminhydrochlorid	4.00
Protaminsulfat	4.00
Prothrombinkomplex vom Menschen	4.06
Protirelin	4.00
Proxyphyllin	4.00
Pseudoephedrinhydrochlorid	4.00
Pyrazinamid	4.00
Pyridostigminbromid	4.00
Pyridoxinhydrochlorid	4.03
Pyrimethamin	4.00

Q

Queckenwurzelstock	4.00
Quecksilber(II)-chlorid	4.00
Quendelkraut	4.03

R

Ramipril	4.00
Ranitidinhydrochlorid	4.00
Rapsöl, Raffiniertes	4.00
Ratanhiatinktur	4.03
Ratanhiawurzel	4.00
Reisstärke	4.00
Reserpin	4.00
Resorcin	4.00

	Stand
Rhabarberwurzel	4.00
Riboflavin	4.02
Riboflavinphosphat-Natrium	4.00
Rifabutin	4.04
Rifampicin	4.00
Rifamycin-Natrium	4.00
Rilmenidindihydrogenphosphat	4.07
Ringelblumenblüten	4.00
Risperidon	4.07
Rizinusöl, Hydriertes	4.04
Rizinusöl, Natives	4.07
Röteln-Immunglobulin vom Menschen	4.00
Rohcresol	4.03
Rosmarinblätter	4.00
Rosmarinöl	4.03
Roxithromycin	4.08
Rutosid-Trihydrat	4.03

S

	Stand
Saccharin	4.00
Saccharin-Natrium	4.03
Saccharose	4.08
Sägepalmenfrüchte	4.03
Salbei, Dreilappiger	4.00
Salbeiblätter	4.01
Salbeitinktur	4.01
Salbutamol	4.00
Salbutamolsulfat	4.05
Salicylsäure	4.00
Salpetersäure	4.00
Salzsäure 36 %	4.00
Salzsäure 10 %	4.00
Sauerstoff	4.00
Schachtelhalmkraut	4.02
Schafgarbenkraut	4.00
Schellack	4.00
Schöllkraut	4.08
Schwarznesselkraut	4.02
Schwefel zum äußerlichen Gebrauch	4.00
Schwefelsäure	4.00
Scopolaminhydrobromid	4.00
Selegilinhydrochlorid	4.00
Selendisulfid	4.00
Senegawurzel	4.00
Sennesblätter	4.00
Sennesblättertrockenextrakt, Eingestellter	4.00
Sennesfrüchte, Alexandriner-	4.00
Sennesfrüchte, Tinnevelly-	4.00
Serin	4.00
Sertaconazolnitrat	4.00
Sesamöl, Raffiniertes	4.00
Silbernitrat	4.00
Siliciumdioxid, Hochdisperses	4.00
Siliciumdioxid zur dentalen Anwendung	4.00
Siliciumdioxid-Hydrat	4.00
Simeticon	4.06
Simvastatin	4.04
Sojaöl, Hydriertes	4.00
Sojaöl, Raffiniertes	4.00
Somatostatin	4.00
Somatropin	4.00
Somatropin zur Injektion	4.00
Somatropin-Lösung zur Herstellung von Zubereitungen	4.00
Sonnenblumenöl, Raffiniertes	4.00
Sorbinsäure	4.00
Sorbitanmonolaurat	4.00
Sorbitanmonooleat	4.01
Sorbitanmonopalmitat	4.00
Sorbitanmonostearat	4.00
Sorbitansesquioleat	4.03
Sorbitantrioleat	4.01
Sorbitol	4.06
Sorbitol-Lösung 70 % (kristallisierend)	4.04
Sorbitol-Lösung 70 % (nicht kristallisierend)	4.04
Sorbitol, Lösung von partiell dehydratisiertem	4.08
Sotalolhydrochlorid	4.02
Spectinomycinhydrochlorid	4.00
Spiramycin	4.00
Spiraprilhydrochlorid-Monohydrat	4.07
Spironolacton	4.00
Spitzwegerichblätter	4.08
Squalan	4.04
Stabilisatorlösung für Blutkonserven	4.00
Stärke, Vorverkleisterte	4.01
Stanozolol	4.00
Stearinsäure	4.01
Stearylalkohol	4.06
Sternanis	4.00
Sternanisöl	4.08
Stickstoff	4.02
Stickstoff, Sauerstoffarmer	4.03
Stickstoffmonoxid	4.00
Stiefmütterchen mit Blüten, Wildes	4.07
Stramoniumblätter	4.06
Stramoniumpulver, Eingestelltes	4.00
Streptokinase-Lösung als Bulk	4.06
Streptomycinsulfat	4.00
Succinylsulfathiazol	4.00
Süßholzwurzel	4.07
Süßholzwurzelfluidextrakt, Eingestellter, ethanolischer	4.07
Süßorangenschalenöl	4.06
Sufentanil	4.00
Sufentanilcitrat	4.00
Sulfacetamid-Natrium	4.00
Sulfadiazin	4.06
Sulfadimidin	4.00
Sulfadoxin	4.00
Sulfafurazol	4.00
Sulfaguanidin	4.00
Sulfamerazin	4.00
Sulfamethizol	4.00
Sulfamethoxazol	4.00
Sulfamethoxypyridazin für Tiere	4.00
Sulfanilamid	4.00
Sulfasalazin	4.00
Sulfathiazol	4.00
Sulfinpyrazon	4.00

Beachten Sie den Hinweis auf „Allgemeine Monographien“ zu Anfang des Bands auf Seite B

Stand
Sulfisomidin 4.00
Sulindac 4.03
Sulpirid 4.00

Stand
Sumatriptansuccinat 4.01
Suxamethoniumchlorid 4.00
Suxibuzon 4.00

T

Taigawurzel 4.06
Talkum 4.00
Tamoxifencitrat 4.05
Tang 4.06
Tannin 4.00
Tausendgüldenkraut 4.00
Teebaumöl 4.01
Temazepam 4.08
Tenoxicam 4.00
Terbutalinsulfat 4.00
Terconazol 4.00
Terfenadin 4.01
Terpentinöl vom Strandkiefer-Typ 4.06
Testosteron 4.08
Testosteronenantat 4.00
Testosteronpropionat 4.02
Tetanus-Immunglobulin vom Menschen 4.00
Tetracainhydrochlorid 4.00
Tetracosactid 4.00
Tetracyclin 4.04
Tetracyclinhydrochlorid 4.04
Tetrazepam 4.00
Teufelskrallenwurzel 4.03
Theobromin 4.00
Theophyllin 4.07
Theophyllin-Ethylendiamin 4.00
Theophyllin-Ethylendiamin-Hydrat 4.00
Theophyllin-Monohydrat 4.07
Thiamazol 4.07
Thiaminchloridhydrochlorid 4.02
Thiaminnitrat 4.02
Thiamphenicol 4.00
Thiomersal 4.03
Thiopental-Natrium 4.00
Thioridazin 4.01
Thioridazinhydrochlorid 4.00
Threonin 4.00
Thymian 4.01
Thymianöl 4.07
Thymol 4.00
Tiabendazol 4.00
Tianeptin-Natrium 4.03
Tiapridhydrochlorid 4.02
Tiaprofensäure 4.00
Ticarcillin-Natrium 4.00
Ticlopidinhydrochlorid 4.00
Tilidinhydrochlorid-Hemihydrat 4.08
Timololmaleat 4.00
Tinidazol 4.00
Tinzaparin-Natrium 4.00
Tioconazol 4.07
Titandioxid 4.00
Tobramycin 4.03
all-*rac*-α-Tocopherol 4.07
RRR-α-Tocopherol 4.00
all-*rac*-α-Tocopherolacetat 4.07
RRR-α-Tocopherolacetat 4.00
α-Tocopherolacetat-Trockenkonzentrat 4.00
DL-α-Tocopherolhydrogensuccinat 4.06
RRR-α-Tocopherolhydrogensuccinat 4.06
Tolbutamid 4.00
Tolfenaminsäure 4.01
Tollwut-Immunglobulin vom Menschen 4.00
Tolnaftat 4.00
Tolubalsam 4.06
Ton, Weißer 4.00
Tormentilltinktur 4.00
Tormentillwurzelstock 4.00
Tosylchloramid-Natrium 4.00
Tragant 4.00
Tramadolhydrochlorid 4.07
Tramazolinhydrochlorid-Monohydrat 4.02
Tranexamsäure 4.00
Trapidil 4.00
Tretinoin 4.00
Triamcinolon 4.00
Triamcinolonacetonid 4.00
Triamcinolonhexacetonid 4.00
Triamteren 4.00
Tribenosid 4.04
Tributylacetylcitrat 4.08
Tri-*n*-butylphosphat 4.06
Tricalciumphosphat 4.00
Trichloressigsäure 4.00
Triethylcitrat 4.00
Trifluoperazindihydrochlorid 4.00
Triflusal 4.08
Triglyceride, Mittelkettige 4.07
Trihexyphenidylhydrochlorid 4.00
Trimetazidindihydrochlorid 4.07
Trimethadion 4.00
Trimethoprim 4.04
Trimipraminmaleat 4.00
Trolamin 4.02
Trometamol 4.00
Tropicamid 4.00
Trypsin 4.00
Tryptophan 4.00
Tuberkulin aus *Mycobacterium avium*, Gereinigtes 4.00
Tuberkulin aus *Mycobacterium bovis*, Gereinigtes 4.00
Tuberkulin zur Anwendung am Menschen, Gereinigtes 4.00
Tubocurarinchlorid 4.00
Tylosin für Tiere 4.00
Tylosinphosphat-Lösung als Bulk für Tiere 4.06
Tylosintartrat für Tiere 4.00
Tyrosin 4.00
Tyrothricin 4.08

Stand

U

Ubidecarenon ... 4.03
Undecylensäure ... 4.00
Urofollitropin ... 4.00
Urokinase ... 4.00
Ursodesoxycholsäure ... 4.00

V

Valin ... 4.00
Valproinsäure ... 4.00
Vancomycinhydrochlorid ... 4.00
Vanillin ... 4.00
Varizellen-Immunglobulin vom Menschen ... 4.00
Varizellen-Immunglobulin vom Menschen zur intravenösen Anwendung ... 4.00
Vaselin, Gelbes ... 4.00
Vaselin, Weißes ... 4.05
Verapamilhydrochlorid ... 4.08
Verbandwatte aus Baumwolle ... 4.00
Verbandwatte aus Viskose ... 4.00
Vinblastinsulfat ... 4.00
Vincristinsulfat ... 4.04
Vindesinsulfat ... 4.00
Vitamin A ... 4.02
Vitamin A, Ölige Lösung von ... 4.02
Vitamin-A-Pulver ... 4.02
Vitamin A, Wasserdispergierbares ... 4.02
Vogelknöterichkraut ... 4.05

W

Wacholderbeeren ... 4.00
Wacholderöl ... 4.01
Wachs, Gebleichtes ... 4.05
Wachs, Gelbes ... 4.05
Warfarin-Natrium ... 4.04
Warfarin-Natrium-Clathrat ... 4.04
Wasser, Gereinigtes ... 4.08
Wasser, Hochgereinigtes ... 4.08
Wasser für Injektionszwecke ... 4.08
Wasser zum Verdünnen konzentrierter Hämodialyselösungen ... 4.03
Wassernabelkraut, Asiatisches ... 4.00
Wasserstoffperoxid-Lösung 30 % ... 4.00
Wasserstoffperoxid-Lösung 3 % ... 4.00
Weidenrinde ... 4.00
Weinsäure ... 4.00
Weißdornblätter mit Blüten ... 4.07
Weißdornblätter-mit-Blüten-Trockenextrakt ... 4.03
Weißdornfrüchte ... 4.00
Weizenkeimöl, Natives ... 4.00
Weizenkeimöl, Raffiniertes ... 4.04
Weizenstärke ... 4.03
Wermutkraut ... 4.00
Wollwachs ... 4.03
Wollwachs, Hydriertes ... 4.01
Wollwachs, Wasserhaltiges ... 4.00
Wollwachsalkohole ... 4.03

X

Xanthangummi ... 4.00
Xylazinhydrochlorid für Tiere ... 4.07
Xylitol ... 4.02
Xylometazolinhydrochlorid ... 4.00
Xylose ... 4.00

Z

Zidovudin ... 4.00
Zimtblätteröl ... 4.00
Zimtöl ... 4.00
Zimtrinde ... 4.00
Zimtrindentinktur ... 4.02
Zinkacetat-Dihydrat ... 4.06
Zinkacexamat ... 4.00
Zinkchlorid ... 4.00
Zinkoxid ... 4.00
Zinkstearat ... 4.00
Zinksulfat-Hexahydrat ... 4.03
Zinksulfat-Heptahydrat ... 4.03
Zinkundecylenat ... 4.00
Zinn(II)-chlorid-Dihydrat ... 4.00
Zolpidemtartrat ... 4.05
Zopiclon ... 4.06
Zucker-Stärke-Pellets ... 4.00
Zuclopenthixoldecanoat ... 4.00

Beachten Sie den Hinweis auf „Allgemeine Monographien" zu Anfang des Bands auf Seite B

Allgemeiner Teil

2.2 Methoden der Physik und der physikalischen Chemie

4.08/2.02.32.00

2.2.32 Trocknungsverlust

Der Trocknungsverlust ist der in Prozent (*m/m*) angegebene Masseverlust.

Ausführung: Die vorgeschriebene Menge Substanz wird in ein gewogenes Wägeglas, das zuvor unter den bei der Substanz angegebenen Bedingungen getrocknet wurde, eingewogen. Die Substanz wird bis zur Massekonstanz oder während der vorgeschriebenen Zeit bei der angegebenen Temperatur getrocknet. Die Ausführung erfolgt nach einem der nachfolgend angegebenen Verfahren. Wenn die Trocknungstemperatur mit einem einzelnen Wert an Stelle eines Bereichs angegeben ist, wird die Trocknung bei der vorgeschriebenen Temperatur ± 2 °C durchgeführt.

a) *Im Exsikkator* über Phosphor(V)-oxid *R* bei Atmosphärendruck und Raumtemperatur („im Exsikkator");
b) *im Vakuum* über Phosphor(V)-oxid *R* bei einem Druck zwischen 1,5 und 2,5 kPa und Raumtemperatur („im Vakuum");
c) *im Vakuum* über Phosphor(V)-oxid *R* bei einem Druck zwischen 1,5 und 2,5 kPa und innerhalb des in der Monographie angegebenen Temperaturbereichs („im Vakuum, mit Angabe der Temperatur");
d) *im Trockenschrank* und innerhalb des in der Monographie angegebenen Temperaturbereichs („im Trockenschrank, mit Angabe der Temperatur");
e) *im Hochvakuum* über Phosphor(V)-oxid *R* bei einem 0,1 kPa nicht überschreitenden Druck und der in der Monographie angegebenen Temperatur („im Hochvakuum").

Werden andere Trocknungsbedingungen vorgeschrieben, werden diese ausführlich in der betreffenden Monographie beschrieben.

2.3 Identitätsreaktionen

4.08/2.03.02.00

2.3.2 Identifizierung fetter Öle durch Dünnschichtchromatographie

Die Prüfung erfolgt mit Hilfe der Dünnschichtchromatographie (2.2.27) unter Verwendung einer Schicht eines geeigneten octadecylsilylierten Kieselgels zur Hochleistungsdünnschichtchromatographie.

Untersuchungslösung: Wenn nichts anderes vorgeschrieben ist, werden etwa 20 mg (1 Tropfen) fettes Öl in 3 ml Dichlormethan *R* gelöst.

Referenzlösung: Etwa 20 mg (1 Tropfen) Maisöl *R* werden in 3 ml Dichlormethan *R* gelöst.

Auf die Platte wird 1 µl jeder Lösung aufgetragen. Die Chromatographie erfolgt 2-mal mit Ether *R* über eine Laufstrecke von 0,5 cm. Anschließend wird 2-mal mit einer Mischung von 20 Volumteilen Dichlormethan *R*, 40 Volumteilen Essigsäure 99 % *R* und 50 Volumteilen Aceton *R* über eine Laufstrecke von 8 cm chromatographiert. Die Platte wird an der Luft trocknen gelassen und mit einer Lösung von Molybdatophosphorsäure *R* (100 g · l^{-1}) in Ethanol 96 % *R* besprüht. Die Platte wird etwa 3 min lang bei 120 °C erhitzt und im Tageslicht ausgewertet.

Das Chromatogramm zeigt Flecke, die mit denjenigen der Abb. 2.3.2-1 vergleichbar sind.

Allg. Methoden

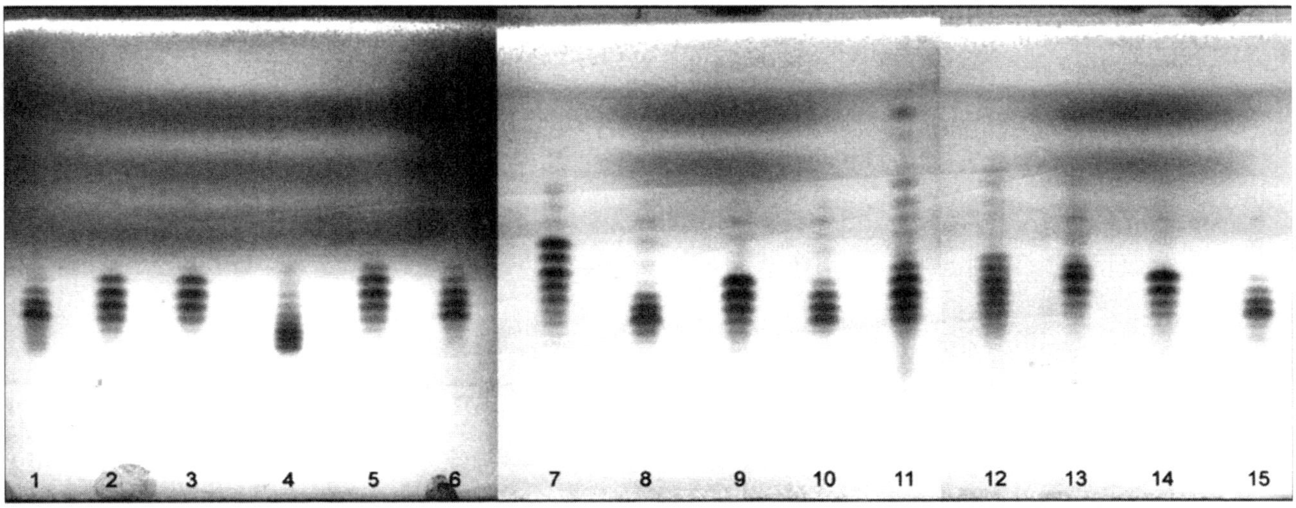

1. Erdnussöl	6. Rapsöl (erucasäurefreies)	11. Weizenkeimöl
2. Sesamöl	7. Leinöl	12. Borretschöl
3. Maisöl	8. Olivenöl	13. Nachtkerzenöl
4. Rapsöl	9. Sonnenblumenöl	14. Färberdistelöl (Typ I)
5. Sojaöl	10. Mandelöl	15. Färberdistelöl (Typ II)

Abb. 2.3.2-1: Chromatogramm zur Identifizierung fetter Öle

2.7 Biologische Wertbestimmungsmethoden

4.08/2.07.02.00

2.7.2 Mikrobiologische Wertbestimmung von Antibiotika

Die mikrobiologische Wertbestimmung von Antibiotika beruht auf einem Vergleich der Wachstumshemmung bei empfindlichen Mikroorganismen durch bestimmte Konzentrationen des Antibiotikums mit derjenigen, die durch bekannte Konzentrationen einer Standardsubstanz hervorgerufen wird.

Die bei solchen Wertbestimmungen verwendeten Standardsubstanzen sind Substanzen mit genau festgelegter Aktivität, bestimmt mit dem entsprechenden Internationalen Standard oder der Internationalen Standardzubereitung.

Die Wertbestimmung muss so angelegt sein, dass sie eine Überprüfung der Gültigkeit des mathematischen Modells erlaubt, auf dem der Aktivitätsvergleich beruht. Wird das Parallelenmodell gewählt, so müssen sich die Beziehungen zwischen dem Logarithmus der Dosis und der Wirkung im Bereich der für die Berechnung zu Grunde gelegten Dosen durch eine Gerade darstellen lassen (linear). Weiterhin müssen die beiden Geraden für die log(Dosis)-Wirkung (oder transformierte Wirkung) für die Substanz und die Standardsubstanz parallel verlaufen. Diese Bedingungen müssen durch Gültigkeitsprüfungen für eine gegebene Wahrscheinlichkeit, gewöhnlich $P = 0{,}05$, sichergestellt werden. Andere mathematische Modelle, wie das Steigungsverhältnismodell, können verwendet werden, wenn der entsprechende Gültigkeitsbeweis erbracht wurde.

Falls in der Monographie nichts anderes angegeben ist, betragen die Vertrauensgrenzen ($P = 0{,}95$) der Wertbestimmung mindestens 95 und höchstens 105 Prozent der ermittelten Wirksamkeit.

Die Wertbestimmung kann nach der Methode A oder B durchgeführt werden.

A. Diffusionsmethode

Ein für die Bestimmung geeignetes Nährmedium wird verflüssigt und bei einer für vegetative Formen von Bakterien günstigen Temperatur, wie 48 bis 50 °C, mit einer bestimmten Menge der Suspension eines gegen das Antibiotikum empfindlichen Mikroorganismus so beimpft, dass bei den für das jeweilige Antibiotikum verwendeten Konzentrationen klar umrissene Hemmzonen mit einem geeigneten Durchmesser auftreten. Das beimpfte Medium wird sofort in der erforderlichen Menge in Petrischalen oder große rechteckige Schalen ausgegossen, so dass eine gleichmäßig dicke Schicht zwischen 2 und 5 mm erhalten wird. Alternativ kann das Medium auch aus 2 Schichten bestehen, wobei jedoch lediglich die obere Schicht beimpft ist.

Die fertigen Schalen sind so aufzubewahren, dass vor der weiteren Beschickung weder ein signifikantes Wachstum noch eine Abtötung der verwendeten Mikroorganismen erfolgt und die Geloberfläche trocken bleibt.

Allg. Methoden

Tab. 2.7.2-1: Diffusionsmethode

Antibiotikum	Standardsubstanz	Lösungsmittel (Stammlösung)	pH-Wert der Pufferlösung	Mikroorganismen	Medium und pH-Endwert (± 0,1 Einheiten)	Bebrütungstemperatur (°C)
Amphotericin B	Amphotericin B *CRS*	Dimethylsulfoxid *R*	pH 10,5 (0,2 mol · l⁻¹)	*Saccharomyces cerevisiae* ATCC 9763 IP 1432-83	F – pH 6,1	35 – 37
Bacitracin-Zink	Bacitracin-Zink *CRS*	Salzsäure (0,01 mol · l⁻¹)	pH 7,0 (0,05 mol · l⁻¹)	*Micrococcus luteus* NCTC 7743 CIP 53.160 ATCC 10240	A – pH 7,0	35 – 39
Bleomycinsulfat	Bleomycinsulfat *CRS*	Wasser *R*	pH 6,8 (0,1 mol · l⁻¹)	*Mycobacterium smegmatis* ATCC 607	G – pH 7,0	35 – 37
Colistimethat-Natrium	Colistimethat-Natrium *CRS*	Wasser *R*	pH 6,0 (0,05 mol · l⁻¹)	*Bordetella bronchiseptica* NCTC 8344 CIP 53.157 ATCC 4617 *Escherichia coli* NCIMB 8879 CIP 54.127 ATCC 10536	B – pH 7,3	35 – 39
Dihydrostreptomycinsulfat	Dihydrostreptomycinsulfat *CRS*	Wasser *R*	pH 8,0 (0,05 mol · l⁻¹)	*Bacillus subtilis* NCTC 8236 CIP 1.83 *Bacillus subtilis* NCTC 10400 CIP 52.62 ATCC 6633	A – pH 7,9 A – pH 7,9	30 – 37 30 – 37

Fortsetzung Tab. 2.7.2-1: Diffusionsmethode

Antibiotikum	Standard-substanz	Lösungsmittel (Stammlösung)	pH-Wert der Puffer-lösung	Mikroorganismen	Medium und pH-Endwert (± 0,1 Einheiten)	Bebrü-tungs-tempera-tur (°C)
Erythromycin-estolat	Erythromycin *CRS*	Methanol *R* (siehe Monographie)	pH 8,0 (0,05 mol·l⁻¹)	*Bacillus pumilus* NCTC 8241 CIP 76.18 *Bacillus subtilis* NCTC 10400 CIP 52.62 ATCC 6633	A – pH 7,9	30 – 37
Framycetinsulfat	Framycetinsulfat *CRS*	Wasser *R*	pH 8,0 (0,05 mol·l⁻¹)	*Bacillus subtilis* NCTC 10400 CIP 52.62 ATCC 6633 *Bacillus pumilus* NCTC 8241 CIP 76.18	E – pH 7,9 E – pH 7,9	30 – 37 30 – 37
Gentamicinsulfat	Gentamicinsulfat *CRS*	Wasser *R*	pH 8,0 (0,05 mol·l⁻¹)	*Bacillus pumilus* NCTC 8241 CIP 76.18 *Staphylococcus epidermidis* NCIMB 8853 CIP 68.21 ATCC 12228	A – pH 7,9 A – pH 7,9	35 – 39 35 – 39
Josamycin Josamycin-propionat	Josamycin *CRS* Josamycin-propionat *CRS*	Methanol *R* (siehe Monographien)	pH 5,6	*Bacillus subtilis* NCTC 10400 CIP 52.62 ATCC 6633	A – pH 6,6	35 – 37
Kanamycin-monosulfat Saures Kana-mycinsulfat	Kanamycin-monosulfat *CRS*	Wasser *R*	pH 8,0 (0,05 mol·l⁻¹)	*Bacillus subtilis* NCTC 10400 CIP 52.62 ATCC 6633 *Staphylococcus aureus* NCTC 7447 CIP 53.156 ATCC 6538 P	A – pH 7,9 A – pH 7,9	30 – 37 35 – 39
Neomycinsulfat	Neomycinsulfat zur mikrobio-logischen Wert-bestimmung *CRS*	Wasser *R*	pH 8,0 (0,05 mol·l⁻¹)	*Bacillus pumilus* NCTC 8241 CIP 76.18 *Bacillus subtilis* NCTC 10400 CIP 52.62 ATCC 6633	E – pH 7,9 E – pH 7,9	30 – 37 30 – 37
Netilmicinsulfat	Netilmicinsulfat *CRS*	Wasser *R*	pH 8,0 ± 0,1	*Staphylococcus aureus* ATCC 6538 P CIP 53.156	A – pH 7,9	32 – 35
Nystatin	Nystatin *CRS*	Dimethylform-amid *R*	pH 6,0 (0,05 mol·l⁻¹) enthält 5% (*V/V*) Dimethyl-formamid *R*	*Candida tropicalis* NCYC 1393 CIP 1433-83 *Saccharomyces cerevisiae* NCYC 87 CIP 1432-83 ATCC 9763	F – pH 6,0 F – pH 6,0	30 – 37 30 – 32
Rifamycin-Natrium	Rifamycin-Natrium *CRS*	Methanol *R*	pH 7,0 (0,05 mol·l⁻¹)	*Micrococcus luteus* NCTC 8340 CIP 53.45 ATCC 9341	A – pH 6,6	35 – 39
Spiramycin	Spiramycin *CRS*	Methanol *R*	pH 8,0 (0,05 mol·l⁻¹)	*Bacillus subtilis* NCTC 10400 CIP 52.62 ATCC 6633	A – pH 7,9	30 – 32
Streptomycin-sulfat	Streptomycin-sulfat *CRS*	Wasser *R*	pH 8,0 (0,05 mol·l⁻¹)	*Bacillus subtilis* NCTC 8236 CIP 1.83 *Bacillus subtilis* NCTC 10400 CIP 52.62 ATCC 6633	A – pH 7,9 A – pH 7,9	30 – 37 30 – 37

Fortsetzung Tab. 2.7.2-1: Diffusionsmethode

Antibiotikum	Standardsubstanz	Lösungsmittel (Stammlösung)	pH-Wert der Pufferlösung	Mikroorganismen	Medium und pH-Endwert (± 0,1 Einheiten)	Bebrütungstemperatur (°C)
Tylosin für Tiere Tylosintartrat für Tiere	Tylosin *CRS*	2,5-prozentige Lösung (*V/V*) von Methanol *R* in Phosphat-Pufferlösung pH 7,0 (0,1 mol · l^{-1}) *R*	eine Mischung von 40 Volumteilen Methanol *R* und 60 Volumteilen Phosphat-Pufferlösung pH 8,0 (0,1 mol · l^{-1}) *R*	*Micrococcus luteus* NCTC 8340 CIP 53.45 ATCC 9341	A – pH 8,0	32 – 35
Vancomycinhydrochlorid	Vancomycinhydrochlorid *CRS*	Wasser *R*	pH 8,0	*Bacillus subtilis* NCTC 8236 CIP 52.62 ATCC 6633	A – pH 8,0	37 – 39

Unter Verwendung des in der Tab. 2.7.2-1 angegebenen Lösungsmittels und der Pufferlösung werden von der Standardsubstanz genau definierte Verdünnungen sowie von dem Antibiotikum entsprechende, also nach der angenommenen Aktivität etwa in dem gleichen Konzentrationsbereich liegende Verdünnungen hergestellt. Diese Lösungen werden zum Beispiel unter Benutzung geeigneter steriler Zylinder aus Porzellan, rostfreiem Stahl oder einem anderen hierfür geeigneten Material oder unter Verwendung von in das Nährmedium eingestanzten Löchern in die Schalen eingefüllt. Jeder Zylinder oder jedes Loch ist mit demselben Volumen Referenz- oder Prüflösung zu beschicken. Alternativ können auch geeignete sterile, saugfähige Papierblättchen benutzt werden, die nach Imprägnieren mit der Referenz- oder Prüflösung des Antibiotikums auf die Oberfläche des Nährmediums aufgelegt werden.

Um die Gültigkeit der Wertbestimmung überprüfen zu können, werden mindestens 3 verschiedene Konzentrationen der Standardsubstanz sowie 3 der voraussichtlich entsprechenden Konzentrationen der Substanz benutzt. Die Dosen sollten so gewählt werden, dass sie einer geometrischen Reihe folgen. Bei Routineprüfungen kann eine Zweipunktmethode als ausreichend angesehen werden, wenn die Linearität des Systems in einer angemessenen Anzahl von Prüfungen mit der Dreipunktmethode verglichen wurde und die zuständige Behörde dem zustimmt. In allen Zweifelsfällen ist jedoch die beschriebene Dreipunktmethode anzuwenden.

Bei Verwendung von großen Petrischalen oder rechteckigen Schalen sind die Lösungen nach einer statistisch günstigen Anordnung auf jeder Schale zu verteilen. Werden kleine Petrischalen benutzt, auf denen höchstens 6 Lösungen aufgetragen werden können, so sollten die Prüflösungen und Referenzlösungen alternierend verteilt werden, so dass sich die Lösungen mit hohen Konzentrationen nicht beeinträchtigen.

Die Schalen werden bei einer geeigneten Temperatur etwa 18 h lang bebrütet. Um die Zeitdifferenz bei der Beschickung der Schalen mit den einzelnen Prüflösungen weitgehend auszuschalten und um die Steigung der Regressionsgeraden gut bestimmen zu können, kann eine Vordiffusionszeit von gewöhnlich 1 bis 4 h bei Raumtemperatur oder bei 4 °C eingeschoben werden.

Die Hemmzonendurchmesser sind mit einer Genauigkeit von mindestens 0,1 mm zu erfassen. Bei Ermittlung der Hemmzonenfläche ist eine entsprechende Genauigkeit erforderlich. Die Auswertung erfolgt unter Anwendung üblicher statistischer Methoden.

Die Anzahl der je Dosis bei jeder Wertbestimmung durchgeführten Messungen muss ausreichend sein, um die vorgeschriebene Genauigkeit zu erzielen. Gegebenenfalls kann die Bestimmung wiederholt werden, um durch statistische Kombination der Ergebnisse die geforderte Genauigkeit zu erreichen und sicherzustellen, dass die Wirksamkeit des Antibiotikums der geforderten Mindestwirksamkeit entspricht.

B. Turbidimetrische Methode

Ein geeignetes Nährmedium ist mit der Suspension eines gegen das Antibiotikum empfindlichen Mikroorganismus so zu beimpfen, dass unter den Prüfbedingungen eine ausreichende Wachstumshemmung erfolgt. Die Suspension sollte so eingestellt werden, dass nach Zusatz einer bestimmten Menge zum Nährmedium eine gut messbare Trübung bereits nach etwa 4 h Bebrütungszeit auftritt.

Das beimpfte Nährmedium muss sofort nach der Herstellung verwendet werden.

Unter Verwendung des in Tab. 2.7.2-2 angegebenen Lösungsmittels und der Pufferlösung werden von der Standardsubstanz genau definierte Verdünnungen sowie von dem Antibiotikum entsprechende, also nach der angenommenen Aktivität etwa in dem gleichen Konzentrationsbereich liegende Verdünnungen hergestellt.

Um die Gültigkeit der Wertbestimmung überprüfen zu können, werden mindestens 3 verschiedene Konzentrationen der Standardsubstanz sowie 3 der voraussichtlich entsprechenden Konzentrationen des zu prüfenden Antibiotikums benutzt. Die Dosen sollten so gewählt werden, dass sie einer geometrischen Reihe folgen. Um die erforderliche Linearität zu erreichen, kann es erforderlich sein, von einer großen Anzahl 3 aufeinander folgende Dosen auszuwählen, wobei für die Standardsubstanz und das Antibiotikum entsprechende Dosen zu verwenden sind.

Tab. 2.7.2-2: Turbidimetrische Methode

Antibiotikum	Standard-substanz	Lösungsmittel (Stammlösung)	pH-Wert der Puffer-lösung	Mikroorganismen	Medium und pH-Endwert (± 0,1 Einheiten)	Bebrü-tungs-tempera-tur (°C)
Colistimethat-Natrium	Colistimethat-Natrium *CRS*	Wasser *R*	pH 7,0	*Escherichia coli* NCIMB 8666 CIP 2.83 ATCC 9637	C – pH 7,0	35 – 37
Dihydrostrepto-mycinsulfat	Dihydrostrepto-mycinsulfat *CRS*	Wasser *R*	pH 8,0	*Klebsiella pneumoniae* NCTC 7427 CIP 53.153 ATCC 10031	C – pH 7,0	35 – 37
Erythromycin-estolat Erythromycin-ethylsuccinat	Erythromycin *CRS*	Methanol *R* (siehe Monographien)	pH 8,0	*Klebsiella pneumoniae* NCTC 7427 CIP 53.153 ATCC 10031 *Staphylococcus aureus* NCTC 7447 CIP 53.156 ATCC 6538 P	D – pH 7,0 C – pH 7,0	35 – 37 35 – 37
Framycetinsulfat	Framycetinsulfat *CRS*	Wasser *R*	pH 8,0	*Staphylococcus aureus* NCTC 7447 CIP 53.156 ATCC 6538 P	C – pH 7,0	35 – 37
Gentamicinsulfat	Gentamicinsulfat *CRS*	Wasser *R*	pH 7,0	*Staphylococcus aureus* NCTC 7447 CIP 53.156 ATCC 6538 P	C – pH 7,0	35 – 37
Gramicidin	Gramicidin *CRS*	Methanol *R*	pH 7,0*)	*Enterococcus hirae* ATCC 10541 CIP 58.55 *Staphylococcus aureus* ATCC 6538 P	C – pH 7,0	35 – 37
Josamycin Josamycin-propionat	Josamycin *CRS* Josamycin-propionat *CRS*	Methanol *R* (siehe Monographien)	pH 5,6	*Staphylococcus aureus* NCTC 7447 CIP 53.156 ATCC 6538 P	C – pH 8,0	35 – 37
Kanamycin-monosulfat Saures Kana-mycinsulfat	Kanamycin-monosulfat *CRS*	Wasser *R*	pH 8,0	*Staphylococcus aureus* NCTC 7447 CIP 53.156 ATCC 6538 P	C – pH 7,0	35 – 37
Neomycinsulfat	Neomycinsulfat zur mikrobio-logischen Wert-bestimmung *CRS*	Wasser *R*	pH 8,0	*Staphylococcus aureus* NCTC 7447 CIP 53.156 ATCC 6538 P	C – pH 7,0	35 – 37
Rifamycin-Natrium	Rifamycin-Natrium *CRS*	Methanol *R*	pH 7,0	*Escherichia coli* NCIMB 8879 CIP 54.127 ATCC 10536	C – pH 7,0	35 – 37
Spiramycin	Spiramycin *CRS*	Methanol *R*	pH 7,0	*Staphylococcus aureus* NCTC 7447 CIP 53.156 ATCC 6538 P	C – pH 7,0	35 – 37
Streptomycin-sulfat	Streptomycin-sulfat *CRS*	Wasser *R*	pH 8,0	*Klebsiella pneumoniae* NCTC 7427 CIP 53.153 ATCC 10031	C – pH 7,0	35 – 37
Tylosin für Tiere Tylosintartrat für Tiere	Tylosin *CRS*	2,5-prozentige Lösung (*V/V*) von Methanol *R* in Phosphat-Puf-ferlösung pH 7,0 (0,1 mol · l^{-1}) *R*	pH 7,0	*Staphylococcus aureus* NCTC 6571 CIP 53.154 ATCC 9144	C – pH 7,0	37
Tyrothricin	Gramicidin *CRS*	Ethanol 96 % *R*	Ethanol 96 % *R*	*Enterococcus hirae* ATCC 10541	C – pH 7,0	37

*) Der Zusatz von Detergenzien, wie Polysorbat 80 *R* in einer Konzentration von 0,1 mg · ml^{-1}, kann erforderlich sein, um Verluste durch Adsorption während der Verdünnungsschritte zu vermeiden.

Fortsetzung Tab. 2.7.2-2: Turbidimetrische Methode

Antibiotikum	Standard-substanz	Lösungsmittel (Stammlösung)	pH-Wert der Puffer-lösung	Mikroorganismen	Medium und pH-Endwert (± 0,1 Einheiten)	Bebrü-tungs-tempera-tur (°C)
Vancomycin-hydrochlorid	Vancomycin-hydrochlorid *CRS*	Wasser *R*	pH 8,0	*Staphylococcus aureus* CIP 53.156 ATCC 6538 P	C – pH 7,0	37 – 39

Von jeder der Lösungen wird ein gleich großes Volumen in gleich große Prüfröhrchen gegeben und danach jedes Röhrchen mit der gleichen Menge des beimpften Nährmediums beschickt (zum Beispiel 1 ml Lösung und 9 ml Nährmedium). Bei der Wertbestimmung von Tyrothricin werden 9,9 ml beimpftes Nährmedium mit 0,1 ml Lösung versetzt.

Gleichzeitig werden 2 Kontrollröhrchen ohne Zusatz des Antibiotikums angesetzt, die beide das beimpfte Nährmedium enthalten. Eines davon wird sofort mit 0,5 ml Formaldehyd-Lösung *R* versetzt. Diese Röhrchen dienen zur Einstellung des Geräts für die Trübungsmessung.

Alle Prüfröhrchen werden randomisiert, nach dem Lateinischen Quadrat oder der Anordnung randomisierter Blöcke verteilt, in einem Wasserbad oder einer anderen geeigneten Apparatur so untergebracht, dass sie in kürzester Zeit auf die erforderliche Bebrütungstemperatur gebracht und bei dieser Temperatur 3 bis 4 h lang gehalten werden. Gleichförmigkeit der Temperatur und identische Bebrütungszeiten müssen gewährleistet werden.

Nach dem Bebrüten wird das Wachstum der Mikroorganismen zum Beispiel durch Zusatz von 0,5 ml Formaldehyd-Lösung *R* zu jedem Prüfröhrchen oder durch Hitzebehandlung gestoppt und die Trübung mit einem geeigneten Messgerät auf 3 Stellen genau ermittelt. Auch andere Methoden, mit deren Hilfe nach der gleichen Bebrütungszeit die Trübung in jedem Röhrchen gemessen werden kann, können verwendet werden.

Die Auswertung erfolgt unter Anwendung üblicher statistischer Methoden.

Eine Linearität der Dosis-Wirkungskurve, transformiert oder untransformiert, lässt sich oft nur in einem sehr eng begrenzten Konzentrationsbereich erzielen. Dieser Bereich muss für die Berechnung der Aktivität herangezogen werden und soll sich über mindestens 3 aufeinander folgende Konzentrationen erstrecken, um auf diese Weise die Forderung der Linearität zu halten. Bei Routineprüfungen kann eine Zweipunktmethode als ausreichend angesehen werden, wenn die Linearität des Systems in einer angemessenen Anzahl von Prüfungen mit der Dreipunktmethode nachgewiesen wurde und die zuständige Behörde dem zustimmt. In allen Zweifelsfällen ist jedoch die beschriebene Dreipunktmethode anzuwenden.

Die Anzahl der je Dosis bei jeder Wertbestimmung durchgeführten Messungen muss ausreichend sein, um die vorgeschriebene Genauigkeit zu erzielen. Gegebenenfalls kann die Bestimmung wiederholt werden, um durch statistische Kombination der Ergebnisse die geforderte Genauigkeit zu erreichen und sicherzustellen, dass die Wirksamkeit des Antibiotikums der geforderten Mindestwirksamkeit entspricht.

Der folgende Text dient zur Information.

Empfehlungen zur Herstellung der Impfkultur

Der folgende Text führt die empfohlenen Mikroorganismen und die Arbeitsbedingungen im Einzelnen auf. Andere Mikroorganismen können verwendet werden unter der Bedingung, dass die Empfindlichkeit gegen das zu prüfende Antibiotikum genauso groß ist und geeignete Nährmedien und Bedingungen wie Temperatur und pH-Wert angewandt werden. Die Konzentration der Lösungen sollte so gewählt werden, dass eine Linearität zwischen dem Logarithmus der Dosis und der Wirkung unter den Bedingungen der Prüfung besteht.

Vorbereitung der Inokula: *Bacillus cereus* var. *mycoides; B. subtilis; B. pumilus*

Die als Impfkultur benutzte Sporensuspension der genannten Mikroorganismen wird wie folgt hergestellt:

Die Mikroorganismen werden an der Oberfläche eines geeigneten Mediums, dem 1 mg · l^{-1} Mangan(II)-sulfat *R* zugesetzt wurde, 7 Tage lang bei 35 bis 37 °C kultiviert. Der hauptsächlich aus Sporen bestehende Bakterienrasen wird mit sterilem Wasser *R* abgeschwemmt, diese Suspension anschließend 30 min lang bei 70 °C erhitzt und so verdünnt, dass sie eine geeignete Menge Sporen enthält, im Allgemeinen 10 · 10^6 bis 100 · 10^6 Sporen je Milliliter. Diese Sporensuspension ist über längere Zeit bei einer 4 °C nicht übersteigenden Temperatur haltbar.

Alternativ hierzu kann die Kultivierung der zur Sporensuspension benötigten Organismen auch 4 bis 6 Tage lang auf dem Medium C bei 26 °C erfolgen, wobei nach anschließendem Zusatz von 1 mg · l^{-1} Mangan(II)-sulfat *R* unter aseptischen Bedingungen nochmals 48 h lang bebrütet wird. Die Suspension wird unter dem Mikroskop kontrolliert, um sicherzustellen, dass genügend Sporen gebildet wurden (etwa 80 Prozent), und dann zentrifugiert. Das Sediment wird in sterilem Wasser *R* suspendiert und verdünnt, so dass sich etwa 10 · 10^6 bis 100 · 10^6 Sporen je Milliliter in der Suspension befinden, und anschließend 30 min lang bei 70 °C erhitzt. Die Lagerungstemperatur für diese Suspension darf 4 °C nicht übersteigen.

Bordetella bronchiseptica

Die Mikroorganismen werden 16 bis 18 h lang bei 35 bis 37 °C auf dem Medium B kultiviert, danach mit sterilem Wasser *R* abgeschwemmt. Die Suspension wird bis zu einer geeigneten Lichtdurchlässigkeit verdünnt.

Staphylococcus aureus; Klebsiella pneumoniae; Escherichia coli; Micrococcus luteus; Staphylococcus epidermidis
Die Kultivierung erfolgt wie für *B. bronchiseptica* beschrieben, jedoch unter Benutzung von Medium A und Einstellen der Lichtdurchlässigkeit auf einen Wert, der bei der turbidimetrischen Methode zu einer zufrieden stellenden Dosis-Wirkungskurve oder bei der Diffusionsmethode zu klar umrissenen Hemmzonen mit genügend großem Durchmesser führt.

Saccharomyces cerevisiae; Candida tropicalis
Die Mikroorganismen werden 24 h lang bei 30 bis 37 °C auf dem Medium F kultiviert, danach mit einer sterilen Lösung von Natriumchlorid *R* (9 g · l^{-1}) abgeschwemmt. Die Suspension wird mit der gleichen Lösung bis zu einer geeigneten Lichtdurchlässigkeit verdünnt.

Pufferlösungen: Pufferlösungen mit einem pH-Wert zwischen 5,8 und 8,0 werden hergestellt, indem 50,0 ml Kaliumdihydrogenphosphat-Lösung (0,2 mol · l^{-1}) mit dem in der Tab. 2.7.2-3 angegebenen Volumen Natriumhydroxid-Lösung (0,2 mol · l^{-1}) gemischt und mit frisch destilliertem Wasser *R* zu 200,0 ml verdünnt werden.

Tabelle 2.7.2-3

pH-Wert	Natriumhydroxid-Lösung (0,2 mol · l^{-1}) [ml]
5,8	3,72
6,0	5,70
6,2	8,60
6,4	12,60
6,6	17,80
6,8	23,65
7,0	29,63
7,2	35,00
7,4	39,50
7,6	42,80
7,8	45,20
8,0	46,80

Diese Pufferlösungen werden für alle in der Tab. 2.7.2-1 aufgeführten mikrobiologischen Wertbestimmungen benutzt, mit Ausnahme derjenigen für Bleomycinsulfat und Amphotericin B.

Für Bleomycinsulfat wird die Pufferlösung pH 6,8 wie folgt hergestellt: 6,4 g Kaliumdihydrogenphosphat *R* und 18,9 g Natriummonohydrogenphosphat *R* werden in Wasser *R* zu 1000 ml gelöst.

Für Amphotericin B wird die Phosphat-Pufferlösung pH 10,5 (0,2 mol · l^{-1}) wie folgt hergestellt: 35 g Kaliummonohydrogenphosphat *R* werden in 900 ml Wasser *R* gelöst; die Lösung wird mit 20 ml Natriumhydroxid-Lösung (1 mol · l^{-1}) versetzt und anschließend mit Wasser *R* zu 1000,0 ml verdünnt.

Nährmedien: Die nachstehend aufgeführten oder entsprechende Medien können benutzt werden.

Medium A

Pepton	6	g
Caseinpepton (Pankreashydrolysat)	4	g
Rindfleischextrakt	1,5	g
Hefeextrakt	3	g
Glucose-Monohydrat	1	g
Agar	15	g
Wasser	zu 1000	ml

Medium B

Caseinpepton (Pankreashydrolysat)	17	g
Sojapepton (Papainhydrolysat)	3	g
Natriumchlorid	5	g
Kaliummonohydrogenphosphat	2,5	g
Glucose-Monohydrat	2,5	g
Agar	15	g
Polysorbat 80	10	g
Wasser	zu 1000	ml

Polysorbat 80 wird zu der nach dem Sieden noch heißen und alle anderen Substanzen enthaltenden Lösung, kurz vor dem Auffüllen auf das Endvolumen, zugesetzt.

Medium C

Pepton	6	g
Rindfleischextrakt	1,5	g
Hefeextrakt	3	g
Natriumchlorid	3,5	g
Glucose-Monohydrat	1	g
Kaliummonohydrogenphosphat	3,68	g
Kaliumdihydrogenphosphat	1,32	g
Wasser	zu 1000	ml

Medium D

Herzextrakt	1,5	g
Hefeextrakt	1,5	g
Caseinpepton	5	g
Glucose-Monohydrat	1	g
Natriumchlorid	3,5	g
Kaliummonohydrogenphosphat	3,68	g
Kaliumdihydrogenphosphat	1,32	g
Kaliumnitrat	2	g
Wasser	zu 1000	ml

Medium E

Pepton	5	g
Fleischextrakt	3	g
Natriummonohydrogenphosphat · 12 H_2O	26,9	g
Agar	10	g
Wasser	zu 1000	ml

Das Natriummonohydrogenphosphat wird als sterile Lösung nach Sterilisation des übrigen Mediums zugesetzt.

Medium F

Pepton	9,4	g
Hefeextrakt	4,7	g
Rindfleischextrakt	2,4	g
Natriumchlorid	10,0	g
Glucose-Monohydrat	10,0	g
Agar	23,5	g
Wasser	zu 1000	ml

Medium G

Glycerol	10	g
Pepton	10	g
Fleischextrakt	10	g
Natriumchlorid	3	g
Agar	15	g
Wasser	zu 1000	ml

(nach der Sterilisation pH 7,0 ± 0,1)

4.08/2.07.21.00

2.7.21 Wertbestimmung von Von-Willebrand-Faktor vom Menschen

Die Aktivität von Von-Willebrand-Faktor vom Menschen wird unter festgelegten Bedingungen bestimmt durch Vergleich seines Kollagenbindungsvermögens oder seiner Aktivität als Ristocetin-Cofaktor mit dem gleichen Vermögen beziehungsweise der gleichen Aktivität einer Referenzzubereitung, die falls zutreffend in Internationalen Einheiten gegen den Internationalen Standard eingestellt ist.

Die Internationale Einheit ist die Aktivität einer festgelegten Menge des Internationalen Standards für den Von-Willebrand-Faktor in Blutgerinnungsfaktor-VIII-Konzentrat vom Menschen. Die Aktivität des Internationalen Standards, angegeben in Internationalen Einheiten, wird von der WHO festgelegt.

Bestimmung des Kollagenbindungsvermögens

Zur Bestimmung des Kollagenbindungsvermögens wird ein ELISA auf mit Kollagen beschichteten Mikrotiterplatten durchgeführt. Die Methode beruht auf der spezifischen Bindung von Von-Willebrand-Faktor an Kollagenfasern und die nachfolgende Bindung von polyklonalem Anti-von-Willebrand-Faktor-Antikörper. Der Antikörper ist an ein Enzym konjugiert, das in Gegenwart eines chromogenen Substrats ein Produkt bildet, welches durch Spektroskopie quantifiziert werden kann. Unter geeigneten Bedingungen besteht eine lineare Beziehung zwischen Von-Willebrand-Faktor-Kollagenbindung und Absorption.

Materialien

Kollagen: Native Kollagenfasern, Typ I oder III, vom Pferd oder vom Menschen werden verwendet. Um die Handhabung zu vereinfachen, können Kollagenlösungen verwendet werden.

Kollagenverdünnungsmittel: 50 g Glucose *R* werden in Wasser *R* gelöst. Die Lösung wird mit Salzsäure (1 mol · l^{-1}) auf einen pH-Wert zwischen 2,7 und 2,9 eingestellt und mit Wasser *R* zu 1000 ml verdünnt.

Phosphatgepufferte Salzlösung (PBS): 8,0 g Natriumchlorid *R*, 1,05 g Natriummonohydrogenphosphat-Dihydrat *R*, 0,2 g Natriumdihydrogenphosphat *R* und 0,2 g Kaliumchlorid *R* werden in Wasser *R* gelöst. Die Lösung wird mit Natriumhydroxid-Lösung (1 mol · l^{-1}) oder Salzsäure (1 mol · l^{-1}) auf einen pH-Wert von 7,2 eingestellt und mit Wasser *R* zu 1000 ml verdünnt.

Waschpuffer: PBS mit 1 g · l^{-1} Polysorbat 20 *R*

Blockierungsreagenz: PBS mit 1 g · l^{-1} Polysorbat 20 *R* und 10 g · l^{-1} Rinderalbumin *R*

Verdünnungspuffer: PBS mit 1 g · l^{-1} Polysorbat 20 *R* und 50 g · l^{-1} Rinderalbumin *R*

Konjugat: Meerrettich-Peroxidase-konjugiertes Kaninchenserum gegen Von-Willebrand-Faktor vom Menschen. Der Gebrauch erfolgt nach den Anweisungen des Herstellers.

Substratlösung: Unmittelbar vor der Verwendung werden eine Tablette *o*-Phenylendiamindihydrochlorid und eine Tablette Harnstoff-Wasserstoffperoxid in 20 ml Wasser *R* gelöst. An Stelle der Harnstoff-Wasserstoffperoxid-Lösung kann ein geeignetes Volumen Wasserstoffperoxid verwendet werden. Die Lösung muss vor Licht geschützt werden.

Mikrotiterplatten: Platten aus Polystyrol mit Vertiefungen mit flachem Boden, die für Enzymimmunassays optimierte Oberflächeneigenschaften und hohe Protein-Bindungskapazität aufweisen, werden verwendet.

Methode

Untersuchungslösungen: Die wie in der Beschriftung angegeben rekonstituierte Zubereitung wird mit Verdünnungspuffer verdünnt, so dass eine Lösung erhalten wird, die etwa 1 I.E. Von-Willebrand-Faktor enthält. 2 unabhängige Verdünnungsreihen mit jeweils mindestens 3 Verdünnungen werden mit Verdünnungspuffer hergestellt.

Standardlösungen: Die wie angegeben rekonstituierte Standardzubereitung wird mit Verdünnungspuffer verdünnt, so dass eine Lösung erhalten wird, die etwa 1 I.E. Von-Willebrand-Faktor enthält. 2 unabhängige Verdünnungsreihen mit jeweils mindestens 3 Verdünnungen werden mit Verdünnungspuffer hergestellt.

Die Kollagenlösung wird auf Raumtemperatur erwärmen gelassen und mit Kollagenverdünnungsmittel verdünnt, so dass eine Suspension erhalten wird, die 30 bis 75 µg · ml^{-1} Kollagen enthält. Die Verdünnung wird sorgfältig gemischt, um eine homogene Suspension aus Kollagenfasern herzustellen. In jede Vertiefung der Mikrotiterplatte werden 100 µl dieser Suspension pipettiert. Die Mikrotiterplatte wird mit Kunststofffolie versiegelt und über Nacht bei 37 °C inkubiert. Die Vertiefungen der mit Kollagen beschichteten Mikrotiterplatte werden durch rasches Umdrehen der Platte entleert und auf Fließpapier abtropfen gelassen. Anschließend werden in jede Vertiefung 250 µl Waschpuffer pipettiert. Die Vertiefungen werden erneut durch rasches Umdrehen der Platte entleert und auf Fließpapier abtropfen gelassen. Der gesamte Vorgang wird 3-mal wiederholt. 250 µl Blockierungsreagenz werden in jede Vertiefung pipettiert; anschließend wird die Platte mit Kunststofffolie versiegelt und 1 h lang bei 37 °C inkubiert. Die Vertiefungen werden erneut durch rasches Umdrehen der Platte entleert und auf Fließpapier abtropfen gelassen. Jeweils 250 µl Waschpuffer werden zugesetzt. Die Vertiefungen werden wiederum durch rasches Umdrehen der Platte entleert und auf Fließpapier abtropfen gelassen. Der gesamte Vorgang wird 3-mal wiederholt.

Je 100 µl jeder Untersuchungs- und Standardlösung werden in die Vertiefungen der Mikrotiterplatten pipettiert. In einigen Vertiefungen werden je 100 µl Verdünnungspuffer als Negativkontrolle mitgeführt. Die Platte wird mit Kunststofffolie versiegelt und 2 h lang bei 37 °C inkubiert. Die Vertiefungen werden durch rasches Umdrehen der Platte entleert und auf Fließpapier abtropfen gelassen. Anschließend werden in jede Vertiefung 250 µl Waschpuffer pipettiert. Die Vertiefungen werden erneut durch rasches Umdrehen der Platte entleert und auf Fließpapier abtropfen gelassen. Der gesamte Vorgang wird 3-mal wiederholt.

Eine geeignete Verdünnung des Konjugats wird mit PBS, die 5 g · l^{-1} Rinderalbumin *R* enthält, hergestellt. 100 µl dieser Verdünnung werden in jede Vertiefung der Mikrotiterplatte pipettiert. Die Platte wird mit Kunststofffolie versiegelt und 2 h lang bei 37 °C inkubiert. Die Vertiefungen werden durch rasches Umdrehen der Platte entleert und auf Fließpapier abtropfen gelassen. Anschließend werden in jede Vertiefung 250 µl Waschpuffer pipettiert. Die Vertiefungen werden erneut durch rasches Umdrehen der Platte entleert und auf Fließpapier abtropfen gelassen. Der gesamte Vorgang wird 3-mal wiederholt.

100 µl Substratlösung werden in jede Vertiefung der Mikrotiterplatte pipettiert und die Platte wird im Dunkeln 20 min lang bei Raumtemperatur inkubiert. Anschließend werden 100 µl Salzsäure (1 mol · l^{-1}) in jede Vertiefung der Mikrotiterplatte pipettiert.

Die Absorption der Lösungen wird bei 492 nm gemessen. Die Absorptionswerte werden verwendet, um die Aktivität der zu prüfenden Zubereitung mit Hilfe der üblichen statistischen Methoden (zum Beispiel 5.3 Statistische Auswertung der Ergebnisse biologischer Wertbestimmungen und Reinheitsprüfungen) zu berechnen.

Die Wertbestimmung ist ungültig, wenn die bei den Negativkontrollen gemessenen Absorptionen mehr als 0,05 betragen.

Bestimmung der Ristocetin-Cofaktor-Aktivität

Geeignete Verdünnungen der zu prüfenden Zubereitung und der Standardzubereitung werden mit Hilfe einer Lösung hergestellt, die 9 g · l^{-1} Natriumchlorid *R* und 10 bis 50 g · l^{-1} Albumin vom Menschen *R* enthält. Jede Verdünnung wird mit einem geeigneten Volumen eines Von-Willebrand-Reagenzes, das stabilisierte Blutplättchen vom Menschen und Ristocetin A enthält, versetzt, auf einer Glasplatte durch 1 min langes vorsichtiges Kreisen gemischt und anschließend 1 min lang stehen gelassen. Die Auswertung erfolgt gegen einen dunklen Untergrund bei seitlich einfallendem Licht. Die letzte Verdünnung, die noch eine deutlich sichtbare Agglutination zeigt, entspricht dem Ristocetin-Cofaktor-Titer der Zubereitung. Als Negativkontrolle wird die Lösung zur Herstellung der Verdünnungen verwendet.

2.9 Methoden der pharmazeutischen Technologie

4.08/2.09.01.00

2.9.1 Zerfallszeit von Tabletten und Kapseln

Durch die Zerfallsprüfung wird festgestellt, ob die Tabletten oder Kapseln in einem flüssigen Medium in der vorgeschriebenen Zeit unter den nachfolgend aufgeführten Bedingungen zerfallen.

Der Zerfall einer Tablette oder Kapsel ist erreicht, wenn

a) kein Rückstand mehr auf dem Siebboden verbleibt oder

b) ein doch verbliebener Rückstand höchstens aus einer weichen Masse besteht, die keinen fühlbar festen, unbenetzten Kern enthält, oder

c) nur noch Bruchstücke des Überzugs (Tablette) oder Bruchstücke der Hülle (Kapsel) auf dem Siebboden liegen und/oder an der Unterseite der Scheibe kleben, falls eine solche verwendet wird (Kapsel).

Für Tabletten und Kapseln, die nicht größer als 18 mm sind, wird Apparatur A, für größere Tabletten und Kapseln Apparatur B verwendet.

Prüfung A: Tabletten und Kapseln normaler Größe

Apparatur: Der Hauptteil der Apparatur (siehe Abb. 2.9.1-1) besteht aus einem starren Gestell mit Siebboden, das 6 zylindrische, durchsichtige Prüfröhrchen hält. Jedes Röhrchen hat eine Länge von 77,5 ± 2,5 mm und einen inneren Durchmesser von 21,5 mm. Die Wandstärke beträgt etwa 2 mm. Jedes Röhrchen ist mit einer zylindrischen Scheibe aus durchsichtigem Kunststoffmaterial versehen, dessen relative Dichte zwischen 1,18 und 1,20 liegt oder deren Masse 3,0 ± 0,2 g beträgt. Der Durchmesser der Scheiben beträgt 20,7 ± 0,15 mm, ihre Dicke 9,5 ± 0,15 mm. Jede Scheibe hat 5 Löcher von 2 mm Durchmesser, ein Loch in der Mitte, die 4 anderen in gleichem Abstand voneinander in einem Kreis von 6 mm Radius um den Mittelpunkt der Scheibe angeordnet. Seitlich befinden sich 4 V-förmige Einkerbungen in gleichem Abstand voneinander, die jeweils oben 9,5 mm breit und 2,55 mm tief, unten 1,6 mm breit und 1,6 mm tief sind. Die Prüfröhrchen werden durch eine obere und eine untere starre Platte aus Kunststoffmaterial, die einen Durchmesser von 90 mm haben und 6 mm dick sind, senkrecht gehalten. Die Platten haben 6 Bohrungen. Alle Bohrungen haben den gleichen Abstand vom Mittelpunkt der Platte und voneinander. An der Unterseite der unteren Platte befindet sich ein Netz aus rostfreiem Stahldraht.

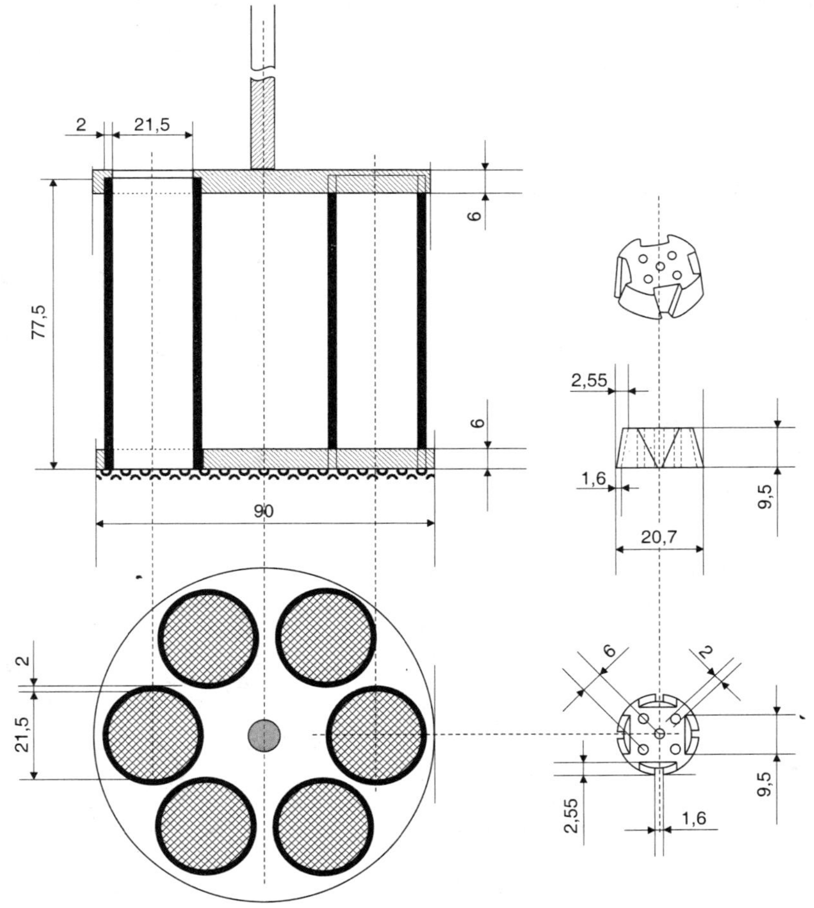

Abb. 2.9.1-1: Apparatur A zur Bestimmung der Zerfallszeit von Tabletten und Kapseln normaler Größe
Längenangaben in Millimetern

Der Stahldraht hat eine Dicke von 0,635 mm und das Netz eine Maschenweite von 2,00 mm. Die Platten werden voneinander durch senkrechte Metallstäbe an der Außenseite in einem festen Abstand von 77,5 mm gehalten. Ein Metallstab ist in der Mitte der oberen Platte so angebracht, dass das Gerät durch einen Motor gleichmäßig 29- bis 32-mal je Minute über eine Strecke von 50 bis 60 mm auf und ab bewegt werden kann.

Das Gerät wird in ein geeignetes Gefäß, vorzugsweise in ein 1-Liter-Becherglas, gehängt, das die vorgeschriebene Flüssigkeit enthält. Das Gefäß enthält so viel Flüssigkeit, dass sich das Drahtnetz am obersten Punkt seines Wegs noch mindestens 15 mm unterhalb der Flüssigkeitsoberfläche befindet und am untersten Punkt mindestens 25 mm vom Gefäßboden entfernt ist und die oberen Öffnungen der Röhrchen über der Flüssigkeitsoberfläche bleiben. Mit Hilfe einer geeigneten Vorrichtung wird die Flüssigkeit bei einer Temperatur zwischen 35 und 39 °C gehalten.

Die Konstruktion des starren Gestells mit Siebboden darf geändert werden, vorausgesetzt dass die Angaben über die Prüfröhrchen und die Maschenweite des Siebbodens mit der vorstehend gegebenen Beschreibung übereinstimmen.

Ausführung: In jedes der 6 Röhrchen wird eine Tablette oder eine Kapsel und darauf, falls vorgeschrieben, eine Scheibe gelegt. Das Gerät wird in das Becherglas mit der vorgeschriebenen Flüssigkeit gehängt und während der vorgeschriebenen Zeit auf und ab bewegt. Anschließend wird das Gerät herausgenommen und der Zustand der Tabletten oder Kapseln untersucht. Die Anforderungen der Prüfung sind erfüllt, wenn alle Tabletten oder Kapseln zerfallen sind.

Prüfung B: Große Tabletten und Kapseln

Apparatur: Der Hauptteil der Apparatur (siehe Abb. 2.9.1-2) besteht aus einem starren Gestell mit Siebboden, das 3 zylindrische, durchsichtige Prüfröhrchen hält. Jedes Röhrchen hat eine Länge von 77,5 ± 2,5 mm und einen inneren Durchmesser von 33,0 ± 0,5 mm. Die Wandstärke beträgt 2,5 ± 0,5 mm. Jedes Röhrchen ist mit einer zylindrischen Scheibe aus durchsichtigem Kunststoffmaterial versehen, dessen relative Dichte zwischen 1,18 und 1,20 liegt oder deren Masse 13,0 ± 0,2 g beträgt. Der Durchmesser der Scheiben beträgt 31,4 ± 0,13 mm, ihre Dicke 15,3 ± 0,15 mm. Jede Scheibe hat 7 Löcher von 3,15 ± 0,1 mm Durchmesser, ein Loch in der Mitte, die 6 anderen im gleichen Abstand voneinander in einem Kreis von 4,2 mm Radius um den Mittelpunkt der Scheibe angeordnet. Die Prüfröhrchen werden durch eine obere und eine untere starre Platte aus Kunststoffmaterial, die einen Durchmesser von 97 mm haben und 9 mm dick sind, senkrecht gehalten. Die Platten haben 3 Bohrungen. Alle Bohrungen haben den gleichen Abstand vom Mittelpunkt und voneinander. An der Unterseite der unteren Platte befindet sich ein Netz aus rostfreiem Stahldraht. Der Stahldraht hat eine Dicke von 0,63 ± 0,03 mm und das Netz eine Maschenweite von 2,0 ± 0,2 mm. Die Platten sind voneinander durch senkrechte Metallstäbe an der Außenseite in einem festen Abstand von 77,5 mm gehalten. Ein Metallstab ist in der Mitte der oberen Platte so angebracht, dass das Gerät durch einen Motor gleichmäßig 29- bis 32-mal je Minute über eine Strecke von 55 ± 2 mm auf und ab bewegt werden kann.

Das Gerät wird in ein geeignetes Gefäß, vorzugsweise in ein 1-Liter-Becherglas, gehängt, das die vorgeschriebene Flüssigkeit enthält. Das Gefäß enthält so viel Flüssigkeit, dass sich das Drahtnetz am obersten Punkt seines Wegs noch mindestens 15 mm unterhalb der Flüssigkeitsoberfläche befindet und am untersten Punkt mindestens 25 mm vom Gefäßboden entfernt ist und die oberen Öffnungen der Röhrchen über der Flüssigkeitsoberfläche bleiben. Mit Hilfe einer geeigneten Vorrichtung wird die Flüssigkeit bei einer Temperatur zwischen 35 und 39 °C gehalten.

Die Konstruktion des starren Gestells mit Siebboden darf geändert werden, vorausgesetzt dass die Angaben über die Prüfröhrchen und die Maschenweite des Siebbodens mit der vorstehend gegebenen Beschreibung übereinstimmen.

Ausführung: 6 Tabletten oder Kapseln werden geprüft, indem entweder 2 starre Gestelle mit Siebboden parallel verwendet werden oder das Verfahren wiederholt wird. In jedes der 3 Röhrchen wird eine Tablette oder eine Kapsel und darauf, falls vorgeschrieben, eine Scheibe gelegt. Das Gerät wird in das Becherglas mit der vorgeschriebenen Flüssigkeit gehängt und während der vorgeschriebenen Zeit auf und ab bewegt. Anschließend wird das Gerät herausgenommen und der Zustand der Tabletten oder Kapseln untersucht. Die Anforderungen der Prüfung sind erfüllt, wenn alle 6 Tabletten oder Kapseln zerfallen sind.

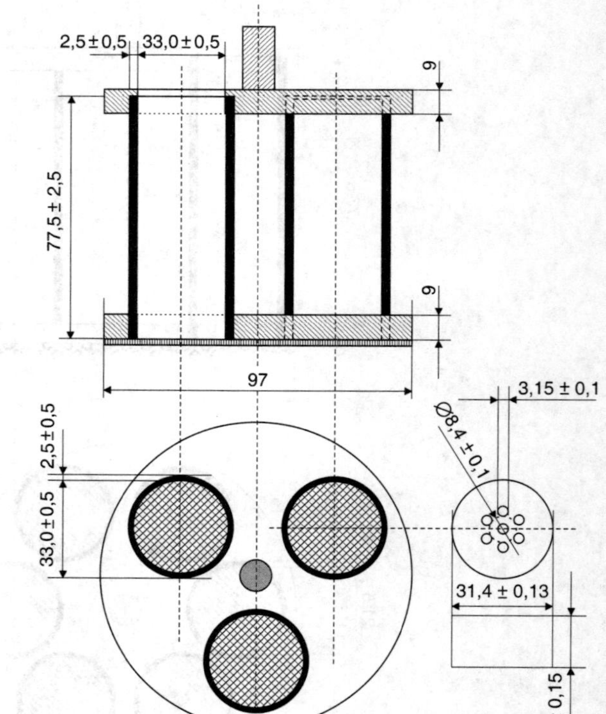

Abb. 2.9.1-2: Apparatur B zur Bestimmung der Zerfallszeit von großen Tabletten und Kapseln
Längenangaben in Millimetern

4.08/2.09.27.00

2.9.27 Gleichförmigkeit der Masse der abgegebenen Dosen aus Mehrdosenbehältnissen

Die folgende Prüfung ist für orale Darreichungsformen, wie Granulate, Pulver zum Einnehmen und flüssige Zubereitungen zum Einnehmen, vorgesehen, die in Mehrdosenbehältnissen mit einer vom Hersteller mitgelieferten Dosiervorrichtung in Verkehr gebracht werden.

Aus einem oder mehreren Behältnis(sen) werden mit Hilfe der mitgelieferten Dosiervorrichtung 20 Einzeldosen nach dem Zufallsprinzip entnommen und die Einzelmassen sowie die durchschnittliche Masse bestimmt. Höchstens 2 Einzelmassen dürfen um mehr als 10 Prozent und keine Einzelmasse darf um mehr als 20 Prozent von der durchschnittlichen Masse abweichen.

4 Reagenzien

4.1.1 Reagenzien

Berberinchlorid *R*
Borsäure-Lösung, gesättigte, kalte *R*
2,3-Dichlor-5,6-dicyanbenzochinon *R*
Eisen(III)-sulfat-Pentahydrat *R*
Flunitrazepam *R*
Hydrastinhydrochlorid *R*
Kieselgel zur Chromatographie, hexadecanoylamidopropylsilyliertes, nachsilanisiertes *R*
Kieselgel zur Chromatographie, phenylhexylsilyliertes *R*
Magnesiumnitrat-Lösung *R* 1
Methyl(4-acetylbenzoat) *R*
Methyl(4-acetylbenzoat)-Reagenz *R*
Natriumbromid *R*
Propidiumiodid *R*
Ruß zur Gaschromatographie, graphitierter *R* 1
Salpetersäure, bleifreie *R* 1
Salpetersäure, bleifreie, verdünnte *R*
Stanolon *R*
Wasser, destilliertes, deionisiertes *R*

4.1.2 Referenzlösungen für Grenzprüfungen

Blei-Lösung (0,1 % Pb) *R* 1
Blei-Lösung (10 ppm Pb) *R* 2
Blei-Lösung (0,5 ppm Pb) *R* 1
Sulfit-Lösung (80 ppm SO_2) *R*

4.3 Chemische Referenzsubstanzen (*CRS*), Biologische Referenzsubstanzen (*BRS*), Referenzspektren

Siehe dort

4.1.1 Reagenzien

Berberinchlorid *R* 1153400

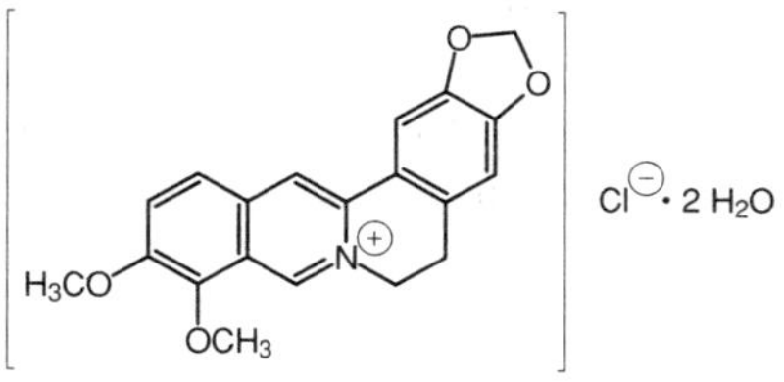

$C_{20}H_{18}ClNO_4 \cdot 2\ H_2O$ M_r 407,8
CAS Nr. 5956-60-5
9,10-Dimethoxy-5,6-dihydrobenzo[*g*]-1,3-benzodioxolo[5,6-*a*]chinoliziniumchlorid-Dihydrat

Gelbe Kristalle; schwer löslich in Wasser, praktisch unlöslich in Ethanol

Smp: 204 bis 206 °C

Wird die Substanz in der Flüssigchromatographie verwendet, muss sie zusätzlich folgender Anforderung entsprechen:

Gehaltsbestimmung: Die Bestimmung erfolgt mit Hilfe der Flüssigchromatographie (2.2.29) wie in der Monographie **Kanadische Gelbwurz (Hydrastidis rhizoma)** beschrieben.

Der Gehalt an Berberinchlorid, berechnet mit Hilfe des Verfahrens „Normalisierung", muss mindestens 95 Prozent betragen.

Borsäure-Lösung, gesättigte, kalte *R* 1011801

3 g Borsäure *R* werden mit 50 ml Wasser *R* versetzt. Die Lösung wird 10 min lang geschüttelt und anschließend 2 h lang im Kühlschrank aufbewahrt.

2,3-Dichlor-5,6-dicyanbenzochinon *R* 1153600

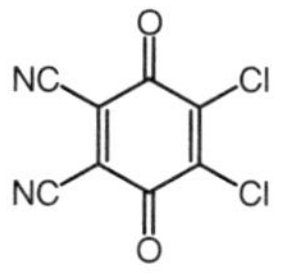

$C_8Cl_2N_2O_2$ M_r 227,0
CAS Nr. 84-58-2
4,5-Dichlor-3,6-dioxocyclohexa-1,4-dien-1,2-dicarbonitril

Gelbe bis orangefarbene Kristalle; löslich in Dioxan und Essigsäure, schwer löslich in Dichlormethan

Die Substanz zersetzt sich in Wasser.

Smp: etwa 214 °C

Zwischen 2 und 8 °C zu lagern

Eisen(III)-sulfat-Pentahydrat *R* 1153700

$Fe_2(SO_4)_3 \cdot 5\ H_2O$ M_r 489,9
CAS Nr. 142906-29-4

Weißes bis gelbliches Pulver

Flunitrazepam *R* 1153800

CAS Nr. 1622-62-4

Muss der Monographie **Flunitrazepam (Flunitrazepamum)** entsprechen

Hydrastinhydrochlorid *R* 1154000

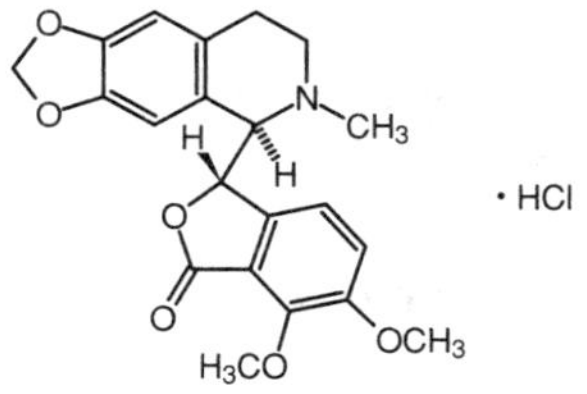

$C_{21}H_{22}ClNO_6$ M_r 419,9
CAS Nr. 5936-28-7
(3*S*)-6,7-Dimethoxy-3-[(5*R*)-6-methyl-5,6,7,8-tetrahydro-1,3-dioxolo[4,5-*g*]isochinolin-5-yl]isobenzofuran-1(3*H*)-on-hydrochlorid

Weißes, hygroskopisches Pulver; sehr leicht löslich in Wasser und Ethanol

$[\alpha]_D^{17}$: etwa +127

Smp: etwa 116 °C

Wird die Substanz in der Flüssigchromatographie verwendet, muss sie zusätzlich folgender Anforderung entsprechen:

Gehaltsbestimmung: Die Bestimmung erfolgt mit Hilfe der Flüssigchromatographie (2.2.29) wie in der Monographie **Kanadische Gelbwurz (Hydrastidis rhizoma)** beschrieben.

Der Gehalt an Hydrastinhydrochlorid, berechnet mit Hilfe des Verfahrens „Normalisierung", muss mindestens 98 Prozent betragen.

Kieselgel zur Chromatographie, hexadecanoylamidopropylsilyliertes, nachsilanisiertes *R* 1115200

Sehr feines Kieselgel (3 bis 10 µm), dessen Oberfläche durch Einführen von Aminopropylsilyl-Gruppen, die mit Hexadecanoyl-Gruppen acyliert sind, chemisch verändert ist und mit Acetamidopropylsilyl-Gruppen nachsilanisiert wurde

Die Teilchengröße wird in Klammern nach dem Namen des Reagenzes bei den entsprechenden Prüfungen angegeben.

Feines, weißes, homogenes Pulver; praktisch unlöslich in Wasser und Ethanol

Kieselgel zur Chromatographie, phenylhexylsilyliertes *R* 1153900

Sehr feines Kieselgel, dessen Oberfläche durch Einführen von Phenylhexylsilyl-Gruppen chemisch verändert ist

Die Teilchengröße wird in Klammern nach dem Namen des Reagenzes bei den entsprechenden Prüfungen angegeben.

Magnesiumnitrat-Lösung *R* 1 1049802

20 g Magnesiumnitrat *R* ($Mg(NO_3)_2 \cdot 6\ H_2O$) werden in deionisiertem, destilliertem Wasser *R* zu 100 ml gelöst. Unmittelbar vor Gebrauch werden 10 ml Lösung mit deionisiertem, destilliertem Wasser *R* zu 100 ml verdünnt.

5 µl dieser Lösung entsprechen 0,06 mg $Mg(NO_3)_2$.

Methyl(4-acetylbenzoat) *R* 1154100

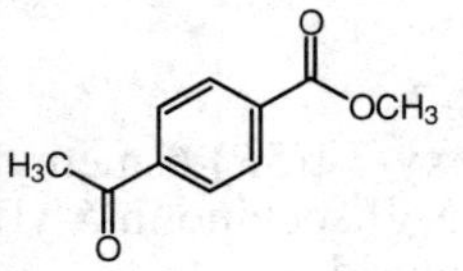

$C_{10}H_{10}O_3$ M_r 178,2
CAS Nr. 3609-53-8

Smp: etwa 94 °C

Methyl(4-acetylbenzoat)-Reagenz *R* 1154101

0,25 g Methyl(4-acetylbenzoat) *R* werden in einer Mischung von 5 ml Schwefelsäure *R* und 85 ml gekühltem Methanol *R* gelöst.

Natriumbromid *R* 1154300

CAS Nr. 7647-15-6

Muss der Monographie **Natriumbromid (Natrii bromidum)** entsprechen

Propidiumiodid *R* 1154200

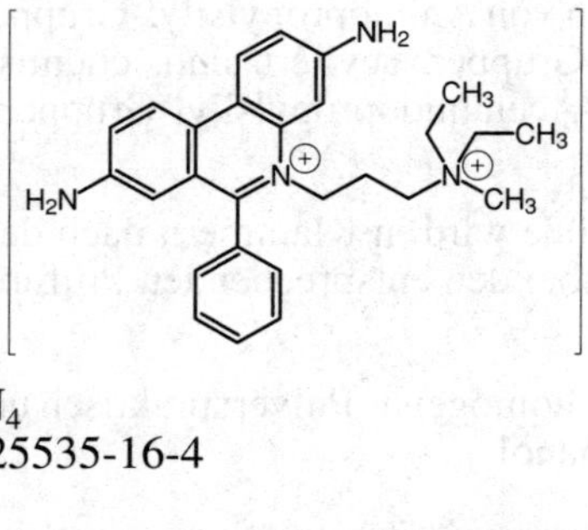

$C_{27}H_{34}I_2N_4$ M_r 668
CAS Nr. 25535-16-4

3,8-Diamino-5-[3-(diethylmethylammonio)propyl]-6-phenylphenanthridiniumdiiodid

Dunkelroter Feststoff

Ruß zur Gaschromatographie, graphitierter *R* 1 1153500

Poröse, kugelförmige Rußpartikel, die aus flachen Schichten hexagonal angeordneter Kohlenstoffatome bestehen

Teilchengröße: 5 bis 7 µm

Porenvolumen: 0,7 $cm^3 \cdot g^{-1}$

Salpetersäure, bleifreie *R* 1 1058405

Salpetersäure *R*, die höchstens 1 $\mu g \cdot kg^{-1}$ Blei enthält

Salpetersäure, bleifreie, verdünnte *R* 1058406

5 g bleifreie Salpetersäure *R* 1 werden mit deionisiertem, destilliertem Wasser *R* zu 100 ml verdünnt.

Stanolon *R* 1154400

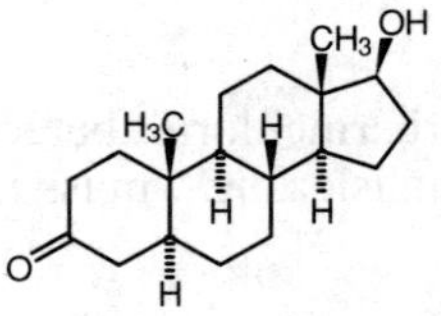

$C_{19}H_{30}O_2$ M_r 290,4
CAS Nr. 521-18-6
17β-Hydroxy-5α-androstan-3-on; Androstanolon

Weißes bis fast weißes Pulver

Smp: etwa 180 °C

Wasser, destilliertes, deionisiertes *R* 1095508

Durch Destillation erhaltenes deionisiertes Wasser *R* mit einem Widerstand von mindestens 18 MΩ · m

4.1.2 Referenzlösungen für Grenzprüfungen

Blei-Lösung (0,1 % Pb) *R* 1 5005400

Blei(II)-nitrat *R*, entsprechend 0,400 g $Pb(NO_3)_2$, wird in verdünnter, bleifreier Salpetersäure *R* zu 250,0 ml gelöst.

Blei-Lösung (10 ppm Pb) *R* 2 5005401

Die Blei-Lösung (0,1 % Pb) *R* 1 wird 1 zu 100 mit verdünnter, bleifreier Salpetersäure *R* verdünnt.

Die Lösung ist innerhalb von 1 Woche zu verwenden.

Blei-Lösung (0,5 ppm Pb) *R* 1 5005402

Die Blei-Lösung (10 ppm Pb) *R* 2 wird 1 zu 20 mit verdünnter, bleifreier Salpetersäure *R* verdünnt.

Die Lösung ist innerhalb von 1 Tag zu verwenden.

Sulfit-Lösung (80 ppm SO_2) *R* 5005500

3,150 g wasserfreies Natriumsulfit *R* werden in frisch hergestelltem destilliertem Wasser *R* zu 100,0 ml gelöst. 0,5 ml Lösung werden mit frisch hergestelltem destilliertem Wasser *R* zu 100,0 ml verdünnt.

4.3 Chemische Referenzsubstanzen (*CRS*), Biologische Referenzsubstanzen (*BRS*), Referenzspektren

Anisöl *CRS*
Argininaspartat *CRS*
Asparagin-Monohydrat *CRS*
Azelastinhydrochlorid *CRS*
Azelastin-Verunreinigung B *CRS*
Azelastin-Verunreinigung D *CRS*
Azelastin-Verunreinigung E *CRS*
Codein-Verunreinigung A *CRS*
Estradiol zur Peak-Identifizierung *CRS*
Flumazenil-Verunreinigung B *CRS*
Ketobemidon-Referenzspektrum der Ph. Eur.
Ketobemidon-Verunreinigung B *CRS*
Ketobemidon-Verunreinigung C *CRS*
Natriumaminosalicylat-Dihydrat-Referenzspektrum der Ph. Eur.
Sternanisöl *CRS*
Temazepam-Referenzspektrum der Ph. Eur.
Temazepam-Verunreinigung C *CRS*
Temazepam-Verunreinigung D *CRS*
Temazepam-Verunreinigung F *CRS*
Temazepam-Verunreinigung G *CRS*
Testosteron zur Eignungsprüfung *CRS*
Testosteron zur Identifizierung der Verunreinigung D *CRS*
Tilidinhydrochlorid-Hemihydrat-Referenzspektrum der Ph. Eur.
Tyrothricin *CRS*

Monographiegruppen

Einzelmonographien zu Radioaktiven Arzneimitteln

4.08/0563

Natrium[^{123}I]iodid-Injektionslösung

Natrii iodidi[^{123}I] solutio iniectabilis

Definition

Sterile Lösung, die Iod-123 in Form von Natriumiodid enthält

Sie kann Natriumthiosulfat oder ein anderes geeignetes Reduktionsmittel und einen geeigneten Puffer enthalten.

Gehalt: 90 bis 110 Prozent der deklarierten Iod-123-Radioaktivität zu dem in der Beschriftung angegebenen Zeitpunkt

Herstellung

Iod-123 wird durch Protonenbestrahlung von Xenon, das mindestens 98 Prozent Xenon-124 enthält, erhalten. Diese Reaktion ist gefolgt von einem Zerfall von Xenon-123, welches direkt und durch den Zerfall von Cäsium-123 gebildet wird. Iodid als Träger wird nicht zugesetzt.

Eigenschaften

Aussehen: klare, farblose Lösung

Halbwertszeit und Art der Strahlung von Iod-123: entsprechend „5.7 Tabelle mit physikalischen Eigenschaften der im Arzneibuch erwähnten Radionuklide"

Prüfung auf Identität

A. Gammaspektrometrie

Ergebnis: Das Spektrum der Injektionslösung weicht nicht signifikant von dem einer Iod-123-Referenzlösung ab. Das wichtigste Gammaphoton hat eine Energie von 0,159 MeV und wird begleitet von einem Hauptröntgenstrahl mit einer Energie von 0,027 MeV.

B. Die bei der Prüfung „Radiochemische Reinheit" (siehe „Prüfung auf Reinheit") erhaltenen Chromatogramme werden ausgewertet.

Ergebnis: Der Hauptpeak im Radiochromatogramm der Untersuchungslösung entspricht in Bezug auf die Retentionszeit dem Hauptpeak im Chromatogramm der Referenzlösung a.

Prüfung auf Reinheit

pH-Wert (2.2.3): 7,0 bis 10,0

Sterilität: Die Injektionslösung muss der Prüfung „Sterilität" der Monographie **Radioaktive Arzneimittel (Radiopharmaceutica)** entsprechen.

Die Lösung kann vor Abschluss der Prüfung zur Anwendung freigegeben werden.

Radionuklid-Reinheit

Iod-123: mindestens 99,65 Prozent der Gesamtradioaktivität

Gammaspektrometrie

Die relativen Mengen Iod-123, Iod-125, Tellur-121 und anderer Radionuklid-Verunreinigungen werden bestimmt. Für die Bestimmung des Tellur-121 und des Iod-125 wird die Untersuchungslösung lange genug gelagert, bis die Radioaktivität des Iod-123 auf einen so niedrigen Wert abgeklungen ist, dass eine Messung der Radionuklid-Verunreinigungen möglich wird. Radionuklide mit einer längeren Halbwertszeit als Iod-125 dürfen nicht nachweisbar sein.

Die Lösung kann vor Abschluss der Prüfung zur Anwendung freigegeben werden.

Radiochemische Reinheit

[^{123}I]Iodid: Flüssigchromatographie (2.2.29)

Untersuchungslösung: Die Injektionslösung wird mit einer Lösung von Natriumhydroxid *R* (2 g · l^{-1}) bis zu einer für den Detektor geeigneten radioaktiven Konzentration verdünnt und mit einem gleichen Volumen einer Lösung, die Kaliumiodid *R* (1 g · l^{-1}), Kaliumiodat *R* (2 g · l^{-1}) und Natriumhydrogencarbonat *R* (10 g · l^{-1}) enthält, gemischt.

Referenzlösung a: 1 ml einer Lösung von Kaliumiodid *R* (26,2 mg · l^{-1}) wird mit Wasser *R* zu 10 ml verdünnt.

Referenzlösung b: 1 ml einer Lösung von Kaliumiodat *R* (24,5 mg · l^{-1}) wird mit Wasser *R* zu 10 ml verdünnt. Gleiche Volumteile dieser Lösung und der Referenzlösung a werden gemischt.

Säule
- Größe: l = 0,25 m, ∅ = 4,0 mm
- Stationäre Phase: octadecylsilyliertes Kieselgel zur Chromatographie *R* (5 µm)
- Temperatur: konstant, zwischen 20 und 30 °C

Mobile Phase: 5,85 g Natriumchlorid *R* werden in 1000 ml Wasser *R* gelöst. Die Lösung wird mit 0,65 ml Octylamin *R* versetzt und mit Phosphorsäure 10 % *R* auf einen pH-Wert von 7,0 eingestellt. Diese Lösung wird mit 50 ml Acetonitril *R* versetzt und gemischt.

Durchflussrate: 1,5 ml · min^{-1}

Detektion: Spektrometer bei 220 nm, mit einem in Reihe geschalteten Radioaktivitätsdetektor

Einspritzen: 20 µl

Chromatographiedauer: 12 min

Relative Retention (bezogen auf Iodid, t_R etwa 5 min)
- Iodat: 0,2 bis 0,3

Eignungsprüfung: Referenzlösung b
- Auflösung: mindestens 2 zwischen den Peaks von Iodid und Iodat im Chromatogramm, das mit dem Spektrometer aufgezeichnet wurde

Grenzwert: Das mit dem Radioaktivitätsdetektor erhaltene Chromatogramm der Untersuchungslösung wird ausgewertet. Der Iodid-Peak wird durch Vergleich mit dem Chromatogramm der Referenzlösung a, das mit dem Spektrometer erhalten wurde, bestimmt.
- [123I]Iodid: mindestens 95 Prozent der Gesamtradioaktivität

Radioaktivität

Die Radioaktivität wird mit einem kalibrierten Gerät bestimmt.

Beschriftung

Die Beschriftung gibt den Namen jeder zugesetzten Substanz an.

Verunreinigungen

A. [123I]Iodat-Ion

4.08/0938

Natrium[131I]iodid-Kapseln für diagnostische Zwecke

Natrii iodidi[131I] capsulae ad usum diagnosticum

Definition

Kapseln für diagnostische Zwecke enthalten Iod-131 in Form von Natriumiodid auf einem festen Trägerstoff. Sie können Natriumthiosulfat oder ein anderes geeignetes Reduktionsmittel und einen geeigneten Puffer enthalten. Eine Verpackungseinheit enthält eine oder mehrere Kapseln.

Gehalt
- Iod-131: höchstens 37 MBq je Kapsel

  Die durchschnittliche, in der Prüfung „Gleichförmigkeit des Gehalts" (siehe „Prüfung auf Reinheit") bestimmte Radioaktivität beträgt 90 bis 110 Prozent der deklarierten Iod-131-Radioaktivität zu dem in der Beschriftung angegebenen Zeitpunkt.
- Iodid: höchstens 20 µg je Kapsel

Herstellung

Iod-131 wird durch Neutronenbestrahlung von Tellur oder durch Extraktion von Kernspaltprodukten des Urans erhalten. Iodid als Träger wird nicht zugesetzt.

Eigenschaften

Halbwertszeit und Art der Strahlung von Iod-131: entsprechend „5.7 Tabelle mit physikalischen Eigenschaften der im Arzneibuch erwähnten Radionuklide"

Prüfung auf Identität

A. Gammaspektrometrie

Ergebnis: Das Spektrum der Kapseln weicht nicht signifikant von dem einer Iod-131-Referenzlösung ab. Das wichtigste Gammaphoton hat eine Energie von 0,365 MeV.

B. Die bei der Prüfung „Radiochemische Reinheit" (siehe „Prüfung auf Reinheit") erhaltenen Chromatogramme werden ausgewertet.

Ergebnis: Der Hauptpeak im Radiochromatogramm der Untersuchungslösung b entspricht in Bezug auf die Retentionszeit dem Hauptpeak im Chromatogramm der Referenzlösung a.

Prüfung auf Reinheit

Zerfallszeit: Der Inhalt der Kapsel muss sich innerhalb von 15 min vollständig lösen.

In einer kleinen Kristallisierschale werden 20 ml einer Lösung von Kaliumiodid *R* (2,0 g · l^{-1}) im Wasserbad von 37 °C erwärmt. Eine der zu prüfenden Kapseln wird mit Hilfe eines Magnetrührers bei 20 Umdrehungen je Minute gelöst.

Gleichförmigkeit des Gehalts: Die Radioaktivität von mindestens 10 Kapseln wird bestimmt. Die durchschnittliche Radioaktivität je Kapsel wird errechnet. Die Radioaktivität keiner Kapsel darf mehr als 10 Prozent vom Mittelwert abweichen. Die relative Standardabweichung darf höchstens 3,5 Prozent betragen.

Iodid: Flüssigchromatographie (2.2.29)

Untersuchungslösung a: Eine Kapsel wird in 10 ml Wasser *R* gelöst. Die Lösung wird durch ein Filter (Porengröße 0,2 µm) filtriert.

Untersuchungslösung b: Eine Kapsel wird in Wasser *R* gelöst. Die Lösung wird durch ein Filter (Porengröße 0,2 µm) filtriert und das Filtrat mit einer Lösung von Natriumhydroxid *R* ($2 g \cdot l^{-1}$) bis zu einer für den Detektor geeigneten radioaktiven Konzentration verdünnt. Ein gleiches Volumen einer Lösung, die Kaliumiodid *R* ($1 g \cdot l^{-1}$), Kaliumiodat *R* ($2 g \cdot l^{-1}$) und Natriumhydrogencarbonat *R* ($10 g \cdot l^{-1}$) enthält, wird zugesetzt und anschließend gemischt.

Referenzlösung a: 1 ml einer Lösung von Kaliumiodid *R* ($26,2 mg \cdot l^{-1}$) wird mit Wasser *R* zu 10 ml verdünnt.

Referenzlösung b: 1 ml einer Lösung von Kaliumiodat *R* ($24,5 mg \cdot l^{-1}$) wird mit Wasser *R* zu 10 ml verdünnt. Gleiche Volumteile dieser Lösung und der Referenzlösung a werden gemischt.

Blindlösung: eine Lösung aller in der Beschriftung angegebenen Bestandteile (je $2 mg \cdot ml^{-1}$), mit Ausnahme des Iodids

Säule
- Größe: l = 0,25 m, ∅ = 4,0 mm
- Stationäre Phase: octadecylsilyliertes Kieselgel zur Chromatographie *R* (5 µm)
- Temperatur: bei einer konstanten Temperatur zwischen 20 und 30 °C

Mobile Phase: 5,85 g Natriumchlorid *R* werden in 1000 ml Wasser *R* gelöst. Die Lösung wird mit 0,65 ml Octylamin *R* versetzt und mit Phosphorsäure 10 % *R* auf einen pH-Wert von 7,0 eingestellt. Diese Lösung wird mit 50 ml Acetonitril *R* versetzt und gemischt.

Durchflussrate: $1,5 ml \cdot min^{-1}$

Detektion: Spektrometer bei 220 nm, mit einem in Reihe geschalteten Radioaktivitätsdetektor

Einspritzen: 20 µl; Untersuchungslösung a, Referenzlösungen a und b, Blindlösung

Chromatographiedauer: 12 min

Relative Retention (bezogen auf Iodid, t_R etwa 5 min)
- Iodat: 0,2 bis 0,3

Eignungsprüfung:
- Im Chromatogramm der Blindlösung zeigt kein Peak eine dem Iodid-Peak ähnliche Retentionszeit.
- Auflösung: mindestens 2 zwischen den Peaks von Iodid und Iodat im Chromatogramm der Referenzlösung b, das mit dem Spektrometer aufgezeichnet wurde

Grenzwert: Die mit dem Spektrometer erhaltenen Chromatogramme werden ausgewertet.
- Iodid: nicht größer als die Fläche des entsprechenden Peaks im Chromatogramm der Referenzlösung a (20 µg je Kapsel)

Radionuklid-Reinheit

Iod-131: mindestens 99,9 Prozent der Gesamtradioaktivität

Gammaspektrometrie

Die relativen Mengen an Iod-131, Iod-133, Iod-135 und weiterer vorliegender Radionuklid-Verunreinigungen werden bestimmt.

Radiochemische Reinheit

[^{131}I]Iodid: Flüssigchromatographie (2.2.29) wie unter „Iodid" beschrieben, mit folgenden Änderungen:

Einspritzen: 20 µl; Untersuchungslösung b, Referenzlösung a

Grenzwert: Das mit dem Radioaktivitätsdetektor erhaltene Chromatogramm der Untersuchungslösung wird ausgewertet. Der Iodid-Peak wird durch Vergleich mit dem Chromatogramm der Referenzlösung a, das mit dem Spektrometer erhalten wurde, bestimmt.
- [^{131}I]Iodid: mindestens 95 Prozent der Gesamtradioaktivität

Radioaktivität

Die Radioaktivität der Verpackungseinheit wird mit einem kalibrierten Gerät bestimmt.

Beschriftung

Die Beschriftung gibt den Namen jeder zugesetzten Substanz und die Anzahl der Kapseln in der Verpackungseinheit an.

Verunreinigungen

A. [^{131}I]Iodat-Ion

Monographien A–Z

A

Allopurinol 5925
Wasserhaltiges Aluminiumhydroxid zur Adsorption 5927
Anisöl 5928
Anti-T-Lymphozyten-Immunglobulin vom Tier zur Anwendung am Menschen 5931
Argininaspartat 5936
Asparagin-Monohydrat 5937
Azelastinhydrochlorid 5938

A

Monographien

4.08/0576

Allopurinol

Allopurinolum

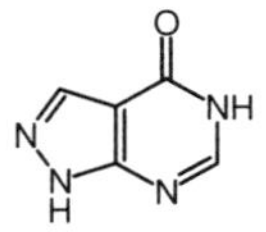

$C_5H_4N_4O$ M_r 136,1

Definition

1,5-Dihydro-4*H*-pyrazolo[3,4-*d*]pyrimidin-4-on

Gehalt: 98,0 bis 102,0 Prozent (getrocknete Substanz)

Eigenschaften

Aussehen: weißes bis fast weißes Pulver

Löslichkeit: sehr schwer löslich in Wasser und Ethanol

Die Substanz löst sich in verdünnten Alkalihydroxid-Lösungen.

Prüfung auf Identität

1: B
2: A, C, D

A. 10 mg Substanz werden in 1 ml einer Lösung von Natriumhydroxid *R* (4 g · l⁻¹) gelöst. Die Lösung wird mit einer Lösung von Salzsäure *R* (10,3 g · l⁻¹) zu 100,0 ml verdünnt. 10,0 ml dieser Lösung werden mit einer Lösung von Salzsäure *R* (10,3 g · l⁻¹) zu 100,0 ml verdünnt. Diese Lösung, zwischen 220 und 350 nm gemessen, zeigt ein Absorptionsmaximum (2.2.25) bei 250 nm und ein Absorptionsminimum bei 231 nm. Das Verhältnis der Absorption im Absorptionsminimum bei 231 nm zu der im Absorptionsmaximum bei 250 nm liegt zwischen 0,52 und 0,62.

B. IR-Spektroskopie (2.2.24)

Probenvorbereitung: Presslinge

Vergleich: Allopurinol *CRS*

C. 0,3 g Substanz werden in 2,5 ml verdünnter Natriumhydroxid-Lösung *R* gelöst. Die Lösung wird mit 50 ml Wasser *R* und anschließend langsam und unter Schütteln mit 5 ml Silbernitrat-Lösung *R* 1 versetzt, wobei ein weißer Niederschlag entsteht, der sich nach Zusatz von 5 ml Ammoniak-Lösung *R* nicht löst.

D. Dünnschichtchromatographie (2.2.27)

Untersuchungslösung: 20 mg Substanz werden in konzentrierter Ammoniak-Lösung *R* zu 10 ml gelöst.

Referenzlösung: 20 mg Allopurinol *CRS* werden in konzentrierter Ammoniak-Lösung *R* zu 10 ml gelöst.

Platte: DC-Platte mit Kieselgel F_{254} *R*

Fließmittel: wasserfreies Ethanol *R*, Dichlormethan *R* (40:60 *V/V*)

Auftragen: 10 µl

Laufstrecke: 2/3 der Platte

Trocknen: an der Luft

Detektion: im ultravioletten Licht bei 254 nm

Ergebnis: Der Hauptfleck im Chromatogramm der Untersuchungslösung entspricht in Bezug auf Lage und Größe dem Hauptfleck im Chromatogramm der Referenzlösung.

Prüfung auf Reinheit

Verwandte Substanzen: Flüssigchromatographie (2.2.29)

Die Lösungen werden unmittelbar vor Gebrauch hergestellt.

Die Lösungen werden bei 8 °C aufbewahrt und mit Hilfe eines gekühlten Autosamplers bei dieser Temperatur eingespritzt.

Untersuchungslösung a: 25,0 mg Substanz werden in 2,5 ml einer Lösung von Natriumhydroxid *R* (4 g · l⁻¹) gelöst. Die Lösung wird sofort mit der mobilen Phase zu 50,0 ml verdünnt.

Untersuchungslösung b: 20,0 mg Substanz werden in 5,0 ml einer Lösung von Natriumhydroxid *R* (4 g · l⁻¹) gelöst. Die Lösung wird sofort mit der mobilen Phase zu 250,0 ml verdünnt.

Referenzlösung a: 2,0 ml Untersuchungslösung a werden mit der mobilen Phase zu 100,0 ml verdünnt. 5,0 ml dieser Lösung werden mit der mobilen Phase zu 100,0 ml verdünnt.

Referenzlösung b: 5,0 mg Allopurinol-Verunreinigung A *CRS*, 5,0 mg Allopurinol-Verunreinigung B *CRS* und 5,0 mg Allopurinol-Verunreinigung C *CRS* werden in 5,0 ml einer Lösung von Natriumhydroxid *R* (4 g · l⁻¹) gelöst. Die Lösung wird sofort mit der mobilen Phase zu 100,0 ml verdünnt. 1,0 ml dieser Lösung wird mit der mobilen Phase zu 100,0 ml verdünnt.

Referenzlösung c: 20,0 mg Allopurinol *CRS* werden in 5,0 ml einer Lösung von Natriumhydroxid *R* (4 g · l⁻¹) gelöst. Die Lösung wird sofort mit der mobilen Phase zu 250,0 ml verdünnt.

Säule
- Größe: l = 0,25 m, ∅ = 4,6 mm
- Stationäre Phase: octadecylsilyliertes Kieselgel zur Chromatographie *R* (5 µm)

Mobile Phase: eine Lösung von Kaliumdihydrogenphosphat *R* (1,25 g · l⁻¹)

Durchflussrate: 1,4 ml · min⁻¹

Detektion: Spektrometer bei 230 nm

Einspritzen: 20 µl; Untersuchungslösung a, Referenzlösungen a und b

Chromatographiedauer: 2fache Retentionszeit von Allopurinol

Reihenfolge der Elution: Verunreinigung A, Verunreinigung B, Verunreinigung C, Allopurinol

Retentionszeit: Allopurinol etwa 10 min

Eignungsprüfung: Referenzlösung b
- Auflösung: mindestens 1,1 zwischen den Peaks von Verunreinigung B und Verunreinigung C

Grenzwerte
- Verunreinigung A: nicht größer als das 2fache der Fläche des Hauptpeaks im Chromatogramm der Referenzlösung a (0,2 Prozent)
- Verunreinigung B: nicht größer als die Fläche des Hauptpeaks im Chromatogramm der Referenzlösung a (0,1 Prozent)
- Verunreinigung C: nicht größer als die Fläche des entsprechenden Peaks im Chromatogramm der Referenzlösung b (0,1 Prozent)
- Jede weitere Verunreinigung: jeweils nicht größer als die Fläche des Hauptpeaks im Chromatogramm der Referenzlösung a (0,1 Prozent)
- Summe aller Verunreinigungen ohne Verunreinigungen A, B und C: nicht größer als das 3fache der Fläche des Hauptpeaks im Chromatogramm der Referenzlösung a (0,3 Prozent)
- Ohne Berücksichtigung bleiben: Peaks, deren Fläche kleiner ist als das 0,5fache der Fläche des Hauptpeaks im Chromatogramm der Referenzlösung a (0,05 Prozent)

Verunreinigungen D, E: Flüssigchromatographie (2.2.29)

Die Lösungen werden unmittelbar vor Gebrauch hergestellt.

Die Lösungen werden bei 8 °C aufbewahrt und mit Hilfe eines gekühlten Autosamplers bei dieser Temperatur eingespritzt.

Lösung A: eine Lösung von Kaliumdihydrogenphosphat *R* ($1{,}25\ g \cdot l^{-1}$)

Untersuchungslösung: 50,0 mg Substanz werden in 5,0 ml einer Lösung von Natriumhydroxid *R* ($4\ g \cdot l^{-1}$) gelöst. Die Lösung wird sofort mit der Lösung A zu 100,0 ml verdünnt.

Referenzlösung: 5,0 mg Allopurinol-Verunreinigung D *CRS* und 5,0 mg Allopurinol-Verunreinigung E *CRS* werden in 5,0 ml einer Lösung von Natriumhydroxid *R* ($4\ g \cdot l^{-1}$) gelöst. Die Lösung wird sofort mit der Lösung A zu 100,0 ml verdünnt. 1,0 ml dieser Lösung wird mit der Lösung A zu 100,0 ml verdünnt.

Säule
- Größe: l = 0,05 m, ∅ = 4,6 mm
- Stationäre Phase: desaktiviertes, octadecylsilyliertes Kieselgel zur Chromatographie *R* (3 µm)

Mobile Phase: Methanol *R*, eine Lösung von Kaliumdihydrogenphosphat *R* ($1{,}25\ g \cdot l^{-1}$) (10:90 *V/V*)

Durchflussrate: $2\ ml \cdot min^{-1}$

Detektion: Spektrometer bei 230 nm

Einspritzen: 20 µl

Chromatographiedauer: 1,5fache Retentionszeit von Verunreinigung E

Retentionszeiten
- Verunreinigung D: etwa 3,6 min
- Verunreinigung E: etwa 4,5 min

Eignungsprüfung: Referenzlösung
- Auflösung: mindestens 2,0 zwischen den Peaks von Verunreinigung D und Verunreinigung E

Grenzwerte
- Verunreinigung D: nicht größer als die Fläche des entsprechenden Peaks im Chromatogramm der Referenzlösung (0,1 Prozent)
- Verunreinigung E: nicht größer als die Fläche des entsprechenden Peaks im Chromatogramm der Referenzlösung (0,1 Prozent)

Schwermetalle (2.4.8): höchstens 20 ppm

1,0 g Substanz muss der Grenzprüfung C entsprechen. Zur Herstellung der Referenzlösung werden 2 ml Blei-Lösung (10 ppm Pb) *R* verwendet.

Trocknungsverlust (2.2.32): höchstens 0,5 Prozent, mit 1,000 g Substanz durch Trocknen im Trockenschrank bei 100 bis 105 °C bestimmt

Sulfatasche (2.4.14): höchstens 0,1 Prozent, mit 1,0 g Substanz bestimmt

Gehaltsbestimmung

Flüssigchromatographie (2.2.29) wie unter „Verwandte Substanzen" beschrieben, mit folgender Änderung:

Einspritzen: Untersuchungslösung b, Referenzlösung c

Der Prozentgehalt an $C_5H_4N_4O$ wird aus den Peakflächen und dem angegebenen Gehalt für Allopurinol *CRS* berechnet.

Verunreinigungen

Spezifizierte Verunreinigungen:

(Beachten Sie den Hinweis zu den „Verunreinigungen" zu Anfang des Bands auf Seite B)

A, B, C, D, E

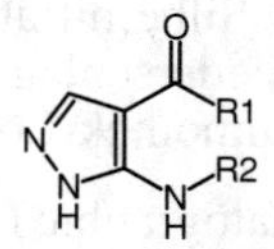

A. R1 = NH_2, R2 = H:
5-Amino-1*H*-pyrazol-4-carboxamid

Beachten Sie den Hinweis auf „Allgemeine Monographien" zu Anfang des Bands auf Seite B

B. R1 = NH_2, R2 = CHO:
5-(Formylamino)-1*H*-pyrazol-4-carboxamid

D. R1 = O–CH_2–CH_3, R2 = H:
Ethyl(5-amino-1*H*-pyrazol-4-carboxylat)

E. R1 = O–CH_2–CH_3, R2 = CHO:
Ethyl[5-(formylamino)-1*H*-pyrazol-4-carboxylat]

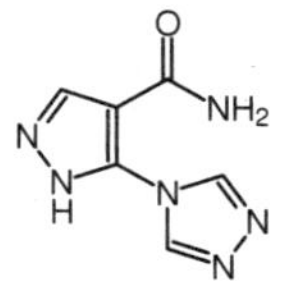

C. 5-(4*H*-1,2,4-Triazol-4-yl)-1*H*-pyrazol-4-carboxamid

4.08/1664

Wasserhaltiges Aluminiumhydroxid zur Adsorption

Aluminii hydroxidum hydricum ad adsorptionem

$[AlO(OH)] \cdot n\ H_2O$

Definition

Gehalt: 90,0 bis 110,0 Prozent des in der Beschriftung angegebenen Gehalts an Aluminium

Hinweis: Das Gel muss unmittelbar vor Durchführung der Prüfungen mindestens 30 s lang kräftig geschüttelt werden.

Eigenschaften

Aussehen: weißes bis fast weißes, durchscheinendes, viskoses, kolloidales Gel

Beim Stehenlassen kann eine überstehende Flüssigkeit gebildet werden.

Löslichkeit: klare oder fast klare Lösung mit Alkalihydroxid-Lösungen und Mineralsäuren

Prüfung auf Identität

Die Prüflösung („siehe Prüfung auf Reinheit") gibt die Identitätsreaktion auf Aluminium.

Werden 10 ml Prüflösung mit etwa 0,5 ml verdünnter Salzsäure *R* und etwa 0,5 ml Thioacetamid-Reagenz *R* versetzt, bildet sich kein Niederschlag. Nach tropfenweisem Zusatz von 5 ml verdünnter Natriumhydroxid-Lösung *R* bildet sich nach 1 h langem Stehenlassen ein gelartiger weißer Niederschlag, der sich nach Zusatz von 5 ml verdünnter Natriumhydroxid-Lösung *R* auflöst. Wird die Lösung nach und nach mit insgesamt 5 ml Ammoniumchlorid-Lösung *R* versetzt und 30 min lang stehen gelassen, bildet sich wieder ein gelartiger weißer Niederschlag.

Prüfung auf Reinheit

Prüflösung: 4 ml Salzsäure *R* werden mit 1 g Substanz versetzt. Die Mischung wird 1 h lang bei 60 °C erhitzt, nach dem Abkühlen mit destilliertem Wasser *R* zu 50 ml verdünnt und falls erforderlich filtriert.

pH-Wert (2.2.3): 5,5 bis 8,5

Adsorptionsvermögen: Die Substanz wird mit destilliertem Wasser *R* verdünnt, so dass eine Aluminiumkonzentration von 5 mg · ml^{-1} erhalten wird. Lösungen mit Rinderalbumin *R* mit den folgenden Konzentrationen an Rinderalbumin werden hergestellt: 0,5 mg · ml^{-1}, 1 mg · ml^{-1}, 2 mg · ml^{-1}, 3 mg · ml^{-1}, 5 mg · ml^{-1} und 10 mg · ml^{-1}. Falls erforderlich werden das Gel und die Lösungen von Rinderalbumin *R* mit verdünnter Salzsäure *R* oder verdünnter Natriumhydroxid-Lösung *R* auf einen pH-Wert von 6,0 eingestellt.

Zur Adsorption wird jeweils 1 Teil verdünntes Gel mit 4 Teilen einer der Lösungen von Rinderalbumin *R* gemischt. Die Mischungen werden 1 h lang bei Raumtemperatur stehen gelassen und während dieser Zeit mindestens 5-mal kräftig geschüttelt. Die Mischungen werden zentrifugiert oder durch ein Filter, welches Protein nicht zurückhält, filtriert. Der Proteingehalt (2.5.33, Methode 2) der überstehenden Flüssigkeit oder des Filtrats wird sofort bestimmt.

Die Substanz entspricht der Prüfung, falls kein Rinderalbumin in der überstehenden Flüssigkeit oder im Filtrat mit der Lösung von Rinderalbumin *R* (2 mg · ml^{-1}), entsprechend dem maximalen Grad der Adsorption, und in der überstehenden Flüssigkeit oder im Filtrat mit den Lösungen von Rinderalbumin *R* von niedrigerer Konzentration nachweisbar ist. Die Mischungen, die Ausgangskonzentrationen von 3 mg · ml^{-1}, 5 mg · ml^{-1} und 10 mg · ml^{-1} Rinderalbumin *R* enthalten, können einen Gehalt an Rinderalbumin in der überstehenden Flüssigkeit oder im Filtrat aufweisen, der proportional zum Gehalt an Rinderalbumin in den Lösungen ist.

Sedimentation: Falls erforderlich wird die Substanz mit verdünnter Salzsäure *R* oder verdünnter Natriumhydroxid-Lösung *R* auf einen pH-Wert von 6,0 eingestellt. Die Substanz wird mit destilliertem Wasser *R* auf eine Aluminiumkonzentration von etwa 5 mg · ml^{-1} verdünnt. Falls der Aluminiumgehalt der Substanz unterhalb von 5 mg · ml^{-1} liegt, wird die Substanz auf einen pH-Wert von 6,0 eingestellt und mit einer Lösung von Natriumchlorid *R* (9 g · l^{-1}) auf eine Aluminiumkonzentration von etwa 1 mg · ml^{-1} verdünnt. Nach mindestens 30 s langem Schütteln werden 25 ml der Zubereitung in einen 25-ml-Messzylinder gefüllt und 24 h lang stehen gelassen.

Die Substanz entspricht der Prüfung, wenn das Volumen der klaren, überstehenden Flüssigkeit weniger als

5 ml für das Gel mit einem Aluminiumgehalt von etwa 5 mg · ml^{-1} beträgt.

Die Substanz entspricht der Prüfung, wenn das Volumen der klaren, überstehenden Flüssigkeit weniger als 20 ml für das Gel mit einem Aluminiumgehalt von etwa 1 mg · ml^{-1} beträgt.

Chlorid (2.4.4): höchstens 0,33 Prozent

0,5 g Substanz werden in 10 ml verdünnter Salpetersäure *R* gelöst. Die Lösung wird mit Wasser *R* zu 500 ml verdünnt.

Nitrat: höchstens 100 ppm

5 g Substanz werden in einem Reagenzglas, das in ein Eis-Wasser-Gemisch getaucht ist, mit 0,4 ml einer Lösung von Kaliumchlorid *R* (100 g · l^{-1}), 0,1 ml Diphenylamin-Lösung *R* und tropfenweise unter Schütteln mit 5 ml Schwefelsäure *R* versetzt. Das Reagenzglas wird in ein Wasserbad von 50 °C gestellt. Nach 15 min darf eine auftretende Blaufärbung der Lösung nicht stärker sein als die einer Referenzlösung, die gleichzeitig und unter gleichen Bedingungen mit 5 ml Nitrat-Lösung (100 ppm NO_3) *R* hergestellt wurde.

Sulfat (2.4.13): höchstens 0,5 Prozent

2 ml Prüflösung werden mit Wasser *R* zu 20 ml verdünnt.

Ammonium (2.4.1): höchstens 50 ppm

1,0 g Substanz muss der Grenzprüfung B entsprechen. Zur Herstellung der Referenzlösung werden 0,5 ml Ammonium-Lösung (100 ppm NH_4) *R* verwendet.

Arsen (2.4.2, Methode A): höchstens 1 ppm, mit 1 g Substanz bestimmt

Eisen (2.4.9): höchstens 10 ppm, mit 1 g Substanz bestimmt

Schwermetalle (2.4.8): höchstens 20 ppm

2,0 g Substanz werden in 10 ml verdünnter Salpetersäure *R* gelöst. Die Lösung wird mit Wasser *R* zu 20 ml verdünnt. Diese Lösung muss der Grenzprüfung A entsprechen. Zur Herstellung der Referenzlösung wird die Blei-Lösung (2 ppm Pb) *R* verwendet.

Bakterien-Endotoxine (2.6.14): weniger als 5 I.E. Bakterien-Endotoxine je Milligramm Aluminium zur Herstellung von Adsorbaten, die keinem weiteren geeigneten Verfahren zur Beseitigung von Bakterien-Endotoxinen unterworfen werden

Gehaltsbestimmung

10,00 g Substanz werden in 10 ml Salzsäure *R* 1 unter Erhitzen im Wasserbad gelöst. Nach dem Abkühlen wird die Lösung mit Wasser *R* zu 20 ml verdünnt. 10 ml dieser Lösung werden mit verdünnter Ammoniak-Lösung *R* 1 bis zum Auftreten eines Niederschlags versetzt. Zur Auflösung des Niederschlags wird die Mischung mit der eben notwendigen Menge verdünnter Salzsäure *R* versetzt und mit Wasser *R* zu 20 ml verdünnt. Das Aluminium wird nach „Komplexometrische Titrationen" (2.5.11) bestimmt. Eine Blindtitration wird durchgeführt.

Lagerung

Nicht über 30 °C

Die Substanz darf nicht gefrieren.

Falls die Substanz steril ist, im sterilen, dicht verschlossenen Behältnis mit Sicherheitsverschluss

Beschriftung

Die Beschriftung gibt an,
- falls zutreffend, dass die Substanz frei von Bakterien-Endotoxinen ist
- Gehalt an Aluminium.

4.08/0804

Anisöl

Anisi aetheroleum

Definition

Anisöl ist das durch Wasserdampfdestillation aus den trockenen reifen Früchten von *Pimpinella anisum* L. gewonnene ätherische Öl.

Eigenschaften

Aussehen: klare, farblose bis blassgelbe Flüssigkeit

Prüfung auf Identität

1: B
2: A

A. Dünnschichtchromatographie (2.2.27)

Untersuchungslösung: 1 g Öl wird in Toluol *R* zu 10 ml gelöst.

Referenzlösung: 10 µl Linalool *R*, 30 µl Anisaldehyd *R* und 200 µl Anethol *R* werden in Toluol *R* zu 15 ml gelöst. 1 ml Lösung wird mit Toluol *R* zu 5 ml verdünnt.

Platte: DC-Platte mit Kieselgel F_{254} *R*

Fließmittel: Ethylacetat *R*, Toluol *R* (7:93 *V/V*)

Auftragen: 5 µl für normale DC-Platten, 2 µl für DC-Platten mit feiner Korngröße; jeweils bandförmig (10 mm)

Laufstrecke: 15 cm für normale DC-Platten oder 6 cm für DC-Platten mit feiner Korngröße

Trocknen: an der Luft

Detektion A: im ultravioletten Licht bei 254 nm

Ergebnis A: Die Zonenfolge in den Chromatogrammen von Referenzlösung und Untersuchungslösung ist aus den nachstehenden Angaben ersichtlich. Im Chromatogramm der Untersuchungslösung können weitere Zonen vorhanden sein.

Oberer Plattenrand	
Anethol: eine fluoreszenzmindernde Zone	eine sehr kräftige, fluoreszenzmindernde Zone (Anethol)
———	———
	eine fluoreszenzmindernde Zone
Anisaldehyd: eine fluoreszenzmindernde Zone	eine fluoreszenzmindernde Zone (Anisaldehyd)
———	———
Referenzlösung	**Untersuchungslösung**

Detektion B: Die Platte wird mit Methyl(4-acetylbenzoat)-Reagenz *R* besprüht und anschließend 10 min lang bei 100 bis 105 °C erhitzt. Die noch warme Platte wird innerhalb von 5 min im Tageslicht ausgewertet.

Ergebnis B: Die Zonenfolge in den Chromatogrammen von Referenzlösung und Untersuchungslösung ist aus den nachstehenden Angaben ersichtlich. Im Chromatogramm der Untersuchungslösung können weitere Zonen vorhanden sein.

Oberer Plattenrand	
	eine violettbraune Zone (Monoterpen-Kohlenwasserstoffe) (Lösungsmittelfront)
Anethol: eine braune Zone	eine sehr kräftige, braune Zone (Anethol), deutlich getrennt
———	———
	eine graue Zone
Anisaldehyd: eine gelbe Zone	eine gelbe Zone (Anisaldehyd)
———	———
Linalool: eine graue Zone	eine graue Zone (Linalool)
	eine graue Zone
Referenzlösung	**Untersuchungslösung**

B. Die Chromatogramme der Prüfung „Chromatographisches Profil“ (siehe „Prüfung auf Reinheit“) werden ausgewertet.

Ergebnis: Die charakteristischen Peaks im Chromatogramm der Untersuchungslösung entsprechen in Bezug auf ihre Retentionszeiten den Peaks im Chromatogramm der Referenzlösung.

Prüfung auf Reinheit

Relative Dichte (2.2.5): 0,980 bis 0,990

Brechungsindex (2.2.6): 1,552 bis 1,561

Erstarrungstemperatur (2.2.18): 15 bis 19 °C

Fenchon: Gaschromatographie (2.2.28) wie unter „Chromatographisches Profil“ beschrieben, mit folgenden Änderungen:

Untersuchungslösung: 400 µl Öl werden in 2,0 ml Hexan *R* gelöst.

Referenzlösung a: 10 µl Fenchon *R* werden in Hexan *R* zu 1,2 g gelöst.

Referenzlösung b: 100 µl Referenzlösung a werden mit Hexan *R* zu 100 ml verdünnt.

Eignungsprüfung: Referenzlösung b
- Signal-Rausch-Verhältnis: mindestens 10 für den Hauptpeak

Grenzwert
- Fenchon: höchstens 0,01 Prozent

Foeniculin: Gaschromatographie (2.2.28) wie unter „Chromatographisches Profil“ beschrieben, mit folgenden Änderungen:

Untersuchungslösung: das Öl

Referenzlösung a: 10 mg Untersuchungslösung werden mit Hexan *R* zu 1,000 g verdünnt. 0,5 ml dieser Lösung werden mit Hexan *R* zu 100 ml verdünnt.

Referenzlösung b: Sternanisöl *CRS*

Eignungsprüfung
- Das Chromatogramm der Referenzlösung b entspricht dem mitgelieferten Chromatogramm von Sternanisöl *CRS*.
- Signal-Rausch-Verhältnis: mindestens 10 für den Hauptpeak im Chromatogramm der Referenzlösung a

Grenzwert: Der Peak von Foeniculin wird durch Vergleich mit dem mitgelieferten Chromatogramm von Sternanisöl *CRS* lokalisiert.
- Foeniculin: höchstens 0,01 Prozent

Fette Öle, verharzte ätherische Öle (2.8.7): Das Öl muss der Prüfung entsprechen.

Chromatographisches Profil: Gaschromatographie (2.2.28) mit Hilfe des Verfahrens „Normalisierung“

Untersuchungslösung: 200 µl Öl werden in 1,0 ml Hexan *R* gelöst.

Referenzlösung: 1,0 ml Hexan *R* wird mit 20 µl Linalool *R*, 20 µl Estragol *R*, 20 µl α-Terpineol *R*, 60 µl Anethol *R* und 30 µl Anisaldehyd *R* versetzt.

Säule
- Material: Quarzglas
- Größe: l = 30 m, ∅ = 0,25 mm
- Stationäre Phase: Macrogol 20 000 *R* (Filmdicke 0,25 µm)

Trägergas: Helium zur Chromatographie *R*

Durchflussrate: 1,0 ml · min^{-1}

Splitverhältnis: 1:100

Temperatur

	Zeit (min)	Temperatur (°C)
Säule	0 – 5	60
	5 – 80	60 → 210
	80 – 95	210
Probeneinlass		200
Detektor		220

Detektion: Flammenionisation

Einspritzen: 0,2 µl

Reihenfolge der Elution: Die Substanzen werden in der gleichen Reihenfolge wie bei der Herstellung der Referenzlösung angegeben eluiert. Die Retentionszeiten dieser Substanzen werden aufgezeichnet.

Eignungsprüfung: Referenzlösung
- Auflösung: mindestens 1,5 zwischen den Peaks von Estragol und α-Terpineol

Mit Hilfe der im Chromatogramm der Referenzlösung erhaltenen Retentionszeiten werden im Chromatogramm der Untersuchungslösung die Bestandteile der Referenzlösung lokalisiert. *cis*-Anethol und Pseudoisoeugenyl(2-methylbutyrat) werden unter Verwendung des in Abb. 0804-1 dargestellten Chromatogramms lokalisiert (der Hexan-Peak wird nicht berücksichtigt).

Der Prozentgehalt dieser Bestandteile wird ermittelt. Die Prozentgehalte müssen innerhalb folgender Grenzwerte liegen:

- Linalool: weniger als 1,5 Prozent
- Estragol: 0,5 bis 5,0 Prozent
- α-Terpineol: weniger als 1,2 Prozent
- *cis*-Anethol: 0,1 bis 0,4 Prozent
- *trans*-Anethol: 87 bis 94 Prozent
- Anisaldehyd: 0,1 bis 1,4 Prozent
- Pseudoisoeugenyl(2-methylbutyrat) 0,3 bis 2,0 Prozent

Lagerung

Vor Licht geschützt, in dicht verschlossenen, dem Verbrauch angemessenen, möglichst vollständig gefüllten Behältnissen, bei höchstens 25 °C

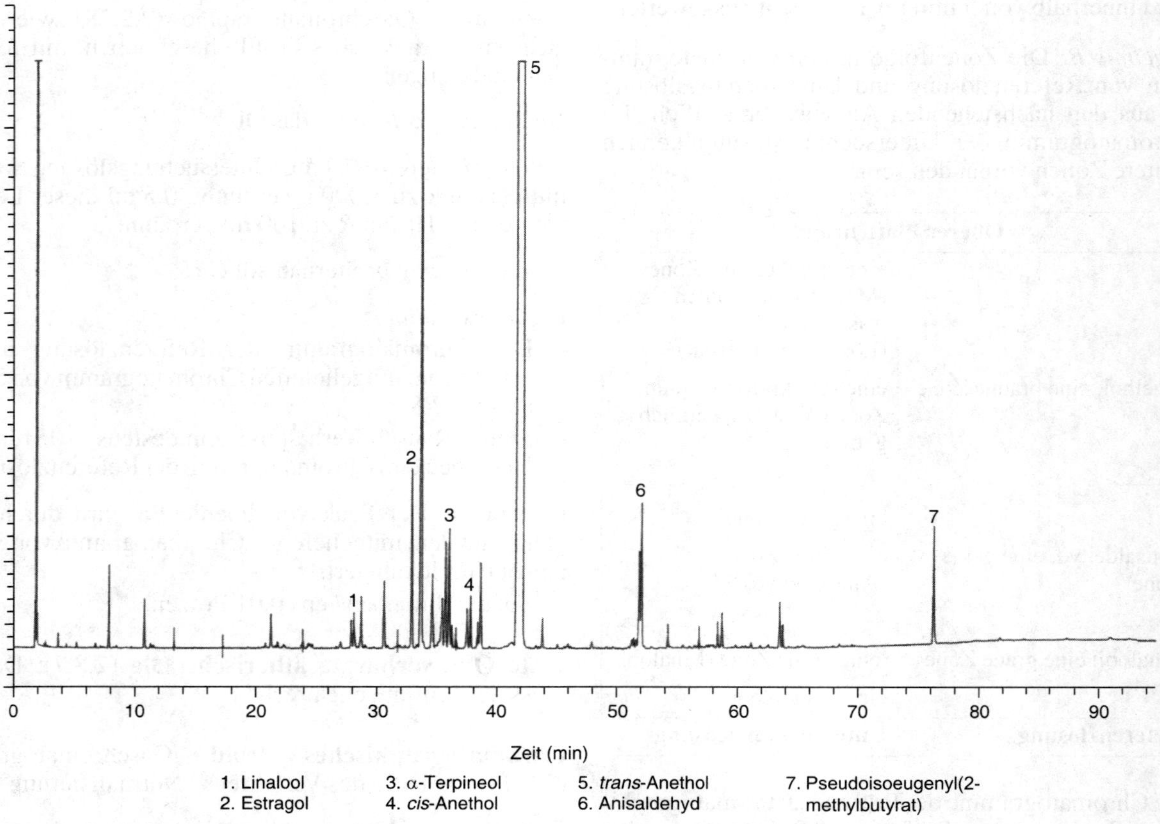

Abb. 0804-1: Chromatogramm für die Prüfung „Chromatographisches Profil" von Anisöl

4.08/1928

Anti-T-Lymphozyten-Immunglobulin vom Tier zur Anwendung am Menschen

Immunoglobulinum anti-T lymphocytorum ex animale ad usum humanum

Definition

Anti-T-Lymphozyten-Immunglobulin vom Tier zur Anwendung am Menschen ist eine flüssige oder gefriergetrocknete Zubereitung und enthält Immunglobuline, die aus Serum oder Plasma von Tieren (hauptsächlich Kaninchen oder Pferden), die mit Antigenen von Lymphozyten vom Menschen immunisiert wurden, gewonnen werden.

Dieses Immunglobulin hat die Eigenschaft, die Anzahl und Funktion von immunkompetenten Zellen, insbesondere von T-Lymphozyten, zu vermindern. Die Zubereitung enthält hauptsächlich Immunglobulin G und kann Antikörper gegen andere Subpopulationen von Lymphozyten und gegen andere Zellen enthalten. Die Zubereitung ist, falls erforderlich nach Verdünnen mit einem geeigneten Verdünnungsmittel, zur intravenösen Anwendung vorgesehen.

Die zutreffenden Vorschriften der Monographie **Immunsera von Tieren zur Anwendung am Menschen (Immunosera ex animale ad usum humanum)** sind nachstehend aufgeführt.

Herstellung

Allgemeine Vorkehrungen

Das Herstellungsverfahren muss nachweislich konstant Immunglobuline von annehmbarer Unschädlichkeit und Wirksamkeit beim Menschen sowie annehmbarer Stabilität ergeben.

Jedes bei der Herstellung verwendete Reagenz biologischer Herkunft muss frei von Verunreinigungen mit Bakterien, Pilzen und Viren sein. Das Herstellungsverfahren umfasst einen Schritt oder mehrere Schritte, die bekannte Infektionserreger nachweislich entfernen oder inaktivieren.

Während der Entwicklungsstudien muss nachgewiesen werden, dass das Herstellungsverfahren ein Produkt ergibt, das

- keine infektiösen Agenzien überträgt
- durch ein definiertes Muster an immunologischer Aktivität charakterisiert ist, vor allem durch Antigenbindung, komplementabhängige und -unabhängige Zytotoxizität, Cytokin-Freisetzung, Induktion von T-Zell-Aktivierung, Zelltod
- keine Antikörper enthält, die mit Gewebe vom Menschen in einem Maß kreuzreagieren, dass die klinische Unschädlichkeit beeinträchtigt wird
- eine festgelegte maximale Anti-Thrombozyten-Antikörper-Aktivität besitzt
- einen festgelegten maximalen Gehalt an Hämoglobin besitzt.

Durch geeignete Prüfungen an Tieren und die Auswertung der klinischen Prüfung muss nachgewiesen sein, dass das Produkt gut verträglich ist.

Referenzzubereitung: Eine Charge, die nachweislich zur Prüfung der Validität der Wertbestimmung geeignet ist und deren Wirksamkeit in klinischen Prüfungen nachgewiesen wurde, oder eine davon abgeleitete repräsentative Charge wird verwendet.

Tiere

Die verwendeten Tiere müssen zu einer von der zuständigen Behörde zugelassenen Art gehören, gesund und ausschließlich für die Herstellung von Anti-T-Lymphozyten-Immunglobulin vorgesehen sein. Die Tiere werden geprüft und müssen nachweislich frei von infektiösen Agenzien sein, die in einer Liste festgelegt sind. Das Eingliedern der Tiere in eine geschlossene Herde muss definierten Abläufen folgen, einschließlich der Festlegung von Quarantänemaßnahmen. Falls zutreffend, muss zusätzlich auf spezifizierte Agenzien geprüft werden, abhängig von der geographischen Lage des mit der Zucht und Aufzucht der Tiere befassten Unternehmens. Das Tierfutter muss aus einer kontrollierten Bezugsquelle stammen, tierische Proteine dürfen nicht zugesetzt werden. Der Lieferant der Tiere muss von der zuständigen Behörde zertifiziert sein.

Wenn die Tiere mit Antibiotika behandelt werden, muss eine geeignete Wartezeit vor der Blut- oder Plasmaentnahme eingehalten werden. Die Tiere dürfen nicht mit penicillinhaltigen Antibiotika behandelt werden. Wenn den Tieren ein Lebendimpfstoff verabreicht wird, muss ein angemessener zeitlicher Abstand zwischen der Impfung und der Gewinnung von Serum oder Plasma für die Immunglobulinherstellung eingehalten werden.

Spezies, Herkunft und Identitätsnummer der Tiere müssen erfasst sein.

Immunisierung

Falls zutreffend, müssen die verwendeten Antigene anhand ihrer Bezeichnungen und Chargennummern identifiziert und charakterisiert werden. Informationen über die Herkunft und Gewinnung müssen aufgezeichnet werden.

Die ausgewählten Tiere müssen mindestens 1 Woche lang isoliert gehalten werden, bevor sie nach einem genau definierten Schema durch wiederholte Impfungen in geeigneten Zeitabständen immunisiert werden. Adjuvanzien können verwendet werden.

Der allgemeine Gesundheitszustand der Tiere wird überwacht und die Bildung der spezifischen Antikörper wird bei jedem Zyklus der Immunisierung kontrolliert.

Die Tiere werden vor der Blut- oder Plasmaentnahme sorgfältig untersucht. Wenn ein Tier pathologische Läsionen aufweist, die nicht auf den Immunisierungsprozess zurückzuführen sind, wird weder dieses Tier noch eines der anderen Tiere der betroffenen Gruppe verwendet, außer wenn erwiesen ist, dass die Verwendung der Tiere die Unschädlichkeit des Produkts nicht beeinträchtigen wird.

Antigene vom Menschen, wie etwa permanente T-Lymphozyten-Zelllinien oder Thymozyten, werden zur Immunisierung der Tiere verwendet. Diese Zellen können einem Sortierungsverfahren unterzogen werden. Die Antigene zur Immunisierung müssen nachweislich frei von infektiösen Agenzien sein. Der Nachweis erfolgt mit validierten Methoden für im Blut befindliche Pathogene, besonders Hepatitis-B-Virus (HBV), Hepatitis-C-Virus (HCV) und Human-Immundefizienz-Virus (HIV), und andere relevante fremde Agenzien, die aus dem Herstellungsprozess des Antigens stammen können. Die verwendeten Zellen müssen den festgelegten Anforderungen an die Reinheit der Zellpopulation und das Freisein von fremden Agenzien entsprechen.

Entnahme von Blut oder Plasma

Blutentnahmen werden durch Venenpunktion oder Plasmapherese vorgenommen. Die Einstichstelle wird rasiert, gereinigt und desinfiziert. Die Tiere können unter Bedingungen, welche die Qualität des Produkts nicht beeinflussen, betäubt werden.

Den Plasma- und Serumproben darf kein Konservierungsmittel zugesetzt werden. Das Blut oder Plasma wird so entnommen, dass die Sterilität des Produkts erhalten bleibt. Die Blut- oder Plasmaentnahme darf nicht an den Orten durchgeführt werden, an denen die Tiere gehalten oder gezüchtet werden und an dem das Immunglobulin gereinigt wird. Wenn das Serum oder Plasma vor der weiteren Verarbeitung gelagert werden soll, müssen Vorkehrungen getroffen werden, um eine mikrobielle Verunreinigung zu verhindern.

Mehrere Einzelplasma- oder Einzelserumproben können vor der Reinigung gepoolt werden. An den Einzelproben oder den gepoolten Proben werden vor der Reinigung die folgenden Prüfungen durchgeführt.

Prüfungen auf kontaminierende Viren: Jeder Pool wird durch geeignete In-vitro-Prüfungen einschließlich Inokulieren von Zellkulturen, mit denen ein breites Spektrum an Viren nachgewiesen werden kann, auf solche Viren geprüft, die für das bestimmte Produkt relevant sind. Falls zutreffend, werden am adsorbierten Pool nach dem letzten Herstellungsstadium, in dem kontaminierende Viren eingeschleppt werden können, In-vitro-Prüfungen durchgeführt.

Reinigung und Virusinaktivierung

Die Immunglobuline werden mit Hilfe von fraktionierter Präzipitation, Chromatographie, Immunadsorption oder mit anderen geeigneten chemischen oder physikalischen Methoden konzentriert und gereinigt. Die Methoden werden ausgewählt und validiert, um bei allen Herstellungsschritten eine Verunreinigung zu vermeiden und um die Bildung von Proteinaggregaten, die die immunbiologischen Eigenschaften des Produkts verändern können, zu verhindern.

Abgesehen von begründeten und zugelassenen Fällen werden validierte Verfahren zur Entfernung und/oder Inaktivierung von Viren angewendet.

Nach Reinigung und Behandlung zur Entfernung und/oder Inaktivierung von Viren kann dem Zwischenprodukt, das für einen auf Grund der Stabilitätsdaten definierten Zeitraum gelagert werden kann, ein Stabilisator zugesetzt werden.

Nur ein Zwischenprodukt, das den nachstehenden Anforderungen entspricht, darf zur Herstellung der Fertigzubereitung als Bulk verwendet werden.

Falls das Herstellungsverfahren einen Adsorptionsschritt kreuzreagierender Anti-Human-Antikörper mit Materialien aus Gewebe vom Menschen und/oder Erythrozyten beinhaltet, werden abgesehen von begründeten und zugelassenen Fällen diese Materialien vom Menschen einem validierten Verfahren zur Inaktivierung von infektiösen Agenzien unterzogen. Falls Erythrozyten zur Adsorption verwendet werden, müssen die Spender der Erythrozyten den Anforderungen an Blut- und Plasmaspender der Monographie **Plasma vom Menschen (Humanplasma) zur Fraktionierung (Plasma humanum ad separationem)** entsprechen. Falls andere Materialien vom Menschen verwendet werden, muss für diese mit Hilfe validierter Methoden nachgewiesen werden, dass sie frei von im Blut befindlichen Pathogenen, wie etwa HBV, HCV und HIV, sind. Falls Substanzen zur Inaktivierung oder Entfernung von Viren verwendet werden, dürfen alle in der Fertigzubereitung befindlichen Rückstände nachweislich keine schädlichen Wirkungen auf die mit Anti-T-Lymphozyten-Immunglobulin behandelten Patienten haben.

Fertigzubereitung als Bulk

Die Fertigzubereitung als Bulk wird aus einem einzelnen Zwischenprodukt oder einem Pool von Zwischenprodukten von Tieren derselben Spezies hergestellt. Ein Stabilisator kann zugesetzt werden. Konservierungsmittel darf weder während des Herstellungsprozesses noch bei der Herstellung der Lösung der Fertigzubereitung als Bulk zugesetzt werden. Während des Herstellungsprozesses wird die Lösung durch ein bakterienzurückhaltendes Filter filtriert.

Fertigzubereitung

Das fertige Anti-T-Lymphozyten-Immunglobulin als Bulk wird unter aseptischen Bedingungen in sterile Behältnisse mit Sicherheitsverschluss abgefüllt, die so verschlossen werden, dass jede Verunreinigung ausgeschlossen ist.

Nur eine Fertigzubereitung, die allen nachstehenden Anforderungen unter „Prüfung auf Identität", „Prüfung auf Reinheit“ und „Bestimmung der Wirksamkeit“ entspricht, darf zur Verwendung freigegeben werden.

Eigenschaften

Die flüssige Zubereitung ist klar bis schwach opaleszent und farblos bis blassgelb. Die gefriergetrocknete Zubereitung ist ein Pulver oder eine feste, brüchige Masse, weiß bis schwach gelb. Nach dem Rekonstituieren weist sie die gleichen Eigenschaften wie die flüssige Zubereitung auf.

Prüfung auf Identität

A. Unter Verwendung einer geeigneten Auswahl artspezifischer Antisera wird das Präzipitationsverhalten der Zubereitung geprüft. Die Prüfung soll mit spezifischen Antisera gegen die Plasmaproteine jeder Haustierspezies durchgeführt werden, die in dem betreffenden Land üblicherweise zur Herstellung von Zubereitungen biologischen Ursprungs verwendet wird, und mit spezifischen Antisera gegen Plasmaproteine vom Menschen. Die Zubereitung darf nachweislich nur Proteine der Tierspezies enthalten, die für die Herstellung von Anti-T-Lymphozyten-Immunglobulin verwendet wird.

B. Die Zubereitung wird mit Hilfe einer geeigneten Immunelektrophorese-Technik geprüft. Unter Verwendung von Antiserum gegen Normalserum der für die Herstellung verwendeten Tierspezies wird dieses Normalserum mit der zu prüfenden Zubereitung verglichen. Normalserum und zu prüfende Zubereitung werden zu einer Konzentration verdünnt, bei der ein scharfer Gammaglobulin-Präzipitationsbogen auf dem Gel sichtbar wird. Die Hauptkomponente der zu prüfenden Zubereitung entspricht der IgG-Komponente von Normalserum der Tierspezies, die für die Herstellung verwendet wird.

C. Die Zubereitung entspricht der „Bestimmung der Wirksamkeit“.

Prüfung auf Reinheit

Löslichkeit: Dem Behältnis mit der Zubereitung wird das in der Beschriftung angegebene Volumen des Lösungsmittels zum Rekonstituieren zugesetzt. Die Zubereitung muss sich innerhalb der in der Beschriftung angegebenen Zeit vollständig lösen.

Entnehmbares Volumen (2.9.17): Die Zubereitung muss der Prüfung entsprechen.

pH-Wert (2.2.3): Der pH-Wert muss innerhalb der für das bestimmte Produkt zugelassenen Grenzen liegen.

Osmolalität (2.2.35): mindestens 240 mosmol · kg^{-1}, falls erforderlich nach Verdünnung

Protein (2.5.33): 90 bis 110 Prozent der in der Beschriftung angegebenen Menge

Stabilisator: Der Gehalt an Stabilisator wird mit einer geeigneten physikalisch-chemischen Methode bestimmt. Die Zubereitung muss mindestens 80 und darf höchstens 120 Prozent der in der Beschriftung angegebenen Menge enthalten.

Verteilung der Molekülgrößen: Die Prüfung erfolgt mit Hilfe der Ausschlusschromatographie (2.2.30).

Untersuchungslösung: Die Zubereitung wird mit einer Lösung von Natriumchlorid *R* (9 g · l^{-1}) auf eine Proteinkonzentration verdünnt, die für das verwendete Chromatographiesystem geeignet ist. Normalerweise ist eine Konzentration im Bereich von 2 bis 20 g · l^{-1} geeignet.

Referenzlösung: Immunglobulin vom Menschen *BRS* wird rekonstituiert und mit einer Lösung von Natriumchlorid *R* (9 g · l^{-1}) auf die Proteinkonzentration der Untersuchungslösung verdünnt.

Säule
- Größe: l = 0,6 m, ∅ = 7,5 mm
- Stationäre Phase: Kieselgel zur Ausschlusschromatographie *R* geeigneter Qualität zur Fraktionierung globulärer Proteine mit einer mittleren Molekülmasse zwischen 20 000 und 200 000

Mobile Phase: 4,873 g Natriummonohydrogenphosphat-Dihydrat *R*, 1,741 g Natriumdihydrogenphosphat-Monohydrat *R* und 11,688 g Natriumchlorid *R* werden in 1000 ml Wasser *R* gelöst.

Durchflussrate: 0,5 ml · min^{-1}

Detektion: Spektrometer bei 280 nm

Einspritzen: 50 bis 600 µg Protein

Retentionszeit: Die Peaks im Chromatogramm der Untersuchungslösung werden durch Vergleich mit dem Chromatogramm der Referenzlösung identifiziert.

Peaks mit einer kleineren Retentionszeit als der des Dimers entsprechen Polymeren und Aggregaten

Eignungsprüfung
- Referenzlösung: Der Hauptpeak entspricht dem IgG-Monomer, ein weiterer Peak entspricht dem Dimer mit einer relativen Retention von 0,85 ± 0,05, bezogen auf das Monomer.
- Untersuchungslösung: Die relativen Retentionen von Monomer und Dimer betragen 1 ± 0,05, bezogen auf die entsprechenden Peaks im Chromatogramm der Referenzlösung.

Grenzwerte
- Summe von Monomer und Dimer: mindestens 95 Prozent der Gesamtfläche der Peaks
- Summe der Polymere und Aggregate: höchstens 5 Prozent der Gesamtfläche der Peaks

Reinheit: Die Prüfung erfolgt mit Hilfe der Polyacrylamid-Gelelektrophorese (2.2.31) unter reduzierenden und nicht reduzierenden Bedingungen.

Trenngel: 8 Prozent Acrylamid unter nicht reduzierenden Bedingungen, 12 Prozent Acrylamid unter reduzierenden Bedingungen

Untersuchungslösung: Die Zubereitung wird auf eine Proteinkonzentration von 0,5 bis 2 mg · ml^{-1} verdünnt.

Referenzlösung: Die Referenzzubereitung wird auf die gleiche Proteinkonzentration verdünnt wie die Untersuchungslösung.

Auftragen: 10 µl

Detektion: Coomassie-Färbung

Ergebnis: Im Elektropherogramm der Untersuchungslösung dürfen im Vergleich zum Elektropherogramm der Referenzlösung keine zusätzlichen Banden auftreten.

Anti-A- und Anti-B-Hämagglutinine (2.6.20): Die Verdünnung im Verhältnis 1:64 darf keine Agglutination zeigen.

Falls erforderlich wird die Zubereitung wie zur Anwendung vorgeschrieben verdünnt, bevor die Verdünnungen für die Prüfung hergestellt werden.

Hämolysine: Die falls erforderlich nach den Angaben der Beschriftung verdünnte Zubereitung wird im Verhältnis 1:64 verdünnt. 6 Aliquots der 1:64-Verdünnung werden verwendet. 3 dieser Aliquots wird jeweils ein gleiches Volumen einer 10-prozentigen Suspension (*V/V*) von Erythrozyten der Blutgruppe A1, B beziehungsweise 0 in einer Lösung von Natriumchlorid *R* (9 g · l^{-1}) zugesetzt. Die übrigen 3 Aliquots werden ebenso behandelt. Zusätzlich wird diesen jeweils ein gleiches Volumen eines frischen Serums der Blutgruppe AB (als Komplementquelle) zugesetzt. Jede Suspension wird gemischt und 1 h lang bei 37 °C inkubiert. Die überstehenden Flüssigkeiten werden auf Hämolyse untersucht. Anzeichen von Hämolyse dürfen nicht nachweisbar sein.

Thrombozytenantikörper: Unter Anwendung einer geeigneten Methode muss der Thrombozytenantikörpertiter nachweislich niedriger sein als der für das bestimmte Produkt zugelassene Titer.

Wasser (2.5.12): höchstens 3 Prozent

Sterilität (2.6.1): Die Zubereitung muss der Prüfung entsprechen.

Pyrogene (2.6.8): Abgesehen von begründeten und zugelassenen Fällen muss die Zubereitung der Prüfung entsprechen. Falls nichts anderes vorgeschrieben ist, wird je Kilogramm Körpermasse eines Kaninchens 1 ml Zubereitung injiziert.

Bestimmung der Wirksamkeit

Die biologische Aktivität der Zubereitung wird durch Messen der komplementabhängigen zytotoxischen Wirkung auf die Zielzellen bestimmt. Durchflusszytometrie mit Auslese der toten Zellen durch Färben mit Propidiumiodid wird durchgeführt. Die Aktivität wird als Konzentration von Anti-T-Lymphozyten-Immunglobulin in Milligramm je Milliliter angegeben, die 50 Prozent Zytotoxizität hervorruft.

Lymphozyten-Trennmedium: handelsübliches Trennmedium mit einer geringen Viskosität und einer Dichte von 1,077 g · ml^{-1}

Komplement: Handelsübliches Komplement ist geeignet.

Gepufferte Salzlösung pH 7,2: 8,0 g Natriumchlorid *R*, 0,2 g Kaliumchlorid *R*, 3,18 g Natriummonohydrogenphosphat *R* und 0,2 g Kaliumdihydrogenphosphat *R* werden in Wasser *R* zu 1000,0 ml gelöst.

Pufferlösung zur Durchflusszytometrie: 40 ml einer 0,1-prozentigen Lösung (*V/V*) von Natriumazid *R* und 10 ml fetales Kälberserum werden zu 440 ml gepufferter Salzlösung pH 7,2 zugesetzt. Das fetale Kälberserum wird vor der Verwendung 30 min lang bei 56 °C inaktiviert. Die Lösung wird bei 4 °C aufbewahrt.

Propidiumiodid-Lösung: Propidiumiodid *R* wird in einer gepufferten Salzlösung pH 7,2 zu einer Konzentration von 1 mg · ml^{-1} gelöst. Diese Stammlösung wird bei 2 bis 8 °C gelagert und muss innerhalb von 1 Monat verwendet werden. Für die Wirksamkeitsbestimmung wird die Stammlösung mit Pufferlösung zur Durchflusszytometrie verdünnt, um eine Konzentration von 5 µg · ml^{-1} zu erhalten. Die Lösung wird bei 2 bis 8 °C aufbewahrt und muss innerhalb von 3 h verwendet werden.

Mikrotiterplatten: Für die Herstellung von Immunglobulin-Verdünnungen werden Platten aus Polystyrol oder Polyvinylchlorid mit Vertiefungen mit U- oder V-förmigem Boden ohne Oberflächenbehandlung verwendet.

Micronic-Röhrchen: Die Röhrchen müssen für die Messung mittels Durchflusszytometrie geeignet sein.

Zellsuspension: Unter Zusatz von Gerinnungshemmer wird eine Blutprobe von mindestens einem gesunden Spender genommen. Mononukleäre Zellen aus peripherem Blut (peripheral blood mononuclear cells, PBMC) werden mit Hilfe der Dichtegradientenzentrifugation in Lymphozyten-Trennmedium so isoliert, dass die PBMC eine sichtbar saubere Trennschicht zwischen dem Plasma und dem Trennmedium bilden. Die Schicht, die die Zellen enthält, wird entnommen, in Zentrifugenröhrchen mit gepufferter Salzlösung pH 7,2 pipettiert und anschließend 10 min lang bei 2 bis 8 °C und 400 *g* zentrifugiert. Die überstehende Flüssigkeit wird verworfen. Das Zellsediment wird in Pufferlösung zur Durchflusszytometrie aufgenommen. Zentrifugation und Resuspensionsvorgang werden 2-mal wiederholt. Nach der dritten Zentrifugation wird das Zellsediment in 1 ml Pufferlösung zur Durchflusszytometrie resuspendiert. Anzahl und Vitalität der Zellen werden mit einem Hämozytometer bestimmt, eine Lebensfähigkeit der Zellen von mindestens 90 Prozent ist erforderlich. Die Konzentration der Zellen wird durch Zusatz von Pufferlösung zur Durchflusszytometrie auf 7 · 10^6 Zellen je Milliliter eingestellt. Die Zellsuspension wird bei 4 °C aufbewahrt und muss innerhalb von 12 h verwendet werden.

Falls erforderlich kann das erste PBMC-Sediment in gepufferter Salzlösung pH 7,2, die 20 Prozent fetales Kälberserum enthält, resuspendiert und über Nacht bei 2 °C aufbewahrt werden. Die Lösung wird 10 min lang bei 2 bis 8 °C und 400 *g* zentrifugiert. Die überstehende Flüssigkeit wird verworfen. Das Zellsediment wird in Pufferlösung zur Durchflusszytometrie suspendiert. Anzahl und Vitalität der Zellen werden mit einem Hämozytometer bestimmt, eine Lebensfähigkeit der Zellen von mindestens 90 Prozent ist erforderlich. Die Konzentration der Zellen wird durch Zusatz von Pufferlösung zur Durchflusszytometrie auf $7 \cdot 10^6$ Zellen je Milliliter eingestellt.

Die Zellen können ebenfalls sofort eingefroren oder mit dem nachfolgenden Verfahren in Stickstoff gelagert werden.

Pufferlösung zum Einfrieren: 20 ml Zellkulturmedium werden mit 25 ml fetalem Kälberserum und 5 ml Dimethylsulfoxid (DMSO) versetzt. Die Lösung wird bei 2 bis 8 °C aufbewahrt und muss innerhalb von 3 h verwendet werden.

$20 \cdot 10^6$ Zellen je Ampulle werden eingefroren. Diese Ampullen werden in flüssigem Stickstoff gelagert.

Pufferlösung zum Auftauen: 450 ml Zellkulturmedium werden mit 50 ml fetalem Kälberserum versetzt. Die Lösung wird bei 2 bis 8 °C aufbewahrt und muss innerhalb von 3 h verwendet werden.

Die Ampullen werden im Wasserbad von 37 °C unter Schütteln aufgetaut. Die Zellen werden in der Pufferlösung zum Auftauen resuspendiert und 10 min lang bei 2 bis 8 °C und 200 *g* zentrifugiert. Die überstehende Flüssigkeit wird verworfen. Das Zellsediment wird in Pufferlösung zur Durchflusszytometrie suspendiert. Zentrifugation und Resuspensionsvorgang werden einmal wiederholt. Nach der zweiten Zentrifugation wird das Zellsediment in 1 ml Pufferlösung zur Durchflusszytometrie resuspendiert. Anzahl und Vitalität der Zellen werden mit einem Hämozytometer bestimmt, eine Lebensfähigkeit der Zellen von mindestens 90 Prozent ist erforderlich. Die Konzentration der Zellen wird durch Zusatz von Pufferlösung zur Durchflusszytometrie auf $7 \cdot 10^6$ Zellen je Milliliter eingestellt. Die Zellsuspension wird bei 4 °C aufbewahrt und muss innerhalb von 3 h verwendet werden.

Untersuchungslösungen: Gefriergetrocknete Zubereitungen werden wie in der Beschriftung angegeben rekonstituiert. 3 unabhängige Verdünnungsreihen mit jeweils mindestens 7 Verdünnungen werden hergestellt. Als Verdünnungsmittel wird Pufferlösung zur Durchflusszytometrie verwendet.

Referenzlösungen: Gefriergetrocknete Zubereitungen werden wie in der Gebrauchsanweisung angegeben rekonstituiert. 3 unabhängige Verdünnungsreihen mit jeweils mindestens 7 Verdünnungen werden hergestellt. Als Verdünnungsmittel wird Pufferlösung zur Durchflusszytometrie verwendet.

In die Vertiefungen einer Mikrotiterplatte werden jeweils 75 µl der Verdünnungen der Untersuchungslösung oder der Referenzlösung pipettiert. 25 µl der Suspension von PBMC und anschließend 25 µl Kaninchen-Komplement werden in jede Vertiefung pipettiert. Die Platte wird 30 min lang bei 37 °C inkubiert.

Die Mikrotiterplatte wird 8 min lang bei 4 °C und 200 *g* zentrifugiert. Die überstehende Flüssigkeit wird verworfen. Anschließend wird die Mikrotiterplatte auf Eis gelegt. Die Vorbereitung zur Messung in der Durchflusszytometrie wird mit einer begrenzten Anzahl an Vertiefungen schrittweise so durchgeführt, dass die Messung nach Markierung mit Propidiumiodid *R* innerhalb einer festgelegten Zeitspanne möglich ist. Die Zellsedimente einer begrenzten Anzahl von Vertiefungen werden vorsichtig mit je 200 µl einer Lösung von Propidiumiodid *R* resuspendiert. Die Suspensionen werden in Röhrchen überführt, die 10 min lang bei 25 °C inkubiert und anschließend sofort auf Eis gelegt werden.

Die Fluoreszenzmessung wird in einem Durchflusszytometer durchgeführt. Ein Bereich aller propidiumiodidpositiven Zellen wird auf Grund von Vorwärtsstreulicht (Forward-Scattered, FSC) und Fluoreszenz (FL2 oder FL3 für Propidiumiodid) definiert. Der Prozentgehalt an propidiumiodidpositiven Zellen wird gemessen, ohne eine Eingrenzung zu setzen, aber unter Ausschluss der Zelltrümmer. Mindestens 3000 Zellen für jede Untersuchungs- und Referenzlösung werden analysiert.

Die Aktivität der Zubereitung wird aus dem Prozentsatz der toten Zellen berechnet. Die Aktivität wird ausgedrückt als Konzentration in Milligramm je Milliliter, die erforderlich ist, um 50 Prozent Zytotoxizität hervorzurufen. Dazu werden die mit der Untersuchungs- und der Referenzlösung erhaltenen Messwerte unter Verwendung eines 4-Parameter-Modells (siehe „5.3 Statistische Auswertung der Ergebnisse biologischer Wertbestimmungen und Reinheitsprüfungen") und einer geeigneten Software an eine sigmoide Dosis-Wirkungskurve angepasst. Die Prüfung ist nur gültig, wenn die untere Asymptote einem Prozentanteil an propidiumiodidpositiven Zellen von weniger als 15 Prozent und die obere Asymptote einem Prozentanteil von mindestens 80 Prozent entspricht.

Die ermittelte Aktivität muss mindestens 70 und darf höchstens 130 Prozent der für das bestimmte Produkt zugelassenen Aktivität betragen.

Die Vertrauensgrenzen ($P = 0{,}95$) für die ermittelte Wirksamkeit müssen mindestens 80 und dürfen höchstens 125 Prozent betragen.

Lagerung

Vor Licht geschützt, bei der in der Beschriftung angegebenen Temperatur

Verfallsdatum: Das Verfallsdatum wird vom Beginn der Bestimmung der Wirksamkeit an berechnet.

Beschriftung

Die Beschriftung gibt an,
- für flüssige Zubereitungen Volumen der Zubereitung im Behältnis und Proteingehalt
- für gefriergetrocknete Zubereitungen,
  - Name und Volumen der Flüssigkeit, die zum Rekonstituieren zugesetzt werden muss
  - Proteinmenge im Behältnis
  - dass die Zubereitung unmittelbar nach Rekonstituieren verwendet werden muss
  - zum vollständigen Lösen benötigte Zeit

- Tierart, von der das Immunglobulin stammt
- falls zutreffend, Name und Gehalt an Stabilisator
- vor Verwendung herzustellende Verdünnung.

4.08/2096

Argininaspartat

Arginini aspartas

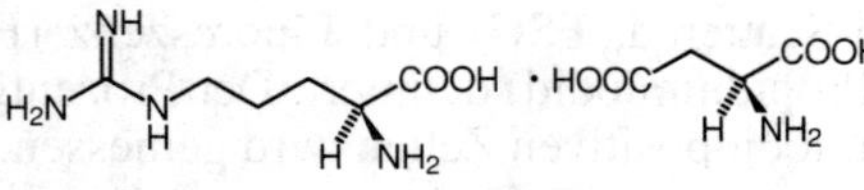

$C_{10}H_{21}N_5O_6$ M_r 307,3

Definition

(2*S*)-2-Amino-5-guanidinopentansäure-(2*S*)-2-amino-butandioat

Gehalt: 99,0 bis 101,0 Prozent (getrocknete Substanz)

Eigenschaften

Aussehen: Körner oder Pulver, weiß

Löslichkeit: sehr leicht löslich in Wasser, praktisch unlöslich in Dichlormethan und Ethanol

Prüfung auf Identität

A. Die Substanz entspricht der Prüfung „Spezifische Drehung“ (siehe „Prüfung auf Reinheit“).

B. IR-Spektroskopie (2.2.24)

Vergleich: Argininaspartat *CRS*

C. Die bei der Prüfung „Mit Ninhydrin nachweisbare Substanzen“ (siehe „Prüfung auf Reinheit“) erhaltenen Chromatogramme werden ausgewertet.

Ergebnis: Die 2 Hauptflecke im Chromatogramm der Untersuchungslösung b entsprechen in Bezug auf Lage, Farbe und Größe den 2 Hauptflecken im Chromatogramm der Referenzlösung a.

Prüfung auf Reinheit

Prüflösung: 5,0 g Substanz werden in kohlendioxidfreiem Wasser *R* zu 50 ml gelöst.

Aussehen der Lösung: Die Prüflösung muss klar (2.2.1) und darf nicht stärker gefärbt sein als die Farbvergleichslösung G_7 (2.2.2, Methode II).

pH-Wert (2.2.3): 6,0 bis 7,0, an der Prüflösung bestimmt

Spezifische Drehung (2.2.7): +25 bis +27 (getrocknete Substanz)

2,50 g Substanz werden in verdünnter Salzsäure *R* zu 25,0 ml gelöst.

Mit Ninhydrin nachweisbare Substanzen: Dünnschichtchromatographie (2.2.27)

Untersuchungslösung a: 0,20 g Substanz werden in Wasser *R* zu 10 ml gelöst.

Untersuchungslösung b: 1 ml Untersuchungslösung a wird mit Wasser *R* zu 10 ml verdünnt.

Referenzlösung a: 25 mg Arginin *R* und 25 mg Asparaginsäure *R* werden in Wasser *R* zu 25 ml gelöst.

Referenzlösung b: 2 ml Referenzlösung a werden mit Wasser *R* zu 50 ml verdünnt.

Platte: DC-Platte mit Kieselgel G *R*

Fließmittel: Ammoniak-Lösung *R*, 1-Propanol *R* (36:64 *V/V*)

Auftragen: 5 µl

Laufstrecke: 2/3 der Platte

Trocknen: 10 min lang bei 100 bis 105 °C

Detektion: Die Platte wird mit Ninhydrin-Lösung *R* besprüht und anschließend 10 min lang bei 100 bis 105 °C erhitzt.

Eignungsprüfung: Referenzlösung b
- Das Chromatogramm muss deutlich voneinander getrennt 2 Hauptflecke zeigen.

Grenzwert: Untersuchungslösung a
- Jede Verunreinigung: Kein Nebenfleck darf größer oder stärker gefärbt sein als jeder der 2 Hauptflecke im Chromatogramm der Referenzlösung b (0,2 Prozent).

Chlorid (2.4.4): höchstens 200 ppm

2,5 ml Prüflösung werden mit Wasser *R* zu 15 ml verdünnt.

Sulfat (2.4.13): höchstens 300 ppm

0,5 g Substanz werden mit 2,5 ml verdünnter Salzsäure *R* versetzt. Die Mischung wird mit destilliertem Wasser *R* zu 15 ml verdünnt. Die Auswertung erfolgt nach 30 min.

Ammonium (2.4.1): höchstens 100 ppm, mit 0,100 g Substanz bestimmt

Schwermetalle (2.4.8): höchstens 20 ppm

12 ml Prüflösung müssen der Grenzprüfung A entsprechen. Zur Herstellung der Referenzlösung wird die Blei-Lösung (2 ppm Pb) *R* verwendet.

Trocknungsverlust (2.2.32): höchstens 0,5 Prozent, mit 1,000 g Substanz durch 24 h langes Trocknen im Trockenschrank bei 60 °C bestimmt

Sulfatasche (2.4.14): höchstens 0,1 Prozent, mit 1,0 g Substanz bestimmt

Gehaltsbestimmung

80,0 mg Substanz, in 2 ml wasserfreier Ameisensäure *R* gelöst, werden mit 50 ml wasserfreier Essigsäure *R* versetzt und mit Perchlorsäure ($0,1 \text{ mol} \cdot l^{-1}$) titriert. Der Endpunkt wird mit Hilfe der Potentiometrie (2.2.20) bestimmt.

1 ml Perchlorsäure ($0,1 \text{ mol} \cdot l^{-1}$) entspricht 10,24 mg $C_{10}H_{21}N_5O_6$.

4.08/2086

Asparagin-Monohydrat

Asparaginum monohydricum

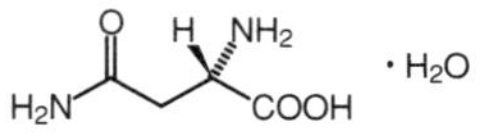

$C_4H_8N_2O_3 \cdot H_2O$ M_r 150,1

Definition

(2*S*)-2,4-Diamino-4-oxobutansäure-Monohydrat

Gehalt: 99,0 bis 101,0 Prozent (getrocknete Substanz)

Eigenschaften

Aussehen: weißes, kristallines Pulver oder farblose Kristalle

Löslichkeit: schwer löslich in Wasser, praktisch unlöslich in Dichlormethan und Ethanol

Prüfung auf Identität

1: A, B
2: A, C

A. Die Substanz entspricht der Prüfung „Spezifische Drehung" (siehe „Prüfung auf Reinheit").

B. IR-Spektroskopie (2.2.24)

Vergleich: Asparagin-Monohydrat *CRS*

C. Die bei der Prüfung „Mit Ninhydrin nachweisbare Substanzen" (siehe „Prüfung auf Reinheit") erhaltenen Chromatogramme werden ausgewertet.

Ergebnis: Der Hauptfleck im Chromatogramm der Untersuchungslösung b entspricht in Bezug auf Lage, Farbe und Größe dem Hauptfleck im Chromatogramm der Referenzlösung c.

Prüfung auf Reinheit

Prüflösung: 2,0 g Substanz werden unter Erwärmen in kohlendioxidfreiem Wasser *R* zu 100 ml gelöst.

Aussehen der Lösung: Die Prüflösung muss klar (2.2.1) und farblos (2.2.2, Methode II) sein.

pH-Wert (2.2.3): 4,0 bis 6,0, an der Prüflösung bestimmt

Spezifische Drehung (2.2.7): +33,7 bis +36,0 (getrocknete Substanz)

2,50 g Substanz werden in einer Lösung von Salzsäure *R* ($309,0 \text{ g} \cdot l^{-1}$) zu 25,0 ml gelöst.

Mit Ninhydrin nachweisbare Substanzen: Dünnschichtchromatographie (2.2.27)

Untersuchungslösung a: 0,25 g Substanz werden in Wasser *R* unter Erwärmen auf höchstens 40 °C zu 10 ml gelöst.

Untersuchungslösung b: 1 ml Untersuchungslösung a wird mit Wasser *R* zu 10 ml verdünnt.

Referenzlösung a: 1,0 ml Untersuchungslösung a wird mit Wasser *R* zu 200 ml verdünnt.

Referenzlösung b: 25 mg Glutaminsäure *R* werden in Wasser *R* gelöst. Die Lösung wird mit 1 ml Untersuchungslösung a versetzt und mit Wasser *R* zu 10 ml verdünnt.

Referenzlösung c: 25 mg Asparagin-Monohydrat *CRS* werden in Wasser *R* zu 10 ml gelöst.

Platte: DC-Platte mit Kieselgel G *R*

Fließmittel: Essigsäure 99 % *R*, Wasser *R*, 1-Butanol *R* (25:25:50 *V/V/V*)

Auftragen: 5 µl

Laufstrecke: 1/2 der Platte

Trocknen: 15 min lang bei 110 °C

Detektion: Die Platte wird mit Ninhydrin-Lösung *R* besprüht und anschließend 10 min lang bei 110 °C erhitzt.

Eignungsprüfung: Referenzlösung b
– Das Chromatogramm muss deutlich voneinander getrennt 2 Hauptflecke zeigen.

Grenzwert: Untersuchungslösung a
– Jede Verunreinigung: Kein Nebenfleck darf größer oder stärker gefärbt sein als der Hauptfleck im Chromatogramm der Referenzlösung a (0,5 Prozent).

Chlorid (2.4.4): höchstens 200 ppm

12,5 ml Prüflösung werden mit Wasser *R* zu 15 ml verdünnt.

Sulfat (2.4.13): höchstens 200 ppm

0,75 g Substanz werden mit 2,5 ml verdünnter Salzsäure *R* versetzt. Die Mischung wird mit destilliertem

Wasser *R* zu 15 ml verdünnt. Die Auswertung erfolgt nach 30 min.

Ammonium (2.4.1, Methode B): höchstens 0,1 Prozent, mit 10 mg Substanz bestimmt

Eisen (2.4.9): höchstens 10 ppm

1,0 g Substanz wird in verdünnter Salzsäure *R* zu 10 ml gelöst. Die Lösung wird 3-mal 3 min lang mit jeweils 10 ml Isobutylmethylketon *R* 1 ausgeschüttelt. Die vereinigten organischen Phasen werden 3 min lang mit 10 ml Wasser *R* gewaschen. Die wässrige Phase muss der Grenzprüfung auf Eisen entsprechen.

Schwermetalle (2.4.8): höchstens 10 ppm

2,0 g Substanz werden, falls erforderlich unter Erwärmen, in einer Mischung von 3 ml verdünnter Salzsäure *R* und 15 ml Wasser *R* gelöst. Die Lösung wird mit Wasser *R* zu 20 ml verdünnt. 12 ml dieser Lösung müssen der Grenzprüfung A entsprechen. Zur Herstellung der Referenzlösung wird die Blei-Lösung (1 ppm Pb) *R* verwendet.

Trocknungsverlust (2.2.32): 10,5 bis 12,5 Prozent, mit 1,000 g Substanz durch 24 h langes Trocknen im Trockenschrank bei 60 °C bestimmt

Sulfatasche (2.4.14): höchstens 0,1 Prozent, mit 1,0 g Substanz bestimmt

Gehaltsbestimmung

0,110 g Substanz, in 5 ml wasserfreier Ameisensäure *R* gelöst, werden mit 50 ml wasserfreier Essigsäure *R* versetzt und mit Perchlorsäure (0,1 mol · l^{-1}) titriert. Der Endpunkt wird mit Hilfe der Potentiometrie (2.2.20) bestimmt.

1 ml Perchlorsäure (0,1 mol · l^{-1}) entspricht 13,21 mg $C_4H_8N_2O_3$.

Verunreinigungen

Spezifizierte Verunreinigungen:
(Beachten Sie den Hinweis zu den „Verunreinigungen" zu Anfang des Bands auf Seite B)

A, B

A. Aspartinsäure

B. Glutaminsäure

4.08/1633

Azelastinhydrochlorid
Azelastini hydrochloridum

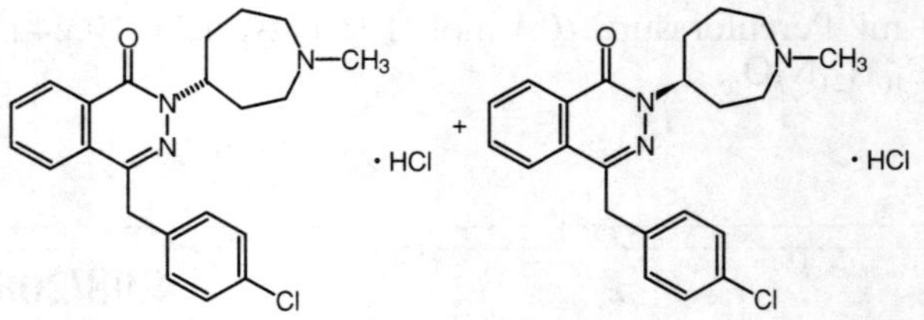

$C_{22}H_{25}Cl_2N_3O$ M_r 418,4

Definition

4-(4-Chlorbenzyl)-2-[(4*RS*)-1-methylhexahydro-1*H*-azepin-4-yl]phthalazin-1(2*H*)-on-hydrochlorid

Gehalt: 99,0 bis 101,0 Prozent (getrocknete Substanz)

Eigenschaften

Aussehen: weißes bis fast weißes, kristallines Pulver

Löslichkeit: wenig löslich in Wasser, löslich in Dichlormethan und wasserfreiem Ethanol

Prüfung auf Identität

A. IR-Spektroskopie (2.2.24)

Vergleich: Azelastinhydrochlorid *CRS*

B. Die Prüflösung (siehe „Prüfung auf Reinheit") gibt die Identitätsreaktion a auf Chlorid (2.3.1).

Prüfung auf Reinheit

Prüflösung: 1,0 g Substanz wird in kohlendioxidfreiem Wasser *R* zu 100 ml gelöst.

Aussehen der Lösung: Die Prüflösung muss klar (2.2.1) und farblos (2.2.2, Methode II) sein.

Sauer oder alkalisch reagierende Substanzen: 10 ml Prüflösung werden mit 0,2 ml Bromthymolblau-Lösung *R* 1 versetzt. Bis zum Farbumschlag dürfen höchstens 0,1 ml Salzsäure (0,01 mol · l^{-1}) oder Natriumhydroxid-Lösung (0,01 mol · l^{-1}) verbraucht werden.

Verwandte Substanzen: Flüssigchromatographie (2.2.29)

Lösungsmittelmischung: Acetonitril *R*, Wasser *R* (45:55 *V/V*)

Untersuchungslösung: 0,125 g Substanz werden in der Lösungsmittelmischung zu 50,0 ml gelöst.

Referenzlösung a: 1,0 ml Untersuchungslösung wird mit der Lösungsmittelmischung zu 100,0 ml verdünnt. 1,0 ml dieser Lösung wird mit der Lösungsmittelmischung zu 10,0 ml verdünnt.

Referenzlösung b: 1 mg Azelastin-Verunreinigung B *CRS*, 1 mg Azelastin-Verunreinigung D *CRS* und 1 mg Azelastin-Verunreinigung E *CRS* werden in der Untersuchungslösung zu 20 ml gelöst.

Säule
- Größe: $l = 0{,}25$ m, $\varnothing = 4{,}6$ mm
- Stationäre Phase: cyanopropylsilyliertes Kieselgel zur Chromatographie *R* (10 µm)
- Temperatur: 30 °C

Mobile Phase: 2,16 g Natriumoctansulfonat *R* und 0,68 g Kaliumdihydrogenphosphat *R* werden in 740 ml Wasser zur Chromatographie *R* gelöst. Die Lösung wird mit Phosphorsäure 10 % *R* auf einen pH-Wert von 3,0 bis 3,1 eingestellt. Anschließend wird diese Lösung mit 260 ml Acetonitril *R* versetzt und gemischt.

Durchflussrate: 2,0 ml · min^{-1}

Detektion: Spektrometer bei 210 nm

Einspritzen: 10 µl

Chromatographiedauer: 2fache Retentionszeit von Azelastin

Relative Retention (bezogen auf Azelastin, t_R etwa 8 bis 9 min)
- Verunreinigung A: etwa 0,2
- Verunreinigung B: etwa 0,3
- Verunreinigung C: etwa 0,4
- Verunreinigung D: etwa 0,6
- Verunreinigung E: etwa 1,4

Eignungsprüfung: Referenzlösung b
- Auflösung: mindestens 4,0 zwischen den Peaks der Verunreinigungen B und D
- Die Peaks der Verunreinigungen D und E sind bis zur Basislinie vom Hauptpeak getrennt.

Grenzwerte
- Korrekturfaktoren: Für die Berechnung der Gehalte werden die Peakflächen folgender Verunreinigungen mit dem entsprechenden Korrekturfaktor multipliziert:
  - Verunreinigung B: 3,6
  - Verunreinigung D: 0,7
  - Verunreinigung E: 2,1
- Verunreinigungen A, B, C, D, E: jeweils nicht größer als die Fläche des Hauptpeaks im Chromatogramm der Referenzlösung a (0,1 Prozent)
- Jede weitere Verunreinigung: jeweils nicht größer als die Fläche des Hauptpeaks im Chromatogramm der Referenzlösung a (0,1 Prozent)
- Summe aller Verunreinigungen: nicht größer als das 2fache der Fläche des Hauptpeaks im Chromatogramm der Referenzlösung a (0,2 Prozent)
- Ohne Berücksichtigung bleiben: Peaks, deren Fläche kleiner ist als das 0,5fache der Fläche des Hauptpeaks im Chromatogramm der Referenzlösung a (0,05 Prozent)

Trocknungsverlust (2.2.32): höchstens 0,5 Prozent, mit 1,000 g Substanz durch Trocknen im Trockenschrank bei 100 bis 105 °C bestimmt

Gehaltsbestimmung

Um ein Überhitzen zu vermeiden, muss das Reaktionsgemisch während der Titration sorgfältig gemischt und die Titration unmittelbar nach Erreichen des Endpunkts abgebrochen werden.

0,300 g Substanz, in 5 ml wasserfreier Ameisensäure *R* gelöst, werden nach Zusatz von 30 ml Acetanhydrid *R* rasch mit Perchlorsäure (0,1 mol · l^{-1}) titriert. Der Endpunkt wird mit Hilfe der Potentiometrie (2.2.20) bestimmt.

1,0 ml Perchlorsäure (0,1 mol · l^{-1}) entspricht 41,84 mg $C_{22}H_{25}Cl_2N_3O$.

Verunreinigungen

Spezifizierte Verunreinigungen:

(Beachten Sie den Hinweis zu den „Verunreinigungen" zu Anfang des Bands auf Seite B)

A, B, C, D, E

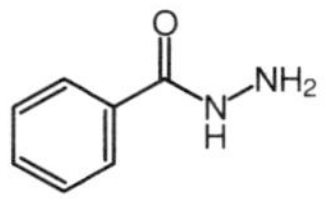

A. Benzoyldiazan
(Benzhydrazid)

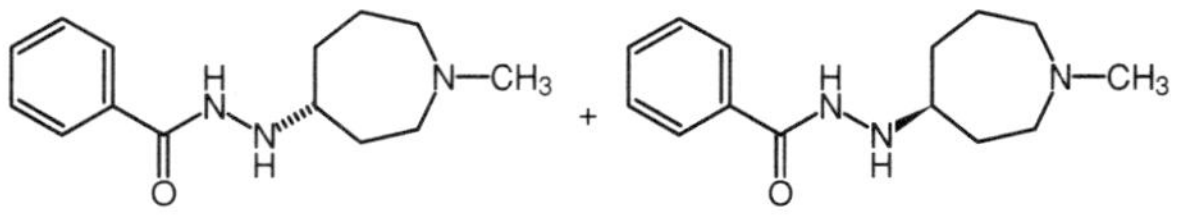

B. 1-Benzoyl-2-[(4*RS*)-1-methylhexahydro-1*H*-azepin-4-yl]diazan

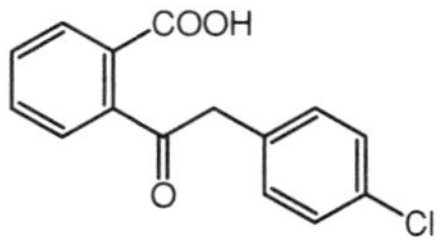

C. 2-[(4-Chlorphenyl)acetyl]benzoesäure

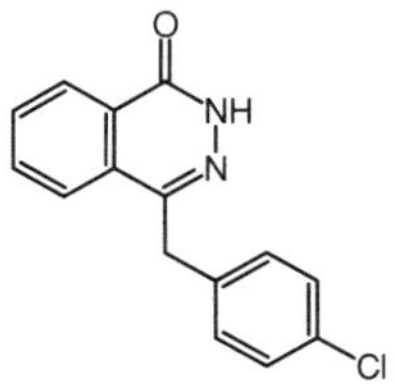

D. 4-(4-Chlorbenzyl)phthalazin-1(2*H*)-on

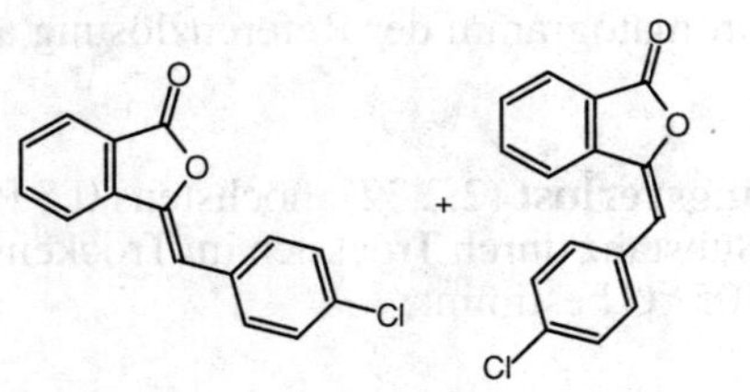

E. 3-(4-Chlorbenzyliden)isobenzofuran-1(3*H*)-on

B

4.08/0706

Bromhexinhydrochlorid

Bromhexini hydrochloridum

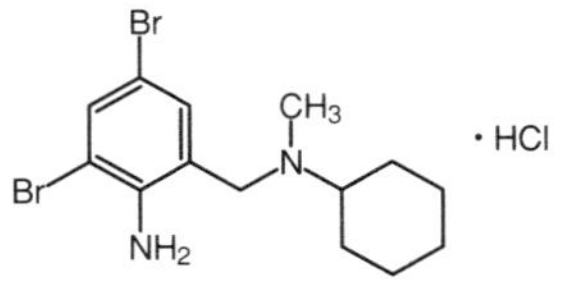

$C_{14}H_{21}Br_2ClN_2$ M_r 412,6

Definition

N-(2-Amino-3,5-dibrombenzyl)-*N*-methylcyclohexan=amin-hydrochlorid

Gehalt: 98,5 bis 101,5 Prozent (getrocknete Substanz)

Eigenschaften

Aussehen: weißes bis fast weißes, kristallines Pulver

Löslichkeit: sehr schwer löslich in Wasser, schwer löslich in Dichlormethan und Ethanol

Die Substanz zeigt Polymorphie.

Prüfung auf Identität

1: A, E
2: B, C, D, E

A. IR-Spektroskopie (2.2.24)

Vergleich: Bromhexinhydrochlorid *CRS*

Wenn die Spektren bei der Prüfung in fester Form unterschiedlich sind, werden Substanz und Referenzsubstanz getrennt in Methanol *R* gelöst. Nach Eindampfen der Lösungen zur Trockne werden mit den Rückständen erneut Spektren aufgenommen.

B. Dünnschichtchromatographie (2.2.27)

Untersuchungslösung: 20 mg Substanz werden in Methanol *R* zu 10 ml gelöst.

Referenzlösung: 20 mg Bromhexinhydrochlorid *CRS* werden in Methanol *R* zu 10 ml gelöst.

Platte: DC-Platte mit Kieselgel F_{254} *R*

Fließmittel: Essigsäure 99 % *R*, Wasser *R*, 1-Butanol *R* (17:17:66 *V/V/V*)

Auftragen: 20 µl

Laufstrecke: 3/4 der Platte

Trocknen: an der Luft

Detektion: im ultravioletten Licht bei 254 nm

Ergebnis: Der Hauptfleck im Chromatogramm der Untersuchungslösung entspricht in Bezug auf Lage und Größe dem Hauptfleck im Chromatogramm der Referenzlösung.

C. Etwa 25 mg Substanz werden in einer Mischung von 1 ml verdünnter Schwefelsäure *R* und 50 ml Wasser *R* gelöst. Die Lösung wird mit 2 ml Dichlormethan *R* und 5 ml Chloramin-T-Lösung *R* versetzt und geschüttelt. In der unteren Phase entwickelt sich eine bräunlich gelbe Färbung.

D. Etwa 1 mg Substanz wird in 3 ml Salzsäure (0,1 mol · l^{-1}) gelöst. Die Lösung gibt die Identitätsreaktion auf primäre aromatische Amine (2.3.1).

E. Etwa 20 mg Substanz werden in 1 ml Methanol *R* gelöst. Die Lösung, mit 1 ml Wasser *R* versetzt, gibt die Identitätsreaktion a auf Chlorid (2.3.1).

Prüfung auf Reinheit

Aussehen der Lösung: Die Lösung muss klar (2.2.1) und darf nicht stärker gefärbt sein als die Farbvergleichslösung G_6 (2.2.2, Methode II).

0,6 g Substanz werden in Methanol *R* zu 20 ml gelöst.

Verwandte Substanzen: Flüssigchromatographie (2.2.29)

Untersuchungslösung: 50 mg Substanz werden in Methanol *R* zu 10,0 ml gelöst.

Referenzlösung a: 5 mg Bromhexin-Verunreinigung C *CRS* werden in Methanol *R* gelöst. Die Lösung wird mit 1,0 ml Untersuchungslösung versetzt und mit Methanol *R* zu 10,0 ml verdünnt.

Referenzlösung b: 1,0 ml Untersuchungslösung wird mit Methanol *R* zu 100,0 ml verdünnt. 1,0 ml dieser Lösung wird mit Methanol *R* zu 10,0 ml verdünnt.

Säule
- Größe: l = 0,12 m, ∅ = 4,6 mm
- Stationäre Phase: nachsilanisiertes, octadecylsilyliertes Kieselgel zur Chromatographie *R* (3 µm)

Mobile Phase: Eine Mischung von 0,50 ml Phosphorsäure 85 % *R* und 950 ml Wasser *R* wird mit Triethylamin *R* (etwa 1,5 ml) auf einen pH-Wert von 7,0 eingestellt und mit Wasser *R* zu 1000 ml verdünnt. 20 Volumteile dieser Lösung werden mit 80 Volumteilen Acetonitril *R* gemischt.

Durchflussrate: 1,0 ml · min^{-1}

Detektion: Spektrometer bei 248 nm

Einspritzen: 10 µl

Chromatographiedauer: 2,5fache Retentionszeit von Bromhexin

Relative Retention (bezogen auf Bromhexin, t_R etwa 11 min)
- Verunreinigung A: etwa 0,1
- Verunreinigung B: etwa 0,2

B

Monographien

– Verunreinigung C: etwa 0,4
– Verunreinigung D: etwa 0,5

Eignungsprüfung: Referenzlösung a
– Auflösung: mindestens 12,0 zwischen den Peaks von Verunreinigung C und Bromhexin

Grenzwerte
– Jede Verunreinigung: jede Peakfläche nicht größer als das 2fache der Fläche des Hauptpeaks im Chromatogramm der Referenzlösung b (0,2 Prozent) und höchstens eine dieser Peakflächen darf größer sein als die des Hauptpeaks im Chromatogramm der Referenzlösung b (0,1 Prozent)
– Summe aller Verunreinigungen: nicht größer als das 3fache der Fläche des Hauptpeaks im Chromatogramm der Referenzlösung b (0,3 Prozent)
– Ohne Berücksichtigung bleiben: Peaks, deren Fläche kleiner ist als das 0,5fache der Fläche des Hauptpeaks im Chromatogramm der Referenzlösung b (0,05 Prozent)

Trocknungsverlust (2.2.32): höchstens 1,0 Prozent, mit 1,000 g Substanz durch Trocknen im Trockenschrank bei 100 bis 105 °C bestimmt

Sulfatasche (2.4.14): höchstens 0,1 Prozent, mit 1,0 g Substanz bestimmt

Gehaltsbestimmung

0,300 g Substanz, in 70 ml Ethanol 96 % *R* gelöst, werden nach Zusatz von 1 ml Salzsäure (0,1 mol · l^{-1}) mit Natriumhydroxid-Lösung (0,1 mol · l^{-1}) titriert. Das zwischen den beiden mit Hilfe der Potentiometrie (2.2.20) bestimmten Wendepunkten zugesetzte Volumen wird abgelesen.

1 ml Natriumhydroxid-Lösung (0,1 mol · l^{-1}) entspricht 41,26 mg $C_{14}H_{21}Br_2ClN_2$.

Lagerung

Vor Licht geschützt

Verunreinigungen

Spezifizierte Verunreinigungen:
(Beachten Sie den Hinweis zu den „Verunreinigungen“ zu Anfang des Bands auf Seite B)

A, B, C, D

Andere bestimmbare Verunreinigungen:

E

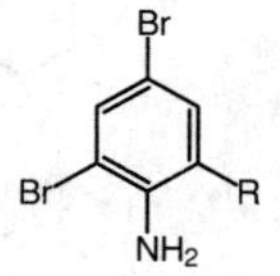

A. R = CH_2OH:
(2-Amino-3,5-dibromphenyl)methanol

B. R = CHO:
2-Amino-3,5-dibrombenzaldehyd

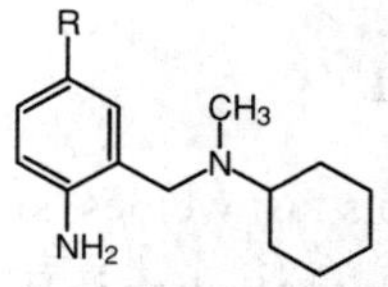

C. R = H:
N-(2-Aminobenzyl)-*N*-methylcyclohexanamin

D. R = Br:
N-(2-Amino-5-brombenzyl)-*N*-methylcyclohexan=
amin

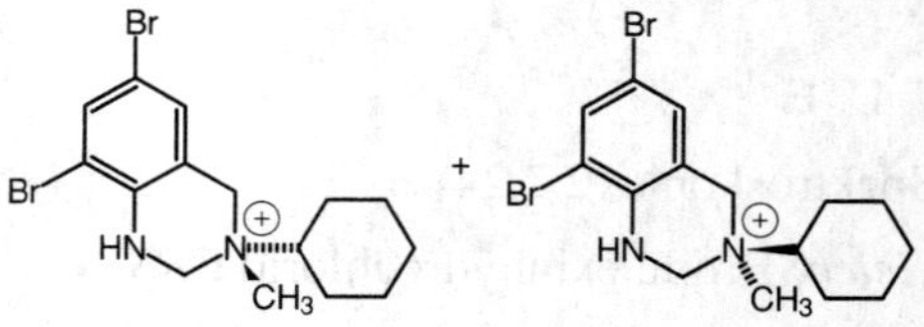

E. (3*RS*)-6,8-Dibrom-3-cyclohexyl-3-methyl-1,2,3,4-tetrahydrochinazolin-3-ium

C

4.08/1632

Celiprololhydrochlorid

Celiprololi hydrochloridum

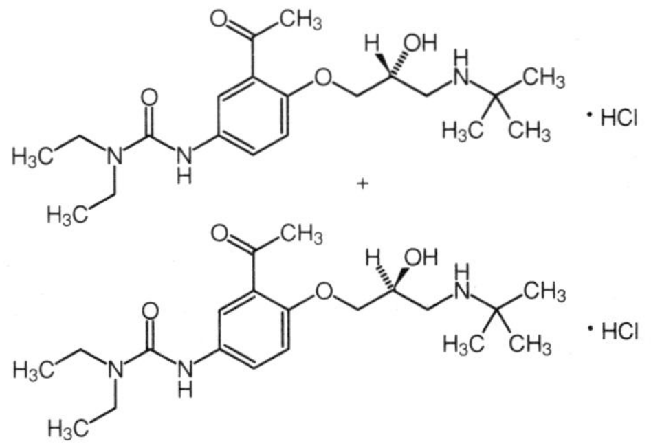

$C_{20}H_{34}ClN_3O_4$ M_r 416,0

Definition

3-[3-Acetyl-4-[(2*RS*)-3-[(1,1-dimethylethyl)amino]-2-hydroxypropoxy]phenyl]-1,1-diethylharnstoff-hydrochlorid

Gehalt: 99,0 bis 101,0 Prozent (getrocknete Substanz)

Eigenschaften

Aussehen: weißes bis sehr schwach gelbes, kristallines Pulver

Löslichkeit: leicht löslich in Wasser und Methanol, löslich in Ethanol, sehr schwer löslich in Dichlormethan

Die Substanz zeigt Polymorphie.

Prüfung auf Identität

A. IR-Spektroskopie (2.2.24)

Vergleich: Celiprololhydrochlorid *CRS*

Wenn die Spektren bei der Prüfung in fester Form unterschiedlich sind, werden Substanz und Referenzsubstanz getrennt in Methanol *R* gelöst. Nach dem Eindampfen der Lösungen zur Trockne werden mit den Rückständen erneut Spektren aufgenommen.

B. Die Substanz gibt die Identitätsreaktion a auf Chlorid (2.3.1).

Prüfung auf Reinheit

Optische Drehung (2.2.7): −0,10 bis +0,10°

1,0 g Substanz wird in Wasser *R* zu 10,0 ml gelöst.

Verwandte Substanzen: Flüssigchromatographie (2.2.29)

Die Lösungen werden unmittelbar vor Gebrauch hergestellt.

Untersuchungslösung: 0,100 g Substanz werden in der mobilen Phase A zu 20,0 ml gelöst.

Referenzlösung a: 2 mg Substanz und 2 mg Acebutololhydrochlorid *R* werden in der mobilen Phase A zu 50,0 ml gelöst.

Referenzlösung b: 10 mg Substanz werden in 2 ml mobiler Phase A gelöst. Die Lösung wird 24 h lang stehen gelassen. (Die Lösung wird für die Identifizierung der Verunreinigung A verwendet.)

Referenzlösung c: 1,0 ml Untersuchungslösung wird mit der mobilen Phase A zu 100,0 ml verdünnt. 1,0 ml dieser Lösung wird mit der mobilen Phase A zu 10,0 ml verdünnt.

Referenzlösung d: 10 mg Celiprolol zur Peak-Identifizierung *CRS* werden in der mobilen Phase A zu 2 ml gelöst.

Referenzlösung e: Diese Lösung wird nur bei Bedarf (siehe nachstehend) hergestellt und zur Identifizierung der Verunreinigung I verwendet, die gleichzeitig mit der Verunreinigung H eluiert wird. (Diese 2 Verunreinigungen stammen von unterschiedlichen Synthesewegen.) 2 mg Celiprolol-Verunreinigung I *CRS* werden in der mobilen Phase A zu 20 ml gelöst. 1,0 ml Lösung wird mit der mobilen Phase A zu 10,0 ml verdünnt.

Säule
- Größe: l = 0,15 m, ∅ = 4,6 mm
- Stationäre Phase: octylsilyliertes Kieselgel zur Chromatographie *R* (5 µm)
- Temperatur: 30 °C

Mobile Phase
- Mobile Phase A: 91 ml Tetrahydrofuran *R*, 63 ml Acetonitril *R* 1, 0,6 ml Pentafluorpropansäure *R* und 0,2 ml Trifluoressigsäure *R* werden gemischt. Die Mischung wird mit Wasser *R* zu 1000 ml verdünnt.
- Mobile Phase B: Acetonitril *R* 1

Zeit (min)	Mobile Phase A (% *V/V*)	Mobile Phase B (% *V/V*)
0 – 50	100 → 80	0 → 20
50 – 51	80 → 100	20 → 0
51 – 65	100	0

Durchflussrate: 1,4 ml · min^{-1}

Detektion: Spektrometer bei 232 nm

Einspritzen: 10 µl

Relative Retention (bezogen auf Celiprolol, t_R etwa 10 min)
- Verunreinigung A: etwa 0,3
- Verunreinigung D: etwa 0,7
- Verunreinigung G: etwa 1,2
- Verunreinigung B: etwa 1,4
- Verunreinigung F: etwa 1,6
- Verunreinigung C: etwa 2,2

- Verunreinigung H oder I: etwa 2,5
- Verunreinigung E: etwa 3,9

Eignungsprüfung: Referenzlösung a
- Auflösung: mindestens 4,0 zwischen den Peaks von Celiprolol und Acebutolol

Grenzwerte: Die Peaks der Verunreinigungen B, E und F werden mit Hilfe des mitgelieferten Chromatogramms von Celiprolol zur Peak-Identifizierung *CRS* und des Chromatogramms der Referenzlösung d identifiziert.
- Korrekturfaktoren: Für die Berechnung der Gehalte werden die Peakflächen folgender Verunreinigungen mit dem entsprechenden Korrekturfaktor multipliziert:
  - Verunreinigung A: 4,0
  - Verunreinigung B: 1,5
  - Verunreinigung E: 2,3
  - Verunreinigung F: 0,5
  - Verunreinigung I: 1,7
- Jede Verunreinigung: jede Peakfläche nicht größer als das 2fache der Fläche des Hauptpeaks im Chromatogramm der Referenzlösung c (0,2 Prozent) und höchstens eine dieser Peakflächen größer als die Fläche des Hauptpeaks im Chromatogramm der Referenzlösung c (0,1 Prozent)
- Summe aller Verunreinigungen: nicht größer als das 5fache der Fläche des Hauptpeaks im Chromatogramm der Referenzlösung c (0,5 Prozent)
- Falls einer der vorstehend beschriebenen Grenzwerte überschritten wird und falls ein Peak mit einer relativen Retention von etwa 2,5 auftritt (Verunreinigung H oder I), muss dieser Peak durch Aufzeichnen eines UV-Spektrums mit Hilfe eines Dioden-Array-Detektors identifiziert werden. Falls dieses Spektrum nicht mit dem der Referenzlösung e identisch ist, muss die Peakfläche nicht mit dem Korrekturfaktor multipliziert werden.
- Ohne Berücksichtigung bleiben: Peaks, deren Fläche kleiner ist als das 0,5fache der Fläche des Hauptpeaks im Chromatogramm der Referenzlösung c (0,05 Prozent)

Trocknungsverlust (2.2.32): höchstens 0,5 Prozent, mit 1,000 g Substanz durch 3 h langes Trocknen im Trockenschrank bei 100 bis 105 °C bestimmt

Gehaltsbestimmung

0,350 g Substanz, unter Stickstoffatmosphäre in 50 ml Ethanol 96 % *R* gelöst, werden nach Zusatz von 1,0 ml Salzsäure (0,1 mol · l^{-1}) mit Natriumhydroxid-Lösung (0,1 mol · l^{-1}) titriert. Das zwischen den beiden mit Hilfe der Potentiometrie (2.2.20) bestimmten Wendepunkten zugesetzte Volumen wird abgelesen.

1 ml Natriumhydroxid-Lösung (0,1 mol · l^{-1}) entspricht 41,60 mg $C_{20}H_{34}ClN_3O_4$.

Lagerung

Vor Licht geschützt

Verunreinigungen

Spezifizierte Verunreinigungen:
(Beachten Sie den Hinweis zu den „Verunreinigungen" zu Anfang des Bands auf Seite B)

A, B, C, D, E, F, G, H, I

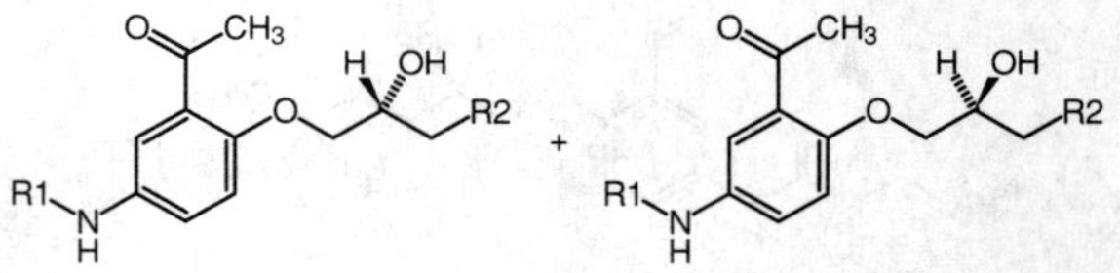

A. R1 = H, R2 = NH–C(CH_3)$_3$:
1-[5-Amino-2-[(2*RS*)-3-[(1,1-dimethylethyl)amino]-2-hydroxypropoxy]phenyl]ethanon

C. R1 = CO–NH–C(CH_3)$_3$, R2 = NH–C(CH_3)$_3$:
1-[3-Acetyl-4-[(2*RS*)-3-[(1,1-dimethylethyl)amino]-2-hydroxypropoxy]phenyl]-3-(1,1-dimethylethyl)harnstoff

D. R1 = CO–N(C_2H_5)$_2$, R2 = N(C_2H_5)$_2$:
3-[3-Acetyl-4-[(2*RS*)-3-(diethylamino)-2-hydroxypropoxy]phenyl]-1,1-diethylharnstoff

H. R1 = CO–N(C_2H_5)$_2$, R2 = Br:
3-[3-Acetyl-4-[(2*RS*)-3-brom-2-hydroxypropoxy]phenyl]-1,1-diethylharnstoff
(Bromhydrin-Verbindung)

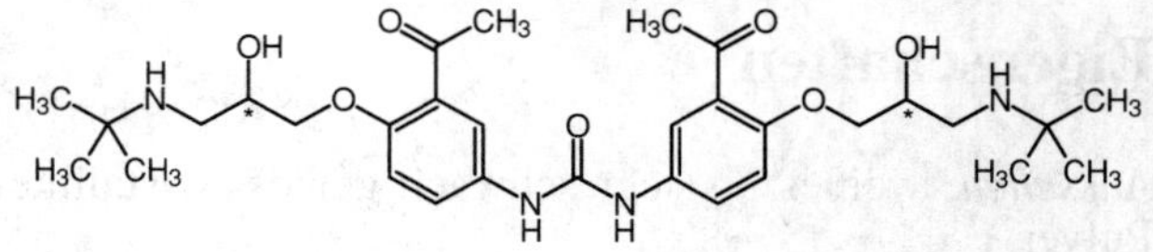

B. 1,3-Bis[3-acetyl-4-[3-[(1,1-dimethylethyl)amino]-2-hydroxypropoxy]phenyl]harnstoff

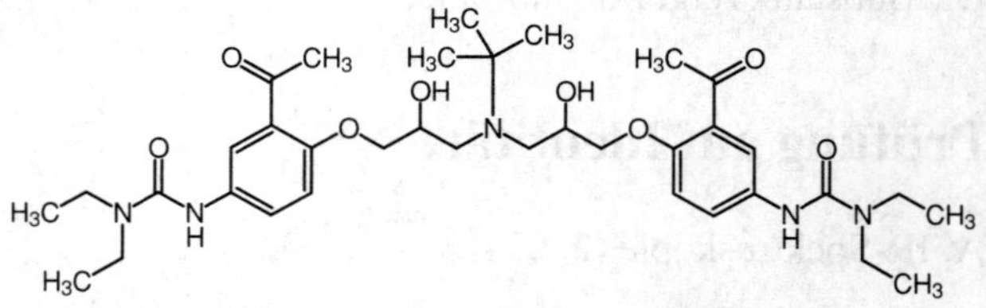

E. 1,1′-[[(1,1-Dimethylethyl)imino]bis[(2-hydroxypropan-1,3-diyl)oxy(3-acetyl-1,4-phenylen)]]bis(3,3-diethylharnstoff)

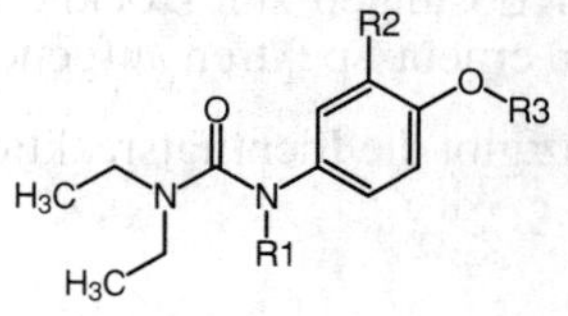

F. R1 = R3 = H, R2 = CO–CH_3:
3-(3-Acetyl-4-hydroxyphenyl)-1,1-diethylharnstoff

I. R1 = CO–CH_3, R2 = H, R3 = C_2H_5:
1-Acetyl-1-(4-ethoxyphenyl)-3,3-diethylharnstoff

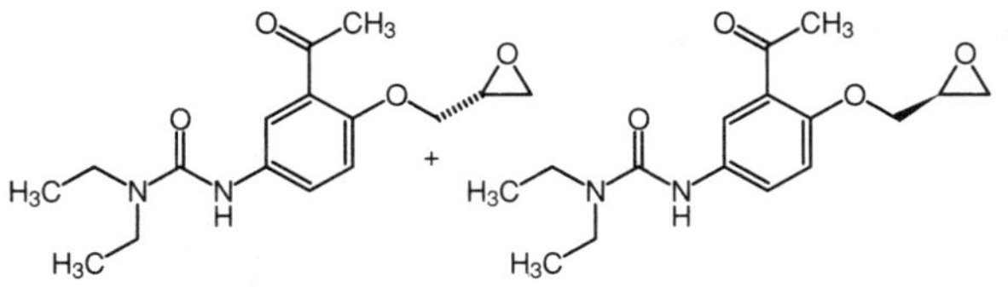

G. 3-[3-Acetyl-4-[[(*RS*)-oxiranyl]methoxy]phenyl]-1,1-diethylharnstoff

4.08/0994

Ciclosporin

Ciclosporinum

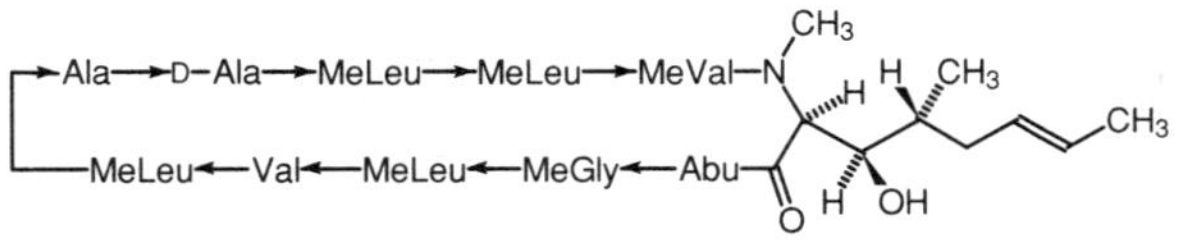

$C_{62}H_{111}N_{11}O_{12}$ M_r 1203

Definition

Ciclosporin enthält mindestens 98,5 und höchstens 101,5 Prozent Cyclo[[(2*S*,3*R*,4*R*,6*E*)-3-hydroxy-4-methyl-2-(methylamino)oct-6-enoyl]-L-2-aminobutanoyl-*N*-methylglycyl-*N*-methyl-L-leucyl-L-valyl-*N*-methyl-L-leucyl-L-alanyl-D-alanyl-*N*-methyl-L-leucyl-*N*-methyl-L-leucyl-*N*-methyl-L-valyl], berechnet auf die getrocknete Substanz. Ciclosporin wird aus *Beauveria nivea* (*Tolypocladium inflatum* Gams) gewonnen oder durch andere Verfahren hergestellt.

Eigenschaften

Weißes bis fast weißes Pulver; praktisch unlöslich in Wasser, leicht löslich in Dichlormethan und wasserfreiem Ethanol

Prüfung auf Identität

A. Die Prüfung erfolgt mit Hilfe der IR-Spektroskopie (2.2.24) durch Vergleich des Spektrums der Substanz mit dem von Ciclosporin *CRS*.

B. Die unter „Gehaltsbestimmung" erhaltenen Chromatogramme werden ausgewertet. Der Hauptpeak im Chromatogramm der Untersuchungslösung entspricht in Bezug auf die Retentionszeit dem Hauptpeak im Chromatogramm der Referenzlösung a.

Prüfung auf Reinheit

Aussehen der Lösung: 1,5 g Substanz werden in wasserfreiem Ethanol *R* zu 15 ml gelöst. Die Lösung muss klar (2.2.1) und darf nicht stärker gefärbt sein als die Farbvergleichslösung G_5, BG_5 oder R_7 (2.2.2, Methode II).

Spezifische Drehung (2.2.7): 0,125 g Substanz werden in Methanol *R* zu 25,0 ml gelöst. Die spezifische Drehung muss zwischen –185 und –193 liegen, berechnet auf die getrocknete Substanz.

Verwandte Substanzen: Die Prüfung erfolgt mit Hilfe der Flüssigchromatographie (2.2.29) wie unter „Gehaltsbestimmung" beschrieben.

Untersuchungslösung und Referenzlösung b werden eingespritzt. Die Chromatographie erfolgt über eine Dauer, die der 1,7fachen Retentionszeit des Hauptpeaks entspricht. Die Fläche eines im Chromatogramm der Untersuchungslösung auftretenden Peaks, mit Ausnahme der des Hauptpeaks, darf nicht größer sein als das 0,7fache der Fläche des Hauptpeaks im Chromatogramm der Referenzlösung b (0,7 Prozent). Die Summe aller Peakflächen, mit Ausnahme der des Hauptpeaks, darf nicht größer sein als das 1,5fache der Fläche des Hauptpeaks im Chromatogramm der Referenzlösung b (1,5 Prozent). Lösungsmittelpeaks und Peaks, deren Fläche kleiner ist als das 0,05fache der Fläche des Hauptpeaks im Chromatogramm der Referenzlösung b, werden nicht berücksichtigt.

Schwermetalle (2.4.8): Der bei der Prüfung „Trocknungsverlust" erhaltene Rückstand muss der Grenzprüfung C entsprechen (20 ppm). Zur Herstellung der Referenzlösung werden 2 ml Blei-Lösung (10 ppm Pb) *R* verwendet.

Trocknungsverlust (2.2.32): höchstens 2,0 Prozent, mit 1,000 g Substanz durch 3 h langes Trocknen bei 60 °C und höchstens 15 Pa bestimmt

Sterilität (2.6.1): Ciclosporin zur Herstellung von Parenteralia, das dabei keinem weiteren geeigneten Sterilisationsverfahren unterworfen wird, muss der Prüfung entsprechen.

Bakterien-Endotoxine (2.6.14): weniger als 0,84 I.E. Bakterien-Endotoxine je Milligramm Ciclosporin zur Herstellung von Parenteralia, das dabei keinem weiteren geeigneten Verfahren zur Beseitigung von Bakterien-Endotoxinen unterworfen wird

50 mg Substanz werden in einer Mischung von 280 mg Ethanol 96 % *R* und 650 mg polyethoxyliertem Rizinusöl *R* gelöst und mit Wasser LAL auf die erforderliche Konzentration verdünnt.

Gehaltsbestimmung

Die Prüfung erfolgt mit Hilfe der Flüssigchromatographie (2.2.29).

Untersuchungslösung: 30,0 mg Substanz werden in einer Mischung gleicher Volumteile Acetonitril *R* und Wasser *R* zu 25,0 ml gelöst.

Referenzlösung a: 30,0 mg Ciclosporin *CRS* werden in einer Mischung gleicher Volumteile Acetonitril *R* und Wasser *R* zu 25,0 ml gelöst.

Referenzlösung b: 2,0 ml Referenzlösung a werden mit einer Mischung gleicher Volumteile Acetonitril *R* und Wasser *R* zu 200,0 ml verdünnt.

Referenzlösung c: Der Inhalt einer Durchstechflasche Cyclosporin U *CRS* wird in 1,0 ml einer Mischung gleicher Volumteile Acetonitril *R* und Wasser *R* gelöst. Die Lösung wird mit 1,0 ml Referenzlösung a versetzt.

Die Chromatographie kann durchgeführt werden mit
- einer Säule aus rostfreiem Stahl von 0,25 m Länge und 4 mm innerem Durchmesser, gepackt mit octadecylsilyliertem Kieselgel zur Chromatographie *R* (3 bis 5 µm); Einspritzsystem und Säuleneingang sind durch eine Kapillare aus Stahl von etwa 1 m Länge und 0,25 mm innerem Durchmesser verbunden
- einer Mischung von 1 Volumteil Phosphorsäure 85 % *R*, 50 Volumteilen *tert*-Butylmethylether *R*, 430 Volumteilen Acetonitril *R* und 520 Volumteilen Wasser *R* als mobile Phase bei einer Durchflussrate von etwa 1,5 ml je Minute
- einem Spektrometer als Detektor bei einer Wellenlänge von 210 nm
- einer 20-µl-Probenschleife.

Die Temperatur der Säule und der Kapillare aus Stahl wird bei 80 °C gehalten.

Die Referenzlösung c wird eingespritzt. Die Bestimmung darf nur ausgewertet werden, wenn die Auflösung zwischen den beiden Hauptpeaks zwischen 1,0 und 1,8 liegt. Falls erforderlich wird das Konzentrationsverhältnis von *tert*-Butylmethylether zu Acetonitril geändert. Die Bestimmung darf nur ausgewertet werden, wenn die Retentionszeit des Hauptpeaks 25 bis 30 min beträgt. Falls erforderlich wird das Konzentrationsverhältnis von Acetonitril zu Wasser geändert.

Die Referenzlösung a wird 6-mal eingespritzt. Die Bestimmung darf nur ausgewertet werden, wenn die relative Standardabweichung der Fläche des Hauptpeaks höchstens 1,0 Prozent beträgt.

Die Untersuchungslösung und die Referenzlösung a werden abwechselnd eingespritzt.

Der Prozentgehalt an Ciclosporin wird berechnet.

Lagerung

Dicht verschlossen, vor Licht geschützt

Falls die Substanz steril ist, im sterilen, dicht verschlossenen Behältnis mit Sicherheitsverschluss

Beschriftung

Die Beschriftung gibt, falls zutreffend, an,
- dass die Substanz steril ist
- dass die Substanz frei von Bakterien-Endotoxinen ist.

Verunreinigungen

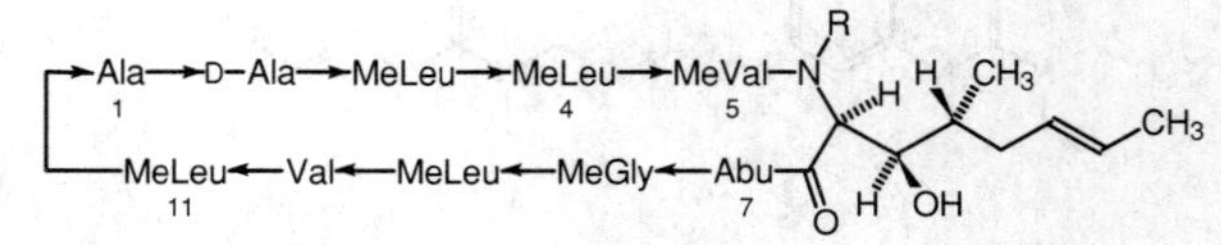

A. Verschiedene Cyclosporine [Unterschiede zu Ciclosporin (R = CH_3: Cyclosporin A)]:
Cyclosporin B [7-L-Ala]
Cyclosporin C [7-L-Thr]
Cyclosporin D [7-L-Val]
Cyclosporin E [5-L-Val]
Cyclosporin G [7-(L-2-aminopentanoyl)]
Cyclosporin H [5-D-MeVal]
Cyclosporin L [R = H]
Cyclosporin T [4-L-Leu]
Cyclosporin U [11-L-Leu]
Cyclosporin V [1-L-Abu]

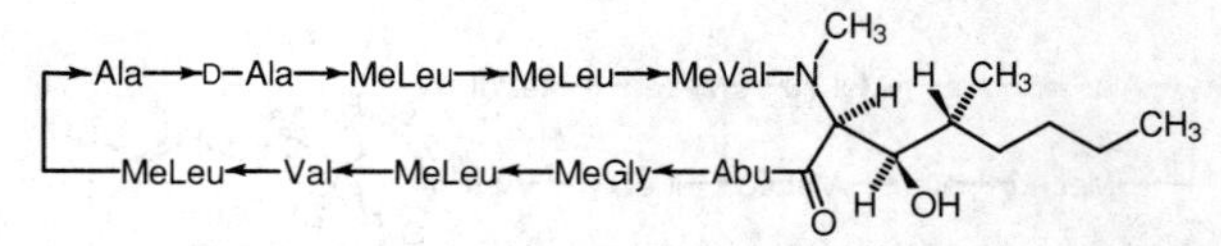

B. [6-[(2*S*,3*R*,4*R*)-3-Hydroxy-4-methyl-2-(methyl=amino)octansäure]]cyclosporin A

C. Isocyclosporin A

4.08/0890

Clonazepam
Clonazepamum

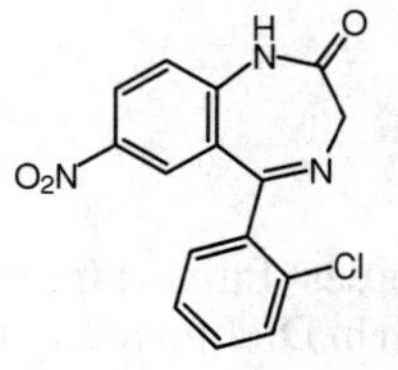

$C_{15}H_{10}ClN_3O_3$ M_r 315,7

Definition

5-(2-Chlorphenyl)-7-nitro-1,3-dihydro-2*H*-1,4-benzodi=azepin-2-on

Gehalt: 99,0 bis 101,0 Prozent (getrocknete Substanz)

Eigenschaften

Aussehen: schwach gelbliches, kristallines Pulver

Löslichkeit: praktisch unlöslich in Wasser, schwer löslich in Ethanol und Methanol

Schmelztemperatur: etwa 239 °C

Prüfung auf Identität

IR-Spektroskopie (2.2.24)

Vergleich: Clonazepam-Referenzspektrum der Ph. Eur.

Prüfung auf Reinheit

Verwandte Substanzen: Flüssigchromatographie (2.2.29)

Die Prüfung ist unter Lichtschutz durchzuführen. Die Lösungen sind unmittelbar vor Gebrauch herzustellen.

Lösungsmittelmischung: Tetrahydrofuran *R*, Methanol *R*, Wasser *R* (10:42:48 *V/V/V*)

Untersuchungslösung: 0,100 g Substanz werden in Methanol *R* zu 20,0 ml gelöst. 1,0 ml Lösung wird mit der Lösungsmittelmischung zu 10,0 ml verdünnt.

Referenzlösung a: 1,0 ml Untersuchungslösung wird mit der Lösungsmittelmischung zu 100,0 ml verdünnt. 1,0 ml dieser Lösung wird mit der Lösungsmittelmischung zu 10,0 ml verdünnt.

Referenzlösung b: 5 mg Substanz und 5 mg Flunitrazepam *R* werden in der Lösungsmittelmischung zu 100,0 ml gelöst.

Referenzlösung c: 1,0 mg Clonazepam-Verunreinigung B *CRS* wird in der Lösungsmittelmischung zu 20,0 ml gelöst. 1,0 ml Lösung wird mit der Lösungsmittelmischung zu 100,0 ml verdünnt.

Säule
- Größe: l = 0,15 m, ∅ = 4,6 mm
- Stationäre Phase: nachsilanisiertes, octylsilyliertes Kieselgel zur Chromatographie *R* (5 µm)

Mobile Phase: eine Mischung von 10 Volumteilen Tetrahydrofuran *R*, 42 Volumteilen Methanol *R* und 48 Volumteilen einer Lösung von Ammoniumphosphat *R* (6,6 g · l^{-1}), die zuvor mit einer Lösung von Natriumhydroxid *R* (40 g · l^{-1}) oder Phosphorsäure 10 % *R* auf einen pH-Wert von 8,0 eingestellt wurde

Durchflussrate: 1,0 ml · min^{-1}

Detektion: Spektrometer bei 254 nm

Einspritzen: 10 µl

Chromatographiedauer: 3fache Retentionszeit von Clonazepam

Relative Retention (bezogen auf Clonazepam, t_R etwa 7 min)
- Verunreinigung B: etwa 2,1
- Verunreinigung A: etwa 2,4

Eignungsprüfung: Referenzlösung b
- Auflösung: mindestens 1,8 zwischen den Peaks von Flunitrazepam und Clonazepam

Grenzwerte
- Verunreinigung A: nicht größer als die Fläche des Hauptpeaks im Chromatogramm der Referenzlösung a (0,1 Prozent)
- Verunreinigung B: nicht größer als die Fläche des Hauptpeaks im Chromatogramm der Referenzlösung c (0,1 Prozent)
- Jede weitere Verunreinigung: jeweils nicht größer als die Fläche des Hauptpeaks im Chromatogramm der Referenzlösung a (0,1 Prozent)
- Summe aller Verunreinigungen: nicht größer als das 2fache der Fläche des Hauptpeaks im Chromatogramm der Referenzlösung a (0,2 Prozent)
- Ohne Berücksichtigung bleiben: Peaks, deren Fläche kleiner ist als das 0,5fache der Fläche des Hauptpeaks im Chromatogramm der Referenzlösung a (0,05 Prozent)

Trocknungsverlust (2.2.32): höchstens 0,5 Prozent, mit 1,000 g Substanz durch 4 h langes Trocknen im Trockenschrank bei 100 bis 105 °C bestimmt

Sulfatasche (2.4.14): höchstens 0,1 Prozent, mit 1,0 g Substanz bestimmt

Gehaltsbestimmung

0,275 g Substanz, in 50 ml Acetanhydrid *R* gelöst, werden mit Perchlorsäure (0,1 mol · l^{-1}) titriert. Der Endpunkt wird mit Hilfe der Potentiometrie (2.2.20) bestimmt.

1 ml Perchlorsäure (0,1 mol · l^{-1}) entspricht 31,57 mg $C_{15}H_{10}ClN_3O_3$.

Lagerung

Vor Licht geschützt

Verunreinigungen

Spezifizierte Verunreinigungen:

(Beachten Sie den Hinweis zu den „Verunreinigungen" zu Anfang des Bands auf Seite B)

A, B

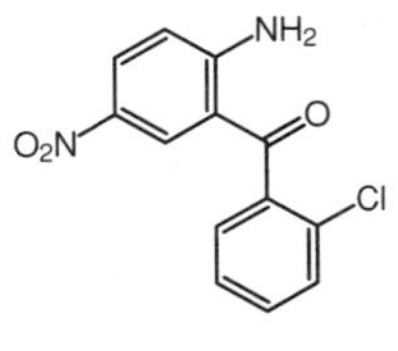

A. (2-Amino-5-nitrophenyl)(2-chlorphenyl)methanon

C

Monographien

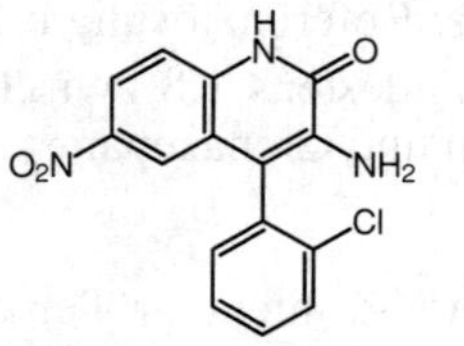

B. 3-Amino-4-(2-chlorphenyl)-6-nitrochinolin-2(1*H*)-on

4.08/0076

Codein
Codeinum

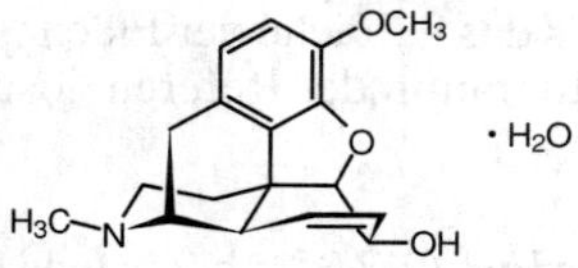

$C_{18}H_{21}NO_3 \cdot H_2O$ M_r 317,4

Definition

7,8-Didehydro-4,5α-epoxy-3-methoxy-17-methylmor=phinan-6α-ol

Gehalt: 99,0 bis 101,0 Prozent (getrocknete Substanz)

Eigenschaften

Aussehen: weißes bis fast weißes, kristallines Pulver oder farblose Kristalle

Löslichkeit: löslich in siedendem Wasser, leicht löslich in Ethanol

Prüfung auf Identität

1: A, C
2: A, B, D, E

A. Schmelztemperatur (2.2.14): 155 bis 159 °C

B. 2,0 ml Prüflösung (siehe „Prüfung auf Reinheit") werden mit 50 ml Wasser *R* und dann mit 10 ml Natriumhydroxid-Lösung (1 mol · l^{-1}) versetzt und mit Wasser *R* zu 100,0 ml verdünnt. Diese Lösung, zwischen 250 und 350 nm gemessen, zeigt nur ein Absorptionsmaximum (2.2.25) bei 284 nm. Die spezifische Absorption im Maximum beträgt etwa 50 (getrocknete Substanz).

C. IR-Spektroskopie (2.2.24)

Probenvorbereitung: getrocknete Substanz als Pressling mit Kaliumbromid *R*

Vergleich: Codein-Referenzspektrum der Ph. Eur.

D. Etwa 10 mg Substanz werden mit 1 ml Schwefelsäure *R* und 0,05 ml Eisen(III)-chlorid-Lösung *R* 2 versetzt. Beim Erhitzen im Wasserbad färbt sich die Lösung blau. Nach Zusatz von 0,05 ml Salpetersäure *R* färbt sich die Lösung rot.

E. Die Substanz gibt die Identitätsreaktion auf Alkaloide (2.3.1).

Prüfung auf Reinheit

Prüflösung: 50 mg Substanz werden in kohlendioxidfreiem Wasser *R* zu 10,0 ml gelöst.

Aussehen der Lösung: Die Prüflösung muss klar (2.2.1) und farblos (2.2.2, Methode II) sein.

Spezifische Drehung (2.2.7): –142 bis –146 (getrocknete Substanz)

0,50 g Substanz werden in Ethanol 96 % *R* zu 25,0 ml gelöst.

Verwandte Substanzen: Flüssigchromatographie (2.2.29)

Untersuchungslösung: 0,100 g Substanz und 0,100 g Natriumoctansulfonat *R* werden in der mobilen Phase zu 10,0 ml gelöst.

Referenzlösung a: 5,0 mg Codein-Verunreinigung A *CRS* werden in der mobilen Phase zu 5,0 ml gelöst.

Referenzlösung b: 1,0 ml Referenzlösung a wird mit der mobilen Phase zu 20,0 ml verdünnt.

Referenzlösung c: 1,0 ml Untersuchungslösung wird mit der mobilen Phase zu 50,0 ml verdünnt. 5,0 ml dieser Lösung werden mit der mobilen Phase zu 100,0 ml verdünnt.

Referenzlösung d: 0,5 ml Untersuchungslösung werden mit der Referenzlösung a zu 5,0 ml verdünnt.

Säule
- Größe: *l* = 0,25 m, Ø = 4,6 mm
- Stationäre Phase: nachsilanisiertes, octylsilyliertes Kieselgel zur Chromatographie *R* (5 µm)

Mobile Phase: 1,08 g Natriumoctansulfonat *R* werden in einer Mischung von 20 ml Essigsäure 99 % *R* und 250 ml Acetonitril *R* gelöst. Die Lösung wird mit Wasser *R* zu 1000 ml verdünnt.

Durchflussrate: 2 ml · min^{-1}

Detektion: Spektrometer bei 245 nm

Einspritzen: 10 µl

Chromatographiedauer: 10fache Retentionszeit von Codein

Relative Retention (bezogen auf Codein, t_R etwa 6 min)
- Verunreinigung B: etwa 0,6
- Verunreinigung E: etwa 0,7
- Verunreinigung A: etwa 2,0
- Verunreinigung C: etwa 2,3
- Verunreinigung D: etwa 3,6

Eignungsprüfung: Referenzlösung d
- Auflösung: mindestens 3 zwischen den Peaks von Codein und Verunreinigung A

Grenzwerte
- Korrekturfaktor: Für die Berechnung des Gehalts wird die Peakfläche der Verunreinigung C mit 0,25 multipliziert.
- Verunreinigung A: nicht größer als das 2fache der Fläche des Hauptpeaks im Chromatogramm der Referenzlösung b (1,0 Prozent)
- Verunreinigungen B, C, D, E: jeweils nicht größer als das 2fache der Fläche des Hauptpeaks im Chromatogramm der Referenzlösung c (0,2 Prozent)
- Jede weitere Verunreinigung: jeweils nicht größer als die Fläche des Hauptpeaks im Chromatogramm der Referenzlösung c (0,1 Prozent)
- Summe aller Verunreinigungen ohne Verunreinigung A: nicht größer als das 10fache der Fläche des Hauptpeaks im Chromatogramm der Referenzlösung c (1,0 Prozent)
- Ohne Berücksichtigung bleiben: Peaks, deren Fläche kleiner ist als das 0,5fache der Fläche des Hauptpeaks im Chromatogramm der Referenzlösung c (0,05 Prozent)

Trocknungsverlust (2.2.32): 4,0 bis 6,0 Prozent, mit 1,000 g Substanz durch Trocknen im Trockenschrank bei 100 bis 105 °C bestimmt

Sulfatasche (2.4.14): höchstens 0,1 Prozent, mit 1,0 g Substanz bestimmt

Gehaltsbestimmung

0,250 g Substanz, in einer Mischung von 10 ml wasserfreier Essigsäure *R* und 20 ml Dioxan *R* gelöst, werden nach Zusatz von 0,05 ml Kristallviolett-Lösung *R* mit Perchlorsäure (0,1 mol · l^{-1}) titriert.

1 ml Perchlorsäure (0,1 mol · l^{-1}) entspricht 29,94 mg $C_{18}H_{21}NO_3$.

Lagerung

Vor Licht geschützt

Verunreinigungen

Spezifizierte Verunreinigungen:

(Beachten Sie den Hinweis zu den „Verunreinigungen" zu Anfang des Bands auf Seite B)

A, B, C, D, E

Andere bestimmbare Verunreinigungen:

F, G

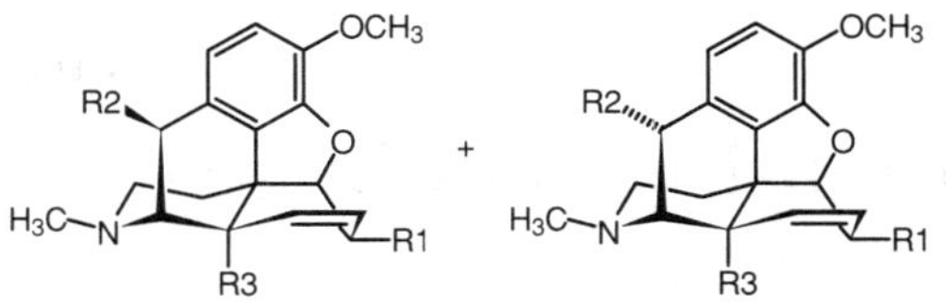

A. R1 = OCH_3, R2 = R3 = H:
7,8-Didehydro-4,5α-epoxy-3,6α-dimethoxy-17-methylmorphinan
(Methylcodein)

E. R1 = R2 = OH, R3 = H:
7,8-Didehydro-4,5α-epoxy-3-methoxy-17-methylmorphinan-6α,10-diol

F. R1 = R3 = OH, R2 = H:
7,8-Didehydro-4,5α-epoxy-3-methoxy-17-methylmorphinan-6α,14-diol

B. Morphin

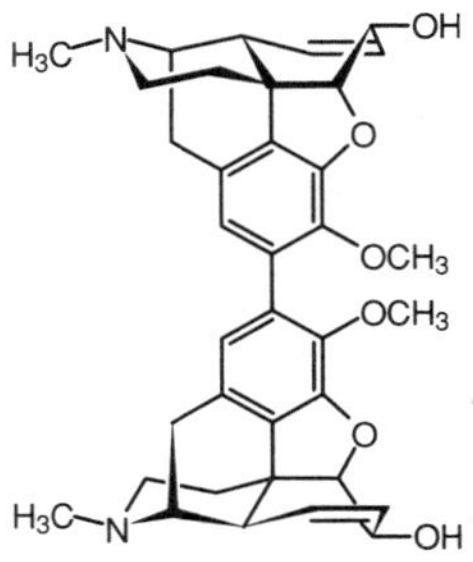

C. 7,7′,8,8′-Tetradehydro-4,5α:4′,5′α-diepoxy-3,3′-dimethoxy-17,17′-dimethyl-2,2′-bimorphinanyl-6α,6′α-diol
(Codein-Dimer)

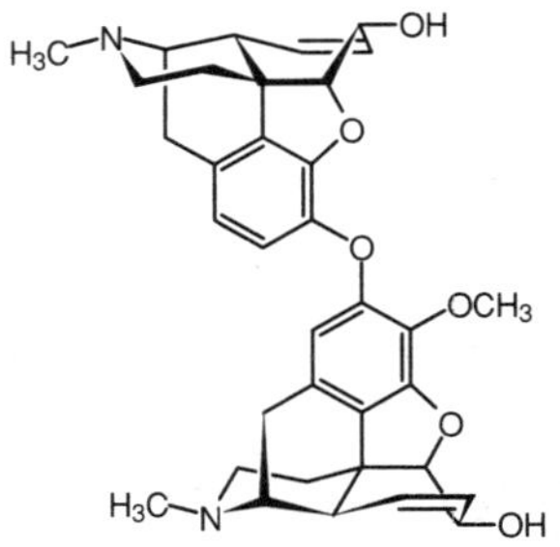

D. 7,8-Didehydro-2-[(7,8-didehydro-4,5α-epoxy-6α-hydroxy-17-methylmorphinan-3-yl)oxy]-4,5α-epoxy-3-methoxy-17-methylmorphinan-6α-ol
(3-*O*-(Codein-2-yl)morphin)

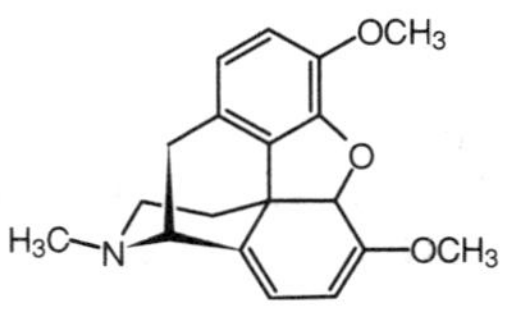

G. 6,7,8,14-Tetradehydro-4,5α-epoxy-3,6-dimethoxy-17-methylmorphinan
(Thebain)

4.08/1412

Codeinhydrochlorid-Dihydrat

Codeini hydrochloridum dihydricum

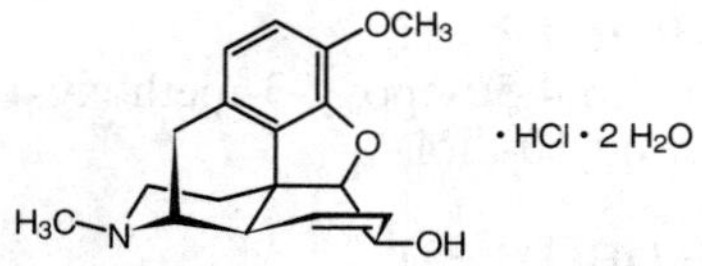

$C_{18}H_{22}ClNO_3 \cdot 2\,H_2O$ M_r 371,9

Definition

7,8-Didehydro-4,5α-epoxy-3-methoxy-17-methylmorphinan-6α-ol-hydrochlorid-Dihydrat

Gehalt: 99,0 bis 101,0 Prozent (wasserfreie Substanz)

Eigenschaften

Aussehen: weißes bis fast weißes, kristallines Pulver oder kleine, farblose Kristalle

Löslichkeit: löslich in Wasser, schwer löslich in wasserfreiem Ethanol, praktisch unlöslich in Cyclohexan

Prüfung auf Identität

1: A, D
2: B, C, D, E

A. IR-Spektroskopie (2.2.24)

Vergleich: Codeinhydrochlorid-Dihydrat-Referenzspektrum der Ph. Eur.

B. 5 ml Prüflösung (siehe „Prüfung auf Reinheit") werden mit 1 ml einer Mischung gleicher Volumteile konzentrierter Natriumhydroxid-Lösung *R* und Wasser *R* versetzt. Falls erforderlich wird die Kristallisation durch Reiben mit einem Glasstab an der Glaswand und unter Kühlen in einer Eis-Wasser-Mischung eingeleitet. Der mit Wasser *R* gewaschene und bei 100 bis 105 °C getrocknete Niederschlag schmilzt (2.2.15) zwischen 155 und 159 °C.

C. Etwa 10 mg Substanz werden mit 1 ml Schwefelsäure *R* und 0,05 ml Eisen(III)-chlorid-Lösung *R* 2 versetzt. Beim Erhitzen im Wasserbad färbt sich die Lösung blau. Nach Zusatz von 0,05 ml Salpetersäure *R* färbt sich die Lösung rot.

D. Die Prüflösung (siehe „Prüfung auf Reinheit") gibt die Identitätsreaktion a auf Chlorid (2.3.1).

E. Die Substanz gibt die Identitätsreaktion auf Alkaloide (2.3.1).

Prüfung auf Reinheit

Prüflösung: 2,00 g Substanz werden in kohlendioxidfreiem Wasser *R*, das aus destilliertem Wasser *R* hergestellt wurde, zu 50,0 ml gelöst.

Aussehen der Lösung: Die Prüflösung muss klar (2.2.1) und darf nicht stärker gefärbt sein als die Farbvergleichslösung G_6 (2.2.2, Methode II).

Sauer oder alkalisch reagierende Substanzen: 5 ml Prüflösung werden mit 5 ml kohlendioxidfreiem Wasser *R* verdünnt. Wird die Lösung mit 0,05 ml Methylrot-Lösung *R* und 0,2 ml Salzsäure (0,02 mol · l^{-1}) versetzt, muss sie rot gefärbt sein. Nach Zusatz von 0,4 ml Natriumhydroxid-Lösung (0,02 mol · l^{-1}) muss sich die Lösung gelb färben.

Spezifische Drehung (2.2.7): –117 bis –121 (wasserfreie Substanz)

5,0 ml Prüflösung werden mit Wasser *R* zu 10,0 ml verdünnt.

Verwandte Substanzen: Flüssigchromatographie (2.2.29)

Untersuchungslösung: 0,100 g Substanz und 0,100 g Natriumoctansulfonat *R* werden in der mobilen Phase zu 10,0 ml gelöst.

Referenzlösung a: 5,0 mg Codein-Verunreinigung A *CRS* werden in der mobilen Phase zu 5,0 ml gelöst.

Referenzlösung b: 1,0 ml Referenzlösung a wird mit der mobilen Phase zu 20,0 ml verdünnt.

Referenzlösung c: 1,0 ml Untersuchungslösung wird mit der mobilen Phase zu 50,0 ml verdünnt. 5,0 ml dieser Lösung werden mit der mobilen Phase zu 100,0 ml verdünnt.

Referenzlösung d: 0,5 ml Untersuchungslösung werden mit Referenzlösung a zu 5,0 ml verdünnt.

Säule
- Größe: l = 0,25 m, ∅ = 4,6 mm
- Stationäre Phase: nachsilanisiertes, octylsilyliertes Kieselgel zur Chromatographie *R* (5 µm)

Mobile Phase: 1,08 g Natriumoctansulfonat *R* werden in einer Mischung von 20 ml Essigsäure 99 % *R* und 250 ml Acetonitril *R* gelöst. Die Lösung wird mit Wasser *R* zu 1000 ml verdünnt.

Durchflussrate: 2 ml · min^{-1}

Detektion: Spektrometer bei 245 nm

Einspritzen: 10 µl

Chromatographiedauer: 10fache Retentionszeit von Codein

Relative Retention (bezogen auf Codein, t_R etwa 6 min)
- Verunreinigung B: etwa 0,6
- Verunreinigung E: etwa 0,7

- Verunreinigung A: etwa 2,0
- Verunreinigung C: etwa 2,3
- Verunreinigung D: etwa 3,6

Eignungsprüfung: Referenzlösung d
- Auflösung: mindestens 3 zwischen den Peaks von Codein und Verunreinigung A

Grenzwerte
- Korrekturfaktor: Für die Berechnung des Gehalts wird die Peakfläche der Verunreinigung C mit 0,25 multipliziert.
- Verunreinigung A: nicht größer als das 2fache der Fläche des Hauptpeaks im Chromatogramm der Referenzlösung b (1,0 Prozent)
- Verunreinigungen B, C, D, E: jeweils nicht größer als das 2fache der Fläche des Hauptpeaks im Chromatogramm der Referenzlösung c (0,2 Prozent)
- Jede weitere Verunreinigung: jeweils nicht größer als die Fläche des Hauptpeaks im Chromatogramm der Referenzlösung c (0,1 Prozent)
- Summe aller Verunreinigungen ohne Verunreinigung A: nicht größer als das 10fache der Fläche des Hauptpeaks im Chromatogramm der Referenzlösung c (1,0 Prozent)
- Ohne Berücksichtigung bleiben: Peaks, deren Fläche kleiner ist als das 0,5fache der Fläche des Hauptpeaks im Chromatogramm der Referenzlösung c (0,05 Prozent)

Sulfat (2.4.13): höchstens 0,1 Prozent

5 ml Prüflösung werden mit destilliertem Wasser *R* zu 20 ml verdünnt. 15 ml dieser Lösung müssen der Grenzprüfung auf Sulfat entsprechen.

Wasser (2.5.12): 8,0 bis 10,5 Prozent, mit 0,250 g Substanz bestimmt

Gehaltsbestimmung

0,300 g Substanz, in einer Mischung von 5 ml Salzsäure (0,01 mol · l^{-1}) und 30 ml Ethanol 96 % *R* gelöst, werden mit Natriumhydroxid-Lösung (0,1 mol · l^{-1}) titriert. Das zwischen den beiden mit Hilfe der Potentiometrie (2.2.20) bestimmten Wendepunkten zugesetzte Volumen wird abgelesen.

1 ml Natriumhydroxid-Lösung (0,1 mol · l^{-1}) entspricht 33,59 mg $C_{18}H_{22}ClNO_3$.

Lagerung

Vor Licht geschützt

Verunreinigungen

Spezifizierte Verunreinigungen:

(Beachten Sie den Hinweis zu den „Verunreinigungen" zu Anfang des Bands auf Seite B)

A, B, C, D, E

Andere bestimmbare Verunreinigungen:

F, G

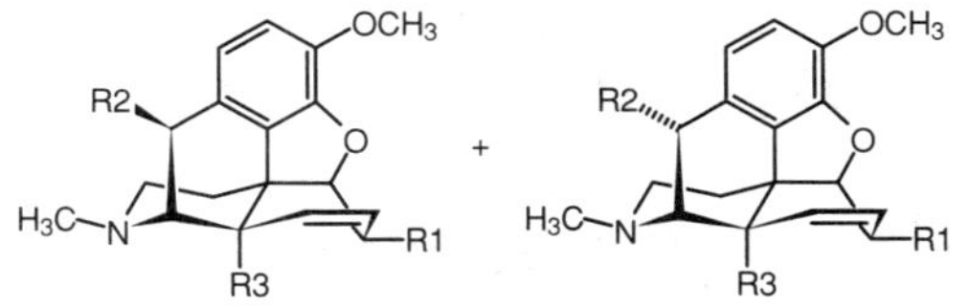

A. R1 = OCH_3, R2 = R3 = H:
7,8-Didehydro-4,5α-epoxy-3,6α-dimethoxy-17-methylmorphinan
(Methylcodein)

E. R1 = R2 = OH, R3 = H:
7,8-Didehydro-4,5α-epoxy-3-methoxy-17-methylmorphinan-6α,10-diol

F. R1 = R3 = OH, R2 = H:
7,8-Didehydro-4,5α-epoxy-3-methoxy-17-methylmorphinan-6α,14-diol

B. Morphin

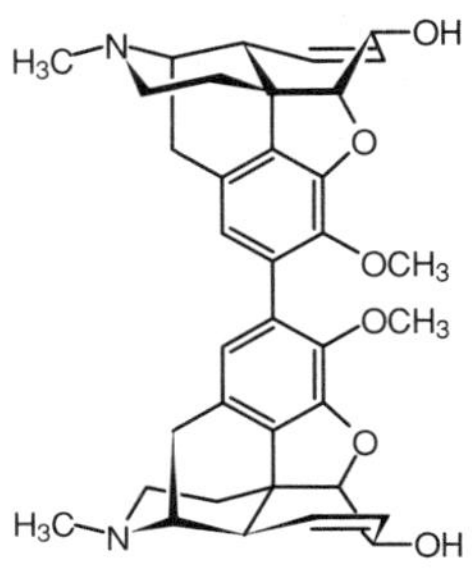

C. 7,7′,8,8′-Tetradehydro-4,5α:4′,5′α-diepoxy-3,3′-dimethoxy-17,17′-dimethyl-2,2′-bimorphinanyl-6α,6′α-diol
(Codein-Dimer)

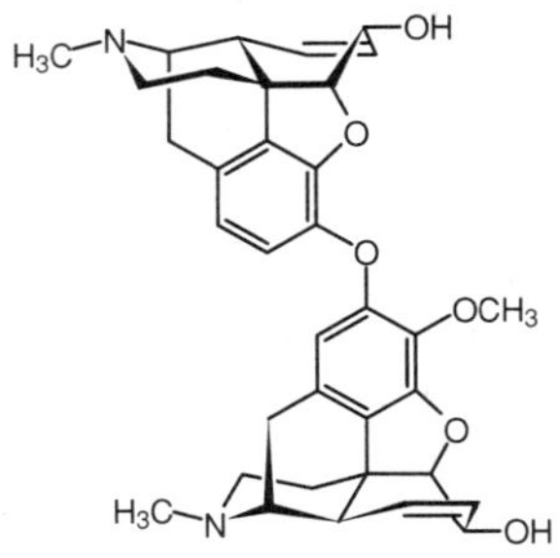

D. 7,8-Didehydro-2-[(7,8-didehydro-4,5α-epoxy-6α-hydroxy-17-methylmorphinan-3-yl)oxy]-4,5α-epoxy-3-methoxy-17-methylmorphinan-6α-ol
(3-*O*-(Codein-2-yl)morphin)

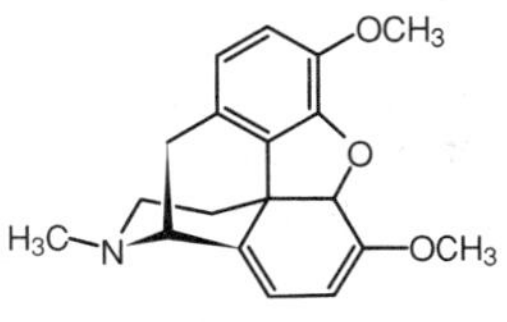

G. 6,7,8,14-Tetradehydro-4,5α-epoxy-3,6-dimethoxy-17-methylmorphinan
(Thebain)

4.08/0074

Codeinphosphat-Hemihydrat

Codeini phosphas hemihydricus

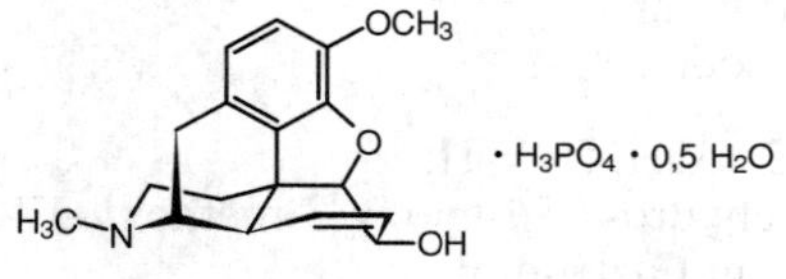

$C_{18}H_{24}NO_7P \cdot 0,5\ H_2O$ M_r 406,4

Definition

7,8-Didehydro-4,5α-epoxy-3-methoxy-17-methylmorphinan-6α-ol-phosphat-Hemihydrat

Gehalt: 98,5 bis 101,0 Prozent (getrocknete Substanz)

Eigenschaften

Aussehen: weißes bis fast weißes, kristallines Pulver oder kleine, farblose Kristalle

Löslichkeit: leicht löslich in Wasser, schwer bis sehr schwer löslich in Ethanol

Prüfung auf Identität

1: B, E, F
2: A, C, D, E, F, G

A. 1,0 ml Prüflösung (siehe „Prüfung auf Reinheit") wird mit Wasser *R* zu 100,0 ml verdünnt. 25,0 ml dieser Lösung werden mit 25 ml Wasser *R* und anschließend mit 10 ml Natriumhydroxid-Lösung (1 mol · l^{-1}) versetzt und mit Wasser *R* zu 100,0 ml verdünnt. Diese Lösung, zwischen 250 und 350 nm gemessen, zeigt nur ein Absorptionsmaximum (2.2.25) bei 284 nm. Die spezifische Absorption im Maximum beträgt etwa 38 (getrocknete Substanz).

B. IR-Spektroskopie (2.2.24)

Probenvorbereitung: 0,20 g Substanz werden in 4 ml Wasser *R* gelöst. Nach Zusatz von 1 ml einer Mischung gleicher Volumteile konzentrierte Natriumhydroxid-Lösung *R* und Wasser *R* wird die Kristallisation falls erforderlich durch Reiben mit einem Glasstab an der Glaswand und unter Kühlen in einer Eis-Wasser-Mischung eingeleitet. Der Niederschlag wird mit Wasser *R* gewaschen und bei 100 bis 105 °C getrocknet. Die Prüfung erfolgt mit Hilfe von Presslingen, die aus Kaliumbromid *R* und dem getrockneten Niederschlag hergestellt werden.

Vergleich: Codein-Referenzspektrum der Ph. Eur.

C. 0,20 g Substanz werden in 4 ml Wasser *R* gelöst. Nach Zusatz von 1 ml einer Mischung gleicher Volumteile konzentrierte Natriumhydroxid-Lösung *R* und Wasser *R* wird die Kristallisation falls erforderlich durch Reiben mit einem Glasstab an der Glaswand und unter Kühlen in einer Eis-Wasser-Mischung eingeleitet. Der mit Wasser *R* gewaschene und bei 100 bis 105 °C getrocknete Niederschlag schmilzt (2.2.14) zwischen 155 und 159 °C.

D. Etwa 10 mg Substanz werden mit 1 ml Schwefelsäure *R* und 0,05 ml Eisen(III)-chlorid-Lösung *R* 2 versetzt. Beim Erhitzen im Wasserbad färbt sich die Lösung blau. Nach Zusatz von 0,05 ml Salpetersäure *R* färbt sich die Lösung rot.

E. Die Substanz entspricht der Prüfung „Trocknungsverlust" (siehe „Prüfung auf Reinheit").

F. Die Prüflösung gibt die Identitätsreaktion a auf Phosphat (2.3.1).

G. Die Substanz gibt die Identitätsreaktion auf Alkaloide (2.3.1).

Prüfung auf Reinheit

Prüflösung: 1,00 g Substanz wird in kohlendioxidfreiem Wasser *R*, das aus destilliertem Wasser *R* hergestellt wurde, zu 25,0 ml gelöst.

pH-Wert (2.2.3): 4,0 bis 5,0, an der Prüflösung bestimmt

Spezifische Drehung (2.2.7): –98 bis –102 (getrocknete Substanz)

5,0 ml Prüflösung werden mit Wasser *R* zu 10,0 ml verdünnt.

Verwandte Substanzen: Flüssigchromatographie (2.2.29)

Untersuchungslösung: 0,100 g Substanz und 0,100 g Natriumoctansulfonat *R* werden in der mobilen Phase zu 10,0 ml gelöst.

Referenzlösung a: 5,0 mg Codein-Verunreinigung A *CRS* werden in der mobilen Phase zu 5,0 ml gelöst.

Referenzlösung b: 1,0 ml Referenzlösung a wird mit der mobilen Phase zu 20,0 ml verdünnt.

Referenzlösung c: 1,0 ml Untersuchungslösung wird mit der mobilen Phase zu 50,0 ml verdünnt. 5,0 ml dieser Lösung werden mit der mobilen Phase zu 100,0 ml verdünnt.

Referenzlösung d: 0,5 ml Untersuchungslösung werden mit der Referenzlösung a zu 5,0 ml verdünnt.

Säule
– Größe: l = 0,25 m, ∅ = 4,6 mm
– Stationäre Phase: nachsilanisiertes, octylsilyliertes Kieselgel zur Chromatographie *R* (5 µm)

Mobile Phase: 1,08 g Natriumoctansulfonat *R* werden in einer Mischung von 20 ml Essigsäure 99 % *R* und 250 ml Acetonitril *R* gelöst. Die Lösung wird mit Wasser *R* zu 1000 ml verdünnt.

Durchflussrate: 2 ml · min^{-1}

Detektion: Spektrometer bei 245 nm

Einspritzen: 10 µl

Chromatographiedauer: 10fache Retentionszeit von Codein

Relative Retention (bezogen auf Codein, t_R etwa 6 min)
- Verunreinigung B: etwa 0,6
- Verunreinigung E: etwa 0,7
- Verunreinigung A: etwa 2,0
- Verunreinigung C: etwa 2,3
- Verunreinigung D: etwa 3,6

Eignungsprüfung: Referenzlösung d
- Auflösung: mindestens 3 zwischen den Peaks von Codein und Verunreinigung A

Grenzwerte
- Korrekturfaktor: Für die Berechnung des Gehalts wird die Peakfläche der Verunreinigung C mit 0,25 multipliziert.
- Verunreinigung A: nicht größer als das 2fache der Fläche des Hauptpeaks im Chromatogramm der Referenzlösung b (1,0 Prozent)
- Verunreinigungen B, C, D, E: jeweils nicht größer als das 2fache der Fläche des Hauptpeaks im Chromatogramm der Referenzlösung c (0,2 Prozent)
- Jede weitere Verunreinigung: jeweils nicht größer als die Fläche des Hauptpeaks im Chromatogramm der Referenzlösung c (0,1 Prozent)
- Summe aller Verunreinigungen ohne Verunreinigung A: nicht größer als das 10fache der Fläche des Hauptpeaks im Chromatogramm der Referenzlösung c (1,0 Prozent)
- Ohne Berücksichtigung bleiben: Peaks, deren Fläche kleiner ist als das 0,5fache der Fläche des Hauptpeaks im Chromatogramm der Referenzlösung c (0,05 Prozent)

Sulfat (2.4.13): höchstens 0,1 Prozent

5 ml Prüflösung werden mit destilliertem Wasser *R* zu 20 ml verdünnt. 15 ml dieser Lösung müssen der Grenzprüfung auf Sulfat entsprechen.

Trocknungsverlust (2.2.32): 1,5 bis 3,0 Prozent, mit 1,000 g Substanz durch Trocknen im Trockenschrank bei 100 bis 105 °C bestimmt

Gehaltsbestimmung

0,350 g Substanz, in einer Mischung von 10 ml wasserfreier Essigsäure *R* und 20 ml Dioxan *R* gelöst, werden nach Zusatz von 0,05 ml Kristallviolett-Lösung *R* mit Perchlorsäure (0,1 mol · l^{-1}) titriert.

1 ml Perchlorsäure (0,1 mol · l^{-1}) entspricht 39,74 mg $C_{18}H_{24}NO_7P$.

Lagerung

Vor Licht geschützt

Verunreinigungen

Spezifizierte Verunreinigungen:

(Beachten Sie den Hinweis zu den „Verunreinigungen" zu Anfang des Bands auf Seite B)

A, B, C, D, E

Andere bestimmbare Verunreinigungen:

F, G

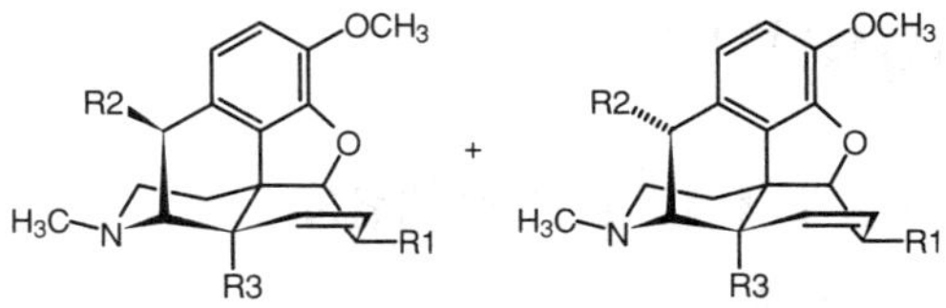

A. R1 = OCH_3, R2 = R3 = H:
7,8-Didehydro-4,5α-epoxy-3,6α-dimethoxy-17-methylmorphinan
(Methylcodein)

E. R1 = R2 = OH, R3 = H:
7,8-Didehydro-4,5α-epoxy-3-methoxy-17-methylmorphinan-6α,10-diol

F. R1 = R3 = OH, R2 = H:
7,8-Didehydro-4,5α-epoxy-3-methoxy-17-methylmorphinan-6α,14-diol

B. Morphin

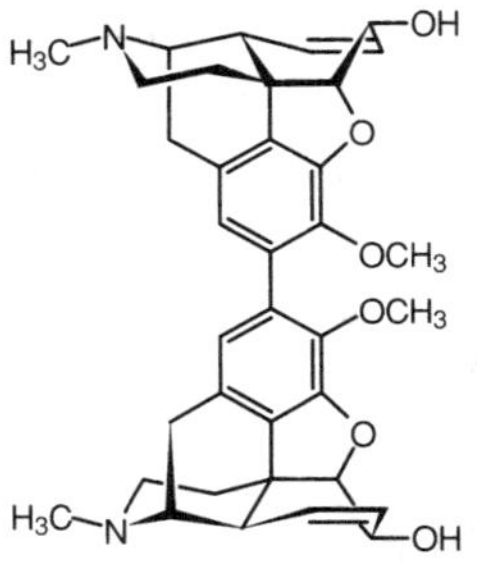

C. 7,7′,8,8′-Tetradehydro-4,5α:4′,5′α-diepoxy-3,3′-dimethoxy-17,17′-dimethyl-2,2′-bimorphinanyl-6α,6′α-diol
(Codein-Dimer)

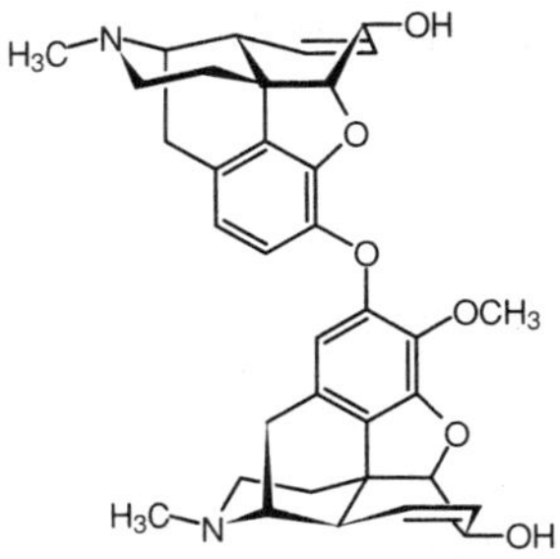

D. 7,8-Didehydro-2-[(7,8-didehydro-4,5α-epoxy-6α-hydroxy-17-methylmorphinan-3-yl)oxy]-4,5α-epoxy-3-methoxy-17-methylmorphinan-6α-ol
(3-*O*-(Codein-2-yl)morphin)

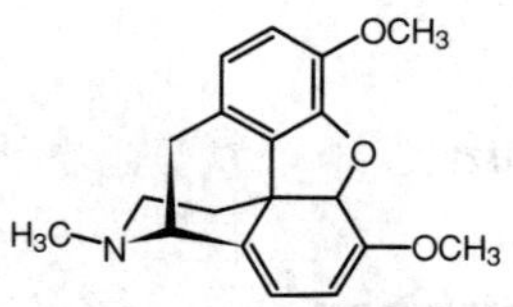

G. 6,7,8,14-Tetradehydro-4,5α-epoxy-3,6-dimethoxy-17-methylmorphinan (Thebain)

4.08/0075

Codeinphosphat-Sesquihydrat

Codeini phosphas sesquihydricus

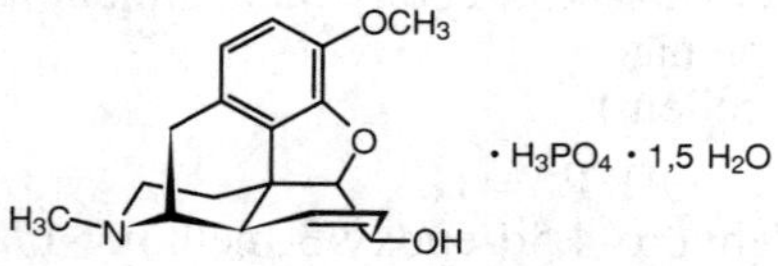

$C_{18}H_{24}NO_7P \cdot 1,5\ H_2O$ M_r 424,4

Definition

7,8-Didehydro-4,5α-epoxy-3-methoxy-17-methylmorphinan-6α-ol-phosphat-Sesquihydrat

Gehalt: 98,5 bis 101,0 Prozent (getrocknete Substanz)

Eigenschaften

Aussehen: weißes bis fast weißes, kristallines Pulver oder kleine, farblose Kristalle

Löslichkeit: leicht löslich in Wasser, schwer löslich in Ethanol

Prüfung auf Identität

1: B, E, F
2: A, C, D, E, F, G

A. 1,0 ml Prüflösung (siehe „Prüfung auf Reinheit") wird mit Wasser *R* zu 100,0 ml verdünnt. 25,0 ml dieser Lösung werden mit 25 ml Wasser *R* und anschließend mit 10 ml Natriumhydroxid-Lösung (1 mol · l^{-1}) versetzt und mit Wasser *R* zu 100,0 ml verdünnt. Diese Lösung, zwischen 250 und 350 nm gemessen, zeigt nur ein Absorptionsmaximum (2.2.25) bei 284 nm. Die spezifische Absorption im Maximum beträgt etwa 38 (getrocknete Substanz).

B. IR-Spektroskopie (2.2.24)

Probenvorbereitung: 0,20 g Substanz werden in 4 ml Wasser *R* gelöst. Nach Zusatz von 1 ml einer Mischung gleicher Volumteile konzentrierte Natriumhydroxid-Lösung *R* und Wasser *R* wird die Kristallisation falls erforderlich durch Reiben mit einem Glasstab an der Glaswand und unter Kühlen in einer Eis-Wasser-Mischung eingeleitet. Der Niederschlag wird mit Wasser *R* gewaschen und bei 100 bis 105 °C getrocknet. Die Prüfung erfolgt mit Hilfe von Presslingen, die aus Kaliumbromid *R* und dem getrockneten Niederschlag hergestellt werden.

Vergleich: Codein-Referenzspektrum der Ph. Eur.

C. 0,20 g Substanz werden in 4 ml Wasser *R* gelöst. Nach Zusatz von 1 ml einer Mischung gleicher Volumteile konzentrierte Natriumhydroxid-Lösung *R* und Wasser *R* wird die Kristallisation falls erforderlich durch Reiben mit einem Glasstab an der Glaswand und unter Kühlen in einer Eis-Wasser-Mischung eingeleitet. Der mit Wasser *R* gewaschene und bei 100 bis 105 °C getrocknete Niederschlag schmilzt (2.2.14) zwischen 155 und 159 °C.

D. Etwa 10 mg Substanz werden mit 1 ml Schwefelsäure *R* und 0,05 ml Eisen(III)-chlorid-Lösung *R* 2 versetzt. Beim Erhitzen im Wasserbad färbt sich die Lösung blau. Nach Zusatz von 0,05 ml Salpetersäure *R* färbt sich die Lösung rot.

E. Die Substanz entspricht der Prüfung „Trocknungsverlust" (siehe „Prüfung auf Reinheit").

F. Die Prüflösung gibt die Identitätsreaktion a auf Phosphat (2.3.1).

G. Die Substanz gibt die Identitätsreaktion auf Alkaloide (2.3.1).

Prüfung auf Reinheit

Prüflösung: 1,00 g Substanz wird in kohlendioxidfreiem Wasser *R*, das aus destilliertem Wasser *R* hergestellt wurde, zu 25,0 ml gelöst.

pH-Wert (2.2.3): 4,0 bis 5,0, an der Prüflösung bestimmt

Spezifische Drehung (2.2.7): –98 bis –102 (getrocknete Substanz)

5,0 ml Prüflösung werden mit Wasser *R* zu 10,0 ml verdünnt.

Verwandte Substanzen: Flüssigchromatographie (2.2.29)

Untersuchungslösung: 0,100 g Substanz und 0,100 g Natriumoctansulfonat *R* werden in der mobilen Phase zu 10,0 ml gelöst.

Referenzlösung a: 5,0 mg Codein-Verunreinigung A *CRS* werden in der mobilen Phase zu 5,0 ml gelöst.

Referenzlösung b: 1,0 ml Referenzlösung a wird mit der mobilen Phase zu 20,0 ml verdünnt.

Referenzlösung c: 1,0 ml Untersuchungslösung wird mit der mobilen Phase zu 50,0 ml verdünnt. 5,0 ml dieser Lösung werden mit der mobilen Phase zu 100,0 ml verdünnt.

Referenzlösung d: 0,5 ml Untersuchungslösung werden mit der Referenzlösung a zu 5,0 ml verdünnt.

Säule
- Größe: l = 0,25 m, ∅ = 4,6 mm
- Stationäre Phase: nachsilanisiertes, octylsilyliertes Kieselgel zur Chromatographie *R* (5 µm)

Mobile Phase: 1,08 g Natriumoctansulfonat *R* werden in einer Mischung von 20 ml Essigsäure 99 % *R* und 250 ml Acetonitril *R* gelöst. Die Lösung wird mit Wasser *R* zu 1000 ml verdünnt.

Durchflussrate: 2 ml · min^{-1}

Detektion: Spektrometer bei 245 nm

Einspritzen: 10 µl

Chromatographiedauer: 10fache Retentionszeit von Codein

Relative Retention (bezogen auf Codein, t_R etwa 6 min)
- Verunreinigung B: etwa 0,6
- Verunreinigung E: etwa 0,7
- Verunreinigung A: etwa 2,0
- Verunreinigung C: etwa 2,3
- Verunreinigung D: etwa 3,6

Eignungsprüfung: Referenzlösung d
- Auflösung: mindestens 3 zwischen den Peaks von Codein und Verunreinigung A

Grenzwerte
- Korrekturfaktor: Für die Berechnung des Gehalts wird die Peakfläche der Verunreinigung C mit 0,25 multipliziert.
- Verunreinigung A: nicht größer als das 2fache der Fläche des Hauptpeaks im Chromatogramm der Referenzlösung b (1,0 Prozent)
- Verunreinigungen B, C, D, E: jeweils nicht größer als das 2fache der Fläche des Hauptpeaks im Chromatogramm der Referenzlösung c (0,2 Prozent)
- Jede weitere Verunreinigung: jeweils nicht größer als die Fläche des Hauptpeaks im Chromatogramm der Referenzlösung c (0,1 Prozent)
- Summe aller Verunreinigungen ohne Verunreinigung A: nicht größer als das 10fache der Fläche des Hauptpeaks im Chromatogramm der Referenzlösung c (1,0 Prozent)
- Ohne Berücksichtigung bleiben: Peaks, deren Fläche kleiner ist als das 0,5fache der Fläche des Hauptpeaks im Chromatogramm der Referenzlösung c (0,05 Prozent)

Sulfat (2.4.13): höchstens 0,1 Prozent

5 ml Prüflösung werden mit destilliertem Wasser *R* zu 20 ml verdünnt. 15 ml dieser Lösung müssen der Grenzprüfung auf Sulfat entsprechen.

Trocknungsverlust (2.2.32): 5,0 bis 7,5 Prozent, mit 0,500 g Substanz durch Trocknen im Trockenschrank bei 100 bis 105 °C bestimmt

Gehaltsbestimmung

0,350 g Substanz, in einer Mischung von 10 ml wasserfreier Essigsäure *R* und 20 ml Dioxan *R* gelöst, werden nach Zusatz von 0,05 ml Kristallviolett-Lösung *R* mit Perchlorsäure (0,1 mol · l^{-1}) titriert.

1 ml Perchlorsäure (0,1 mol · l^{-1}) entspricht 39,74 mg $C_{18}H_{24}NO_7P$.

Lagerung

Vor Licht geschützt

Verunreinigungen

Spezifizierte Verunreinigungen:

(Beachten Sie den Hinweis zu den „Verunreinigungen" zu Anfang des Bands auf Seite B)

A, B, C, D, E

Andere bestimmbare Verunreinigungen:

F, G

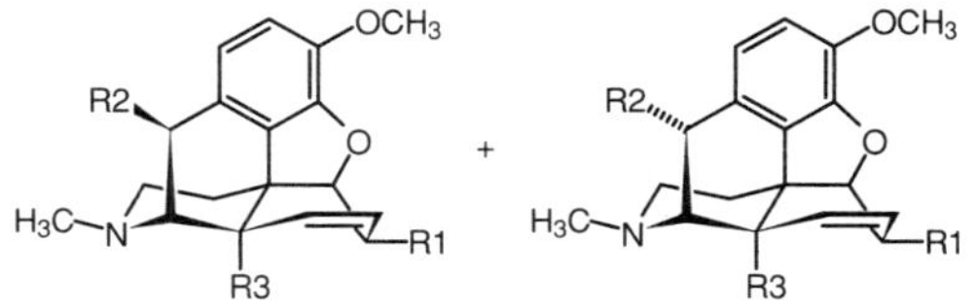

A. R1 = OCH_3, R2 = R3 = H:
7,8-Didehydro-4,5α-epoxy-3,6α-dimethoxy-17-methylmorphinan
(Methylcodein)

E. R1 = R2 = OH, R3 = H:
7,8-Didehydro-4,5α-epoxy-3-methoxy-17-methylmorphinan-6α,10-diol

F. R1 = R3 = OH, R2 = H:
7,8-Didehydro-4,5α-epoxy-3-methoxy-17-methylmorphinan-6α,14-diol

B. Morphin

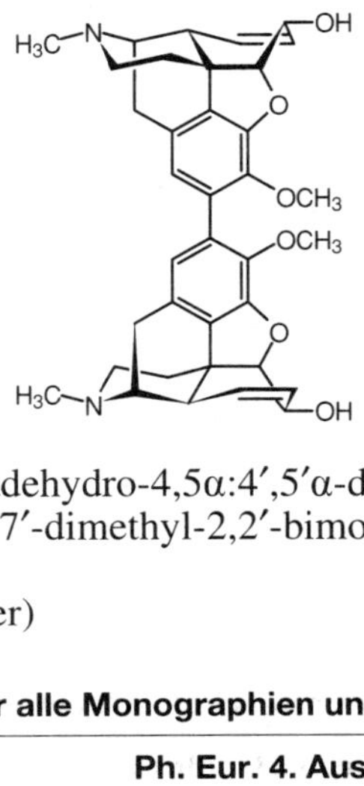

C. 7,7′,8,8′-Tetradehydro-4,5α:4′,5′α-diepoxy-3,3′-dimethoxy-17,17′-dimethyl-2,2′-bimorphinanyl-6α,6′α-diol
(Codein-Dimer)

C

Monographien

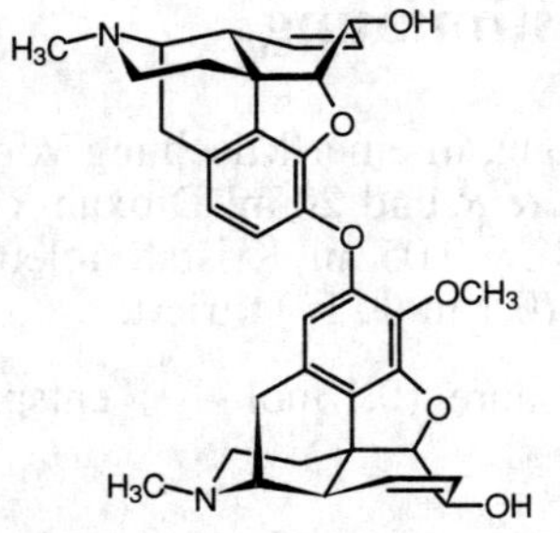

D. 7,8-Didehydro-2-[(7,8-didehydro-4,5α-epoxy-6α-hydroxy-17-methylmorphinan-3-yl)oxy]-4,5α-epoxy-3-methoxy-17-methylmorphinan-6α-ol
(3-*O*-(Codein-2-yl)morphin)

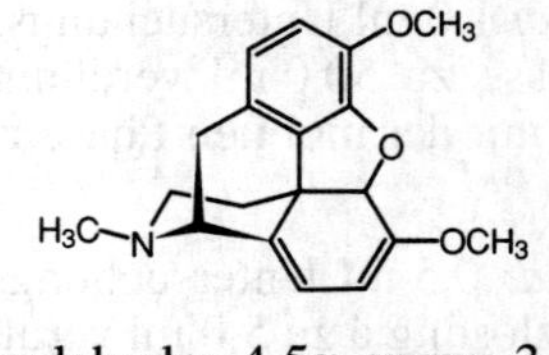

G. 6,7,8,14-Tetradehydro-4,5α-epoxy-3,6-dimethoxy-17-methylmorphinan
(Thebain)

D

4.08/1007

Dithranol

Dithranolum

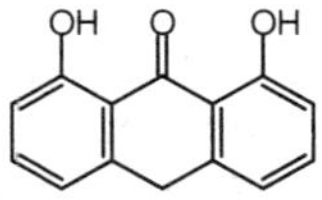

$C_{14}H_{10}O_3$ M_r 226,2

Definition

Dithranol enthält mindestens 98,5 und höchstens 101,0 Prozent 1,8-Dihydroxyanthracen-9(10*H*)-on, berechnet auf die getrocknete Substanz.

Eigenschaften

Gelbes bis bräunlich gelbes, kristallines Pulver; praktisch unlöslich in Wasser, löslich in Dichlormethan, wenig löslich in Aceton, schwer löslich in Ethanol

Die Substanz löst sich in verdünnten Alkalihydroxid-Lösungen.

Alle Prüfungen sind unter Ausschluss direkter Lichteinwirkung und mit frisch hergestellten Lösungen durchzuführen.

Prüfung auf Identität

1: A, B
2: A, C, D

A. Schmelztemperatur (2.2.14): 178 bis 182 °C

B. Die Prüfung erfolgt mit Hilfe der IR-Spektroskopie (2.2.24) durch Vergleich des Spektrums der Substanz mit dem von Dithranol *CRS*.

C. Die Prüfung erfolgt mit Hilfe der Dünnschichtchromatographie (2.2.27) unter Verwendung einer Schicht von Kieselgel H *R*.

Untersuchungslösung: 10 mg Substanz werden in Dichlormethan *R* zu 10 ml gelöst.

Referenzlösung a: 10 mg Dithranol *CRS* werden in Dichlormethan *R* zu 10 ml gelöst.

Referenzlösung b: Etwa 5 mg Dantron *R* werden in 5 ml Referenzlösung a gelöst.

Auf die Platte werden 10 µl jeder Lösung aufgetragen. Die Chromatographie erfolgt mit einer Mischung gleicher Volumteile Dichlormethan *R* und Hexan *R* über eine Laufstrecke von 12 cm. Die Platte wird an der Luft trocknen gelassen und anschließend in eine mit Ammoniakgas gesättigte Chromatographiekammer gestellt, bis Flecke erscheinen. Die Auswertung erfolgt im Tageslicht. Der Hauptfleck im Chromatogramm der Untersuchungslösung entspricht in Bezug auf Lage, Farbe und Größe dem Hauptfleck im Chromatogramm der Referenzlösung a. Die Prüfung darf nur ausgewertet werden, wenn das Chromatogramm der Referenzlösung b deutlich voneinander getrennt 2 Flecke zeigt.

D. 5 mg Substanz werden mit 0,1 g wasserfreiem Natriumacetat *R* und 1 ml Acetanhydrid *R* versetzt. Die Mischung wird 30 s lang zum Sieden erhitzt. Nach Zusatz von 20 ml Ethanol 96 % *R* zeigt die Lösung im ultravioletten Licht bei 365 nm eine blaue Fluoreszenz.

Prüfung auf Reinheit

Verwandte Substanzen:
A. Die Prüfung erfolgt mit Hilfe der Flüssigchromatographie (2.2.29).

Untersuchungslösung: 0,200 g Substanz werden in 20 ml Dichlormethan *R* gelöst. Nach Zusatz von 1,0 ml Essigsäure 99 % *R* wird die Lösung mit Hexan *R* zu 100,0 ml verdünnt.

Referenzlösung: Je 5,0 mg Anthron *R*, Dantron *R*, Dithranol-Verunreinigung C *CRS* und Dithranol *CRS* werden in Dichlormethan *R* zu 5,0 ml gelöst. 1,0 ml Lösung wird mit 19,0 ml Dichlormethan *R* und 1,0 ml Essigsäure 99 % *R* versetzt und mit Hexan *R* zu 50,0 ml verdünnt.

Die Chromatographie kann durchgeführt werden mit
- einer Säule aus rostfreiem Stahl von 0,25 m Länge und 4,6 mm innerem Durchmesser, gepackt mit Kieselgel zur Chromatographie *R* (5 µm)
- einer Mischung von 1 Volumteil Essigsäure 99 % *R*, 5 Volumteilen Dichlormethan *R* und 82 Volumteilen Hexan *R* als mobile Phase bei einer Durchflussrate von 2 ml je Minute
- einem Spektrometer als Detektor bei einer Wellenlänge von 260 nm.

20 µl jeder Lösung werden eingespritzt. Die Chromatographie erfolgt über eine Dauer, die der 1,5fachen Retentionszeit der Verunreinigung C entspricht. Die Empfindlichkeit des Systems wird so eingestellt, dass die Höhe des Hauptpeaks im Chromatogramm der Referenzlösung etwa 70 Prozent des maximalen Ausschlags beträgt. Werden die Chromatogramme unter den vorgeschriebenen Bedingungen aufgezeichnet, werden die Substanzen in der folgenden Reihenfolge eluiert: Dithranol, Dantron, Anthron und Verunreinigung C. Die Prüfung darf nur ausgewertet werden, wenn im Chromatogramm der Referenzlösung die Auflösung zwischen den Peaks von Dithranol und Dantron größer als 2,0 ist.

Im Chromatogramm der Untersuchungslösung dürfen die Flächen der dem Anthron, Dantron oder der Verunreinigung C entsprechenden Peaks jeweils nicht größer sein als die entsprechenden Peakflächen im Chromatogramm der Referenzlösung (1 Prozent) und keine Peakfläche, mit Ausnahme der des Hauptpeaks und der dem Anthron, Dantron und der Verunreinigung C entsprechenden Peaks, darf größer sein als die Fläche des dem Dithranol

D

Monographien

entsprechenden Peaks im Chromatogramm der Referenzlösung (1 Prozent).

B. Die Prüfung erfolgt mit Hilfe der Flüssigchromatographie (2.2.29).

Untersuchungslösung: 25,0 mg Substanz werden in 5 ml Tetrahydrofuran *R* gelöst. Die Lösung wird mit der mobilen Phase zu 25,0 ml verdünnt.

Referenzlösung: 5,0 mg Dithranol-Verunreinigung D *CRS* und 5,0 mg Dithranol *CRS* werden in 5 ml Tetrahydrofuran *R* gelöst. Die Lösung wird mit der mobilen Phase zu 10,0 ml verdünnt. 1,0 ml dieser Lösung wird mit der mobilen Phase zu 20,0 ml verdünnt.

Die Chromatographie kann durchgeführt werden mit

- einer Säule aus rostfreiem Stahl von 0,20 m Länge und 4,6 mm innerem Durchmesser, gepackt mit octadecylsilyliertem Kieselgel zur Chromatographie *R* (5 µm)
- einer Mischung von 2,5 Volumteilen Essigsäure 99 % *R,* 40 Volumteilen Tetrahydrofuran *R* und 60 Volumteilen Wasser *R* als mobile Phase bei einer Durchflussrate von 0,9 ml je Minute
- einem Spektrometer als Detektor bei einer Wellenlänge von 254 nm.

20 µl jeder Lösung werden eingespritzt. Die Chromatographie erfolgt über eine Dauer, die der 3fachen Retentionszeit des Dithranol-Peaks entspricht. Die Empfindlichkeit des Systems wird so eingestellt, dass die Höhe des Hauptpeaks im Chromatogramm der Referenzlösung etwa 50 Prozent des maximalen Ausschlags beträgt. Die Prüfung darf nur ausgewertet werden, wenn im Chromatogramm der Referenzlösung die Auflösung zwischen den Peaks von Verunreinigung D und Dithranol größer als 2,5 ist.

Die Fläche eines im Chromatogramm der Untersuchungslösung auftretenden, der Verunreinigung D entsprechenden Peaks darf nicht größer sein als die entsprechende Peakfläche im Chromatogramm der Referenzlösung (2,5 Prozent).

Der Gesamtgehalt an verwandten Substanzen, wie in der Prüfung A und B bestimmt, darf höchstens 3,0 Prozent betragen.

Chlorid (2.4.4): 1,0 g Substanz wird 1 min lang mit 20 ml Wasser *R* geschüttelt und anschließend abfiltriert. 10 ml Filtrat, mit Wasser *R* zu 15 ml verdünnt, müssen der Grenzprüfung auf Chlorid entsprechen (100 ppm).

Trocknungsverlust (2.2.32): höchstens 0,5 Prozent, mit 1,000 g Substanz durch Trocknen im Trockenschrank bei 100 bis 105 °C bestimmt

Sulfatasche (2.4.14): höchstens 0,1 Prozent, mit 1,0 g Substanz bestimmt

Gehaltsbestimmung

0,200 g Substanz, in 50 ml wasserfreiem Pyridin *R* gelöst, werden unter Stickstoff *R* mit Tetrabutylammoniumhydroxid-Lösung (0,1 mol · l^{-1}) titriert. Der Endpunkt wird mit Hilfe der Potentiometrie (2.2.20) unter Verwendung einer Glas-Messelektrode und einer Kalomel-Bezugselektrode, welche eine gesättigte Lösung von Kaliumchlorid *R* in Methanol *R* enthält, bestimmt.

1 ml Tetrabutylammoniumhydroxid-Lösung (0,1 mol · l^{-1}) entspricht 22,62 mg $C_{14}H_{10}O_3$.

Lagerung

Vor Licht geschützt

Verunreinigungen

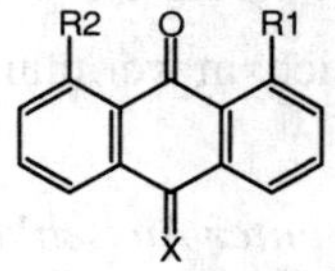

A. R1 = R2 = H, X = H_2:
Anthracen-9(10*H*)-on
(Anthron)

B. R1 = R2 = OH, X = O:
1,8-Dihydroxyanthracen-9,10-dion
(Dantron)

D. R1 = OH, R2 = H, X = H_2:
1-Hydroxyanthracen-9(10*H*)-on

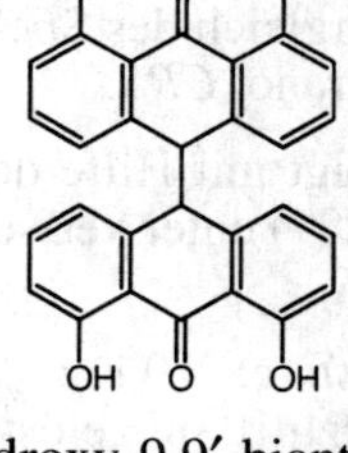

C. 4,4′,5,5′-Tetrahydroxy-9,9′-bianthracenyl-10,10′(9*H*,9′*H*)-dion

E

4.08/1612

Edetinsäure

Acidum edeticum

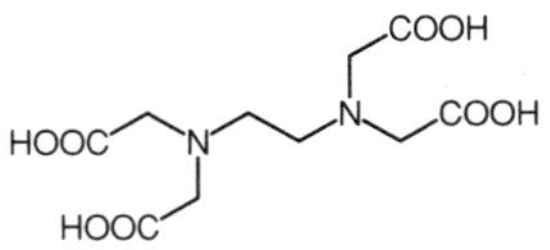

$C_{10}H_{16}N_2O_8$ M_r 292,2

Definition

(Ethylendinitrilo)tetraessigsäure

Gehalt: 98,0 bis 101,0 Prozent

Eigenschaften

Aussehen: weißes, kristallines Pulver oder farblose Kristalle

Löslichkeit: praktisch unlöslich in Wasser und Ethanol

Die Substanz löst sich in verdünnten Alkalihydroxid-Lösungen.

Prüfung auf Identität

1: A
2: B, C

A. IR-Spektroskopie (2.2.24)

Probenvorbereitung: Presslinge, nach 2 h langem Trocknen der Substanz im Trockenschrank bei 100 bis 105 °C

Vergleich: Natriumedetat *R*, wie folgt vorbehandelt: 0,25 g Natriumedetat *R* werden in 5 ml Wasser *R* gelöst. Die Lösung wird mit 1,0 ml verdünnter Salzsäure *R* versetzt und filtriert. Der Rückstand wird 2-mal mit je 5 ml Wasser *R* gewaschen und 2 h lang im Trockenschrank bei 100 bis 105 °C getrocknet.

B. 5 ml Wasser *R* werden mit 0,1 ml Ammoniumthiocyanat-Lösung *R* und 0,1 ml Eisen(III)-chlorid-Lösung *R* 1 versetzt. Nach Mischen ist die Lösung rot. Nach Zusatz von 0,5 ml Prüflösung (siehe „Prüfung auf Reinheit") wird die Lösung gelblich.

C. 10 ml Prüflösung werden mit 0,5 ml Calciumchlorid-Lösung *R* versetzt. Die Lösung wird mit verdünnter Ammoniak-Lösung *R* 2 gegen rotes Lackmuspapier *R* alkalisch gemacht. Nach Zusatz von 3 ml Ammoniumoxalat-Lösung *R* bildet sich kein Niederschlag.

Prüfung auf Reinheit

Prüflösung: 5,0 g Substanz werden in 20 ml verdünnter Natriumhydroxid-Lösung *R* gelöst. Die Lösung wird mit Wasser *R* zu 100 ml verdünnt.

Aussehen der Lösung: Die Prüflösung muss klar (2.2.1) und farblos (2.2.2, Methode II) sein.

Verunreinigung A: Flüssigchromatographie (2.2.29)

Die Prüfung muss unter Lichtschutz durchgeführt werden.

Lösungsmittelmischung: 10,0 g Eisen(III)-sulfat-Pentahydrat *R* werden in 20 ml Schwefelsäure (0,5 mol · l^{-1}) gelöst. Die Lösung wird mit 780 ml Wasser *R* versetzt, mit Natriumhydroxid-Lösung (1 mol · l^{-1}) auf einen pH-Wert von 2,0 eingestellt und mit Wasser *R* zu 1000 ml verdünnt.

Untersuchungslösung: 0,100 g Substanz werden in 1,0 ml Natriumhydroxid-Lösung (1 mol · l^{-1}) gelöst. Die Lösung wird mit der Lösungsmittelmischung zu 25,0 ml verdünnt.

Referenzlösung: 40,0 mg Nitrilotriessigsäure *R* werden in der Lösungsmittelmischung zu 100,0 ml gelöst. 1,0 ml Lösung wird mit 0,1 ml Untersuchungslösung versetzt und mit der Lösungsmittelmischung zu 100,0 ml verdünnt.

Säule
- Größe: l = 0,10 m, ∅ = 4,6 mm
- Stationäre Phase: graphitierter Ruß zur Gaschromatographie *R* 1 (5 µm), sphärisch, mit einer spezifischen Oberfläche von 120 $m^2 \cdot g^{-1}$ und einer Porengröße von 25 nm

Mobile Phase: 50,0 mg Eisen(III)-sulfat-Pentahydrat *R* werden in 50 ml Schwefelsäure (0,5 mol · l^{-1}) gelöst. Die Lösung wird mit 750 ml Wasser *R* versetzt und mit Schwefelsäure (0,5 mol · l^{-1}) oder Natriumhydroxid-Lösung (1 mol · l^{-1}) auf einen pH-Wert von 1,5 eingestellt. Die Lösung wird mit 20 ml Ethylenglycol *R* versetzt und mit Wasser *R* zu 1000 ml verdünnt.

Durchflussrate: 1 ml · min^{-1}

Detektion: Spektrometer bei 273 nm

Einspritzen: 20 µl
Die Lösungen werden filtriert und sofort eingespritzt.

Chromatographiedauer: 4fache Retentionszeit des Eisenkomplexes von Verunreinigung A

Retentionszeit
- Eisenkomplex von Verunreinigung A: etwa 5 min
- Eisenkomplex von Edetinsäure: etwa 10 min

Eignungsprüfung: Referenzlösung
- Auflösung: mindestens 7 zwischen dem Peak des Eisenkomplexes von Verunreinigung A und dem des Eisenkomplexes von Edetinsäure
- Signal-Rausch-Verhältnis: mindestens 50 für den Peak von Verunreinigung A

Grenzwert

– Verunreinigung A: nicht größer als die Fläche des entsprechenden Peaks im Chromatogramm der Referenzlösung (0,1 Prozent)

Chlorid (2.4.4): höchstens 200 ppm

Nach Zusatz von 8 ml Salpetersäure *R* zu 10 ml Prüflösung und 10 min langem Rühren bildet sich ein Niederschlag. Der Niederschlag wird abfiltriert und das Filter mit Wasser *R* gewaschen. Filtrat und Waschflüssigkeiten werden vereinigt und mit Wasser *R* zu 20 ml verdünnt. 10 ml dieser Lösung werden mit Wasser *R* zu 15 ml verdünnt.

Eisen (2.4.9): höchstens 80 ppm

2,5 ml Prüflösung werden mit Wasser *R* zu 10 ml verdünnt. 0,25 g Calciumchlorid *R* werden vor Zusatz der Thioglycolsäure *R* zugesetzt. Die Mischung wird 5 min lang stehen gelassen. Auch der Referenzlösung werden 0,25 g Calciumchlorid *R* zugesetzt.

Schwermetalle (2.4.8): höchstens 20 ppm

1,0 g Substanz muss der Grenzprüfung D entsprechen. Für die Prüfung wird ein Quarztiegel verwendet. Falls erforderlich wird der Rückstand der Veraschung mit Salpetersäure *R* befeuchtet und die Veraschung bis zum Erhalt eines weißen Rückstands fortgesetzt. Zur Herstellung der Referenzlösung werden 2 ml Blei-Lösung (10 ppm Pb) *R* verwendet.

Sulfatasche (2.4.14): höchstens 0,2 Prozent, mit 1,0 g Substanz bestimmt

Gehaltsbestimmung

0,250 g Substanz werden in 2,0 ml verdünnter Natriumhydroxid-Lösung *R* gelöst. Die Lösung wird mit Wasser *R* zu 300 ml verdünnt und nach Zusatz von 2 g Methenamin *R* und 2 ml verdünnter Salzsäure *R* mit Zinksulfat-Lösung (0,1 mol · l^{-1}) in Gegenwart von etwa 50 mg Xylenolorange-Verreibung *R* titriert.

1 ml Zinksulfat-Lösung (0,1 mol · l^{-1}) entspricht 29,22 mg $C_{10}H_{16}N_2O_8$.

Lagerung

Vor Licht geschützt

Verunreinigungen

Spezifizierte Verunreinigungen:
(Beachten Sie den Hinweis zu den „Verunreinigungen" zu Anfang des Bands auf Seite B)

A

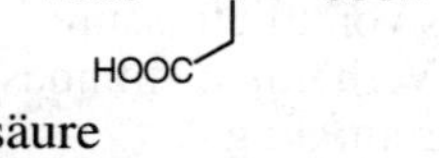

A. Nitrilotriessigsäure

4.08/0223

Ergometrinmaleat

Ergometrini maleas

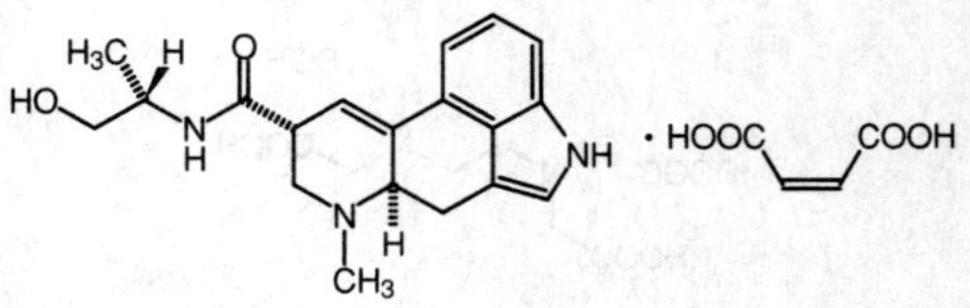

$C_{23}H_{27}N_3O_6$ M_r 441,5

Definition

Ergometrinmaleat enthält mindestens 98,0 und höchstens 101,0 Prozent (6a*R*,9*R*)-*N*-[(*S*)-2-Hydroxy-1-methylethyl]-7-methyl-4,6,6a,7,8,9-hexahydroindolo[4,3-*fg*]chinolin-9-carboxamid-maleat, berechnet auf die getrocknete Substanz.

Eigenschaften

Weißes bis schwach gefärbtes, kristallines Pulver; wenig löslich in Wasser, schwer löslich in Ethanol, praktisch unlöslich in Ether

Prüfung auf Identität

1: B, C
2: A, C, D, E

A. 30 mg Substanz werden in Salzsäure (0,01 mol · l^{-1}) zu 100,0 ml gelöst, 10,0 ml dieser Lösung werden mit Salzsäure (0,01 mol · l^{-1}) zu 100,0 ml verdünnt. Die Lösung, zwischen 250 und 360 nm gemessen, zeigt ein Absorptionsmaximum (2.2.25) bei 311 nm und ein Absorptionsminimum zwischen 265 und 272 nm. Die spezifische Absorption, im Maximum gemessen, liegt zwischen 175 und 195.

B. Die Prüfung erfolgt mit Hilfe der IR-Spektroskopie (2.2.24) durch Vergleich des Spektrums der Substanz mit dem von Ergometrinmaleat *CRS*. Die Prüfung erfolgt mit Hilfe von Presslingen.

C. Die Prüfung erfolgt mit Hilfe der Dünnschichtchromatographie wie unter „Verwandte Substanzen" (siehe „Prüfung auf Reinheit") beschrieben. Der Hauptfleck im Chromatogramm der Untersuchungslösung b entspricht in Bezug auf Lage, Größe und Farbe dem mit der Referenzlösung a erhaltenen Hauptfleck.

D. 0,1 ml Prüflösung (siehe „Prüfung auf Reinheit") werden mit 1 ml Essigsäure 99 % *R*, 0,05 ml Eisen(III)-chlorid-Lösung *R* 1 und 1 ml Phosphorsäure 85 % *R* gemischt. Nach 10 min langem Erhitzen im Wasserbad bei 80 °C entwickelt sich eine blaue oder violette Färbung, die sich beim Stehenlassen vertieft.

E. 0,1 g Substanz werden in einer Mischung von 0,5 ml verdünnter Schwefelsäure *R* und 2,5 ml Wasser *R* gelöst. Nach Zusatz von 5 ml Ether *R* und 1 ml konzentrierter Natriumhydroxid-Lösung *R* wird geschüttelt. Die wässrige Phase wird abgetrennt und 2-mal mit je 5 ml Ether *R* ausgeschüttelt. 0,1 ml der wässrigen Phase werden mit einer Lösung von 10 mg Resorcin *R* in 3 ml Schwefelsäure *R* versetzt. Nach 15 min langem Erhitzen im Wasserbad darf sich keine Färbung entwickeln. Die restliche wässrige Phase wird mit 1 ml Bromwasser *R* versetzt. Nach 10 min langem Erwärmen im Wasserbad wird zum Sieden erhitzt und abgekühlt. 0,2 ml dieser Lösung werden mit einer Lösung von 10 mg Resorcin *R* in 3 ml Schwefelsäure *R* versetzt. Nach 15 min langem Erhitzen im Wasserbad entwickelt sich eine rosarot-violette Färbung.

Prüfung auf Reinheit

Prüflösung: 0,100 g Substanz werden ohne Erwärmen und vor Licht geschützt in kohlendioxidfreiem Wasser *R* zu 10,0 ml gelöst.

Aussehen der Lösung: Die Prüflösung muss klar (2.2.1) und darf nicht stärker gefärbt sein als die Farbvergleichslösung G_5 oder BG_5 (2.2.2, Methode II).

pH-Wert (2.2.3): Der pH-Wert der Prüflösung muss zwischen 3,6 und 4,4 liegen.

Spezifische Drehung (2.2.7): Die spezifische Drehung muss zwischen +50 und +56 liegen, an der Prüflösung bestimmt und auf die getrocknete Substanz berechnet.

Verwandte Substanzen: Die Prüfung erfolgt mit Hilfe der Dünnschichtchromatographie (2.2.27) unter Verwendung einer Schicht von Kieselgel G *R*.

Alle Prüfungen müssen möglichst rasch und vor Licht geschützt durchgeführt werden. Die Untersuchungs- und Referenzlösungen müssen unmittelbar vor Verwendung hergestellt werden.

Untersuchungslösung a: 50 mg Substanz werden in einer Mischung von 1 Volumteil konzentrierter Ammoniak-Lösung *R* und 9 Volumteilen Ethanol 80 % *R* zu 5,0 ml gelöst.

Untersuchungslösung b: 1,0 ml Untersuchungslösung a wird mit einer Mischung von 1 Volumteil konzentrierter Ammoniak-Lösung *R* und 9 Volumteilen Ethanol 80 % *R* zu 10,0 ml verdünnt.

Referenzlösung a: 10 mg Ergometrinhydrogenmaleat *CRS* werden in einer Mischung von 1 Volumteil konzentrierter Ammoniak-Lösung *R* und 9 Volumteilen Ethanol 80 % *R* zu 10,0 ml gelöst.

Referenzlösung b: 5,0 ml Referenzlösung a werden mit einer Mischung von 1 Volumteil konzentrierter Ammoniak-Lösung *R* und 9 Volumteilen Ethanol 80 % *R* zu 50,0 ml verdünnt.

Referenzlösung c: 2,0 ml Referenzlösung b werden mit 2,0 ml einer Mischung von 1 Volumteil konzentrierter Ammoniak-Lösung *R* und 9 Volumteilen Ethanol 80 % *R* versetzt.

Auf die Platte werden 5 µl jeder Lösung aufgetragen. Die Chromatographie erfolgt sofort mit einer Mischung von 3 Volumteilen Wasser *R*, 25 Volumteilen Methanol *R* und 75 Volumteilen Chloroform *R* über eine Laufstrecke von 14 cm. Die Platte wird im Kaltluftstrom getrocknet. Nach Besprühen mit Dimethylaminobenzaldehyd-Lösung *R* 7 wird die Platte im Heißluftstrom etwa 2 min lang getrocknet. Kein im Chromatogramm der Untersuchungslösung a auftretender Nebenfleck darf größer oder stärker gefärbt sein als der mit der Referenzlösung b (1,0 Prozent) erhaltene Fleck und höchstens ein Nebenfleck darf größer oder stärker gefärbt sein als der mit der Referenzlösung c (0,5 Prozent) erhaltene Fleck.

Trocknungsverlust (2.2.32): höchstens 2,0 Prozent, mit 0,20 g Substanz durch 2 h langes Trocknen bei 80 °C im Vakuum unterhalb 2,7 kPa über Phosphor(V)-oxid *R* bestimmt

Gehaltsbestimmung

0,150 g Substanz, in 40 ml wasserfreier Essigsäure *R* gelöst, werden mit Perchlorsäure ($0,05\ mol \cdot l^{-1}$) titriert. Der Endpunkt wird mit Hilfe der Potentiometrie (2.2.20) bestimmt.

1 ml Perchlorsäure ($0,05\ mol \cdot l^{-1}$) entspricht 22,07 mg $C_{23}H_{27}N_3O_6$.

Lagerung

In dicht verschlossenen Glasbehältnissen, vor Licht geschützt, zwischen 2 und 8 °C

4.08/0821

Estradiol-Hemihydrat

Estradiolum hemihydricum

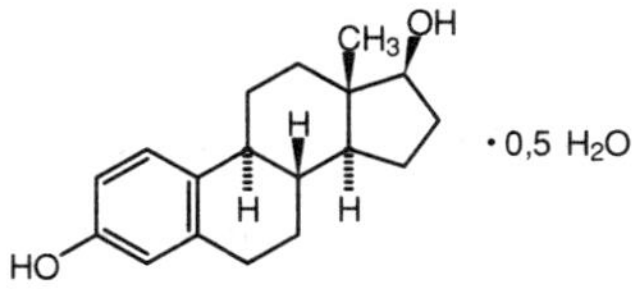

$C_{18}H_{24}O_2 \cdot 0,5\ H_2O$ M_r 281,4

Definition

Estra-1,3,5(10)-trien-3,17β-diol-Hemihydrat

Gehalt: 97,0 bis 103,0 Prozent (wasserfreie Substanz)

Eigenschaften

Aussehen: weißes bis fast weißes, kristallines Pulver oder farblose Kristalle

Löslichkeit: praktisch unlöslich in Wasser, löslich in Aceton, wenig löslich in Ethanol, schwer löslich in Dichlormethan

Prüfung auf Identität

1: B
2: A, C, D, E

A. Schmelztemperatur (2.2.14): 175 bis 180 °C

B. IR-Spektroskopie (2.2.24)

Vergleich: Estradiol-Hemihydrat *CRS*

C. Dünnschichtchromatographie (2.2.27)

Untersuchungslösung: 50 mg Substanz werden in Methanol *R* zu 50 ml gelöst.

Referenzlösung a: 50 mg Estradiol-Hemihydrat *CRS* werden in Methanol *R* zu 50 ml gelöst.

Referenzlösung b: 25 mg Ethinylestradiol *CRS* werden in der Referenzlösung a zu 25 ml gelöst.

Platte: DC-Platte mit Kieselgel *R*

Fließmittel: Ethanol 96 % *R*, Toluol *R* (20:80 *V/V*)

Auftragen: 5 µl

Laufstrecke: 3/4 der Platte

Trocknen: an der Luft, bis das Fließmittel verdunstet ist

Detektion: Die Platte wird 10 min lang bei 110 °C erhitzt. Die heiße Platte wird mit ethanolischer Schwefelsäure *R* besprüht, erneut 10 min lang bei 110 °C erhitzt und erkalten gelassen. Die Auswertung erfolgt im Tageslicht und im ultravioletten Licht bei 365 nm.

Eignungsprüfung: Das Chromatogramm der Referenzlösung b zeigt 2 Flecke, die möglicherweise nicht vollständig voneinander getrennt sind.

Ergebnis: Der Hauptfleck im Chromatogramm der Untersuchungslösung entspricht in Bezug auf Lage, Farbe im Tageslicht, Fluoreszenz im ultravioletten Licht bei 365 nm und Größe dem Hauptfleck im Chromatogramm der Referenzlösung a.

D. Etwa 1 mg Substanz wird mit 0,5 ml frisch hergestellter Molybdänschwefelsäure *R* 2 versetzt. Eine blaue Färbung entwickelt sich und die Lösung zeigt im ultravioletten Licht bei 365 nm eine intensive, grüne Fluoreszenz. Nach Zusatz von 1 ml Schwefelsäure *R* und 9 ml Wasser *R* wird die Lösung rosa und zeigt eine gelbliche Fluoreszenz.

E. Die Substanz entspricht der Prüfung „Wasser“ (siehe „Prüfung auf Reinheit“).

Prüfung auf Reinheit

Spezifische Drehung (2.2.7): +76,0 bis +83,0 (wasserfreie Substanz)

0,250 g Substanz werden in Ethanol 96 % *R* zu 25,0 ml gelöst.

Verwandte Substanzen: Flüssigchromatographie (2.2.29)

Untersuchungslösung: 25,0 mg Substanz werden in 10 ml Acetonitril *R* gelöst. Die Lösung wird mit Methanol *R* 2 zu 25,0 ml verdünnt.

Referenzlösung a: 1,0 ml Untersuchungslösung wird mit der mobilen Phase zu 100,0 ml verdünnt. 2,0 ml dieser Lösung werden mit der mobilen Phase zu 10,0 ml verdünnt.

Referenzlösung b: 2 mg 17α-Estradiol *R* werden in 5,0 ml Acetonitril *R* gelöst. 2,0 ml Lösung werden mit 1,0 ml Untersuchungslösung gemischt und mit der mobilen Phase zu 5,0 ml verdünnt.

Referenzlösung c: Gleiche Volumteile einer Lösung der Substanz (1 mg · ml^{-1}) in Methanol *R* 2 und einer Lösung von 2,3-Dichlor-5,6-dicyanbenzochinon *R* (1 mg · ml^{-1}) in Methanol *R* 2 werden gemischt und vor dem Einspritzen 30 min lang stehen gelassen.

Referenzlösung d: 5 mg Estradiol zur Peak-Identifizierung *CRS* (Estradiol-Hemihydrat mit je etwa 0,5 Prozent Verunreinigungen A, B und C) werden in 2 ml Acetonitril *R* gelöst. Die Lösung wird mit Methanol *R* 2 zu 5 ml verdünnt.

Säule
- Größe: l = 0,25 m, ∅ = 4,6 mm
- Stationäre Phase: nachsilanisiertes, octadecylsilyliertes Kieselgel zur Chromatographie *R* (5 µm)

Mobile Phase: 400 ml Acetonitril *R* werden mit 50 ml Methanol *R* 2 und 400 ml Wasser *R* versetzt. Die Mischung wird 10 min lang stehen gelassen, mit Wasser *R* zu 1000 ml verdünnt und erneut gemischt.

Durchflussrate: 1 ml · min^{-1}

Detektion: Spektrometer bei 280 nm

Äquilibrieren: etwa 60 min lang

Einspritzen: 20 µl

Chromatographiedauer: 2fache Retentionszeit des Hauptpeaks

Relative Retention (bezogen auf Estradiol, t_R etwa 13 min)
- Verunreinigung D: etwa 0,9
- Verunreinigung B: etwa 1,1
- Verunreinigung A: etwa 1,4
- Verunreinigung C: etwa 1,9

Eignungsprüfung: Referenzlösung b
- Auflösung: mindestens 2,5 zwischen den Peaks von Estradiol und Verunreinigung B

Grenzwerte

- Korrekturfaktor: Für die Berechnung des Gehalts wird die Peakfläche der Verunreinigung D mit 0,4 multipliziert. (Zur Identifizierung dieses Peaks wird das Chromatogramm der Referenzlösung c verwendet.)
- Verunreinigungen A, B, C, D: jeweils nicht größer als das 1,5fache der Fläche des Hauptpeaks im Chromatogramm der Referenzlösung a (0,3 Prozent)
- Jede weitere Verunreinigung: jeweils nicht größer als das 0,5fache der Fläche des Hauptpeaks im Chromatogramm der Referenzlösung a (0,1 Prozent)
- Summe aller Verunreinigungen: nicht größer als das 2,5fache der Fläche des Hauptpeaks im Chromatogramm der Referenzlösung a (0,5 Prozent)
- Ohne Berücksichtigung bleiben: Peaks, deren Fläche kleiner ist als das 0,25fache der Fläche des Hauptpeaks im Chromatogramm der Referenzlösung a (0,05 Prozent)

Wasser (2.5.12): 2,9 bis 3,5 Prozent, mit 0,500 g Substanz bestimmt

Gehaltsbestimmung

20,0 mg Substanz werden in Ethanol 96 % *R* zu 100,0 ml gelöst. 5,0 ml Lösung werden mit Natriumhydroxid-Lösung (0,1 mol · l^{-1}) zu 50,0 ml verdünnt. Nach dem Erkalten auf Raumtemperatur wird die Absorption (2.2.25) im Maximum bei 238 nm gemessen.

Der Gehalt an $C_{18}H_{24}O_2$ wird mit Hilfe der spezifischen Absorption berechnet ($A_{1\,cm}^{1\,\%}$ = 335).

Verunreinigungen

Spezifizierte Verunreinigungen:

(Beachten Sie den Hinweis zu den „Verunreinigungen“ zu Anfang des Bands auf Seite B)

A, B, C, D

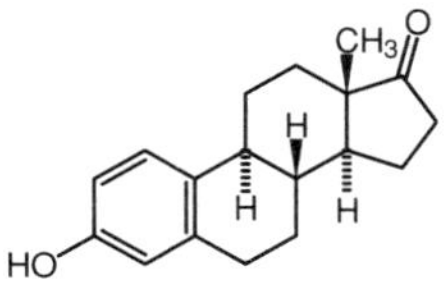

A. 3-Hydroxyestra-1,3,5(10)-trien-17-on (Estron)

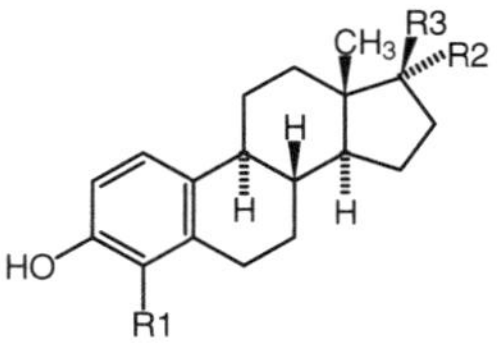

B. R1 = R3 = H, R2 = OH: Estra-1,3,5(10)-trien-3,17α-diol (17α-Estradiol)

C. R1 = CH_3, R2 = H, R3 = OH: 4-Methylestra-1,3,5(10)-trien-3,17β-diol

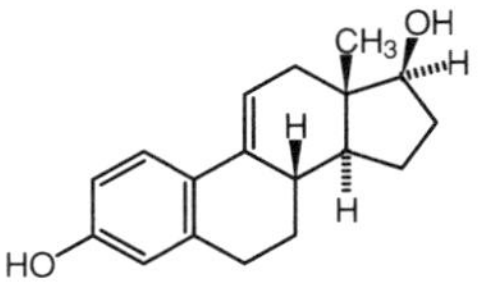

D. Estra-1,3,5(10),9(11)-tetraen-3,17β-diol

E

Monographien

F

4.08/2088

Raffiniertes Färberdistelöl

Carthami oleum raffinatum

Definition

Das aus den Samen von *Carthamus tinctorius* L. (Typ I) oder aus den Samen der Hybriden von *C. tinctorius* L. (Typ II) durch Pressung und/oder durch Extraktion mit anschließender Raffination gewonnene fette Öl

Raffiniertes Färberdistelöl Typ II ist reich an Ölsäure.

Das Öl kann ein geeignetes Antioxidans enthalten.

Eigenschaften

Aussehen: klare, viskose, gelbe bis blassgelbe Flüssigkeit

Löslichkeit: mischbar mit Petroläther (Sdp: 40 bis 60 °C), praktisch unlöslich in Ethanol

	Raffiniertes Färberdistelöl Typ I	**Raffiniertes Färberdistelöl Typ II**
Relative Dichte	etwa 0,922	etwa 0,914
Brechungsindex	etwa 1,476	etwa 1,472

Prüfung auf Identität

1: B
2: A

A. Die Prüfung erfolgt nach „Identifizierung fetter Öle durch Dünnschichtchromatographie" (2.3.2). Das erhaltene Chromatogramm ist vergleichbar mit dem typischen Chromatogramm für raffiniertes Färberdistelöl Typ I oder Typ II.

B. Das Öl entspricht der Prüfung „Fettsäurenzusammensetzung" (siehe „Prüfung auf Reinheit").

Prüfung auf Reinheit

Säurezahl (2.5.1): höchstens 0,5

Peroxidzahl (2.5.5): höchstens 10,0

Höchstens 5,0, falls das Öl zur Herstellung von Parenteralia bestimmt ist

Unverseifbare Anteile (2.5.7): höchstens 1,5 Prozent, mit 5,0 g Öl bestimmt

Alkalisch reagierende Substanzen (2.4.19): Das Öl muss der Prüfung „Alkalisch reagierende Substanzen in fetten Ölen" entsprechen.

Fettsäurenzusammensetzung (2.4.22, Methode A): Die in Tab. 2.4.22-3 beschriebene Kalibriermischung wird verwendet.

Zusammensetzung der Fettsäurenfraktion des raffinierten Färberdistelöls Typ I

- Gesättigte Fettsäuren mit einer Kettenlänge kleiner als C14: höchstens 0,2 Prozent
- Myristinsäure: höchstens 0,2 Prozent
- Palmitinsäure: 4,0 bis 10,0 Prozent
- Stearinsäure: 1,0 bis 5,0 Prozent
- Ölsäure (äquivalente Kettenlänge 18,3, auf Macrogoladipat bestimmt): 8,0 bis 21,0 Prozent
- Linolsäure (äquivalente Kettenlänge 18,9, auf Macrogoladipat bestimmt): 68,0 bis 83,0 Prozent
- Linolensäure (äquivalente Kettenlänge 19,7, auf Macrogoladipat bestimmt): höchstens 0,5 Prozent
- Arachinsäure: höchstens 0,5 Prozent
- Eicosensäure (äquivalente Kettenlänge 20,3, auf Macrogoladipat bestimmt): höchstens 0,5 Prozent
- Behensäure: höchstens 1,0 Prozent

Zusammensetzung der Fettsäurenfraktion des raffinierten Färberdistelöls Typ II

- Gesättigte Fettsäuren mit einer Kettenlänge kleiner als C14: höchstens 0,2 Prozent
- Myristinsäure: höchstens 0,2 Prozent
- Palmitinsäure: 3,6 bis 6,0 Prozent
- Stearinsäure: 1,0 bis 5,0 Prozent
- Ölsäure (äquivalente Kettenlänge 18,3, auf Macrogoladipat bestimmt): 70,0 bis 84,0 Prozent
- Linolsäure (äquivalente Kettenlänge 18,9, auf Macrogoladipat bestimmt): 7,0 bis 23,0 Prozent
- Linolensäure (äquivalente Kettenlänge 19,7, auf Macrogoladipat bestimmt): höchstens 0,5 Prozent
- Arachinsäure: höchstens 1,0 Prozent
- Eicosensäure (äquivalente Kettenlänge 20,3, auf Macrogoladipat bestimmt): höchstens 1,0 Prozent
- Behensäure: höchstens 1,2 Prozent

Brassicasterol (2.4.23): höchstens 0,3 Prozent Brassicasterol in der Sterolfraktion des Öls

Wasser (2.5.32): raffiniertes Färberdistelöl zur Herstellung von Parenteralia: höchstens 0,1 Prozent, mit 5,00 g Öl bestimmt

F

Monographien

Lagerung

Vor Licht geschützt, in dicht verschlossenen, dem Verbrauch angemessenen, möglichst vollständig gefüllten Behältnissen

Beschriftung

Die Beschriftung gibt an,
- falls zutreffend, dass das Öl zur Herstellung von Parenteralia bestimmt ist
- Name und Konzentration jedes zugesetzten Antioxidans
- Typ des Öls (Typ I oder Typ II).

4.08/1326

Flumazenil

Flumazenilum

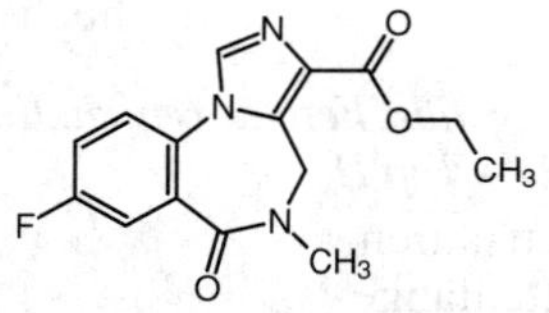

$C_{15}H_{14}FN_3O_3$ M_r 303,3

Definition

Ethyl(8-fluor-5-methyl-6-oxo-5,6-dihydro-4*H*-imidazo[1,5-*a*][1,4]benzodiazepin-3-carboxylat)

Gehalt: 99,0 bis 101,0 Prozent (getrocknete Substanz)

Eigenschaften

Aussehen: weißes bis fast weißes, kristallines Pulver

Löslichkeit: sehr schwer löslich in Wasser, leicht löslich in Dichlormethan, wenig löslich in Methanol

Schmelztemperatur: zwischen 198 und 202 °C

Prüfung auf Identität

IR-Spektroskopie (2.2.24)

Vergleich: Flumazenil-Referenzspektrum der Ph. Eur.

Prüfung auf Reinheit

Aussehen der Lösung: Die Lösung muss klar (2.2.1) und darf nicht stärker gefärbt sein als die Farbvergleichslösung BG_7 (2.2.2, Methode II).

0,10 g Substanz werden in Methanol *R* zu 10 ml gelöst.

Verunreinigung C: höchstens 1 Prozent

0,10 g Substanz werden in 0,5 ml Dichlormethan *R* gelöst. Die Lösung wird mit 1-Butanol *R* zu 10 ml verdünnt. 5,0 ml dieser Lösung werden mit 2,0 ml Ninhydrin-Lösung *R* versetzt und 15 min lang im Wasserbad von 95 °C erhitzt. Eine blauviolette Färbung der Lösung darf nicht stärker sein als die einer gleichzeitig und unter gleichen Bedingungen hergestellten Referenzlösung mit 5,0 ml einer Lösung von Dimethylformamiddiethylacetal *R* (0,1 g · l^{-1}) in 1-Butanol *R*.

Verwandte Substanzen: Flüssigchromatographie (2.2.29)

Untersuchungslösung: 50,0 mg Substanz werden in 5 ml Methanol *R* gelöst. Die Lösung wird mit der mobilen Phase zu 25,0 ml verdünnt.

Referenzlösung a: 2,0 mg Flumazenil-Verunreinigung B *CRS* und 2,0 mg Substanz werden in der mobilen Phase zu 25,0 ml gelöst. 2,0 ml Lösung werden mit der mobilen Phase zu 25,0 ml verdünnt.

Referenzlösung b: 10,0 ml Untersuchungslösung werden mit der mobilen Phase zu 100,0 ml verdünnt. 1,0 ml dieser Lösung wird mit der mobilen Phase zu 100,0 ml verdünnt.

Säule
- Größe: l = 0,25 m, ∅ = 4,6 mm
- Stationäre Phase: nachsilanisiertes, octadecylsilyliertes Kieselgel zur Chromatographie *R* (5 µm)

Mobile Phase: 800 ml Wasser *R*, das zuvor mit Phosphorsäure 85 % *R* auf einen pH-Wert von 2,0 eingestellt wurde, werden mit 130 ml Methanol *R* und 70 ml Tetrahydrofuran *R* versetzt und gemischt.

Durchflussrate: 1 ml · min^{-1}

Detektion: Spektrometer bei 230 nm

Einspritzen: 20 µl

Chromatographiedauer: 3fache Retentionszeit von Flumazenil

Relative Retention (bezogen auf Flumazenil, t_R etwa 14 min)
- Verunreinigung A: etwa 0,4
- Verunreinigung D: etwa 0,5
- Verunreinigung E: etwa 0,6
- Verunreinigung B: etwa 0,7
- Verunreinigung F: etwa 2,4

Eignungsprüfung: Referenzlösung a
- Auflösung: mindestens 3,0 zwischen den Peaks von Verunreinigung B und Flumazenil

Grenzwerte

- Verunreinigung B: nicht größer als das 2fache der Fläche des Hauptpeaks im Chromatogramm der Referenzlösung b (0,2 Prozent)
- Jede weitere Verunreinigung: jeweils nicht größer als die Fläche des Hauptpeaks im Chromatogramm der Referenzlösung b (0,1 Prozent)
- Summe aller Verunreinigungen: nicht größer als das 2fache der Fläche des Hauptpeaks im Chromatogramm der Referenzlösung b (0,2 Prozent)
- Ohne Berücksichtigung bleiben: Peaks, deren Fläche kleiner ist als das 0,5fache der Fläche des Hauptpeaks im Chromatogramm der Referenzlösung b (0,05 Prozent)

Trocknungsverlust (2.2.32): höchstens 0,5 Prozent, mit 1,000 g Substanz durch Trocknen im Trockenschrank bei 100 bis 105 °C bestimmt

Sulfatasche (2.4.14): höchstens 0,1 Prozent, mit 1,0 g Substanz im Platintiegel bestimmt

Gehaltsbestimmung

0,250 g Substanz, in 50 ml einer Mischung von 2 Volumteilen Acetanhydrid *R* und 3 Volumteilen wasserfreier Essigsäure *R* gelöst, werden mit Perchlorsäure (0,1 mol · l^{-1}) titriert. Der Endpunkt wird mit Hilfe der Potentiometrie (2.2.20) bestimmt.

1 ml Perchlorsäure (0,1 mol · l^{-1}) entspricht 30,33 mg $C_{15}H_{14}FN_3O_3$.

Verunreinigungen

Spezifizierte Verunreinigungen:

(Beachten Sie den Hinweis zu den „Verunreinigungen" zu Anfang des Bands auf Seite B)

B, C

Andere bestimmbare Verunreinigungen:

A, D, E, F

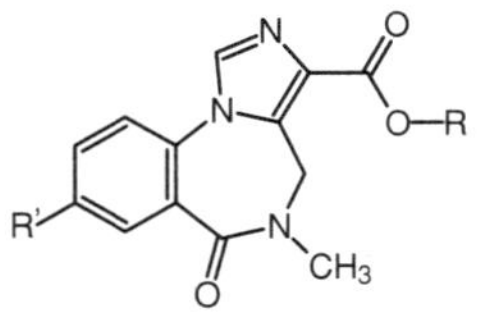

A. R = H, R′ = F:
8-Fluor-5-methyl-6-oxo-5,6-dihydro-4*H*-imidazo[1,5-*a*][1,4]benzodiazepin-3-carbonsäure

B. R = CH_2–CH_3, R′ = OH:
Ethyl(8-hydroxy-5-methyl-6-oxo-5,6-dihydro-4*H*-imidazo[1,5-*a*][1,4]benzodiazepin-3-carboxylat)

E. R = CH_2–CH_3, R′ = H:
Ethyl(5-methyl-6-oxo-5,6-dihydro-4*H*-imidazo[1,5-*a*][1,4]benzodiazepin-3-carboxylat)

F. R = CH_2–CH_3, R′ = Cl:
Ethyl(8-chlor-5-methyl-6-oxo-5,6-dihydro-4*H*-imidazo[1,5-*a*][1,4]benzodiazepin-3-carboxylat)

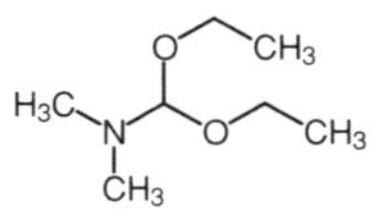

C. Diethoxy-*N*,*N*-dimethylmethanamin

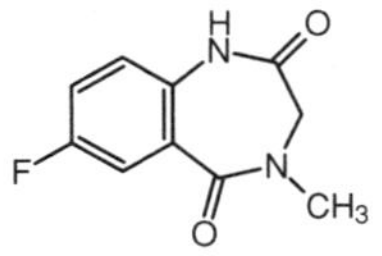

D. 7-Fluor-4-methyl-3,4-dihydro-1*H*-1,4-benzodiazepin-2,5-dion

4.08/0717

Flunitrazepam

Flunitrazepamum

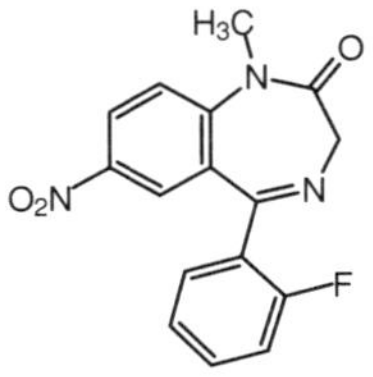

$C_{16}H_{12}FN_3O_3$ M_r 313,3

Definition

5-(2-Fluorphenyl)-1-methyl-7-nitro-1,3-dihydro-2*H*-1,4-benzodiazepin-2-on

Gehalt: 99,0 bis 101,0 Prozent (getrocknete Substanz)

Eigenschaften

Aussehen: weißes bis gelbliches, kristallines Pulver

Löslichkeit: praktisch unlöslich in Wasser, löslich in Aceton, schwer löslich in Ethanol

Prüfung auf Identität

IR-Spektroskopie (2.2.24)

Vergleich: Flunitrazepam-Referenzspektrum der Ph. Eur.

Prüfung auf Reinheit

Verwandte Substanzen: Flüssigchromatographie (2.2.29)

Die Lösungen sind unmittelbar vor Gebrauch herzustellen.

Untersuchungslösung: 0,1000 g Substanz werden in 10 ml Acetonitril *R* gelöst. Die Lösung wird mit der mobilen Phase zu 50,0 ml verdünnt.

Referenzlösung a: 1,0 ml Untersuchungslösung wird mit der mobilen Phase zu 100,0 ml verdünnt. 5,0 ml dieser Lösung werden mit der mobilen Phase zu 50,0 ml verdünnt.

Referenzlösung b: 4 mg Substanz und 4 mg Nitrazepam *R* werden in 5 ml Acetonitril *R* gelöst. Die Lösung wird mit der mobilen Phase zu 20,0 ml verdünnt. 1,0 ml dieser Lösung wird mit der mobilen Phase zu 20,0 ml verdünnt.

Säule
- Größe: l = 0,15 m, ∅ = 4,6 mm
- Stationäre Phase: octadecylsilyliertes Kieselgel zur Chromatographie *R* (5 µm)

Mobile Phase: Methanol *R*, Acetonitril *R*, Wasser *R* (50:305:645 *V/V/V*)

Durchflussrate: 1,0 ml · min^{-1}

Detektion: Spektrometer bei 254 nm

Einspritzen: 20 µl

Chromatographiedauer: 6fache Retentionszeit von Flunitrazepam

Relative Retention (bezogen auf Flunitrazepam, t_R etwa 11 min)
- Verunreinigung A: etwa 0,2
- Verunreinigung B: etwa 0,6
- Verunreinigung C: etwa 2,3
- Verunreinigung D: etwa 4,0

Eignungsprüfung: Referenzlösung b
- Auflösung: mindestens 4,0 zwischen den Peaks von Nitrazepam und Flunitrazepam

Grenzwerte
- Korrekturfaktor: Für die Berechnung des Gehalts wird die Peakfläche von Verunreinigung C mit 2,44 multipliziert.
- Jede Verunreinigung: jeweils nicht größer als die Fläche des Hauptpeaks im Chromatogramm der Referenzlösung a (0,1 Prozent)
- Summe aller Verunreinigungen: nicht größer als das 3fache der Fläche des Hauptpeaks im Chromatogramm der Referenzlösung a (0,3 Prozent)
- Ohne Berücksichtigung bleiben: Peaks, deren Fläche kleiner ist als das 0,5fache der Fläche des Hauptpeaks im Chromatogramm der Referenzlösung a (0,05 Prozent)

Trocknungsverlust (2.2.32): höchstens 0,5 Prozent, mit 1,000 g Substanz durch Trocknen im Trockenschrank bei 100 bis 105 °C bestimmt

Sulfatasche (2.4.14): höchstens 0,1 Prozent, mit 1,0 g Substanz bestimmt

Gehaltsbestimmung

0,250 g Substanz, in 20 ml wasserfreier Essigsäure *R* gelöst, werden nach Zusatz von 50 ml Acetanhydrid *R* mit Perchlorsäure (0,1 mol · l^{-1}) titriert. Der Endpunkt wird mit Hilfe der Potentiometrie (2.2.20) bestimmt.

1 ml Perchlorsäure (0,1 mol · l^{-1}) entspricht 31,33 mg $C_{16}H_{12}FN_3O_3$.

Lagerung

Vor Licht geschützt

Verunreinigungen

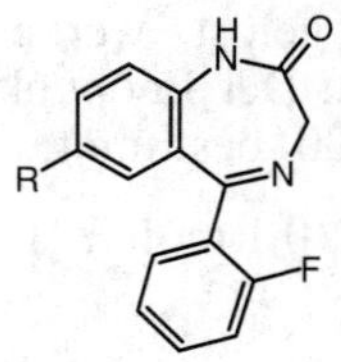

A. R = NH_2:
7-Amino-5-(2-fluorphenyl)-1,3-dihydro-2*H*-1,4-benzodiazepin-2-on
(7-Aminodemethylflunitrazepam)

B. R = NO_2:
5-(2-Fluorphenyl)-7-nitro-1,3-dihydro-2*H*-1,4-benzodiazepin-2-on
(Demethylflunitrazepam)

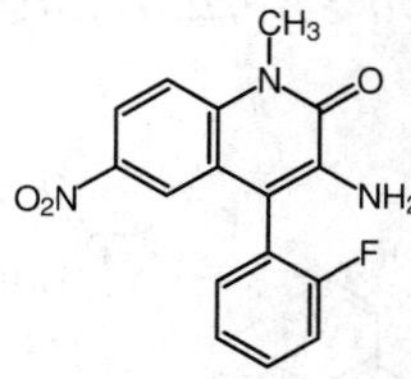

C. 3-Amino-4-(2-fluorphenyl)-1-methyl-6-nitrochinolin-2(1*H*)-on

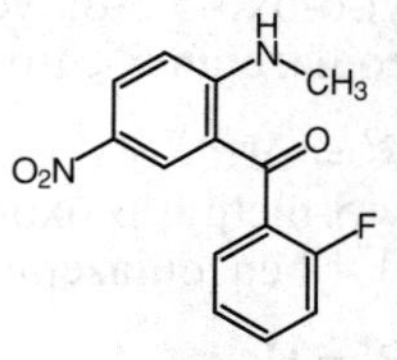

D. (2-Fluorphenyl)[2-(methylamino)-5-nitrophenyl]methanon

G

4.08/1831

Kanadische Gelbwurz

Hydrastidis rhizoma

Definition

Der getrocknete, ganze oder geschnittene Wurzelstock mit Wurzeln von *Hydrastis canadensis* L.

Gehalt

- Hydrastin ($C_{21}H_{21}NO_6$; M_r 383,4): mindestens 2,5 Prozent (getrocknete Droge)
- Berberin ($C_{20}H_{19}NO_5$; M_r 353,4): mindestens 3,0 Prozent (getrocknete Droge)

Eigenschaften

Makroskopische und mikroskopische Merkmale werden unter „Prüfung auf Identität, A und B“ beschrieben.

Prüfung auf Identität

A. Das Rhizom ist gewunden und knotig, etwa 5 cm lang und 5 bis 10 mm dick. Seine Oberfläche ist gelblich bis bräunlich grau gefärbt, unregelmäßig gefurcht und trägt Reste von zahlreichen dünnen, drahtigen Wurzeln. An der Oberseite kommen basale Teile der Triebe und schuppenartige Niederblätter vor. Der Bruch ist kurz und harzig. Die Oberfläche des Querschnitts ist gelblich braun und zeigt eine ziemlich breite Rinde, einen Ring aus etwa 12 bis 20 weit auseinander liegenden Xylembündeln und ein großes zentrales Mark.

B. Die Droge wird pulverisiert (180). Das Pulver ist grünlich gelb. Die Prüfung erfolgt unter dem Mikroskop, wobei Chloralhydrat-Lösung *R* verwendet wird. Das Pulver zeigt folgende Merkmale: zahlreiche Parenchymbruchstücke mit dünnwandigen Zellen; gelegentlich Bruchstücke der gelblich braunen Korkschicht von Rhizom und Wurzeln; Gruppen kleiner Gefäße, deren schräg stehende Endwände auffällig perforiert sind und die schlitzförmige Tüpfel, einfach oder behöft, aufweisen; selten Gruppen dünnwandiger, getüpfelter Fasern, die in der Regel im Verbund mit den Gefäßen auftreten; reichlich ei- bis kugelförmige, orangebraune, körnige Massen.
Unter dem Mikroskop bei Verwendung einer 50-prozentigen Lösung (*V/V*) von Glycerol *R* geprüft, zeigt das Pulver zahlreiche Stärkekörner, meist einfach, aber auch bis zu 4 Elementen zusammengesetzt; die Körner sind klein, kugel- bis eiförmig, haben einen Durchmesser von bis zu 10 µm und zeigen manchmal ein kleines, rundes oder spaltförmiges Hilum.

C. Dünnschichtchromatographie (2.2.27)

Untersuchungslösung: 0,250 g pulverisierte Droge (180), mit 4 ml einer Mischung von 20 ml Wasser *R* und 80 ml Methanol *R* versetzt, werden 10 min lang mit Ultraschall behandelt und anschließend abfiltriert. Der Rückstand wird 2-mal mit je 2 ml Methanol *R* gewaschen. Filtrat und Waschflüssigkeit werden vereinigt und mit Methanol *R* zu 20 ml verdünnt.

Referenzlösung: 5 mg Hydrastinhydrochlorid *R* und 5 mg Berberinchlorid *R* werden in 20 ml Methanol *R* gelöst.

Platte: DC-Platte mit Kieselgel *R*

Fließmittel: wasserfreie Ameisensäure *R*, Wasser *R*, Ethylacetat *R* (10:10:80 *V/V/V*)

Auftragen: 20 µl; bandförmig

Laufstrecke: 15 cm

Trocknen: an der Luft

Detektion: im ultravioletten Licht bei 365 nm

Ergebnis: Die Zonenfolge in den Chromatogrammen von Referenzlösung und Untersuchungslösung ist aus den nachstehenden Angaben ersichtlich. Im Chromatogramm der Untersuchungslösung können weitere fluoreszierende Zonen vorhanden sein.

Oberer Plattenrand	
———	———
Berberin: eine leuchtend gelb fluoreszierende Zone	eine leuchtend gelb fluoreszierende Zone (Berberin)
Hydrastin: eine tiefblau fluoreszierende Zone	eine tiefblau fluoreszierende Zone (Hydrastin)
———	———
	eine leuchtend hellblau fluoreszierende Zone (Hydrastinin)
	eine tiefblau fluoreszierende Zone
Referenzlösung	**Untersuchungslösung**

Prüfung auf Reinheit

Fremde Bestandteile (2.8.2): höchstens 2 Prozent (*m/m*)

Trocknungsverlust (2.2.32): höchstens 10,0 Prozent, mit 1,000 g pulverisierter Droge (180) durch 2 h langes Trocknen im Trockenschrank bei 100 bis 105 °C bestimmt

Asche (2.4.16): höchstens 8,0 Prozent

Salzsäureunlösliche Asche (2.8.1): höchstens 4,0 Prozent

Gehaltsbestimmung

Flüssigchromatographie (2.2.29)

Untersuchungslösung: In einem 100-ml-Rundkolben wird 1,000 g pulverisierte Droge (355) mit 50 ml einer Lösung von konzentrierter Ammoniak-Lösung *R* (10 ml · l^{-1}) in Ethanol 96 % *R* versetzt. Die Mischung wird 30 min lang unter Rückflusskühlung zum Sieden erhitzt und nach dem Erkalten auf Raumtemperatur durch einen Wattebausch in einen Kolben filtriert. Der Wattebausch wird zum Rückstand in den Rundkolben gegeben und die Extraktion 2-mal mit je 30 ml einer Lösung von konzentrierter Ammoniak-Lösung *R* (10 ml · l^{-1}) in Ethanol 96 % *R* wiederholt, wobei die Mischungen jeweils 10 min lang unter Rückflusskühlung zum Sieden erhitzt und durch einen Wattebausch in den Kolben mit dem Filtrat filtriert werden. Die vereinigten Filtrate werden durch ein Papierfilter in einen 250-ml-Rundkolben filtriert und Kolben und Papierfilter mit 20 ml einer Lösung von konzentrierter Ammoniak-Lösung *R* (10 ml · l^{-1}) in Ethanol 96 % *R* gewaschen. Filtrat und Waschflüssigkeit werden vereinigt und im Vakuum im Wasserbad von 55 °C zur Trockne eingedampft. Der Rückstand wird in 50,0 ml der mobilen Phase gelöst. 10,0 ml Lösung werden mit der mobilen Phase zu 250,0 ml verdünnt.

Referenzlösung: 10 mg Hydrastinhydrochlorid *R* und 10 mg Berberinchlorid *R* werden in Methanol *R* zu 100,0 ml gelöst.

Säule
- Größe: l = 0,125 m, ∅ = 4 mm
- Stationäre Phase: nachsilanisiertes, octadecylsilyliertes Kieselgel zur Chromatographie *R* (5 µm)

Mobile Phase: 9,93 g Kaliumdihydrogenphosphat *R* werden in 730 ml Wasser *R* gelöst. Die Lösung wird mit 270 ml Acetonitril *R* versetzt und gemischt.

Durchflussrate: 1,2 ml · min^{-1}

Detektion: Spektrometer bei 235 nm

Einspritzen: 10 µl

Eignungsprüfung: Referenzlösung
- Reihenfolge der Elution: Werden die Chromatogramme unter den vorgeschriebenen Bedingungen aufgezeichnet, werden die Substanzen in der gleichen Reihenfolge wie bei der Herstellung der Referenzlösung angegeben eluiert. Die Retentionszeiten dieser Substanzen werden aufgezeichnet.
- Auflösung: mindestens 1,5 zwischen den Peaks von Hydrastin und Berberin

Mit Hilfe der im Chromatogramm der Referenzlösung erhaltenen Retentionszeiten werden im Chromatogramm der Untersuchungslösung die Bestandteile der Referenzlösung lokalisiert.

Der Prozentgehalt jedes Alkaloids (Hydrastin und Berberin) wird nach folgender Formel berechnet:

$$\frac{A_1 \cdot m_2 \cdot p}{A_2 \cdot m_1} \cdot 12{,}5$$

A_1 = Peakfläche von Hydrastin beziehungsweise Berberin im Chromatogramm der Untersuchungslösung

A_2 = Peakfläche von Hydrastin beziehungsweise Berberin im Chromatogramm der Referenzlösung

m_1 = Einwaage der Droge in Gramm

m_2 = Masse von Hydrastinhydrochlorid beziehungsweise Berberinchlorid in der Referenzlösung in Gramm

p = Prozentgehalt an Hydrastin in Hydrastinhydrochlorid *R* beziehungsweise an Berberin in Berberinchlorid *R*

4.08/0331

Gentamicinsulfat

Gentamicini sulfas

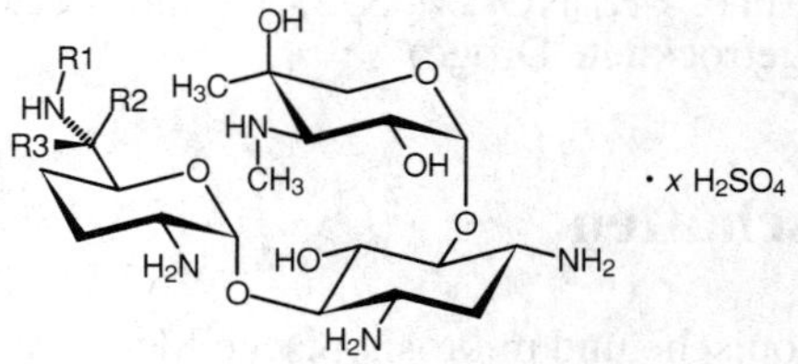

Gentamicin	Summenformel	R1	R2	R3
C1	$C_{21}H_{43}N_5O_7$	CH_3	CH_3	H
C1a	$C_{19}H_{39}N_5O_7$	H	H	H
C2	$C_{20}H_{41}N_5O_7$	H	CH_3	H
C2a	$C_{20}H_{41}N_5O_7$	H	H	CH_3
C2b	$C_{20}H_{41}N_5O_7$	CH_3	H	H

Definition

Gemisch von Sulfaten antimikrobiell wirksamer Substanzen, die von *Micromonospora purpurea* gebildet werden

Hauptbestandteile sind die Gentamicine C1, C1a, C2, C2a und C2b.

Gehalt: mindestens 590 I.E. je Milligramm (wasserfreie Substanz)

Eigenschaften

Aussehen: weißes bis fast weißes, hygroskopisches Pulver

Löslichkeit: leicht löslich in Wasser, praktisch unlöslich in Ethanol

Prüfung auf Identität

1: C, D
2: A, B, D

A. Etwa 10 mg Substanz werden in 1 ml Wasser *R* gelöst. Die Lösung wird mit 5 ml einer Lösung von Schwefelsäure *R* (400 g · l^{-1}) versetzt, 100 min lang im Wasserbad erhitzt und nach dem Abkühlen mit Wasser *R* zu 25 ml verdünnt. Die Lösung, zwischen 240 und 330 nm gemessen, darf kein Absorptionsmaximum (2.2.25) zeigen.

B. Dünnschichtchromatographie (2.2.27)

Untersuchungslösung: 25 mg Substanz werden in Wasser *R* zu 5 ml gelöst.

Referenzlösung: 25 mg Gentamicinsulfat *CRS* werden in Wasser *R* zu 5 ml gelöst.

Platte: DC-Platte mit Kieselgel *R*

Fließmittel: die untere Phase einer Mischung gleicher Volumteile konzentrierter Ammoniak-Lösung *R*, Methanol *R* und Dichlormethan *R*

Auftragen: 10 µl

Laufstrecke: 2/3 der Platte

Trocknen: an der Luft

Detektion: Die Platte wird mit Ninhydrin-Lösung *R* 1 besprüht und 5 min lang bei 110 °C erhitzt.

Ergebnis: Die 3 Hauptflecke im Chromatogramm der Untersuchungslösung entsprechen in Bezug auf Lage, Farbe und Größe den 3 Hauptflecken im Chromatogramm der Referenzlösung.

C. Die bei der Prüfung „Zusammensetzung" (siehe „Prüfung auf Reinheit") erhaltenen Chromatogramme werden ausgewertet.

Ergebnis: Das Chromatogramm der Untersuchungslösung zeigt 5 Hauptpeaks mit den gleichen Retentionszeiten wie die der 5 Hauptpeaks im Chromatogramm der Referenzlösung a.

D. Die Substanz gibt die Identitätsreaktion a auf Sulfat (2.3.1).

Prüfung auf Reinheit

Prüflösung: 0,8 g Substanz werden in kohlendioxidfreiem Wasser *R* zu 20 ml gelöst.

Aussehen der Lösung: Die Prüflösung muss klar (2.2.1) und darf nicht stärker gefärbt sein als Stufe 6 der am besten geeigneten Farbvergleichslösung (2.2.2, Methode II).

pH-Wert (2.2.3): 3,5 bis 5,5, an der Prüflösung bestimmt

Spezifische Drehung (2.2.7): +107 bis +121 (wasserfreie Substanz)

2,5 g Substanz werden in Wasser *R* zu 25,0 ml gelöst.

Zusammensetzung: Flüssigchromatographie (2.2.29) mit Hilfe des Verfahrens „Normalisierung"

Untersuchungslösung: 50 mg Substanz werden in der mobilen Phase zu 100,0 ml gelöst.

Referenzlösung a: 50 mg Gentamicinsulfat *CRS* werden in der mobilen Phase zu 100,0 ml gelöst.

Referenzlösung b: 5,0 ml Referenzlösung a werden mit der mobilen Phase zu 100,0 ml verdünnt.

Säule
- Größe: l = 0,25 m, ∅ = 4,6 mm
- Stationäre Phase: Styrol-Divinylbenzol-Copolymer *R* (8 µm) mit einer Porengröße von 100 nm
- Temperatur: 55 °C

Mobile Phase: eine mit kohlendioxidfreiem Wasser *R* hergestellte Mischung, die wasserfreies Natriumsulfat *R* (60 g · l^{-1}), Natriumoctansulfonat *R* (1,75 g · l^{-1}), Tetrahydrofuran *R* (8 ml · l^{-1}) und zuvor mit Phosphorsäure 10 % *R* auf einen pH-Wert von 3,0 eingestellte und entgaste Kaliumdihydrogenphosphat-Lösung (0,2 mol · l^{-1}) *R* (50 ml · l^{-1}) enthält

Durchflussrate: 1,0 ml · min^{-1}

Nach-Säule-Lösung: carbonatfreie Natriumhydroxid-Lösung *R*, im Verhältnis 1:25 verdünnt, entgast und pulsfrei dem Säuleneluat unter Verwendung einer 375-µl-Mischschleife aus Kunststoff zugesetzt

Durchflussrate: 0,3 ml · min^{-1}

Detektion: gepulster amperometrischer oder äquivalenter Detektor mit einer Gold-Messelektrode, einer Silber/Silberchlorid-Bezugselektrode und einer Hilfselektrode aus rostfreiem Stahl als Durchflusszelle, eingestellt auf +0,05 V Detektions-, +0,75 V Oxidations- und −0,15 V Reduktionspotential, mit einer Pulsfrequenz, angepasst an das verwendete Gerät

Einspritzen: 20 µl

Chromatographiedauer: 1,2fache Retentionszeit von Gentamicin C1

Eignungsprüfung: Referenzlösung a
- Peak-Tal-Verhältnis: mindestens 2,0, wobei H_p die Höhe des Peaks von Gentamicin C2a über der Basislinie und H_v die Höhe des niedrigsten Punkts der Kurve über der Basislinie zwischen den Peaks von Gentamicin C2a und Gentamicin C2 darstellt

Grenzwerte
- Gentamicin C1: 20,0 bis 40,0 Prozent
- Gentamicin C1a: 10,0 bis 30,0 Prozent
- Summe der Gentamicine C2, C2a und C2b: 40,0 bis 60,0 Prozent
- Ohne Berücksichtigung bleiben: Peaks, deren Fläche kleiner ist als die Fläche des Peaks von Gentamicin C1a im Chromatogramm der Referenzlösung b

Verwandte Substanzen: Flüssigchromatographie (2.2.29) wie unter „Zusammensetzung" beschrieben

Grenzwerte (für verwandte Substanzen mit Retentionszeiten, die kleiner als die Retentionszeit von Gentamicin C1a sind)
- Jede Verunreinigung: jeweils höchstens 3,0 Prozent
- Summe aller Verunreinigungen: höchstens 10,0 Prozent

Methanol (2.4.24, System B): höchstens 1,0 Prozent

Sulfat: 32,0 bis 35,0 Prozent (wasserfreie Substanz)

0,250 g Substanz werden in 100 ml destilliertem Wasser *R* gelöst. Die Lösung wird mit konzentrierter Ammoniak-Lösung *R* auf einen pH-Wert von 11 eingestellt und nach Zusatz von 10,0 ml Bariumchlorid-Lösung ($0{,}1\ mol \cdot l^{-1}$) und etwa 0,5 mg Phthaleinpurpur *R* mit Natriumedetat-Lösung ($0{,}1\ mol \cdot l^{-1}$) titriert. Bei beginnendem Farbumschlag der Lösung werden 50 ml Ethanol 96 % *R* zugesetzt; anschließend wird die Titration fortgesetzt, bis die violettblaue Färbung verschwindet.

1 ml Bariumchlorid-Lösung ($0{,}1\ mol \cdot l^{-1}$) entspricht 9,606 mg Sulfat (SO_4).

Wasser (2.5.12): höchstens 15,0 Prozent, mit 0,300 g Substanz bestimmt

Sulfatasche (2.4.14): höchstens 1,0 Prozent, mit 0,50 g Substanz bestimmt

Sterilität (2.6.1): Gentamicinsulfat zur Herstellung von Parenteralia und von Zubereitungen zur Anwendung am Auge, das dabei keinem weiteren geeigneten Sterilisationsverfahren unterworfen wird, muss der Prüfung entsprechen.

Bakterien-Endotoxine (2.6.14): weniger als 0,71 I.E. Bakterien-Endotoxine je Milligramm Gentamicinsulfat zur Herstellung von Parenteralia, das dabei keinem weiteren geeigneten Verfahren zur Beseitigung von Bakterien-Endotoxinen unterworfen wird

Wertbestimmung

Die Ausführung erfolgt nach „Mikrobiologische Wertbestimmung von Antibiotika" (2.7.2).

Lagerung

Dicht verschlossen

Falls die Substanz steril ist, im sterilen, dicht verschlossenen Behältnis mit Sicherheitsverschluss

Beschriftung

Die Beschriftung gibt, falls zutreffend, an,
- dass die Substanz steril ist
- dass die Substanz frei von Bakterien-Endotoxinen ist.

Verunreinigungen

Spezifizierte Verunreinigungen:

(Beachten Sie den Hinweis zu den „Verunreinigungen" zu Anfang des Bands auf Seite B)

A, B, C

Andere bestimmbare Verunreinigungen:

D, E

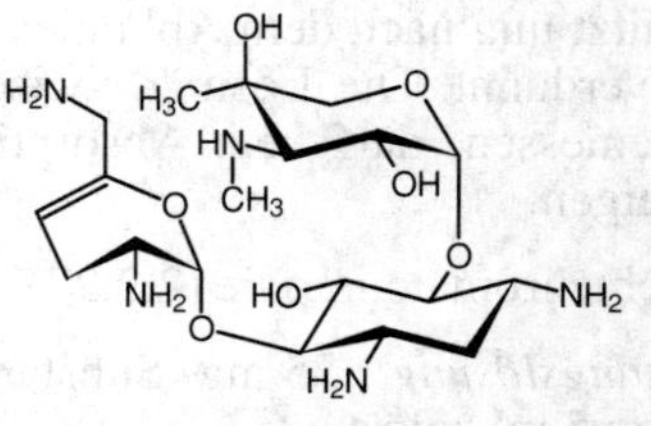

A. 2-Desoxy-4-*O*-[3-desoxy-4-*C*-methyl-3-(methylamino)-β-L-arabinopyranosyl]-6-*O*-(2,6-diamino-2,3,4,6-tetradesoxy-α-D-*glycero*-hex-4-enopyranosyl)-L-streptamin
(Sisomicin)

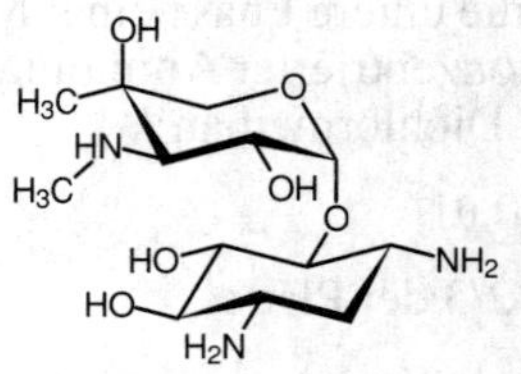

B. 2-Desoxy-4-*O*-[3-desoxy-4-*C*-methyl-3-(methylamino)-β-L-arabinopyranosyl]-L-streptamin
(Garamin)

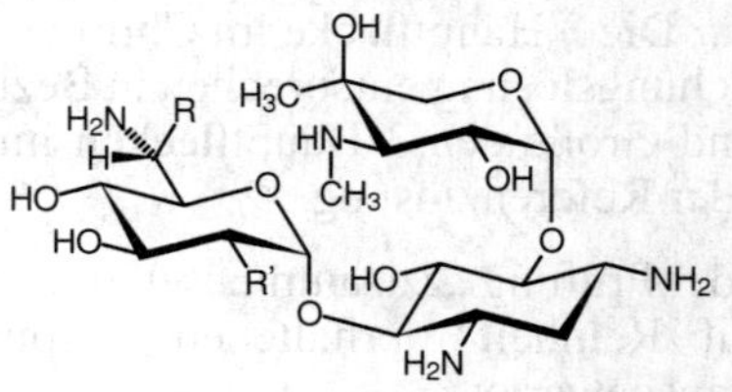

C. $R = CH_3$, $R' = OH$:
4-*O*-(6-Amino-6,7-didesoxy-D-*glycero*-α-D-*gluco*-heptopyranosyl)-2-desoxy-6-*O*-[3-desoxy-4-*C*-methyl-3-(methylamino)-β-L-arabinopyranosyl]-D-streptamin
(Gentamicin B_1)

D. $R = H$, $R' = NH_2$:
2-Desoxy-4-*O*-[3-desoxy-4-*C*-methyl-3-(methylamino)-β-L-arabinopyranosyl]-6-*O*-(2,6-diamino-2,6-didesoxy-α-D-*gluco*-hexopyranosyl)-L-streptamin

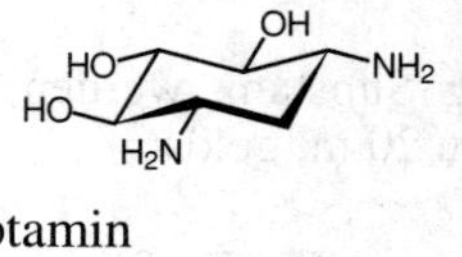

E. 2-Desoxystreptamin

4.08/1330

Glucose-Sirup

Glucosum liquidum

Definition

Glucose-Sirup ist eine wässrige Lösung eines Gemischs von Glucose, Oligo- und Polysacchariden, das durch Hydrolyse von Stärke gewonnen wird. Glucose-Sirup enthält mindestens 70,0 Prozent Trockensubstanz. Der

Hydrolysegrad, ausgedrückt als Glucose-Äquivalent (GÄ; Dextrose-Äquivalent), muss mindestens 20 betragen (Nominalwert).

Eigenschaften

Farblose bis braune, klare, viskose Flüssigkeit; mischbar mit Wasser

Glucose-Sirup kann bei Raumtemperatur teilweise oder ganz fest sein; er verflüssigt sich erneut durch Erwärmen auf 50 °C.

Prüfung auf Identität

A. 0,1 g Substanz werden mit 2,5 ml Wasser *R* verdünnt. Wird die Lösung mit 2,5 ml Fehling'scher Lösung *R* erhitzt, bildet sich ein roter Niederschlag.

B. Ein geeignetes Stäbchen, dessen reaktive Zone Glucose-Oxidase, Peroxidase und eine Wasserstoff spendende Substanz wie Tetramethylbenzidin enthält, wird 1 s lang in eine Verdünnung der Substanz (5 g · l^{-1}) getaucht. Die reaktive Zone wird 60 s lang beobachtet. Die Farbe wechselt von Gelb nach Grün oder Blau.

C. Die Substanz ist eine farblose bis braune, klare, viskose, mit Wasser mischbare Flüssigkeit. Sie kann bei Raumtemperatur teilweise oder ganz fest sein; sie verflüssigt sich erneut durch Erwärmen auf 50 °C.

D. Die Substanz entspricht der Prüfung „Glucose-Äquivalent“ (siehe „Prüfung auf Reinheit“).

Prüfung auf Reinheit

Prüflösung: 25,0 g Substanz werden mit kohlendioxidfreiem Wasser *R* zu 50,0 ml verdünnt.

pH-Wert (2.2.3): Der pH-Wert einer Mischung von 1 ml einer Lösung von Kaliumchlorid *R* (223,6 g · l^{-1}) und 30 ml Prüflösung muss zwischen 4,0 und 6,0 liegen.

Schwefeldioxid (2.5.29): höchstens 20 ppm

Höchstens 400 ppm, wenn die Substanz zur Herstellung von Lutschtabletten oder Pastillen einem Hochtemperaturverfahren unterworfen wird, vorausgesetzt dass das Endprodukt höchstens 50 ppm Schwefeldioxid enthält

Schwermetalle (2.4.8): 2 ml Prüflösung werden mit Wasser *R* zu 30 ml verdünnt. Diese Lösung muss der Grenzprüfung E entsprechen (10 ppm). Zur Herstellung der Referenzlösung werden 10 ml Blei-Lösung (1 ppm Pb) *R* verwendet.

Trocknungsverlust (2.2.32): höchstens 30,0 Prozent, mit 1,000 g Substanz bestimmt

Die Substanz wird mit 3,000 g zuvor 2 h lang bei 80 °C unter vermindertem Druck getrocknetem Kieselgur G *R* verrieben und die Mischung 2 h lang bei 80 °C unter vermindertem Druck getrocknet.

Sulfatasche (2.4.14): höchstens 0,5 Prozent, mit 1,0 g Substanz bestimmt

Glucose-Äquivalent: In einen 500-ml-Messkolben wird eine Substanzmenge, die 2,85 bis 3,15 g reduzierenden Kohlenhydraten entspricht, berechnet als Glucose-Äquivalent, genau eingewogen. Die Substanz wird mit Wasser *R* zu 500,0 ml verdünnt. Mit der Lösung wird eine 50-ml-Bürette gefüllt.

25,0 ml Fehling'sche Lösung *R* werden in einen 250-ml-Erlenmeyerkolben pipettiert, mit 18,5 ml Lösung der Substanz aus der Bürette gemischt und mit Glasperlen versetzt. Der Kolben wird auf eine Heizplatte gestellt, die so vorgeheizt ist, dass die Lösung nach 2 min ± 15 s zu sieden beginnt. Die Lösung wird genau 120 s lang im Sieden gehalten, mit 1 ml einer Lösung von Methylenblau *R* (1 g · l^{-1}) versetzt und mit der Lösung der Substanz bis zum Verschwinden der blauen Färbung titriert (V_1). Während der Titration wird die Lösung im Sieden gehalten.

Die Fehling'sche Lösung wird mit einer Lösung von Glucose *R* (6,00 g · l^{-1}) eingestellt (V_0).

Das Glucose-Äquivalent (GÄ) wird nach folgender Gleichung berechnet:

$$\text{GÄ} = \frac{300 \cdot V_0 \cdot 100}{V_1 \cdot M \cdot D}$$

V_0 = verbrauchtes Volumen der Glucose-Vergleichslösung in Millilitern
V_1 = verbrauchtes Volumen der Lösung der Substanz in Millilitern
M = Masse der Substanz in Gramm
D = Prozentgehalt an Trockensubstanz in der Substanz

Das Glucose-Äquivalent weicht höchstens um 10 Prozent vom Nominalwert ab.

Beschriftung

Die Beschriftung gibt das Glucose-Äquivalent (GÄ) (Nominalwert) an.

4.08/1525

Sprühgetrockneter Glucose-Sirup

Glucosum liquidum dispersione desiccatum

Definition

Sprühgetrockneter Glucose-Sirup ist ein Gemisch von Glucose, Oligo- und Polysacchariden, das durch partielle Hydrolyse von Stärke gewonnen wird. Der Hydrolysegrad, ausgedrückt als Glucose-Äquivalent (GÄ; Dextro-

G

Monographien

se-Äquivalent), muss mindestens 20 betragen (Nominalwert).

Eigenschaften

Pulver oder Körner, weiß bis fast weiß, schwach hygroskopisch; leicht löslich in Wasser

Prüfung auf Identität

A. 0,1 g Substanz werden in 2,5 ml Wasser *R* gelöst. Wird die Lösung mit 2,5 ml Fehling'scher Lösung *R* erhitzt, bildet sich ein roter Niederschlag.

B. Ein geeignetes Stäbchen, dessen reaktive Zone Glucose-Oxidase, Peroxidase und eine Wasserstoff spendende Substanz wie Tetramethylbenzidin enthält, wird 1 s lang in eine Lösung der Substanz ($5 g \cdot l^{-1}$) getaucht. Die reaktive Zone wird 60 s lang beobachtet. Die Farbe wechselt von Gelb nach Grün oder Blau.

C. Die Substanz liegt als Pulver oder in Form von Körnern vor.

D. Die Substanz entspricht der Prüfung „Glucose-Äquivalent" (siehe „Prüfung auf Reinheit").

Prüfung auf Reinheit

Prüflösung: 12,5 g Substanz werden in kohlendioxidfreiem Wasser *R* zu 50,0 ml gelöst.

pH-Wert (2.2.3): Der pH-Wert einer Mischung von 1 ml einer Lösung von Kaliumchlorid *R* ($223,6 g \cdot l^{-1}$) und 30 ml Prüflösung muss zwischen 4,0 und 7,0 liegen.

Schwefeldioxid (2.5.29): höchstens 20 ppm

Schwermetalle (2.4.8): 4 ml Prüflösung werden mit Wasser *R* zu 30 ml verdünnt. Diese Lösung muss der Grenzprüfung E entsprechen (10 ppm). Zur Herstellung der Referenzlösung werden 10 ml Blei-Lösung (1 ppm Pb) *R* verwendet.

Trocknungsverlust (2.2.32): höchstens 6,0 Prozent, mit 10,00 g Substanz durch Trocknen im Trockenschrank bei 100 bis 105 °C bestimmt

Sulfatasche (2.4.14): höchstens 0,5 Prozent, mit 1,0 g Substanz bestimmt

Glucose-Äquivalent: In einen 500-ml-Messkolben wird eine Substanzmenge, die 2,85 bis 3,15 g reduzierenden Kohlenhydraten entspricht, berechnet als Glucose-Äquivalent, genau eingewogen. Die Substanz wird in Wasser *R* zu 500,0 ml gelöst. Mit der Lösung wird eine 50-ml-Bürette gefüllt.

25,0 ml Fehling'sche Lösung *R* werden in einen 250-ml-Erlenmeyerkolben pipettiert, mit 18,5 ml Lösung der Substanz aus der Bürette gemischt und mit Glasperlen versetzt. Der Kolben wird auf eine Heizplatte gestellt, die so vorgeheizt ist, dass die Lösung nach 2 min ± 15 s zu sieden beginnt. Die Lösung wird genau 120 s lang im Sieden gehalten, mit 1 ml einer Lösung von Methylenblau *R* ($1 g \cdot l^{-1}$) versetzt und mit der Lösung der Substanz bis zum Verschwinden der blauen Färbung titriert (V_1). Während der Titration wird die Lösung im Sieden gehalten.

Die Fehling'sche Lösung wird mit einer Lösung von Glucose *R* ($6,00 g \cdot l^{-1}$) eingestellt (V_0).

Das Glucose-Äquivalent (GÄ) wird nach folgender Gleichung berechnet:

$$\text{GÄ} = \frac{300 \cdot V_0 \cdot 100}{V_1 \cdot M \cdot D}$$

V_0 = verbrauchtes Volumen der Glucose-Vergleichslösung in Millilitern
V_1 = verbrauchtes Volumen der Lösung der Substanz in Millilitern
M = Masse der Substanz in Gramm
D = Prozentgehalt an Trockensubstanz in der Substanz

Das Glucose-Äquivalent weicht höchstens um 10 Prozent vom Nominalwert ab.

Mikrobielle Verunreinigung
Gesamtzahl koloniebildender, aerober Einheiten (2.6.12): höchstens 10^3 Bakterien und 10^2 Pilze je Gramm Substanz, durch Auszählen auf Agarplatten bestimmt

Die Substanz muss den Prüfungen auf *Escherichia coli* und Salmonellen (2.6.13) entsprechen.

Beschriftung

Die Beschriftung gibt das Glucose-Äquivalent (GÄ) (Nominalwert) an.

H

4.08/0911

Histidin

Histidinum

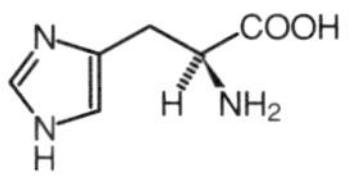

$C_6H_9N_3O_2$ M_r 155,2

Definition

(*S*)-2-Amino-3-(imidazol-4-yl)propansäure

Gehalt: 98,5 bis 101,0 Prozent (getrocknete Substanz)

Eigenschaften

Aussehen: weißes, kristallines Pulver oder farblose Kristalle

Löslichkeit: löslich in Wasser, sehr schwer löslich in Ethanol

Prüfung auf Identität

1: A, B
2: A, C, D

A. Die Substanz entspricht der Prüfung „Spezifische Drehung" (siehe „Prüfung auf Reinheit").

B. IR-Spektroskopie (2.2.24)

Probenvorbereitung: Presslinge

Vergleich: Histidin *CRS*

Wenn die Spektren unterschiedlich sind, werden Substanz und Referenzsubstanz getrennt in der eben notwendigen Menge Wasser *R* gelöst. Die Lösungen werden bei 60 °C zur Trockne eingedampft und mit den Rückständen erneut Spektren aufgenommen.

C. Die bei der Prüfung „Mit Ninhydrin nachweisbare Substanzen" (siehe „Prüfung auf Reinheit") erhaltenen Chromatogramme werden ausgewertet. Der Hauptfleck im Chromatogramm der Untersuchungslösung b entspricht in Bezug auf Lage, Farbe und Größe dem Hauptfleck im Chromatogramm der Referenzlösung a.

D. 0,1 g Substanz werden in 7 ml Wasser *R* gelöst. Die Lösung wird mit 3 ml einer Lösung von Natriumhydroxid *R* (200 g · l^{-1}) versetzt. 50 mg Sulfanilsäure *R* werden in einer Mischung von 0,1 ml Salzsäure *R* und 10 ml Wasser *R* gelöst. Die Lösung wird mit 0,1 ml Natriumnitrit-Lösung *R* versetzt. Wird die erste Lösung mit der zweiten versetzt, entsteht nach dem Mischen eine orangerote Färbung.

Prüfung auf Reinheit

Prüflösung: 2,5 g Substanz werden unter Erhitzen im Wasserbad in destilliertem Wasser *R* zu 50 ml gelöst.

Aussehen der Lösung: Die Prüflösung muss klar (2.2.1) und darf nicht stärker gefärbt sein als die Farbvergleichslösung BG_7 (2.2.2, Methode II).

Spezifische Drehung (2.2.7): zwischen +11,4 und +12,4 (getrocknete Substanz)

2,75 g Substanz werden in 12,0 ml Salzsäure *R* 1 gelöst. Die Lösung wird mit Wasser *R* zu 25,0 ml verdünnt.

Mit Ninhydrin nachweisbare Substanzen: Dünnschichtchromatographie (2.2.27)

Untersuchungslösung a: 0,10 g Substanz werden in Wasser *R* zu 10 ml gelöst.

Untersuchungslösung b: 1 ml Untersuchungslösung a wird mit Wasser *R* zu 50 ml verdünnt.

Referenzlösung a: 10 mg Histidin *CRS* werden in Wasser *R* zu 50 ml gelöst.

Referenzlösung b: 5 ml Untersuchungslösung b werden mit Wasser *R* zu 20 ml verdünnt.

Referenzlösung c: 10 mg Histidin *CRS* und 10 mg Prolin *CRS* werden in Wasser *R* zu 25 ml gelöst.

Platte: DC-Platte mit Kieselgel *R*

Fließmittel: Essigsäure 99 % *R*, Wasser *R*, 1-Butanol *R* (20:20:60 *V/V/V*)

Auftragen: 5 µl

Laufstrecke: 2/3 der Platte

Trocknen: an der Luft

Detektion: Die Platte wird mit Ninhydrin-Lösung *R* besprüht und anschließend 15 min lang bei 100 bis 105 °C erhitzt.

Eignungsprüfung: Das Chromatogramm der Referenzlösung c muss deutlich voneinander getrennt 2 Flecke zeigen.

Grenzwert

– Jede Verunreinigung: Kein im Chromatogramm der Untersuchungslösung a auftretender Nebenfleck darf größer oder stärker gefärbt sein als der Fleck im Chromatogramm der Referenzlösung b (0,5 Prozent).

Chlorid (2.4.4): höchstens 200 ppm

5 ml Prüflösung werden mit Wasser *R* zu 15 ml verdünnt.

Sulfat (2.4.13): höchstens 300 ppm

10 ml Prüflösung werden mit destilliertem Wasser *R* zu 15 ml verdünnt.

Ammonium (2.4.1): höchstens 200 ppm, mit 50 mg Substanz bestimmt

Zur Herstellung der Referenzlösung werden 0,1 ml Ammonium-Lösung (100 ppm NH_4) *R* verwendet.

H

Monographien

Eisen (2.4.9): höchstens 10 ppm

In einem Scheidetrichter wird 1,0 g Substanz in 10 ml verdünnter Salzsäure *R* gelöst. Die Lösung wird 3-mal je 3 min lang mit je 10 ml Isobutylmethylketon *R* 1 ausgeschüttelt. Die vereinigten organischen Phasen werden 3 min lang mit 10 ml Wasser *R* ausgeschüttelt. Die wässrige Phase muss der Grenzprüfung auf Eisen entsprechen.

Schwermetalle (2.4.8): höchstens 10 ppm

2,0 g Substanz werden, falls erforderlich unter Erwärmen, in einer Mischung von 3 ml verdünnter Salzsäure *R* und 15 ml Wasser *R* gelöst. Die Lösung wird mit Wasser *R* zu 20 ml verdünnt. 12 ml dieser Lösung müssen der Grenzprüfung A entsprechen. Zur Herstellung der Referenzlösung wird eine Blei-Lösung (1 ppm Pb) *R* verwendet.

Trocknungsverlust (2.2.32): höchstens 0,5 Prozent, mit 1,000 g Substanz durch Trocknen im Trockenschrank bei 100 bis 105 °C bestimmt

Sulfatasche (2.4.14): höchstens 0,1 Prozent, mit 1,0 g Substanz bestimmt

Gehaltsbestimmung

0,130 g Substanz, in 50 ml Wasser *R* gelöst, werden mit Salzsäure (0,1 mol · l⁻¹) titriert. Der Endpunkt wird mit Hilfe der Potentiometrie (2.2.20) bestimmt.

1 ml Salzsäure (0,1 mol · l^{-1}) entspricht 15,52 mg $C_6H_9N_3O_2$.

Lagerung

Vor Licht geschützt

4.08/0500

Homatropinhydrobromid

Homatropini hydrobromidum

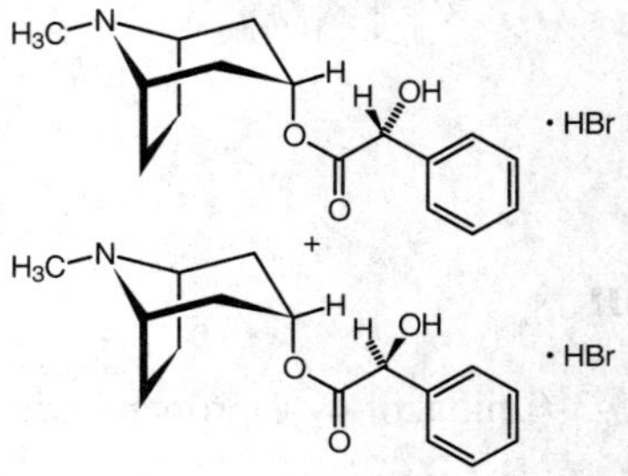

$C_{16}H_{22}BrNO_3$ M_r 356,3

Definition

(1*R*,3*r*,5*S*)-8-Methyl-8-azabicyclo[3.2.1]oct-3-yl-(2*RS*)-2-hydroxy-2-phenylacetat-hydrobromid

Gehalt: 99,0 bis 101,0 Prozent (getrocknete Substanz)

Eigenschaften

Aussehen: weißes, kristallines Pulver oder farblose Kristalle

Löslichkeit: leicht löslich in Wasser, wenig löslich in Ethanol

Schmelztemperatur: etwa 215 °C, unter Zersetzung

Prüfung auf Identität

1: A, C
2: B, C

A. IR-Spektroskopie (2.2.24)

Vergleich: Homatropinhydrobromid *CRS*

B. 50 mg Substanz werden in 1 ml Wasser *R* gelöst. Die Lösung wird nach Zusatz von 2 ml verdünnter Essigsäure *R* erhitzt, mit 4 ml Pikrinsäure-Lösung *R* versetzt und anschließend unter gelegentlichem Umschütteln erkalten gelassen. Die Kristalle werden gesammelt, 2-mal mit je 3 ml eisgekühltem Wasser *R* gewaschen und bei 100 bis 105 °C getrocknet. Die Schmelztemperatur (2.2.14) der Kristalle liegt zwischen 182 und 186 °C.

C. Die Substanz gibt die Identitätsreaktion a auf Bromid (2.3.1).

Prüfung auf Reinheit

Prüflösung: 1,25 g Substanz werden in kohlendioxidfreiem Wasser *R* zu 25 ml gelöst.

Aussehen der Lösung: Die Prüflösung muss klar (2.2.1) und farblos (2.2.2, Methode II) sein.

pH-Wert (2.2.3): 5,0 bis 6,5, an der Prüflösung bestimmt

Verwandte Substanzen: Flüssigchromatographie (2.2.29)

Untersuchungslösung: 50,0 mg Substanz werden in der mobilen Phase zu 25,0 ml gelöst.

Referenzlösung a: 5,0 ml Untersuchungslösung werden mit der mobilen Phase zu 100,0 ml verdünnt. 5,0 ml dieser Lösung werden mit der mobilen Phase zu 50,0 ml verdünnt.

Referenzlösung b: 5,0 ml Referenzlösung a werden mit der mobilen Phase zu 25,0 ml verdünnt.

Referenzlösung c: 5,0 mg Scopolaminhydrobromid *CRS* werden in der mobilen Phase zu 50,0 ml gelöst. 10,0 ml Lösung werden mit 0,5 ml Untersuchungslösung versetzt und mit der mobilen Phase zu 100,0 ml verdünnt.

Säule
- Größe: l = 0,1 m, ∅ = 4,6 mm
- Stationäre Phase: octadecylsilyliertes Kieselgel zur Chromatographie *R* (3 µm)
- Temperatur: 40 °C

Mobile Phase: 33 Volumteile Methanol *R* 2 und 67 Volumteile einer Lösung, die wie folgt hergestellt wird, werden gemischt: 6,8 g Kaliumdihydrogenphosphat *R* und 7,0 g Natriumheptansulfonat-Monohydrat *R* werden in 1000 ml Wasser *R* gelöst. Die Lösung wird mit einer Lösung von Phosphorsäure 85 % *R* (330 g · l^{-1}) auf einen pH-Wert von 2,7 eingestellt.

Durchflussrate: 1,5 ml · min^{-1}

Detektion: Spektrometer bei 210 nm

Einspritzen: 10 µl

Chromatographiedauer: 3fache Retentionszeit von Homatropin

Relative Retention (bezogen auf Homatropin, t_R etwa 6,8 min)
- Verunreinigung C: etwa 0,2
- Verunreinigung A: etwa 0,9
- Verunreinigung B: etwa 1,1
- Verunreinigung D: etwa 1,9

Eignungsprüfung: Referenzlösung c
- Auflösung: mindestens 1,5 zwischen den Peaks von Homatropin und Verunreinigung B
- Symmetriefaktor: höchstens 2,5 für den Homatropin-Peak

Grenzwerte
- Verunreinigung A: nicht größer als die Fläche des Hauptpeaks im Chromatogramm der Referenzlösung a (0,5 Prozent)
- Verunreinigungen B, C, D: jeweils nicht größer als die Fläche des Hauptpeaks im Chromatogramm der Referenzlösung b (0,1 Prozent)
- Jede weitere Verunreinigung: jeweils nicht größer als die Fläche des Hauptpeaks im Chromatogramm der Referenzlösung b (0,1 Prozent)
- Summe aller Verunreinigungen: nicht größer als das 2fache der Fläche des Hauptpeaks im Chromatogramm der Referenzlösung a (1,0 Prozent); der Bromid-Peak in der Nähe des Lösungsmittelpeaks wird nicht berücksichtigt.
- Ohne Berücksichtigung bleiben: Peaks, deren Fläche kleiner ist als das 0,5fache der Fläche des Hauptpeaks im Chromatogramm der Referenzlösung b (0,05 Prozent)

Trocknungsverlust (2.2.32): höchstens 0,5 Prozent, mit 1,000 g Substanz durch Trocknen im Trockenschrank bei 100 bis 105 °C bestimmt

Sulfatasche (2.4.14): höchstens 0,1 Prozent, mit 1,0 g Substanz bestimmt

Gehaltsbestimmung

0,300 g Substanz, in einer Mischung von 5,0 ml Salzsäure (0,01 mol · l^{-1}) und 50 ml Ethanol 96 % *R* gelöst, werden mit Natriumhydroxid-Lösung (0,1 mol · l^{-1}) titriert. Das zwischen den beiden mit Hilfe der Potentiometrie (2.2.20) bestimmten Wendepunkten zugesetzte Volumen wird abgelesen.

1 ml Natriumhydroxid-Lösung (0,1 mol · l^{-1}) entspricht 35,63 mg $C_{16}H_{22}BrNO_3$.

Lagerung

Vor Licht geschützt

Verunreinigungen

Spezifizierte Verunreinigungen:
(Beachten Sie den Hinweis zu den „Verunreinigungen" zu Anfang des Bands auf Seite B)

A, B, C, D

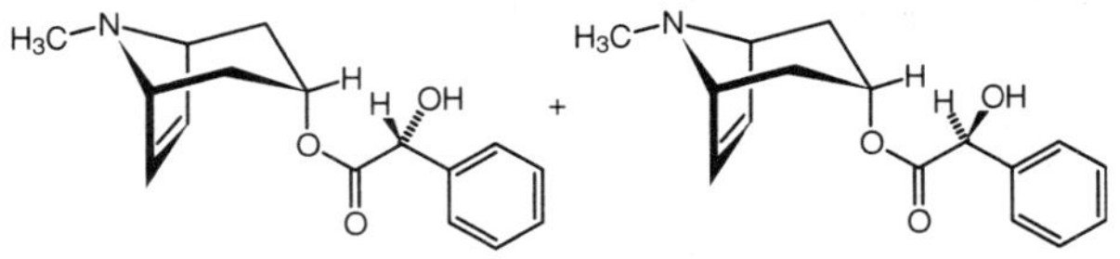

A. (1*R*,3*s*,5*S*)-8-Methyl-8-azabicyclo[3.2.1]oct-6-en-3-yl-(2*RS*)-2-hydroxy-2-phenylacetat (Dehydrohomatropin)

B. Scopolamin (Hyoscin)

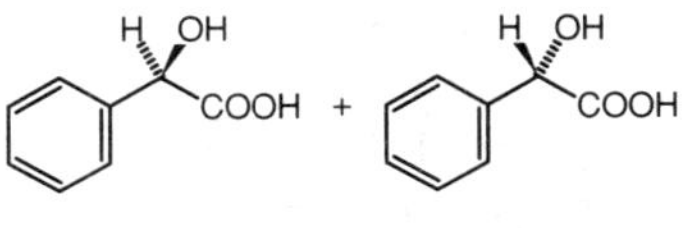

C. (2*RS*)-2-Hydroxy-2-phenylessigsäure (Mandelsäure)

D. Atropin

H

Monographien

4.08/0720

Homatropinmethylbromid

Homatropini methylbromidum

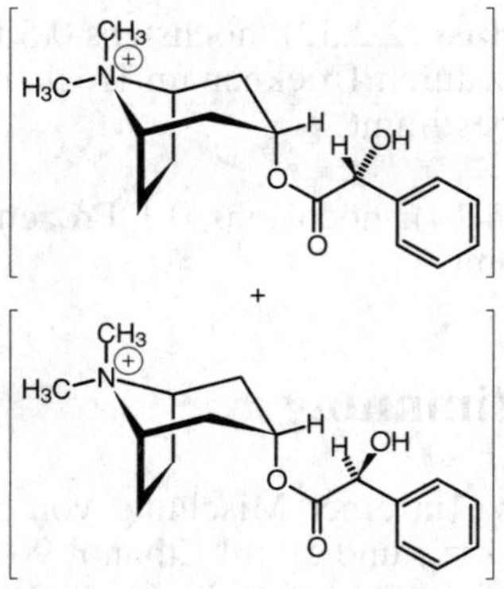

$C_{17}H_{24}BrNO_3$ M_r 370,3

Definition

(1*R*,3*r*,5*S*)-3-[[(2*RS*)-2-Hydroxy-2-phenylacetyl]oxy]-8,8-dimethyl-8-azoniabicyclo[3.2.1]octan-bromid

Gehalt: 98,5 bis 101,0 Prozent (getrocknete Substanz)

Eigenschaften

Aussehen: weißes, kristallines Pulver oder farblose Kristalle

Löslichkeit: leicht löslich in Wasser, löslich in Ethanol

Schmelztemperatur: etwa 190 °C

Prüfung auf Identität

1: A, C
2: B, C

A. IR-Spektroskopie (2.2.24)

Vergleich: Homatropinmethylbromid *CRS*

B. 50 mg Substanz werden in 1 ml Wasser *R* gelöst. Die Lösung wird nach Zusatz von 2 ml verdünnter Essigsäure *R* erhitzt, mit 4 ml Pikrinsäure-Lösung *R* versetzt und anschließend unter gelegentlichem Umschütteln erkalten gelassen. Die Kristalle werden gesammelt, 2-mal mit je 3 ml eisgekühltem Wasser *R* gewaschen und bei 100 bis 105 °C getrocknet. Die Schmelztemperatur (2.2.14) der Kristalle liegt zwischen 132 und 138 °C.

C. Die Substanz gibt die Identitätsreaktion a auf Bromid (2.3.1).

Prüfung auf Reinheit

Prüflösung: 1,25 g Substanz werden in kohlendioxidfreiem Wasser *R* zu 25 ml gelöst.

Aussehen der Lösung: Die Prüflösung muss klar (2.2.1) und farblos (2.2.2, Methode II) sein.

pH-Wert (2.2.3): 4,5 bis 6,5, an der Prüflösung bestimmt

Verwandte Substanzen: Flüssigchromatographie (2.2.29)

Lösungsmittelmischung: Acetonitril *R*, mobile Phase A (9:41 *V/V*)

Untersuchungslösung: 50,0 mg Substanz werden in der Lösungsmittelmischung zu 25,0 ml gelöst.

Referenzlösung a: 5,0 ml Untersuchungslösung werden mit der Lösungsmittelmischung zu 100,0 ml verdünnt. 5,0 ml dieser Lösung werden mit der Lösungsmittelmischung zu 50,0 ml verdünnt.

Referenzlösung b: 5,0 ml Referenzlösung a werden mit der Lösungsmittelmischung zu 25,0 ml verdünnt.

Referenzlösung c: 5,0 mg Homatropinhydrobromid *CRS* werden in der Lösungsmittelmischung zu 50,0 ml gelöst. 10,0 ml Lösung werden mit 0,5 ml Untersuchungslösung versetzt und mit der Lösungsmittelmischung zu 100,0 ml verdünnt.

Säule
- Größe: l = 0,15 m, ∅ = 4,6 mm
- Stationäre Phase: octadecylsilyliertes Kieselgel zur Chromatographie *R* (3 µm)
- Temperatur: 25 °C

Mobile Phase
- Mobile Phase A: 3,4 g Kaliumdihydrogenphosphat *R* und 5,0 g Natriumheptansulfonat-Monohydrat *R* werden in 1000 ml Wasser *R* gelöst. Die Lösung wird mit einer Lösung von Phosphorsäure 85 % *R* (330 g · l^{-1}) auf einen pH-Wert von 3,0 eingestellt.
- Mobile Phase B: 400 ml mobile Phase A und 600 ml Acetonitril *R* werden gemischt.

Zeit (min)	Mobile Phase A (% *V/V*)	Mobile Phase B (% *V/V*)
0 – 2	70	30
2 – 15	70 → 30	30 → 70
15 – 20	30 → 70	70 → 30

Durchflussrate: 1,4 ml · min^{-1}

Detektion: Spektrometer bei 210 nm

Einspritzen: 10 µl

Relative Retention (bezogen auf Homatropinmethylbromid, t_R etwa 4,8 min)
- Verunreinigung C: etwa 0,7
- Verunreinigung A: etwa 0,9
- Verunreinigung B: etwa 1,2
- Verunreinigung D: etwa 1,3
- Verunreinigung E: etwa 1,4
- Verunreinigung F: etwa 1,7

Eignungsprüfung: Referenzlösung c
- Auflösung: mindestens 2,5 zwischen den Peaks von Homatropinmethylbromid und Verunreinigung B
- Symmetriefaktor: höchstens 2,5 für den Peak von Homatropinmethylbromid

Grenzwerte
- Verunreinigungen A, B: jeweils nicht größer als die Fläche des Hauptpeaks im Chromatogramm der Referenzlösung a (0,5 Prozent)
- Verunreinigungen C, D, E, F: jeweils nicht größer als die Fläche des Hauptpeaks im Chromatogramm der Referenzlösung b (0,1 Prozent)
- Jede weitere Verunreinigung: jeweils nicht größer als die Fläche des Hauptpeaks im Chromatogramm der Referenzlösung b (0,1 Prozent)
- Summe aller Verunreinigungen: nicht größer als das 2fache der Fläche des Hauptpeaks im Chromatogramm der Referenzlösung a (1,0 Prozent); der Bromid-Peak in der Nähe des Lösungsmittelpeaks wird nicht berücksichtigt.
- Ohne Berücksichtigung bleiben: Peaks, deren Fläche kleiner ist als das 0,5fache der Fläche des Hauptpeaks im Chromatogramm der Referenzlösung b (0,05 Prozent)

Trocknungsverlust (2.2.32): höchstens 0,5 Prozent, mit 1,000 g Substanz durch Trocknen im Trockenschrank bei 100 bis 105 °C bestimmt

Sulfatasche (2.4.14): höchstens 0,1 Prozent, mit 1,0 g Substanz bestimmt

Gehaltsbestimmung

0,300 g Substanz, in 10 ml Wasser *R* gelöst, werden mit Silbernitrat-Lösung (0,1 mol · l^{-1}) titriert. Der Endpunkt wird mit Hilfe der Potentiometrie (2.2.20) unter Verwendung einer Silber-Indikatorelektrode und einer Silber/Silberchlorid-Referenzelektrode bestimmt.

1 ml Silbernitrat-Lösung (0,1 mol · l^{-1}) entspricht 37,03 mg $C_{17}H_{24}BrNO_3$.

Lagerung

Vor Licht geschützt

Verunreinigungen

Spezifizierte Verunreinigungen:

(Beachten Sie den Hinweis zu den „Verunreinigungen" zu Anfang des Bands auf Seite B)

A, B, C, D, E, F

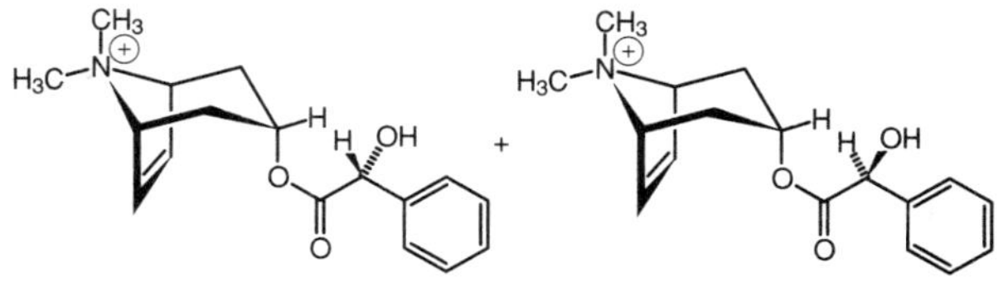

A. (1*R*,3*s*,5*S*)-3-[[(2*RS*)-2-Hydroxy-2-phenylacetyl]oxy]-8,8-dimethyl-8-azoniabicyclo[3.2.1]oct-6-en (Methyldehydrohomatropin)

B. Homatropin

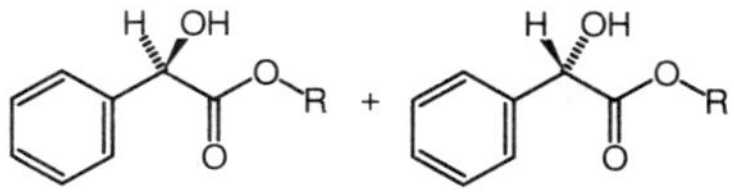

C. R = H:
(2*RS*)-2-Hydroxy-2-phenylessigsäure (Mandelsäure)

F. R = CH_3:
Methyl[(2*RS*)-2-hydroxy-2-phenylacetat] (Methylmandelat)

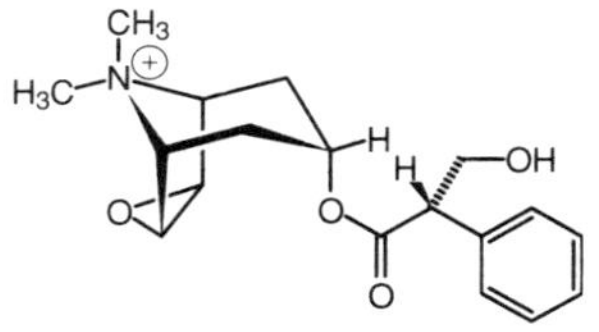

D. (1*R*,2*R*,4*S*,5*S*,7*s*)-7-[[(2*S*)-3-Hydroxy-2-phenylpropanoyl]oxy]-9,9-dimethyl-3-oxa-9-azoniatricyclo[3.3.1.$0^{2,4}$]nonan (Methylscopolamin, Methylhyoscin)

E. Methylatropin

[illegible]

[illegible]

[illegible]

[illegible]

Gehaltsbestimmung

[illegible]

Lagerung

Vor Licht geschützt.

[illegible]

K

4.08/1746

Ketobemidonhydrochlorid

Cetobemidoni hydrochloridum

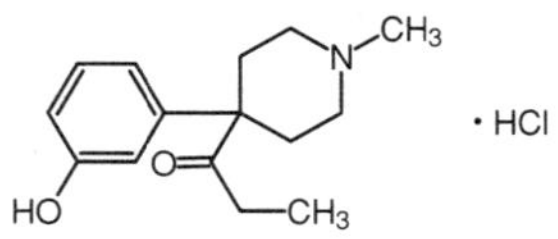

$C_{15}H_{22}ClNO_2$ M_r 283,8

Definition

1-[4-(3-Hydroxyphenyl)-1-methylpiperidin-4-yl]propan-1-on-hydrochlorid

Gehalt: 99,0 bis 101,0 Prozent (wasserfreie Substanz)

Eigenschaften

Aussehen: weißes bis fast weißes, kristallines Pulver

Löslichkeit: leicht löslich in Wasser, löslich in Ethanol, sehr schwer löslich in Dichlormethan

Prüfung auf Identität

A. IR-Spektroskopie (2.2.24)

Vergleich: Ketobemidonhydrochlorid-Referenzspektrum der Ph. Eur.

B. Die Prüflösung (siehe „Prüfung auf Reinheit“) gibt die Identitätsreaktion a auf Chlorid (2.3.1).

Prüfung auf Reinheit

Prüflösung: 0,250 g Substanz werden in kohlendioxidfreiem Wasser *R* zu 25,0 ml gelöst.

Aussehen der Lösung: Die Prüflösung muss klar (2.2.1) und darf nicht stärker gefärbt sein als die Farbvergleichslösung B_8 (2.2.2, Methode II).

pH-Wert (2.2.3): 4,5 bis 5,5, an der Prüflösung bestimmt

Verwandte Substanzen: Flüssigchromatographie (2.2.29)

Lösung A: Lösung von Ammoniumacetat *R* (1,54 g · l^{-1}), die mit verdünnter Ammoniak-Lösung *R* 1 auf einen pH-Wert von 8,0 eingestellt wurde

Untersuchungslösung: 50,0 mg Substanz werden in Lösung A zu 25,0 ml gelöst.

Referenzlösung a: 1 mg Ketobemidon-Verunreinigung B *CRS* und 1 mg Ketobemidon-Verunreinigung C *CRS* werden in Lösung A zu 25 ml gelöst.

Referenzlösung b: 1,0 ml Untersuchungslösung wird mit Lösung A zu 100,0 ml verdünnt. 20,0 ml dieser Lösung werden mit Lösung A zu 100,0 ml verdünnt.

Säule
- Größe: l = 0,25 m, ∅ = 4,6 mm
- Stationäre Phase: phenylhexylsilyliertes Kieselgel zur Chromatographie *R* (5 µm)
- Temperatur: 40 °C

Mobile Phase: Acetonitril *R*, Lösung A (20:80 *V/V*)

Durchflussrate: 1,5 ml · min^{-1}

Detektion: Spektrometer bei 278 nm

Einspritzen: 20 µl

Chromatographiedauer: 4,5fache Retentionszeit von Ketobemidon

Relative Retention (bezogen auf Ketobemidon, t_R etwa 10 min)
- Verunreinigung A: etwa 0,4
- Verunreinigung B: etwa 0,6
- Verunreinigung C: etwa 0,7
- Verunreinigung D: etwa 3,5
- Verunreinigung E: etwa 4,2

Eignungsprüfung: Referenzlösung a
- Auflösung: mindestens 4,0 zwischen den Peaks der Verunreinigungen B und C

Grenzwerte
- Verunreinigungen A, B, C, D: jeweils nicht größer als die Fläche des Hauptpeaks im Chromatogramm der Referenzlösung b (0,2 Prozent)
- Jede weitere Verunreinigung: jeweils nicht größer als das 0,5fache der Fläche des Hauptpeaks im Chromatogramm der Referenzlösung b (0,1 Prozent)
- Summe aller Verunreinigungen: nicht größer als das 3,5fache der Fläche des Hauptpeaks im Chromatogramm der Referenzlösung b (0,7 Prozent)
- Ohne Berücksichtigung bleiben: Peaks, deren Fläche kleiner ist als das 0,25fache der Fläche des Hauptpeaks im Chromatogramm der Referenzlösung b (0,05 Prozent)

Wasser (2.5.12): höchstens 1,0 Prozent, mit 0,50 g Substanz bestimmt

Sulfatasche (2.4.14): höchstens 0,1 Prozent, mit 1,0 g Substanz bestimmt

Gehaltsbestimmung

0,200 g Substanz, in einer Mischung von 5,0 ml Salzsäure (0,01 mol · l^{-1}) und 50 ml Ethanol 96 % *R* gelöst, werden mit Natriumhydroxid-Lösung (0,1 mol · l^{-1}) titriert. Das zwischen den beiden mit Hilfe der Potentiometrie (2.2.20) bestimmten Wendepunkten zugesetzte Volumen wird abgelesen.

K

Monographien

1 ml Natriumhydroxid-Lösung (0,1 mol · l⁻¹) entspricht 28,38 mg $C_{15}H_{22}ClNO_2$.

Verunreinigungen

Spezifizierte Verunreinigungen:

(Beachten Sie den Hinweis zu den „Verunreinigungen“ zu Anfang des Bands auf Seite B)

A, B, C, D

Andere bestimmbare Verunreinigungen:

E

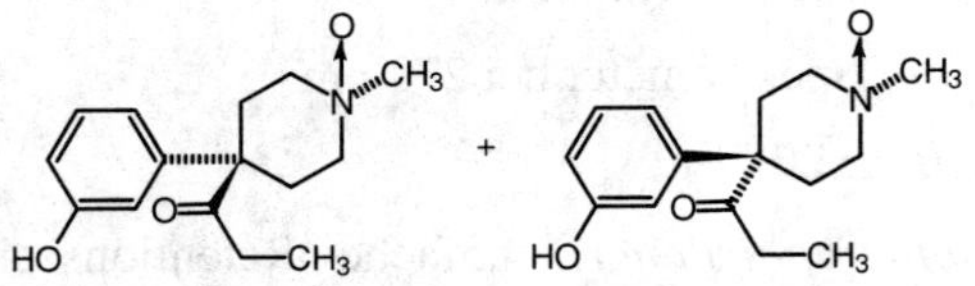

A. 1-[4-(3-Hydroxyphenyl)-1-methyl-1-oxidopiperidin-4-yl]propan-1-on (*cis*- und *trans*-Isomere)

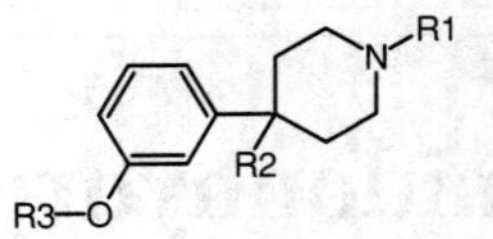

B. R1 = CH_3, R2 = CO–CH_3, R3 = H: 1-[4-(3-Hydroxyphenyl)-1-methylpiperidin-4-yl]ethanon

C. R1 = R3 = H, R2 = CO–CH_2–CH_3: 1-[4-(3-Hydroxyphenyl)piperidin-4-yl]propan-1-on

D. R1 = R3 = CH_3, R2 = CO–CH_2–CH_3: 1-[4-(3-Methoxyphenyl)-1-methylpiperidin-4-yl]propan-1-on

E. R1 = CH_3, R2 = CN, R3 = H: 4-(3-Hydroxyphenyl)-1-methylpiperidin-4-carbonitril

L

4.08/1192

Lebertran (Typ A)

Iecoris aselli oleum A

Definition

Gereinigtes, fettes Öl, das aus der frischen Leber von Fischen der Spezies *Gadus morhua* L. und anderen Spezies der Familie *Gadidae* gewonnen wird

Feste Substanzen werden durch Abkühlen und Filtrieren entfernt.

Ein geeignetes Antioxidans kann zugesetzt sein.

Gehalt: 600 I.E. (180 µg) bis 2500 I.E. (750 µg) Vitamin A je Gramm und 60 I.E. (1,5 µg) bis 250 I.E. (6,25 µg) Vitamin D_3 je Gramm

Eigenschaften

Aussehen: klare, gelbliche, viskose Flüssigkeit

Löslichkeit: praktisch unlöslich in Wasser, schwer löslich in Ethanol, mischbar mit Petroläther

Prüfung auf Identität

1: A, B, C
2: C, D

A. Die Untersuchungslösung (siehe „Gehaltsbestimmung Vitamin A, Methode A“) zeigt ein Absorptionsmaximum (2.2.25) bei 325 ± 2 nm.
Das Chromatogramm der Untersuchungslösung (siehe „Gehaltsbestimmung Vitamin A, Methode B“) zeigt einen Peak, der dem all-*trans*-Retinol-Peak im Chromatogramm der Referenzlösung entspricht.

B. Das Chromatogramm der Untersuchungslösung a (siehe „Gehaltsbestimmung Vitamin D_3“) zeigt einen Peak, der dem Colecalciferol-Peak im Chromatogramm der Referenzlösung b entspricht.

C. Die Substanz entspricht der Prüfung „Fettsäurenzusammensetzung“ (siehe „Prüfung auf Reinheit“).

D. Werden 0,1 g Substanz mit 0,5 ml Dichlormethan *R* und 1 ml Antimon(III)-chlorid-Lösung *R* gemischt, entsteht innerhalb von etwa 10 s eine dunkelblaue Färbung.

Prüfung auf Reinheit

Aussehen der Substanz: Die Substanz darf nicht stärker gefärbt sein als eine wie folgt hergestellte Referenzlösung (2.2.2, Methode II): 3,0 ml Stammlösung Rot werden mit 25,0 ml Stammlösung Gelb gemischt. Die Mischung wird mit einer Lösung von Salzsäure *R* (10 g · l^{-1}) zu 50,0 ml verdünnt.

Relative Dichte (2.2.5): 0,917 bis 0,930

Brechungsindex (2.2.6): 1,477 bis 1,484

Säurezahl (2.5.1): höchstens 2,0

Anisidinzahl (2.5.36): höchstens 30,0

Iodzahl (2.5.4, Methode B): 150 bis 180, unter Verwendung von Stärke-Lösung *R* 2

Peroxidzahl (2.5.5, Methode B): höchstens 10,0

Unverseifbare Anteile (2.5.7): höchstens 1,5 Prozent, mit 2,0 g Substanz nach 3-maligem Extrahieren mit jeweils 50 ml peroxidfreiem Ether *R* bestimmt

Stearine: 10 ml Substanz bleiben nach 3 h langem Abkühlen in einer Eis-Wasser-Mischung klar.

Fettsäurenzusammensetzung: Gaschromatographie (2.2.28)

Untersuchungslösung: In einem 10-ml-Messkolben werden etwa 0,45 g Substanz in einer Lösung von Butylhydroxytoluol *R* (50 mg · l^{-1}) in Hexan *R* zu 10,0 ml gelöst. 2,0 ml Lösung werden in einem Reagenzglas aus Quarzglas mit einem schwachen Strom von Stickstoff *R* zur Trockne eingedampft. Nach Zusatz von 1,5 ml einer Lösung von Natriumhydroxid *R* (20 g · l^{-1}) in Methanol *R* wird die Mischung mit Stickstoff *R* überschichtet, mit einem Polytetrafluorethylen-Stopfen dicht verschlossen, gemischt und 7 min lang im Wasserbad erhitzt. Nach Abkühlen wird der Ansatz mit 2 ml methanolischer Bortrichlorid-Lösung *R* versetzt, mit Stickstoff *R* überschichtet, dicht verschlossen, gemischt und 30 min lang im Wasserbad erhitzt. Nach Abkühlen auf 40 bis 50 °C wird der Mischung 1 ml Trimethylpentan *R* zugesetzt. Das Gefäß wird dicht verschlossen und mindestens 30 s lang kräftig geschüttelt. Anschließend werden sofort 5 ml gesättigte Natriumchlorid-Lösung *R* zugesetzt, die Mischung wird mit Stickstoff *R* überschichtet, das Gefäß dicht verschlossen und mindestens 15 s lang kräftig geschüttelt. Nachdem die Trimethylpentan-Phase klar ist, wird sie in ein weiteres Reagenzglas überführt. Die wässrig methanolische Phase wird erneut mit 1 ml Trimethylpentan *R* geschüttelt. Die Trimethylpentan-Phasen werden vereinigt, 2-mal mit je 1 ml Wasser *R* gewaschen und über wasserfreiem Natriumsulfat *R* getrocknet. Von jeder Probe werden 2 Lösungen hergestellt.

Säule
– Material: Quarzglas
– Größe: l = 30 m, ∅ = 0,25 mm
– Stationäre Phase: Macrogol 20 000 *R* (Filmdicke 0,25 µm)

L

Monographien

Trägergas: Wasserstoff zur Chromatographie *R* oder Helium zur Chromatographie *R* mit vorgeschalteter Waschflasche zur Entfernung von Sauerstoff

Splitverhältnis: 1:200

Temperatur

	Zeit (min)	Temperatur (°C)
Säule	0 – 55	170 → 225
	55 – 75	225
Probeneinlass		250
Detektor		280

Detektion: Flammenionisation

Einspritzen: 1 µl; 2-mal

Eignungsprüfung

– Die zu prüfenden 15 Fettsäuren müssen nach dem typischen Chromatogramm (Abb. 1192-1) identifiziert werden können.
– Einspritzen einer Mischung, die gleiche Mengen Methylpalmitat *R*, Methylstearat *R*, Methylarachidat *R* und Methylbehenat *R* enthält, ergibt die Flächenprozente von 24,4; 24,8; 25,2 beziehungsweise 25,6 (± 0,5 Prozent)
– Auflösung: mindestens 1,3 zwischen den Peaks von Methyloleat und Methyl-*cis*-vaccenat; die Auflösung zwischen den Peaks von Methylgadoleat und Methyleicosenat muss ausreichend sein, um eine Identifizierung und Flächenbestimmung vorzunehmen.

Die Flächenprozente für jeden Fettsäuremethylester werden nach folgender Formel berechnet:

$$\frac{A_x}{A_t} \cdot 100$$

A_x = Peakfläche der Fettsäure x
A_t = Summe der Peakflächen (bis C 22:6 n-3)

Die Berechnung ist nur gültig, wenn
– die Gesamtfläche nur auf Flächen basiert, die zu einzelnen Fettsäuremethylestern gehören
– die Anzahl der Fettsäuremethylester-Peaks, deren Fläche jeweils größer als 0,05 Prozent der Gesamtfläche ist, mindestens 24 beträgt
– die 24 größten Peaks der Methylester mindestens 90 Prozent der Gesamtfläche betragen. (Diese entsprechen im Allgemeinen folgender Elutionsreihenfolge: 14:0, 15:0, 16:0, 16:1 n-7, 16:4 n-1, 18:0, 18:1 n-9, 18:1 n-7, 18:2 n-6, 18:3 n-3, 18:4 n-3, 20:1 n-11, 20:1 n-9, 20:1 n-7, 20:2 n-6, 20:4 n-6, 20:3 n-3, 20:4 n-3, 20:5 n-3, 22:1 n-11, 22:1 n-9, 21:5 n-3, 22:5 n-3, 22:6 n-3.)

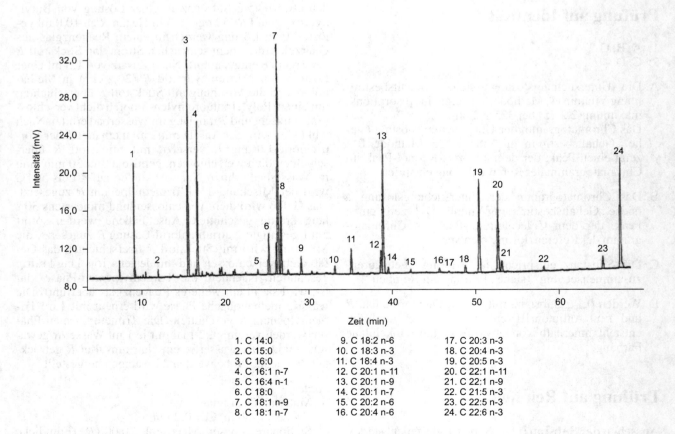

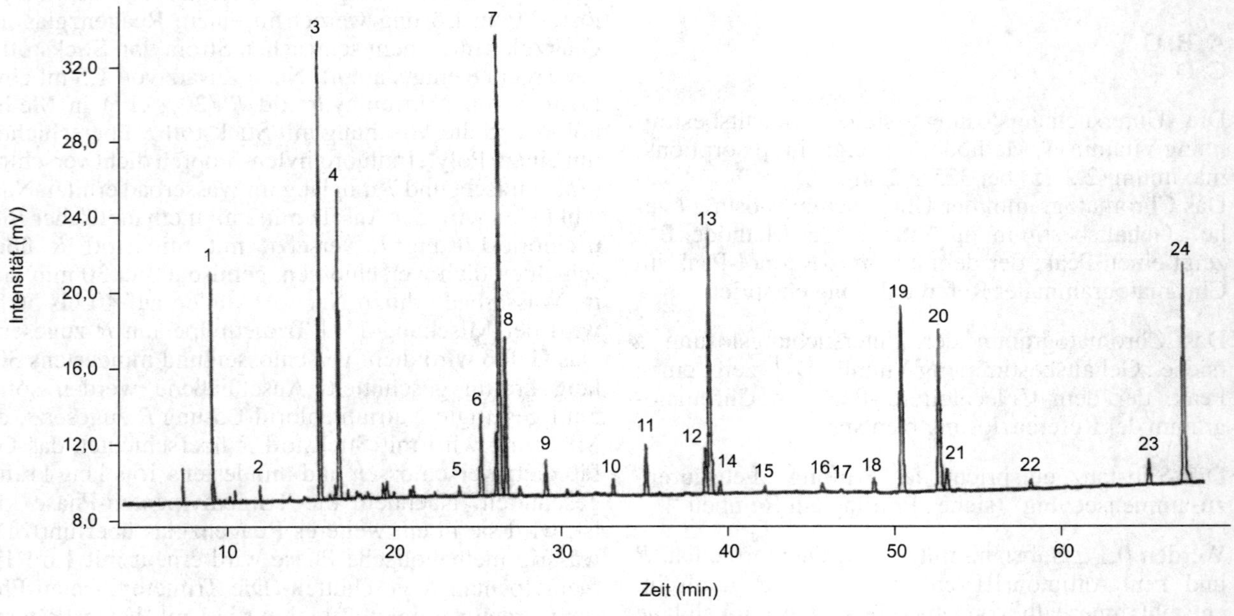

1. C 14:0
2. C 15:0
3. C 16:0
4. C 16:1 n-7
5. C 16:4 n-1
6. C 18:0
7. C 18:1 n-9
8. C 18:1 n-7
9. C 18:2 n-6
10. C 18:3 n-3
11. C 18:4 n-3
12. C 20:1 n-11
13. C 20:1 n-9
14. C 20:1 n-7
15. C 20:2 n-6
16. C 20:4 n-6
17. C 20:3 n-3
18. C 20:4 n-3
19. C 20:5 n-3
20. C 22:1 n-11
21. C 22:1 n-9
22. C 21:5 n-3
23. C 22:5 n-3
24. C 22:6 n-3

Abb. 1192-1: Chromatogramm für die Prüfung „Fettsäurenzusammensetzung" von Lebertran (Typ A)

Fettsäure	Kürzel	Minimale Fläche in %	Maximale Fläche in %
Gesättigte Fettsäuren:			
Myristinsäure	14:0	2,0	6,0
Palmitinsäure	16:0	7,0	14,0
Stearinsäure	18:0	1,0	4,0
Einfach ungesättigte Fettsäuren:			
Palmitoleinsäure	16:1 n-7	4,5	11,5
cis-Vaccensäure	18:1 n-7	2,0	7,0
Ölsäure	18:1 n-9	12,0	21,0
Gadoleinsäure	20:1 n-11	1,0	5,5
Eicosensäure	20:1 n-9	5,0	17,0
Erucasäure	22:1 n-9	0	1,5
Cetoleinsäure (22:1 n-11)	22:1 n-11+13	5,0	12,0
Mehrfach ungesättigte Fettsäuren:			
Linolsäure	18:2 n-6	0,5	3,0
Linolensäure	18:3 n-3	0	2,0
Moroctsäure (Stearidonsäure)	18:4 n-3	0,5	4,5
Timnodonsäure (Eicosapentaensäure, EPA)	20:5 n-3	7,0	16,0
Cervonsäure (Docosahexaensäure, DHA)	22:6 n-3	6,0	18,0

Gehaltsbestimmung

Vitamin A: *Die Gehaltsbestimmung muss so schnell wie möglich durchgeführt werden, wobei der Einfluss von direktem Licht, Luft, Oxidationsmitteln, Katalysatoren (zum Beispiel Kupfer oder Eisen) und Säuren zu vermeiden ist.*

Die Bestimmung erfolgt wie unter „Methode A" beschrieben. Falls sich diese Methode als ungeeignet erweist, wird die Bestimmung wie unter „Methode B" beschrieben durchgeführt.

Methode A

UV-Spektroskopie (2.2.25)

Untersuchungslösung: 1,00 g Substanz wird in einem Rundkolben mit 3 ml einer frisch hergestellten 50-prozentigen Lösung (*m/m*) von Kaliumhydroxid *R* und 30 ml wasserfreiem Ethanol *R* versetzt. Die Mischung wird 30 min lang zum Rückfluss erhitzt, wobei ein Strom von Stickstoff *R* eingeleitet wird, und nach schnellem Abkühlen mit 30 ml Wasser *R* versetzt. Diese Mischung wird mit 50 ml Ether *R* ausgeschüttelt. Das Ausschütteln wird noch 3-mal wiederholt. Die wässrige Phase wird nach der vollständigen Phasentrennung verworfen. Die vereinigten Etherphasen werden 4-mal mit je 50 ml Wasser *R* gewaschen und in einem schwachen Strom von Stickstoff *R* bei einer Temperatur von höchstens 30 °C zur Trockne eingedampft. Bei einer Temperatur von höchstens 30 °C und vermindertem Druck (Wasserstrahlpumpe) kann auch ein Rotationsverdampfer eingesetzt werden. Der Rückstand wird in einer ausreichenden Menge 2-Propanol *R* 1 gelöst, so dass die Konzentration von Vitamin A zwischen 10 und 15 I.E. je Milliliter beträgt.

Die Absorptionen der erhaltenen Lösung werden bei 300, 310, 325 und 334 nm sowie bei der Wellenlänge im Maximum mit einem geeigneten Spektrometer in geeigneten 1-cm-Küvetten gegen 2-Propanol *R* 1 als Kompensationsflüssigkeit gemessen.

Der Gehalt an Vitamin A, berechnet als all-*trans*-Retinol, in Internationalen Einheiten je Gramm wird nach folgender Formel berechnet:

$$A_{325} \cdot \frac{1830V}{100\,m}$$

A_{325} = Absorption bei 325 nm
m = Einwaage der Substanz in Gramm
V = Gesamtvolumen der Lösung, die eine Konzentration von 10 bis 15 I.E. Vitamin A je Milliliter enthält
1830 = Faktor zur Umrechnung der spezifischen Absorption von all-*trans*-Retinol in Internationale Einheiten

Die angegebene Formel kann nur angewendet werden, wenn A_{325} höchstens $A_{325,\,corr}/0{,}970$ beträgt. $A_{325,\,corr}$ ist die korrigierte Absorption bei 325 nm und wird nach folgender Gleichung berechnet:

$$A_{325,\,corr} = 6{,}815\,A_{325} - 2{,}555\,A_{310} - 4{,}260\,A_{334}$$

A steht für die Absorption bei der indexierten Wellenlänge.

Falls A_{325} größer als $A_{325,\,corr}/0{,}970$ ist, wird der Vitamin-A-Gehalt nach folgender Formel berechnet:

$$A_{325,\,corr} \cdot \frac{1830V}{100\,m}$$

Die Bestimmung darf nur ausgewertet werden, wenn
- die Wellenlänge des Absorptionsmaximums zwischen 323 und 327 nm liegt
- das Verhältnis der Absorptionen A_{300}/A_{325} höchstens 0,73 beträgt.

Methode B

Flüssigchromatographie (2.2.29)

Untersuchungslösung: 2,00 g Substanz werden in einem Rundkolben mit 5 ml einer frisch hergestellten Lösung von Ascorbinsäure *R* (100 g · l^{-1}) und 10 ml einer frisch hergestellten Lösung von Kaliumhydroxid *R* (800 g · l^{-1}) sowie 100 ml wasserfreiem Ethanol *R* versetzt. Die Mischung wird 15 min lang im Wasserbad zum Rückfluss erhitzt und mit 100 ml einer Lösung von Natriumchlorid *R* (10 g · l^{-1}) versetzt. Anschließend wird die entstandene Lösung abgekühlt und in einen 500-ml-Scheidetrichter überführt, wobei der Rundkolben mit etwa 75 ml einer Lösung von Natriumchlorid *R* (10 g · l^{-1}) und anschließend mit 150 ml einer Mischung gleicher Volumteile Petroläther *R* 1 und Ether *R* gespült wird. Nach 1 min langem Schütteln und nach vollständiger Phasentrennung wird die wässrige Phase verworfen. Die organi-

L

Monographien

sche Phase wird zunächst mit 50 ml einer Lösung von Kaliumhydroxid *R* (30 g · l^{-1}) in einer 10-prozentigen Lösung (*V/V*) von wasserfreiem Ethanol *R* und anschließend 3-mal mit je 50 ml einer Lösung von Natriumchlorid *R* (10 g · l^{-1}) gewaschen. Die organische Phase wird durch 5 g wasserfreies Natriumsulfat *R* auf einem Schnellfilter in einen 250-ml-Kolben, der an einen Rotationsverdampfer angeschlossen werden kann, filtriert. Der Scheidetrichter wird mit 10 ml frischer Extraktionsmischung gewaschen. Die organischen Phasen werden filtriert, vereinigt und bei einer Temperatur von höchstens 30 °C unter vermindertem Druck (Wasserstrahlpumpe) abdestilliert. Nach der Destillation wird der Rückstand mit Stickstoff *R* überschichtet. Alternativ kann das Lösungsmittel mit Hilfe eines schwachen Stroms von Stickstoff *R* bei einer Temperatur von höchstens 30 °C entfernt werden. Der Rückstand wird in 2-Propanol *R* gelöst. Die Lösung wird in einen 25-ml-Messkolben überführt und mit 2-Propanol *R* zu 25 ml aufgefüllt. Erwärmen, zum Beispiel in einem Ultraschallbad, kann erforderlich sein. (Ein erheblicher Anteil des weißen Rückstands ist Cholesterol, welches etwa 50 Prozent (*m/m*) des unverseifbaren Anteils von Lebertran ausmacht.)

Referenzlösung a: Eine Lösung von Retinolacetat *CRS* in 2-Propanol *R* 1, die etwa 1000 I.E. all-*trans*-Retinol je Milliliter enthält, wird hergestellt.

Die genaue Konzentration der Referenzlösung a wird durch UV-Spektroskopie (2.2.25) bestimmt. Die Referenzlösung a wird mit 2-Propanol *R* 1 verdünnt, so dass Lösungen mit einer geschätzten Konzentration von 10 bis 15 I.E. je Milliliter entstehen. Die Absorption wird bei 326 nm in geeigneten 1-cm-Küvetten gegen 2-Propanol *R* 1 als Kompensationsflüssigkeit bestimmt.

Der Vitamin-A-Gehalt der Referenzlösung a in Internationalen Einheiten je Milliliter wird nach folgender Formel berechnet, wobei der angegebene Gehalt für Retinolacetat *CRS* berücksichtigt wird:

$$A_{326} \cdot \frac{1900 \cdot V_2}{100 \cdot V_1}$$

A_{326} = Absorption bei 326 nm
V_1 = verwendetes Volumen der Referenzlösung a
V_2 = Volumen der verdünnten Lösung
1900 = Faktor zur Umrechnung der spezifischen Absorption von Retinolacetat *CRS* in Internationale Einheiten

Referenzlösung b: Die Herstellung erfolgt wie für die Untersuchungslösung beschrieben, wobei an Stelle der Substanz 2,00 ml Referenzlösung a verwendet werden.

Die genaue Konzentration der Referenzlösung b wird durch UV-Spektroskopie (2.2.25) bestimmt. Die Referenzlösung b wird mit 2-Propanol *R* 1 verdünnt, so dass Lösungen mit einer geschätzten Konzentration von 10 bis 15 I.E. all-*trans*-Retinol je Milliliter entstehen. Die Absorption wird bei 325 nm in geeigneten 1-cm-Küvetten gegen 2-Propanol *R* 1 als Kompensationsflüssigkeit bestimmt.

Der Gehalt der Referenzlösung b an all-*trans*-Retinol in Internationalen Einheiten je Milliliter wird nach folgender Formel berechnet:

$$A_{325} \cdot \frac{1830 \cdot V_3}{100 \cdot V_4}$$

A_{325} = Absorption bei 325 nm
V_3 = Volumen der verdünnten Lösung
V_4 = verwendetes Volumen der Referenzlösung b
1830 = Faktor zur Umrechnung der spezifischen Absorption von all-*trans*-Retinol in Internationale Einheiten

Säule
- Größe: l = 0,25 m, ∅ = 4,6 mm
- Stationäre Phase: octadecylsilyliertes Kieselgel zur Chromatographie *R* (Filmdicke 5 bis 10 µm)

Mobile Phase: Wasser *R*, Methanol *R* (3:97 *V/V*)

Durchflussrate: 1 ml · min^{-1}

Detektion: Spektrometer bei 325 nm

Einspritzen: jeweils 3-mal 10 µl Untersuchungslösung und Referenzlösung b

Retentionszeit: all-*trans*-Retinol 5 ± 1 min

Eignungsprüfung
- Das Chromatogramm der Untersuchungslösung zeigt einen Peak, der dem all-*trans*-Retinol-Peak im Chromatogramm der Referenzlösung b entspricht.
- Bei Zusatz von Retinolacetat *CRS* zur Untersuchungslösung (Standard-Additionsmethode) wird eine Wiederfindung von mindestens 95 Prozent festgestellt.
- Die Wiederfindung von all-*trans*-Retinol in der Referenzlösung b beträgt, direkt durch UV-Spektroskopie bestimmt, mindestens 95 Prozent.

Der Vitamin-A-Gehalt wird nach folgender Formel berechnet:

$$A_1 \cdot \frac{C \cdot V}{A_2} \cdot \frac{1}{m}$$

A_1 = Fläche des all-*trans*-Retinol-Peaks im Chromatogramm der Untersuchungslösung
A_2 = Fläche des all-*trans*-Retinol-Peaks im Chromatogramm der Referenzlösung b
C = Konzentration in Internationalen Einheiten je Milliliter von Retinolacetat *CRS* in der Referenzlösung a, bestimmt vor der Verseifung (= 1000 I.E. je Milliliter)
V = Volumen der Referenzlösung a, welches weiterbehandelt wurde (2,00 ml)
m = Einwaage der Substanz für die Untersuchungslösung (2,00 g)

Vitamin D_3: Flüssigchromatographie (2.2.29)

Die Gehaltsbestimmung muss so schnell wie möglich durchgeführt werden, wobei der Einfluss von direktem Licht und Luft zu vermeiden ist.

Interner-Standard-Lösung: 0,50 mg Ergocalciferol *CRS* werden in 100 ml wasserfreiem Ethanol *R* gelöst.

Untersuchungslösung a: 4,00 g Substanz werden in einem Rundkolben mit 5 ml einer frisch hergestellten Lösung von Ascorbinsäure *R* (100 g · l^{-1}) und 10 ml einer frisch hergestellten Lösung von Kaliumhydroxid *R* (800 g · l^{-1}) sowie 100 ml wasserfreiem Ethanol *R* versetzt. Die Mischung wird 30 min lang im Wasserbad zum Rückfluss erhitzt und mit 100 ml einer Lösung von Natriumchlorid *R* (10 g · l^{-1}) versetzt. Anschließend wird die entstandene Lösung auf Raumtemperatur abgekühlt. Die Lösung wird aus dem Rundkolben in einen 500-ml-Scheidetrichter überführt, wobei der Rundkolben mit etwa 75 ml einer Lösung von Natriumchlorid *R* (10 g · l^{-1}) und anschließend mit 150 ml einer Mischung gleicher Volumteile Petroläther *R* 1 und Ether *R* gespült wird. Nach 1 min langem Schütteln und nach vollständiger Phasentrennung wird die wässrige Phase verworfen und die organische Phase zunächst mit 50 ml einer Lösung von Kaliumhydroxid *R* (30 g · l^{-1}) in einer 10-prozentigen Lösung (*V/V*) von wasserfreiem Ethanol *R* und anschließend 3-mal mit je 50 ml einer Lösung von Natriumchlorid *R* (10 g · l^{-1}) gewaschen. Die organische Phase wird durch 5 g wasserfreies Natriumsulfat *R* auf einem Schnellfilter in einen 250-ml-Kolben, der an einen Rotationsverdampfer angeschlossen werden kann, filtriert. Der Scheidetrichter wird mit 10 ml frischer Extraktionsmischung gewaschen. Die organischen Phasen werden filtriert, vereinigt und bei einer Temperatur von höchstens 30 °C unter vermindertem Druck (Wasserstrahlpumpe) abdestilliert. Nach der Destillation wird der Rückstand mit Stickstoff *R* überschichtet. Alternativ kann das Lösungsmittel mit Hilfe eines schwachen Stroms von Stickstoff *R* bei einer Temperatur von höchstens 30 °C entfernt werden. Der Rückstand wird in 1,5 ml mobiler Phase, die unter „Aufreinigung" beschrieben wird, gelöst. Erwärmen, zum Beispiel in einem Ultraschallbad, kann erforderlich sein. (Ein erheblicher Anteil des weißen Rückstands ist Cholesterol, welches etwa 50 Prozent (*m/m*) des unverseifbaren Anteils von Lebertran ausmacht.)

Untersuchungslösung b: 4,00 g Substanz werden mit 2,0 ml Interner-Standard-Lösung versetzt. Anschließend wird wie unter Untersuchungslösung a beschrieben weiterverfahren.

Referenzlösung a: 0,50 mg Colecalciferol *CRS* werden in 100,0 ml wasserfreiem Ethanol *R* gelöst.

Referenzlösung b: In einem Rundkolben werden 2,0 ml Referenzlösung a mit 2,0 ml Interner-Standard-Lösung gemischt. Anschließend wird wie unter Untersuchungslösung a beschrieben weiterverfahren.

Aufreinigung

Säule
- Größe: l = 0,25 m, ∅ = 4,6 mm
- Stationäre Phase: cyanopropylsilyliertes Kieselgel zur Chromatographie *R* (Filmdicke 10 µm)

Mobile Phase: Isoamylalkohol *R*, Hexan *R* (1,6 : 98,4 *V/V*)

Durchflussrate: 1,1 ml · min^{-1}

Detektion: Spektrometer bei 265 nm

350 µl Referenzlösung b werden eingespritzt. Das Eluat wird im Zeitraum von 2 min vor bis 2 min nach der Retentionszeit von Colecalciferol in einem Reagenzglas mit Schliffstopfen gesammelt, das 1 ml einer Lösung von Butylhydroxytoluol *R* (1 g · l^{-1}) in Hexan *R* enthält. Der Vorgang wird jeweils mit den Untersuchungslösungen a und b wiederholt. Die 3 Eluate werden getrennt bei einer Temperatur von höchstens 30 °C und unter einem schwachen Strom von Stickstoff *R* zur Trockne eingedampft. Die 3 Rückstände werden getrennt in je 1,5 ml Acetonitril *R* gelöst.

Bestimmung

Säule
- Größe: l = 0,15 m, ∅ = 4,6 mm
- Stationäre Phase: octadecylsilyliertes Kieselgel zur Chromatographie *R* (Filmdicke 5 µm)

Mobile Phase: Phosphorsäure 85 % *R*, 96-prozentige Lösung (*V/V*) von Acetonitril *R* (0,2 : 99,8 *V/V*)

Durchflussrate: 1,0 ml · min^{-1}

Detektion: Spektrometer bei 265 nm

Einspritzen: 2-mal höchstens 200 µl jeder der 3 Lösungen, die unter „Aufreinigung" erhalten werden

Eignungsprüfung
- Auflösung: mindestens 1,4 zwischen den Peaks von Ergocalciferol und Colecalciferol im Chromatogramm der Referenzlösung b
- Bei Zusätzen von Colecalciferol *CRS* zur Untersuchungslösung a (Standard-Additionsmethode) wird, unter Berücksichtigung des Internen Standards, eine Wiederfindung von mindestens 95 Prozent festgestellt.

Der Gehalt an Vitamin D_3 in Internationalen Einheiten je Gramm wird nach folgender Formel berechnet, wobei der angegebene Gehalt für Colecalciferol *CRS* berücksichtigt wird:

$$\frac{A_2}{A_6} \cdot \frac{A_3}{A_4 - [A_5/A_1] \cdot A_2} \cdot \frac{m_2}{m_1} \cdot \frac{V_2}{V_1} \cdot 40$$

m_1 = Einwaage der Substanz für die Untersuchungslösung b in Gramm
m_2 = Einwaage an Colecalciferol *CRS* für die Herstellung der Referenzlösung a in Mikrogramm (500 µg)
A_1 = Fläche (oder Höhe) des Colecalciferol-Peaks im Chromatogramm der Untersuchungslösung a
A_2 = Fläche (oder Höhe) des Colecalciferol-Peaks im Chromatogramm der Untersuchungslösung b
A_3 = Fläche (oder Höhe) des Ergocalciferol-Peaks im Chromatogramm der Referenzlösung b
A_4 = Fläche (oder Höhe) des Ergocalciferol-Peaks im Chromatogramm der Untersuchungslösung b
A_5 = Fläche (oder Höhe) eines möglichen Peaks im Chromatogramm der Untersuchungslösung a mit der gleichen Retentionszeit wie Ergocalciferol im Chromatogramm der Untersuchungslösung b
A_6 = Fläche (oder Höhe) des Colecalciferol-Peaks im Chromatogramm der Referenzlösung b
V_1 = Gesamtvolumen der Referenzlösung a (100 ml)
V_2 = Volumen der Referenzlösung a, welches für die Herstellung der Referenzlösung b verwendet wurde (2,0 ml)

Lagerung

Vor Licht geschützt, in dicht verschlossenen, dem Verbrauch angemessenen, möglichst vollständig gefüllten Behältnissen

Wenn kein Antioxidans zugesetzt ist, unter Inertgas

Der Inhalt eines geöffneten Behältnisses muss schnell verbraucht werden. Die nicht benötigte Menge muss durch Inertgasatmosphäre geschützt werden.

Beschriftung

Die Beschriftung gibt an,
- Anzahl der Internationalen Einheiten Vitamin A
- Anzahl der Internationalen Einheiten Vitamin D_3
- falls zutreffend, Name und Konzentration jedes zugesetzten Antioxidans.

4.08/1193

Lebertran (Typ B)

Iecoris aselli oleum B

Definition

Gereinigtes, fettes Öl, das aus der frischen Leber von Fischen der Spezies *Gadus morhua* L. und anderen Spezies der Familie *Gadidae* gewonnen wird

Feste Substanzen werden durch Abkühlen und Filtrieren entfernt.

Ein geeignetes Antioxidans kann zugesetzt sein.

Gehalt: 600 I.E. (180 µg) bis 2500 I.E. (750 µg) Vitamin A je Gramm und 60 I.E. (1,5 µg) bis 250 I.E. (6,25 µg) Vitamin D_3 je Gramm

Eigenschaften

Aussehen: klare, gelbliche, viskose Flüssigkeit

Löslichkeit: praktisch unlöslich in Wasser, schwer löslich in Ethanol, mischbar mit Petroläther

Prüfung auf Identität

1: A, B, C
2: C, D

A. Die Untersuchungslösung (siehe „Gehaltsbestimmung Vitamin A, Methode A“) zeigt ein Absorptionsmaximum (2.2.25) bei 325 ± 2 nm.
Das Chromatogramm der Untersuchungslösung (siehe „Gehaltsbestimmung Vitamin A, Methode B“) zeigt einen Peak, der dem all-*trans*-Retinol-Peak im Chromatogramm der Referenzlösung entspricht.

B. Das Chromatogramm der Untersuchungslösung a (siehe „Gehaltsbestimmung Vitamin D_3“) zeigt einen Peak, der dem Colecalciferol-Peak im Chromatogramm der Referenzlösung b entspricht.

C. Die Substanz entspricht der Prüfung „Fettsäurenzusammensetzung“ (siehe „Prüfung auf Reinheit“).

D. Werden 0,1 g Substanz mit 0,5 ml Dichlormethan *R* und 1 ml Antimon(III)-chlorid-Lösung *R* gemischt, entsteht innerhalb von etwa 10 s eine dunkelblaue Färbung.

Prüfung auf Reinheit

Aussehen der Substanz: Die Substanz darf nicht stärker gefärbt sein als eine wie folgt hergestellte Referenzlösung (2.2.2, Methode II): 3,0 ml Stammlösung Rot werden mit 25,0 ml Stammlösung Gelb gemischt. Die Mischung wird mit einer Lösung von Salzsäure *R* ($10\ g \cdot l^{-1}$) zu 50,0 ml verdünnt.

Relative Dichte (2.2.5): 0,917 bis 0,930

Brechungsindex (2.2.6): 1,477 bis 1,484

Säurezahl (2.5.1): höchstens 2,0

Iodzahl (2.5.4, Methode B): 150 bis 180, unter Verwendung von Stärke-Lösung *R* 2

Peroxidzahl (2.5.5, Methode B): höchstens 10,0

Unverseifbare Anteile (2.5.7): höchstens 1,5 Prozent, mit 2,0 g Substanz nach 3-maligem Extrahieren mit jeweils 50 ml peroxidfreiem Ether *R* bestimmt

Stearine: 10 ml Substanz bleiben nach 3 h langem Abkühlen in einer Eis-Wasser-Mischung klar.

Fettsäurenzusammensetzung: Gaschromatographie (2.2.28)

Untersuchungslösung: In einem 10-ml-Messkolben werden etwa 0,45 g Substanz mit einer Lösung von Butylhydroxytoluol *R* ($50\ mg \cdot l^{-1}$) in Hexan *R* zu 10,0 ml gelöst. 2,0 ml Lösung werden in einem Reagenzglas aus Quarzglas mit einem schwachen Strom von Stickstoff *R* zur Trockne eingedampft. Nach Zusatz von 1,5 ml einer Lösung von Natriumhydroxid *R* ($20\ g \cdot l^{-1}$) in Methanol *R* wird die Mischung mit Stickstoff *R* überschichtet, mit einem Polytetrafluorethylen-Stopfen dicht verschlossen, gemischt und 7 min lang im Wasserbad erhitzt. Nach Abkühlen wird der Ansatz mit 2 ml methanolischer Bortrichlorid-Lösung *R* versetzt, mit Stickstoff *R* überschichtet, dicht verschlossen, gemischt und 30 min lang im Wasserbad erhitzt. Nach Abkühlen auf 40 bis 50 °C wird der Mischung 1 ml Trimethylpentan *R* zugesetzt. Das Gefäß wird dicht verschlossen und mindestens 30 s lang kräftig geschüttelt. Anschließend werden sofort 5 ml gesättigte Natriumchlorid-Lösung *R* zugesetzt, die

Mischung wird mit Stickstoff *R* überschichtet, das Gefäß dicht verschlossen und mindestens 15 s lang kräftig geschüttelt. Nachdem die Trimethylpentan-Phase klar ist, wird sie in ein weiteres Reagenzglas überführt. Die wässrig methanolische Phase wird erneut mit 1 ml Trimethylpentan *R* geschüttelt. Die Trimethylpentan-Phasen werden vereinigt, 2-mal mit je 1 ml Wasser *R* gewaschen und über wasserfreiem Natriumsulfat *R* getrocknet. Von jeder Probe werden 2 Lösungen hergestellt.

Säule
- Material: Quarzglas
- Größe: l = 30 m, ∅ = 0,25 mm
- Stationäre Phase: Macrogol 20 000 *R* (Filmdicke 0,25 µm)

Trägergas: Wasserstoff zur Chromatographie *R* oder Helium zur Chromatographie *R* mit vorgeschalteter Waschflasche zur Entfernung von Sauerstoff

Splitverhältnis: 1:200

Temperatur

	Zeit (min)	Temperatur (°C)
Säule	0 – 55	170 → 225
	55 – 75	225
Probeneinlass		250
Detektor		280

Detektion: Flammenionisation

Einspritzen: 1 µl; 2-mal

Eignungsprüfung
- Die zu prüfenden 15 Fettsäuren müssen nach dem typischen Chromatogramm (Abb. 1193-1) identifiziert werden können.
- Einspritzen einer Mischung, die gleiche Mengen Methylpalmitat *R*, Methylstearat *R*, Methylarachidat *R* und Methylbehenat *R* enthält, ergibt die Flächenprozente von 24,4; 24,8; 25,2 beziehungsweise 25,6 (± 0,5 Prozent).
- Auflösung: mindestens 1,3 zwischen den Peaks von Methyloleat und Methyl-*cis*-vaccenat; die Auflösung zwischen den Peaks von Methylgadoleat und Methyleicosenat muss ausreichend sein, um eine Identifizierung und Flächenbestimmung vorzunehmen.

Die Flächenprozente für jeden Fettsäuremethylester werden nach folgender Formel berechnet:

$$\frac{A_x}{A_t} \cdot 100$$

A_x = Peakfläche der Fettsäure x
A_t = Summe der Peakflächen (bis C 22:6 n-3)

Die Berechnung ist nur gültig, wenn
- die Gesamtfläche nur auf Flächen basiert, die zu einzelnen Fettsäuremethylestern gehören
- die Anzahl der Fettsäuremethylester-Peaks, deren Fläche jeweils größer als 0,05 Prozent der Gesamtfläche ist, mindestens 24 beträgt
- die 24 größten Peaks der Methylester mindestens 90 Prozent der Gesamtfläche betragen. (Diese entsprechen im Allgemeinen folgender Elutionsreihenfolge: 14:0, 15:0, 16:0, 16:1 n-7, 16:4 n-1, 18:0, 18:1 n-9, 18:1 n-7, 18:2 n-6, 18:3 n-3, 18:4 n-3, 20:1 n-11, 20:1 n-9, 20:1 n-7, 20:2 n-6, 20:4 n-6, 20:3 n-3, 20:4 n-3, 20:5 n-3, 22:1 n-11, 22:1 n-9, 21:5 n-3, 22:5 n-3, 22:6 n-3.)

Fettsäure	Kürzel	Minimale Fläche in %	Maximale Fläche in %
Gesättigte Fettsäuren:			
Myristinsäure	14:0	2,0	6,0
Palmitinsäure	16:0	7,0	14,0
Stearinsäure	18:0	1,0	4,0
Einfach ungesättigte Fettsäuren:			
Palmitoleinsäure	16:1 n-7	4,5	11,5
cis-Vaccensäure	18:1 n-7	2,0	7,0
Ölsäure	18:1 n-9	12,0	21,0
Gadoleinsäure	20:1 n-11	1,0	5,5
Eicosensäure	20:1 n-9	5,0	17,0
Erucasäure	22:1 n-9	0	1,5
Cetoleinsäure (22:1 n-11)	22:1 n-11+13	5,0	12,0
Mehrfach ungesättigte Fettsäuren:			
Linolsäure	18:2 n-6	0,5	3,0
Linolensäure	18:3 n-3	0	2,0
Moroctsäure (Stearidonsäure)	18:4 n-3	0,5	4,5
Timnodonsäure (Eicosapentaensäure, EPA)	20:5 n-3	7,0	16,0
Cervonsäure (Docosahexaensäure, DHA)	22:6 n-3	6,0	18,0

Gehaltsbestimmung

Vitamin A: *Die Gehaltsbestimmung muss so schnell wie möglich durchgeführt werden, wobei der Einfluss von direktem Licht, Luft, Oxidationsmitteln, Katalysatoren (zum Beispiel Kupfer oder Eisen) und Säuren zu vermeiden ist.*

Die Bestimmung erfolgt wie unter „Methode A" beschrieben. Falls sich diese Methode als ungeeignet erweist, wird die Bestimmung wie unter „Methode B" beschrieben durchgeführt.

Methode A

UV-Spektroskopie (2.2.25)

Untersuchungslösung: 1,00 g Substanz wird in einem Rundkolben mit 3 ml einer frisch hergestellten 50-prozentigen Lösung (*m/m*) von Kaliumhydroxid *R* und 30 ml wasserfreiem Ethanol *R* versetzt. Die Mischung wird 30 min lang zum Rückfluss erhitzt, wobei ein Strom von Stickstoff *R* eingeleitet wird, und nach schnellem Abkühlen mit 30 ml Wasser *R* versetzt. Diese Mischung wird

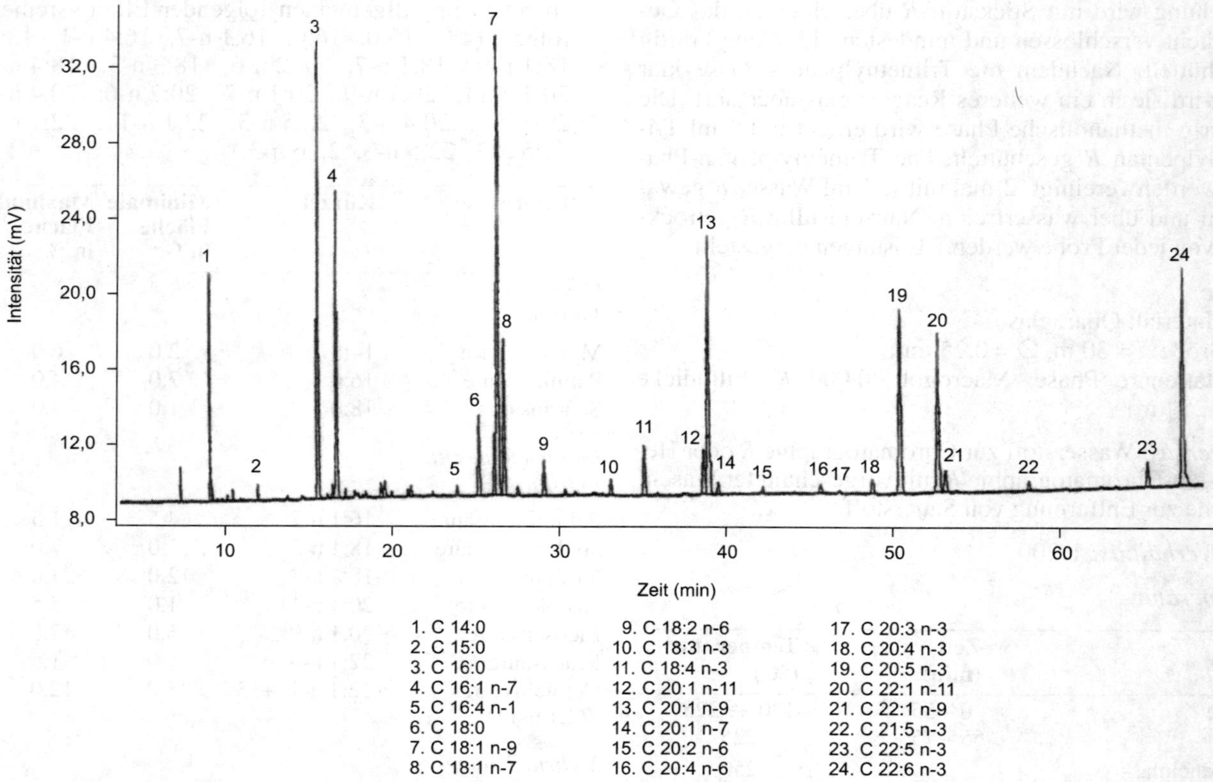

Abb. 1193-1: Chromatogramm für die Prüfung „Fettsäurenzusammensetzung“ von Lebertran (Typ B)

mit 50 ml Ether *R* ausgeschüttelt. Das Ausschütteln wird noch 3-mal wiederholt. Die wässrige Phase wird nach der vollständigen Phasentrennung verworfen. Die vereinigten Etherphasen werden 4-mal mit je 50 ml Wasser *R* gewaschen und in einem schwachen Strom von Stickstoff *R* bei einer Temperatur von höchstens 30 °C zur Trockne eingedampft. Bei einer Temperatur von höchstens 30 °C und vermindertem Druck (Wasserstrahlpumpe) kann auch ein Rotationsverdampfer eingesetzt werden. Der Rückstand wird in einer ausreichenden Menge 2-Propanol *R* 1 gelöst, so dass die Konzentration von Vitamin A zwischen 10 und 15 I.E. je Milliliter beträgt.

Die Absorptionen der erhaltenen Lösung werden bei 300, 310, 325 und 334 nm sowie bei der Wellenlänge im Maximum mit einem geeigneten Spektrometer in geeigneten 1-cm-Küvetten gegen 2-Propanol *R* 1 als Kompensationsflüssigkeit gemessen.

Der Gehalt an Vitamin A, berechnet als all-*trans*-Retinol, in Internationalen Einheiten je Gramm wird nach folgender Formel berechnet:

$$A_{325} \cdot \frac{1830\,V}{100\,m}$$

A_{325} = Absorption bei 325 nm
m = Einwaage der Substanz in Gramm
V = Gesamtvolumen der Lösung, die eine Konzentration von 10 bis 15 I.E. Vitamin A je Milliliter enthält
1830 = Faktor zur Umrechnung der spezifischen Absorption von all-*trans*-Retinol in Internationale Einheiten

Die angegebene Formel kann nur angewendet werden, wenn A_{325} höchstens $A_{325,\,corr}/0{,}970$ beträgt. $A_{325,\,corr}$ ist die korrigierte Absorption bei 325 nm und wird nach folgender Gleichung berechnet:

$$A_{325,\,corr} = 6{,}815\,A_{325} - 2{,}555\,A_{310} - 4{,}260\,A_{334}$$

A steht für die Absorption bei der indexierten Wellenlänge.

Falls A_{325} größer als $A_{325,\,corr}/0{,}970$ ist, wird der Vitamin-A-Gehalt nach folgender Formel berechnet:

$$A_{325,\,corr} \cdot \frac{1830\,V}{100\,m}$$

Die Bestimmung darf nur ausgewertet werden, wenn
- die Wellenlänge des Absorptionsmaximums zwischen 323 und 327 nm liegt
- das Verhältnis der Absorptionen A_{300}/A_{325} höchstens 0,73 beträgt

Methode B

Flüssigchromatographie (2.2.29)

Untersuchungslösung: 2,00 g Substanz werden in einem Rundkolben mit 5 ml einer frisch hergestellten Lösung von Ascorbinsäure *R* ($100\ g \cdot l^{-1}$) und 10 ml einer frisch hergestellten Lösung von Kaliumhydroxid *R* ($800\ g \cdot l^{-1}$) sowie 100 ml wasserfreiem Ethanol *R* versetzt. Die Mischung wird 15 min lang im Wasserbad zum Rückfluss erhitzt und mit 100 ml einer Lösung von Natriumchlorid *R* ($10\ g \cdot l^{-1}$) versetzt. Anschließend wird die entstandene Lösung abgekühlt und in einen 500-ml-Scheidetrichter überführt, wobei der Rundkolben mit etwa 75 ml einer Lösung von Natriumchlorid *R* ($10\ g \cdot l^{-1}$) und anschließend mit 150 ml einer Mischung gleicher Volumteile Petroläther *R* 1 und Ether *R* gespült wird. Nach 1 min langem Schütteln und nach vollständiger Phasentrennung wird die wässrige Phase verworfen. Die organische Phase wird zunächst mit 50 ml einer Lösung von Kaliumhydroxid *R* ($30\ g \cdot l^{-1}$) in einer 10-prozentigen Lösung (*V/V*) von wasserfreiem Ethanol *R* und anschließend 3-mal mit je 50 ml einer Lösung von Natriumchlorid *R* ($10\ g \cdot l^{-1}$) gewaschen. Die organische Phase wird durch 5 g wasserfreies Natriumsulfat *R* auf einem Schnellfilter in einen 250-ml-Kolben, der an einen Rotationsverdampfer angeschlossen werden kann, filtriert. Der Scheidetrichter wird mit 10 ml frischer Extraktionsmischung gewaschen. Die organischen Phasen werden filtriert, vereinigt und bei einer Temperatur von höchstens 30 °C unter vermindertem Druck (Wasserstrahlpumpe) abdestilliert. Nach der Destillation wird der Rückstand mit Stickstoff *R* überschichtet. Alternativ kann das Lösungsmittel mit Hilfe eines schwachen Stroms von Stickstoff *R* bei einer Temperatur von höchstens 30 °C entfernt werden. Der Rückstand wird in 2-Propanol *R* gelöst. Die Lösung wird in einen 25-ml-Messkolben überführt und mit 2-Propanol *R* zu 25 ml aufgefüllt. Erwärmen, zum Beispiel in einem Ultraschallbad, kann erforderlich sein. (Ein erheblicher Anteil des weißen Rückstands ist Cholesterol, welches etwa 50 Prozent (*m/m*) des unverseifbaren Anteils von Lebertran ausmacht.)

Referenzlösung a: Eine Lösung von Retinolacetat *CRS* in 2-Propanol *R* 1, die etwa 1000 I.E. all-*trans*-Retinol je Milliliter enthält, wird hergestellt.

Die genaue Konzentration der Referenzlösung a wird durch UV-Spektroskopie (2.2.25) bestimmt. Die Referenzlösung a wird mit 2-Propanol *R* 1 verdünnt, so dass Lösungen mit einer geschätzten Konzentration von 10 bis 15 I.E. je Milliliter entstehen. Die Absorption wird bei 326 nm in geeigneten 1-cm-Küvetten gegen 2-Propanol *R* 1 als Kompensationsflüssigkeit bestimmt.

Der Vitamin-A-Gehalt der Referenzlösung a in Internationalen Einheiten je Milliliter wird nach folgender Formel berechnet, wobei der angegebene Gehalt für Retinolacetat *CRS* berücksichtigt wird:

$$A_{326} \cdot \frac{1900 \cdot V_2}{100 \cdot V_1}$$

A_{326} = Absorption bei 326 nm
V_1 = verwendetes Volumen der Referenzlösung a
V_2 = Volumen der verdünnten Lösung
1900 = Faktor zur Umrechnung der spezifischen Absorption von Retinolacetat *CRS* in Internationale Einheiten

Referenzlösung b: Die Herstellung erfolgt wie für die Untersuchungslösung beschrieben, wobei an Stelle der Substanz 2,00 ml Referenzlösung a verwendet werden.

Die genaue Konzentration der Referenzlösung b wird durch UV-Spektroskopie (2.2.25) bestimmt. Die Referenzlösung b wird mit 2-Propanol *R* 1 verdünnt, so dass Lösungen mit einer geschätzten Konzentration von 10 bis 15 I.E. all-*trans*-Retinol je Milliliter entstehen. Die Absorption wird bei 325 nm in geeigneten 1-cm-Küvetten gegen 2-Propanol *R* 1 als Kompensationsflüssigkeit bestimmt.

Der Gehalt der Referenzlösung b an all-*trans*-Retinol in Internationalen Einheiten je Milliliter wird nach folgender Formel berechnet:

$$A_{325} \cdot \frac{1830 \cdot V_3}{100 \cdot V_4}$$

A_{325} = Absorption bei 325 nm
V_3 = Volumen der verdünnten Lösung
V_4 = verwendetes Volumen der Referenzlösung b
1830 = Faktor zur Umrechnung der spezifischen Absorption von all-*trans*-Retinol in Internationale Einheiten

Säule
- Größe: l = 0,25 m, ∅ = 4,6 mm
- Stationäre Phase: octadecylsilyliertes Kieselgel zur Chromatographie *R* (Filmdicke 5 bis 10 µm)

Mobile Phase: Wasser *R*, Methanol *R* (3:97 *V/V*)

Durchflussrate: $1\ ml \cdot min^{-1}$

Detektion: Spektrometer bei 325 nm

Einspritzen: jeweils 3-mal 10 µl Untersuchungslösung und Referenzlösung b

Retentionszeit: all-*trans*-Retinol 5 ± 1 min

Eignungsprüfung
- Das Chromatogramm der Untersuchungslösung zeigt einen Peak, der dem all-*trans*-Retinol-Peak im Chromatogramm der Referenzlösung b entspricht.
- Bei Zusatz von Retinolacetat *CRS* zur Untersuchungslösung (Standard-Additionsmethode) wird eine Wiederfindung von mindestens 95 Prozent festgestellt.
- Die Wiederfindung von all-*trans*-Retinol in der Referenzlösung b beträgt, direkt durch UV-Spektroskopie bestimmt, mindestens 95 Prozent.

Der Vitamin-A-Gehalt wird nach folgender Formel berechnet:

$$A_1 \cdot \frac{C \cdot V}{A_2} \cdot \frac{1}{m}$$

A_1 = Fläche des all-*trans*-Retinol-Peaks im Chromatogramm der Untersuchungslösung
A_2 = Fläche des all-*trans*-Retinol-Peaks im Chromatogramm der Referenzlösung b
C = Konzentration in Internationalen Einheiten je Milliliter von Retinolacetat *CRS* in der Referenzlösung a, bestimmt vor der Verseifung (= 1000 I.E. je Milliliter)
V = Volumen der Referenzlösung a, welches weiterbehandelt wurde (2,00 ml)
m = Einwaage der Substanz für die Untersuchungslösung (2,00 g)

Vitamin D_3: Flüssigchromatographie (2.2.29)

Die Gehaltsbestimmung muss so schnell wie möglich durchgeführt werden, wobei der Einfluss von direktem Licht und Luft zu vermeiden ist.

Interner-Standard-Lösung: 0,50 mg Ergocalciferol *CRS* werden in 100 ml wasserfreiem Ethanol *R* gelöst.

Untersuchungslösung a: 4,00 g Substanz werden in einem Rundkolben mit 5 ml einer frisch hergestellten Lösung von Ascorbinsäure *R* (100 g · l^{-1}) und 10 ml einer frisch hergestellten Lösung von Kaliumhydroxid *R* (800 g · l^{-1}) sowie 100 ml wasserfreiem Ethanol *R* versetzt. Die Mischung wird 30 min lang im Wasserbad zum Rückfluss erhitzt und mit 100 ml einer Lösung von Natriumchlorid *R* (10 g · l^{-1}) versetzt. Anschließend wird die entstandene Lösung auf Raumtemperatur abgekühlt. Die Lösung wird aus dem Rundkolben in einen 500-ml-Scheidetrichter überführt, wobei der Rundkolben mit etwa 75 ml einer Lösung von Natriumchlorid *R* (10 g · l^{-1}) und anschließend mit 150 ml einer Mischung gleicher Volumteile Petroläther *R* 1 und Ether *R* gespült wird. Nach 1 min langem Schütteln und nach vollständiger Phasentrennung wird die wässrige Phase verworfen und die organische Phase zunächst mit 50 ml einer Lösung von Kaliumhydroxid *R* (30 g · l^{-1}) in einer 10-prozentigen Lösung (*V/V*) von wasserfreiem Ethanol *R* und anschließend 3-mal mit je 50 ml einer Lösung von Natriumchlorid *R* (10 g · l^{-1}) gewaschen. Die organische Phase wird durch 5 g wasserfreies Natriumsulfat *R* auf einem Schnellfilter in einen 250-ml-Kolben, der an einen Rotationsverdampfer angeschlossen werden kann, filtriert. Der Scheidetrichter wird mit 10 ml frischer Extraktionsmischung gewaschen. Die organischen Phasen werden filtriert, vereinigt und bei einer Temperatur von höchstens 30 °C unter vermindertem Druck (Wasserstrahlpumpe) abdestilliert. Nach der Destillation wird der Rückstand mit Stickstoff *R* überschichtet. Alternativ kann das Lösungsmittel mit Hilfe eines schwachen Stroms von Stickstoff *R* bei einer Temperatur von höchstens 30 °C entfernt werden. Der Rückstand wird in 1,5 ml mobiler Phase, die unter „Aufreinigung" beschrieben wird, gelöst. Erwärmen, zum Beispiel in einem Ultraschallbad, kann erforderlich sein. (Ein erheblicher Anteil des weißen Rückstands ist Cholesterol, welches etwa 50 Prozent (*m/m*) des unverseifbaren Anteils von Lebertran ausmacht.)

Untersuchungslösung b: 4,00 g Substanz werden mit 2,0 ml Interner-Standard-Lösung versetzt. Anschließend wird wie unter Untersuchungslösung a beschrieben weiterverfahren.

Referenzlösung a: 0,50 mg Colecalciferol *CRS* werden in 100,0 ml wasserfreiem Ethanol *R* gelöst.

Referenzlösung b: In einem Rundkolben werden 2,0 ml Referenzlösung a mit 2,0 ml Interner-Standard-Lösung gemischt. Anschließend wird wie unter Untersuchungslösung a beschrieben weiterverfahren.

Aufreinigung

Säule
- Größe: $l = 0{,}25$ m, $\varnothing = 4{,}6$ mm
- Stationäre Phase: cyanopropylsilyliertes Kieselgel zur Chromatographie *R* (Filmdicke 10 µm)

Mobile Phase: Isoamylalkohol *R*, Hexan *R* (1,6:98,4 *V/V*)

Durchflussrate: 1,1 ml · min^{-1}

Detektion: Spektrometer bei 265 nm

350 µl Referenzlösung b werden eingespritzt. Das Eluat wird im Zeitraum von 2 min vor bis 2 min nach der Retentionszeit von Colecalciferol in einem Reagenzglas mit Schliffstopfen gesammelt, das 1 ml einer Lösung von Butylhydroxytoluol *R* (1 g · l^{-1}) in Hexan *R* enthält. Der Vorgang wird jeweils mit den Untersuchungslösungen a und b wiederholt. Die 3 Eluate werden getrennt bei einer Temperatur von höchstens 30 °C und unter einem schwachen Strom von Stickstoff *R* zur Trockne eingedampft. Die 3 Rückstände werden getrennt in je 1,5 ml Acetonitril *R* gelöst.

Bestimmung

Säule
- Größe: $l = 0{,}15$ m, $\varnothing = 4{,}6$ mm
- Stationäre Phase: octadecylsilyliertes Kieselgel zur Chromatographie *R* (Filmdicke 5 µm)

Mobile Phase: Phosphorsäure 85 % *R*, 96-prozentige Lösung (*V/V*) von Acetonitril *R* (0,2:99,8 *V/V*)

Durchflussrate: 1,0 ml · min^{-1}

Detektion: Spektrometer bei 265 nm

Einspritzen: 2-mal höchstens 200 µl jeder der 3 Lösungen, die unter „Aufreinigung" erhalten werden

Eignungsprüfung
- Auflösung: mindestens 1,4 zwischen den Peaks von Ergocalciferol und Colecalciferol im Chromatogramm der Referenzlösung b
- Bei Zusätzen von Colecalciferol *CRS* zur Untersuchungslösung a (Standard-Additionsmethode) wird, unter Berücksichtigung des Internen Standards, eine Wiederfindung von mindestens 95 Prozent festgestellt.

Der Gehalt an Vitamin D_3 in Internationalen Einheiten je Gramm wird nach folgender Formel berechnet, wobei der angegebene Gehalt für Colecalciferol *CRS* berücksichtigt wird:

$$\frac{A_2}{A_6} \cdot \frac{A_3}{A_4 - [A_5/A_1] \cdot A_2} \cdot \frac{m_2}{m_1} \cdot \frac{V_2}{V_1} \cdot 40$$

m_1 = Einwaage der Substanz für die Untersuchungslösung b in Gramm
m_2 = Einwaage an Colecalciferol *CRS* für die Herstellung der Referenzlösung a in Mikrogramm (500 µg)
A_1 = Fläche (oder Höhe) des Colecalciferol-Peaks im Chromatogramm der Untersuchungslösung a
A_2 = Fläche (oder Höhe) des Colecalciferol-Peaks im Chromatogramm der Untersuchungslösung b
A_3 = Fläche (oder Höhe) des Ergocalciferol-Peaks im Chromatogramm der Referenzlösung b
A_4 = Fläche (oder Höhe) des Ergocalciferol-Peaks im Chromatogramm der Untersuchungslösung b
A_5 = Fläche (oder Höhe) eines möglichen Peaks im Chromatogramm der Untersuchungslösung a mit der gleichen Retentionszeit wie Ergocalciferol im Chromatogramm der Untersuchungslösung b
A_6 = Fläche (oder Höhe) des Colecalciferol-Peaks im Chromatogramm der Referenzlösung b
V_1 = Gesamtvolumen der Referenzlösung a (100 ml)

Beachten Sie den Hinweis auf „Allgemeine Monographien" zu Anfang des Bands auf Seite B

V_2 = Volumen der Referenzlösung a, welches für die Herstellung der Referenzlösung b verwendet wurde (2,0 ml)

Lagerung

Vor Licht geschützt, in dicht verschlossenen, dem Verbrauch angemessenen, möglichst vollständig gefüllten Behältnissen

Wenn kein Antioxidans zugesetzt ist, unter Inertgas

Der Inhalt eines geöffneten Behältnisses muss schnell verbraucht werden. Die nicht benötigte Menge muss durch Inertgasatmosphäre geschützt werden.

Beschriftung

Die Beschriftung gibt an,
- Anzahl der Internationalen Einheiten Vitamin A
- Anzahl der Internationalen Einheiten Vitamin D_3
- falls zutreffend, Name und Konzentration jedes zugesetzten Antioxidans.

4.08/1442

Leuprorelin

Leuprorelinum

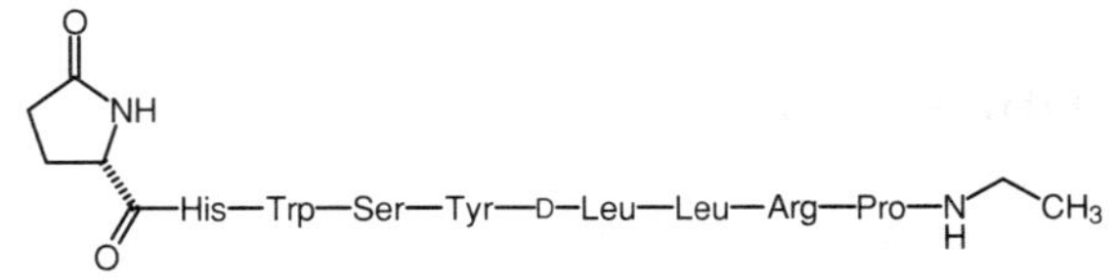

$C_{59}H_{84}N_{16}O_{12}$ M_r 1209

Definition

5-Oxo-L-prolyl-L-histidyl-L-tryptophyl-L-seryl-L-tyrosyl-D-leucyl-L-leucyl-L-arginyl-*N*-ethyl-L-prolinamid; synthetisches Nonapeptid-Analogon des Hypothalamuspeptids Gonadorelin

Die Substanz wird durch Synthese gewonnen und liegt als Acetat vor.

Gehalt: 97,0 bis 103,0 Prozent (wasser- und essigsäurefreie Substanz)

Eigenschaften

Aussehen: weißes bis fast weißes, hygroskopisches Pulver

Prüfung auf Identität

A. IR-Spektroskopie (2.2.24)

Probenvorbereitung: Presslinge aus Kaliumbromid *R*

Vergleich: Leuprorelin-Referenzspektrum der Ph. Eur.

B. Die bei der „Gehaltsbestimmung" erhaltenen Chromatogramme werden ausgewertet.

Ergebnis: Der Hauptpeak im Chromatogramm der Untersuchungslösung b entspricht in Bezug auf Retentionszeit und Größe dem Hauptpeak im Chromatogramm der Referenzlösung b.

C. Aminosäurenanalyse (2.2.56); Hydrolyse und Analyse erfolgen jeweils nach Methode 1.

Der Gehalt jeder Aminosäure wird in Mol angegeben. Die relativen Verhältnisse der Aminosäuren werden unter der Annahme berechnet, dass ein Siebtel der Gesamtmolzahl von Histidin, Glutaminsäure, Leucin, Prolin, Tyrosin und Arginin gleich 1 ist. Die Werte liegen innerhalb folgender Grenzen:

– Serin	nachweisbar
– Glutaminsäure	0,85 bis 1,1
– Prolin	0,85 bis 1,1
– Leucin	1,8 bis 2,2
– Tyrosin	0,85 bis 1,1
– Histidin	0,85 bis 1,1
– Arginin	0,85 bis 1,1

Andere Aminosäuren dürfen mit Ausnahme von Tryptophan höchstens in Spuren vorhanden sein.

Prüfung auf Reinheit

Spezifische Drehung (2.2.7): –38,0 bis –42,0 (wasser- und essigsäurefreie Substanz)

Die Substanz wird in einer 1-prozentigen Lösung (*V/V*) von Essigsäure 99 % *R* gelöst, so dass eine Konzentration von 10,0 mg · ml⁻¹ erhalten wird.

Verwandte Substanzen: Flüssigchromatographie (2.2.29) mit Hilfe des Verfahrens „Normalisierung"

Untersuchungslösung a: Die Substanz wird in der mobilen Phase gelöst, so dass eine Konzentration von 1,0 mg · ml^{-1} erhalten wird.

Untersuchungslösung b: 1,0 ml Untersuchungslösung a wird mit der mobilen Phase zu 20,0 ml verdünnt.

Referenzlösung a: Leuprorelin *CRS* wird in der mobilen Phase gelöst, so dass eine Konzentration von 1,0 mg · ml^{-1} erhalten wird.

Referenzlösung b: 1,0 ml Referenzlösung a wird mit der mobilen Phase zu 20,0 ml verdünnt.

Lösung zur Bestimmung des Auflösungsvermögens: 5,0 ml Referenzlösung a werden mit Wasser *R* zu 50,0 ml verdünnt. 5 ml dieser Lösung werden mit 100 µl Natriumhydroxid-Lösung (1 mol · l^{-1}) versetzt und kräftig geschüttelt. Nach 60 min langem Erhitzen im Trockenschrank bei 100 °C wird die Lösung sofort abgekühlt, mit

50 µl Phosphorsäure 10 % *R* versetzt und kräftig geschüttelt.

Säule
- Größe: l = 0,10 m, ∅ = 4,6 mm
- Stationäre Phase: octadecylsilyliertes Kieselgel zur Chromatographie *R* (3 µm)

Mobile Phase: Etwa 15,2 g Triethylamin *R* werden in 800 ml Wasser *R* gelöst. Die Lösung wird mit Phosphorsäure 85 % *R* auf einen pH-Wert von 3,0 eingestellt und mit Wasser *R* zu 1000 ml verdünnt. 850 ml dieser Lösung werden zu 150 ml einer Mischung von 2 Volumteilen 1-Propanol *R* und 3 Volumteilen Acetonitril *R* gegeben.

Durchflussrate: 1,0 bis 1,5 ml · min^{-1}

Detektion: Spektrometer bei 220 nm

Einspritzen: 20 µl; Untersuchungslösung a, Lösung zur Bestimmung des Auflösungsvermögens

Chromatographiedauer: 90 min

Relative Retention (bezogen auf Leuprorelin, t_R etwa 41 bis 49 min)
- Verunreinigung E: etwa 0,7
- Verunreinigung F: etwa 0,7
- Verunreinigung H: etwa 0,78
- Verunreinigung A: etwa 0,8
- Verunreinigung B: etwa 0,9
- Verunreinigung I: etwa 0,94
- Verunreinigung J: etwa 1,09
- Verunreinigung C: etwa 1,2
- Verunreinigung G: etwa 1,3
- Verunreinigung K: etwa 1,31
- Verunreinigung D: etwa 1,5

Eignungsprüfung: Lösung zur Bestimmung des Auflösungsvermögens
- Auflösung: mindestens 1,5 zwischen den Peaks von Verunreinigung B und Leuprorelin

Grenzwerte
- Verunreinigung D: höchstens 1,0 Prozent
- Verunreinigungen A, B, C: jeweils höchstens 0,5 Prozent
- Jede weitere Verunreinigung: jeweils höchstens 0,5 Prozent
- Summe aller Verunreinigungen: höchstens 2,5 Prozent
- Ohne Berücksichtigung bleiben: Peaks, deren Fläche kleiner ist als 0,1 Prozent

Essigsäure (2.5.34): 4,7 bis 9,0 Prozent

Untersuchungslösung: 10,0 mg Substanz werden in einer Mischung von 5 Volumteilen mobiler Phase B und 95 Volumteilen mobiler Phase A zu 10,0 ml gelöst.

Wasser (2.5.32): höchstens 5,0 Prozent

Sulfatasche (2.4.14): höchstens 0,3 Prozent

Bakterien-Endotoxine (2.6.14, Methode D): weniger als 16,7 I.E. Bakterien-Endotoxine je Milligramm Leuprorelin zur Herstellung von Parenteralia, das dabei keinem weiteren geeigneten Verfahren zur Beseitigung von Bakterien-Endotoxinen unterworfen wird

Gehaltsbestimmung

Flüssigchromatographie (2.2.29) wie unter „Verwandte Substanzen" beschrieben, mit folgenden Änderungen:

Chromatographiedauer: 60 min

Einspritzen: 20 µl; Untersuchungslösung b, Referenzlösung b

Der Gehalt an Leuprorelin ($C_{59}H_{84}N_{16}O_{12}$) wird aus den Peakflächen in den Chromatogrammen der Untersuchungslösung und der Referenzlösung und dem angegebenen Gehalt an $C_{59}H_{84}N_{16}O_{12}$ für Leuprorelin *CRS* errechnet.

Lagerung

Dicht verschlossen, vor Licht geschützt, bei höchstens 30 °C

Falls die Substanz steril ist, im sterilen, dicht verschlossenen Behältnis mit Sicherheitsverschluss

Beschriftung

Die Beschriftung gibt an
- Peptidmenge je Behältnis
- falls zutreffend, dass die Substanz frei von Bakterien-Endotoxinen ist.

Verunreinigungen

Spezifizierte Verunreinigungen:

(Beachten Sie den Hinweis zu den „Verunreinigungen" zu Anfang des Bands auf Seite B)

A, B, C, D

Andere bestimmbare Verunreinigungen:

E, F, G, H, I, J, K

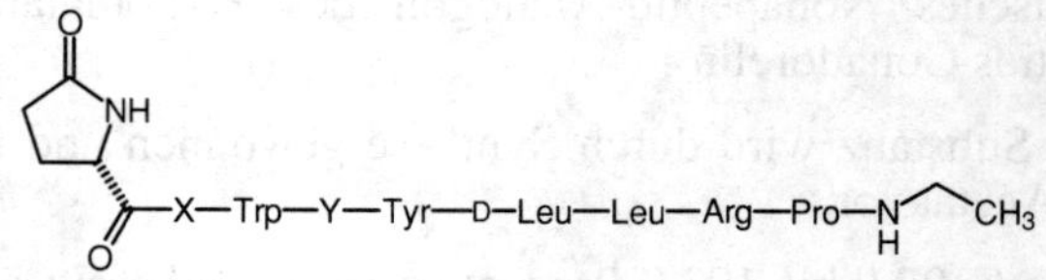

A. X = L-His, Y = D-Ser:
[4-D-Serin]Leuprorelin

B. X = D-His, Y = L-Ser:
[2-D-Histidin]Leuprorelin

F. X = D-His, Y = D-Ser:
[2-D-Histidin, 4-D-Serin]Leuprorelin

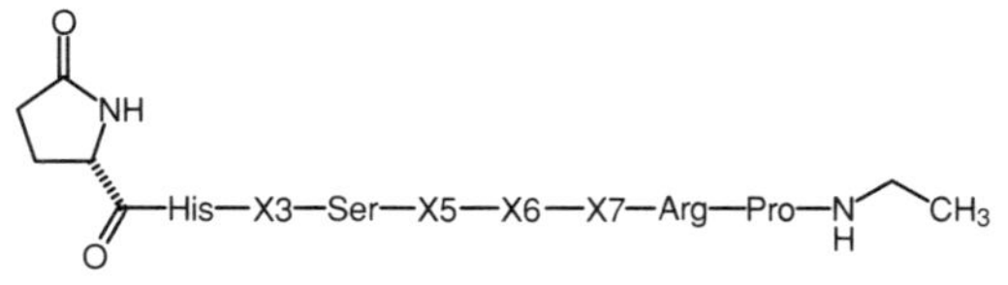

C. X3 = L-Trp, X5 = L-Tyr, X6 = X7 = L-Leu: [6-L-Leucin]Leuprorelin

E. X3 = D-Trp, X5 = L-Tyr, X6 = D-Leu, X7 = L-Leu: [3-D-Tryptophan]Leuprorelin

G. X3 = L-Trp, X5 = D-Tyr, X6 = D-Leu, X7 = L-Leu: [5-D-Tyrosin]Leuprorelin

H. X3 = L-Trp, X5 = L-Tyr, X6 = X7 = D-Leu: [7-D-Leucin]Leuprorelin

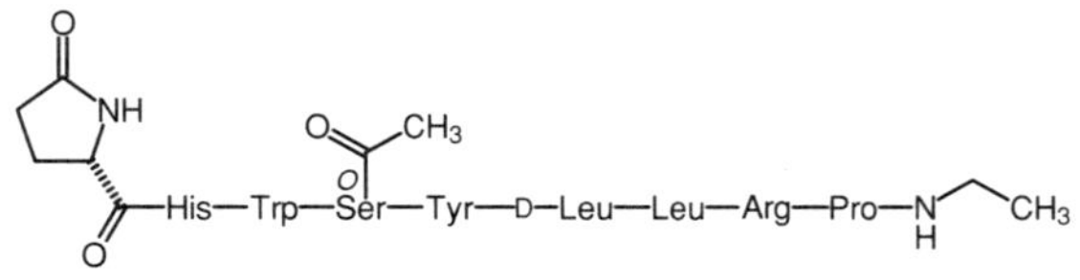

D. [4-(*O*-Acetyl-L-Serin)]Leuprorelin

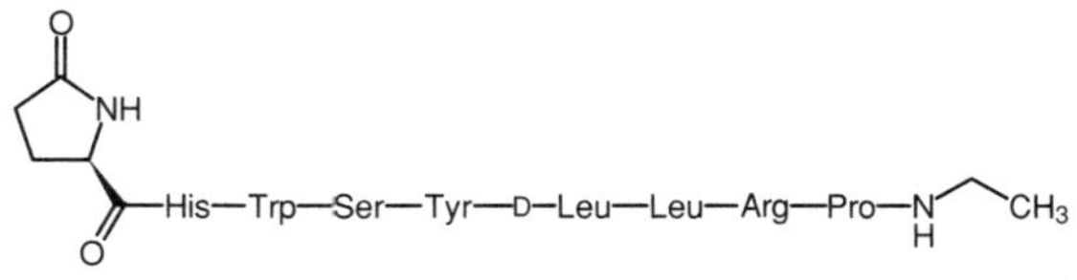

I. [1-(5-Oxo-D-Prolin)]Leuprorelin

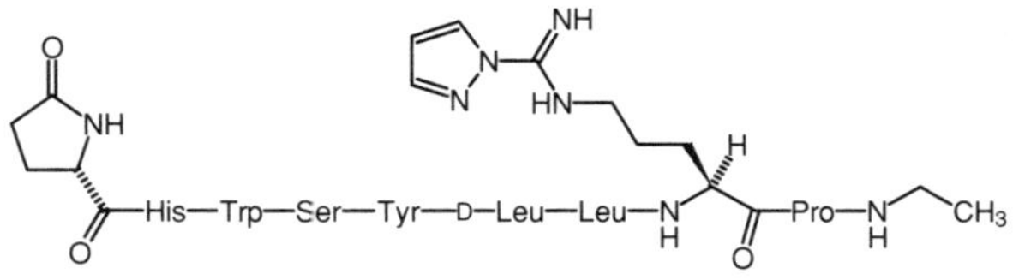

J. [8-[5-*N*-[Imino(1*H*-pyrazol-1-yl)methyl]-L-Ornithin]]Leuprorelin

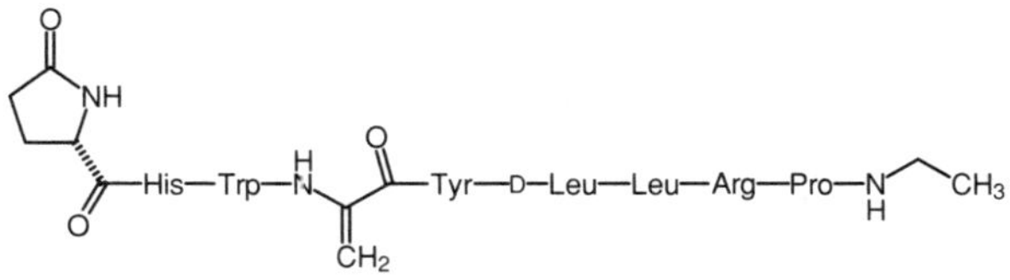

K. [4-Dehydroalanin]Leuprorelin

M

4.08/1542

Maltodextrin
Maltodextrinum

Definition

Maltodextrin ist ein Gemisch von Glucose, Di- und Polysacchariden, das durch partielle Hydrolyse von Stärke gewonnen wird. Der Hydrolysegrad, ausgedrückt als Glucose-Äquivalent (GÄ; Dextrose-Äquivalent), beträgt höchstens 20 (Nominalwert).

Eigenschaften

Pulver oder Granulat, weiß bis fast weiß, schwach hygroskopisch; leicht löslich in Wasser

Prüfung auf Identität

A. 0,1 g Substanz werden in 2,5 ml Wasser *R* gelöst. Wird die Lösung mit 2,5 ml Fehling'scher Lösung *R* erhitzt, bildet sich ein roter Niederschlag.

B. Ein geeignetes Stäbchen, dessen reaktive Zone Glucose-Oxidase, Peroxidase und eine Wasserstoff spendende Substanz wie Tetramethylbenzidin enthält, wird 1 s lang in eine Lösung der Substanz ($100\ g \cdot l^{-1}$) getaucht. Die reaktive Zone wird 60 s lang beobachtet. Die Farbe wechselt von Gelb nach Grün oder Blau.

C. Die Substanz ist ein Pulver oder Granulat.

D. Die Substanz entspricht der Prüfung „Glucose-Äquivalent" (siehe „Prüfung auf Reinheit").

Prüfung auf Reinheit

Prüflösung: 12,5 g Substanz werden in kohlendioxidfreiem Wasser *R* zu 50,0 ml gelöst.

pH-Wert (2.2.3): Der pH-Wert einer Mischung von 30 ml Prüflösung und 1 ml einer Lösung von Kaliumchlorid *R* ($223,6\ g \cdot l^{-1}$) muss zwischen 4,0 und 7,0 liegen.

Schwefeldioxid (2.5.29): höchstens 20 ppm

Schwermetalle (2.4.8): 4 ml Prüflösung werden mit Wasser *R* zu 30 ml verdünnt. Diese Lösung muss der Grenzprüfung E entsprechen (10 ppm). Zur Herstellung der Referenzlösung werden 10 ml Blei-Lösung (1 ppm Pb) *R* verwendet.

Trocknungsverlust (2.2.32): höchstens 6,0 Prozent, mit 10,00 g Substanz durch Trocknen im Trockenschrank bei 100 bis 105 °C bestimmt

Sulfatasche (2.4.14): höchstens 0,5 Prozent, mit 1,0 g Substanz bestimmt

Glucose-Äquivalent: In einen 500-ml-Messkolben wird eine Substanzmenge, die 2,85 bis 3,15 g reduzierenden Kohlenhydraten entspricht, berechnet als Glucose, eingewogen. Die Substanz wird in Wasser *R* zu 500,0 ml gelöst. Mit der Lösung wird eine 50-ml-Bürette gefüllt.

25,0 ml Fehling'sche Lösung *R* werden in einen 250-ml-Erlenmeyerkolben pipettiert, mit 18,5 ml Lösung der Substanz aus der Bürette versetzt, gemischt und mit einigen Glasperlen versetzt. Der Kolben wird auf eine Heizplatte gestellt, die so vorgeheizt ist, dass die Lösung nach 2 min ± 15 s zu sieden beginnt. Die Lösung wird genau 120 s lang im Sieden gehalten, mit 1 ml einer Lösung von Methylenblau *R* ($1\ g \cdot l^{-1}$) versetzt und mit der Lösung der Substanz bis zum Verschwinden der blauen Färbung titriert (V_1). Während der Titration wird die Lösung im Sieden gehalten.

Die Fehling'sche Lösung wird mit einer Lösung von Glucose *R* ($6,00\ g \cdot l^{-1}$) eingestellt (V_0).

Das Glucose-Äquivalent (GÄ) wird mit Hilfe folgender Gleichung berechnet:

$$\text{GÄ} = \frac{300 \cdot V_0 \cdot 100}{V_1 \cdot M \cdot D}$$

V_0 = verbrauchtes Volumen der Glucose-Referenzlösung in Millilitern
V_1 = verbrauchtes Volumen der Lösung der Substanz in Millilitern
M = Einwaage der Substanz in Gramm
D = Prozentgehalt an Trockensubstanz in der Substanz

Das Glucose-Äquivalent weicht um höchstens 2 GÄ-Einheiten vom Nominalwert ab.

Mikrobielle Verunreinigung
Gesamtzahl koloniebildender aerober Einheiten (2.6.12): höchstens 10^3 Bakterien und höchstens 10^2 Pilze je Gramm Substanz, durch Auszählen auf Agarplatten bestimmt

Die Substanz muss den Prüfungen auf *Escherichia coli* und Salmonellen (2.6.13) entsprechen.

Beschriftung

Die Beschriftung gibt das Glucose-Äquivalent (GÄ) (= Nominalwert) an.

4.08/1029

Mexiletinhydrochlorid
Mexiletini hydrochloridum

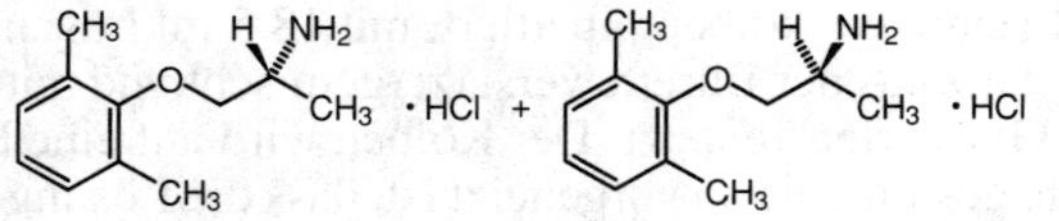

$C_{11}H_{18}ClNO$ M_r 215,7

Definition

(2*RS*)-1-(2,6-Dimethylphenoxy)propan-2-amin-hydrochlorid

Gehalt: 99,0 bis 101,0 Prozent (wasserfreie Substanz)

Eigenschaften

Aussehen: weißes bis fast weißes, kristallines Pulver

Löslichkeit: leicht löslich in Wasser und Methanol, wenig löslich in Dichlormethan

Die Substanz zeigt Polymorphie.

Prüfung auf Identität

A. IR-Spektroskopie (2.2.24)

Vergleich: Mexiletinhydrochlorid *CRS*

Wenn die Spektren bei der Prüfung in fester Form unterschiedlich sind, werden Substanz und Referenzsubstanz getrennt in Methanol *R* gelöst. Nach Eindampfen der Lösungen zur Trockne werden mit den Rückständen erneut Spektren aufgenommen.

B. 1,5 ml Prüflösung (siehe „Prüfung auf Reinheit"), mit Wasser *R* zu 15 ml verdünnt, ergeben die Identitätsreaktion a auf Chlorid (2.3.1).

Prüfung auf Reinheit

Prüflösung: 2,0 g Substanz werden in kohlendioxidfreiem Wasser *R* zu 20 ml gelöst.

Aussehen der Lösung: Die Lösung muss klar (2.2.1) und farblos (2.2.2, Methode II) sein.

5 ml Prüflösung werden mit Wasser *R* zu 10 ml verdünnt.

pH-Wert (2.2.3): 4,0 bis 5,5, an der Prüflösung bestimmt

Verunreinigung D: Dünnschichtchromatographie (2.2.27)

Untersuchungslösung: 0,500 g Substanz werden in Methanol *R* zu 5,0 ml gelöst.

Referenzlösung a: Der Inhalt einer Durchstechflasche von Mexiletin-Verunreinigung D *CRS* wird in 4,0 ml Methanol *R* gelöst.

Referenzlösung b: 1,0 ml Untersuchungslösung wird mit Methanol *R* zu 20,0 ml verdünnt.

Referenzlösung c: 1,0 ml Referenzlösung a wird mit Methanol *R* zu 5,0 ml verdünnt.

Referenzlösung d: 1,0 ml Referenzlösung a wird mit Referenzlösung b zu 5,0 ml verdünnt.

Platte: DC-Platte mit Kieselgel *R*

Fließmittel: konzentrierte Ammoniak-Lösung *R*, Ethanol 96 % *R*, Aceton *R*, Toluol *R* (3:7:45:45 *V/V/V/V*)

Auftragen: 5 µl; Untersuchungslösung, Referenzlösungen c und d

Laufstrecke: 10 cm

Trocknen: an der Luft

Detektion: Die Platte wird mit Ninhydrin-Lösung *R* 3 besprüht und anschließend 15 min lang oder bis Flecke erscheinen bei 100 bis 105 °C erhitzt.

Eignungsprüfung: Das Chromatogramm der Referenzlösung b zeigt deutlich voneinander getrennt 2 Flecke.

Grenzwert

– Verunreinigung D: Ein der Verunreinigung D entsprechender Fleck im Chromatogramm der Untersuchungslösung darf nicht größer oder stärker gefärbt sein als der Fleck im Chromatogramm der Referenzlösung c (0,1 Prozent).

Verwandte Substanzen: Flüssigchromatographie (2.2.29)

Untersuchungslösung: 0,200 g Substanz werden in der mobilen Phase zu 10,0 ml gelöst.

Referenzlösung a: 1,0 ml Untersuchungslösung wird mit der mobilen Phase zu 10,0 ml verdünnt.

Referenzlösung b: Der Inhalt einer Durchstechflasche von Mexiletin-Verunreinigung C *CRS* wird in der mobilen Phase gelöst. Die Lösung wird quantitativ in einen Messkolben, der 16,0 mg 2,6-Dimethylphenol *R* enthält, überführt. Die Mischung wird mit der mobilen Phase zu 20,0 ml verdünnt. 1,0 ml dieser Lösung wird mit 2,0 ml Referenzlösung a gemischt. Die Mischung wird mit der mobilen Phase zu 100,0 ml verdünnt.

Säule

– Größe: l = 0,25 m, ∅ = 4,6 mm
– Stationäre Phase: nachsilanisiertes, octadecylsilyliertes Kieselgel zur Chromatographie *R* (5 µm)

Mobile Phase: eine Mischung von 65 Volumteilen Methanol *R* 2 und 35 Volumteilen einer Lösung, die wie folgt hergestellt wird: 11,5 g wasserfreies Natriumacetat *R* werden in 500 ml Wasser *R* gelöst. Die Lösung wird mit 3,2 ml Essigsäure 99 % *R* versetzt, gemischt und erkalten gelassen. Diese Lösung, mit Essigsäure 99 % *R*

Beachten Sie den Hinweis auf „Allgemeine Monographien" zu Anfang des Bands auf Seite B

auf einen pH-Wert von 4,8 eingestellt, wird mit Wasser *R* zu 1000 ml verdünnt.

Durchflussrate: 1,0 ml · min^{-1}

Detektion: Spektrometer bei 262 nm

Einspritzen: 20 µl

Chromatographiedauer: 5,5fache Retentionszeit von Mexiletin

Relative Retention (bezogen auf Mexiletin, t_R etwa 4 min)
- Verunreinigung C: etwa 0,7
- Verunreinigung A: etwa 1,8

Eignungsprüfung: Referenzlösung b
- Auflösung: mindestens 5,0 zwischen den Peaks von Verunreinigung C und Mexiletin

Grenzwerte
- Verunreinigung A: nicht größer als das 2,5fache der Fläche des entsprechenden Peaks im Chromatogramm der Referenzlösung b (0,1 Prozent)
- Verunreinigung C: nicht größer als das 20fache der Fläche des entsprechenden Peaks im Chromatogramm der Referenzlösung b (0,1 Prozent)
- Jede weitere Verunreinigung: jeweils nicht größer als das 0,5fache der Fläche des Mexiletin-Peaks im Chromatogramm der Referenzlösung b (0,1 Prozent)
- Summe aller Verunreinigungen: nicht größer als das 2,5fache der Fläche des Mexiletin-Peaks im Chromatogramm der Referenzlösung b (0,5 Prozent)
- Ohne Berücksichtigung bleiben: Peaks, deren Fläche kleiner ist als das 0,25fache der Fläche des Mexiletin-Peaks im Chromatogramm der Referenzlösung b (0,05 Prozent)

Schwermetalle (2.4.8): höchstens 10 ppm

2,0 g Substanz müssen der Grenzprüfung C entsprechen. Zur Herstellung der Referenzlösung werden 2 ml Blei-Lösung (10 ppm Pb) *R* verwendet.

Wasser (2.5.12): höchstens 0,5 Prozent, mit 1,00 g Substanz bestimmt

Sulfatasche (2.4.14): höchstens 0,1 Prozent, mit 1,0 g Substanz bestimmt

Gehaltsbestimmung

0,150 g Substanz, in 50 ml einer Mischung gleicher Volumteile wasserfreier Essigsäure *R* und Acetanhydrid *R* gelöst, werden sofort mit Perchlorsäure (0,1 mol · l^{-1}) titriert. Der Endpunkt wird mit Hilfe der Potentiometrie (2.2.20) bestimmt, wobei die Titration innerhalb von 2 min durchgeführt sein muss.

1 ml Perchlorsäure (0,1 mol · l^{-1}) entspricht 21,57 mg $C_{11}H_{18}ClNO$.

Verunreinigungen

Spezifizierte Verunreinigungen:

(Beachten Sie den Hinweis zu den „Verunreinigungen“ zu Anfang des Bands auf Seite B)

A, C, D

Andere bestimmbare Verunreinigungen:

B

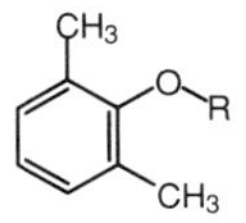

A. R = H:
2,6-Dimethylphenol

B. R = CH_2–CO–CH_3:
1-(2,6-Dimethylphenoxy)propan-2-on

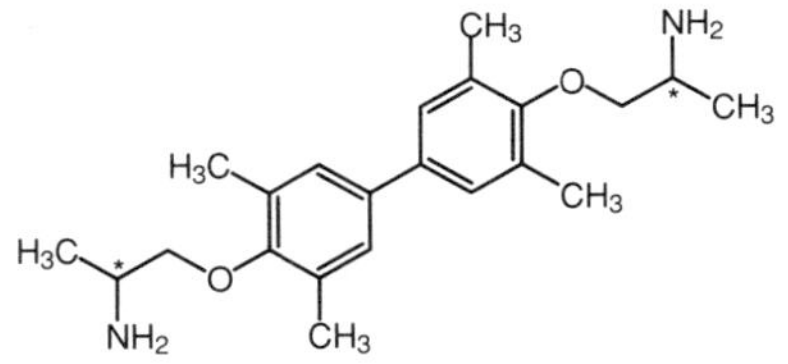

C. 1,1′-[(3,3′,5,5′-Tetramethylbiphenyl-4,4′-diyl)bis=oxy]dipropan-2-amin

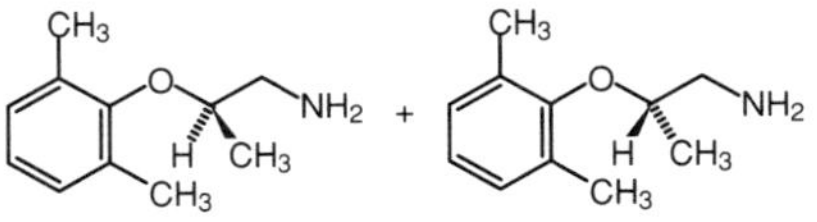

D. (2*RS*)-2-(2,6-Dimethylphenoxy)propan-1-amin

N

N

Monographien

4.08/1993

Natriumaminosalicylat-Dihydrat

Natrii aminosalicylas dihydricus

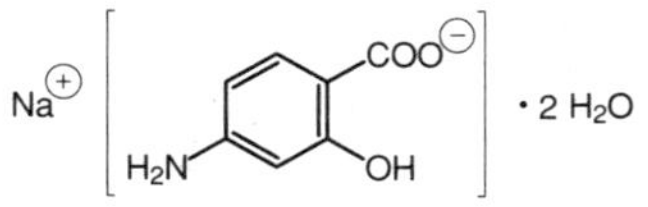

$C_7H_6NNaO_3 \cdot 2\,H_2O$ M_r 211,2

Definition

Natrium(4-amino-2-hydroxybenzoat)-Dihydrat

Gehalt: 99,0 bis 101,0 Prozent (getrocknete Substanz)

Eigenschaften

Aussehen: weißes, kristallines Pulver oder weiße bis fast weiße Kristalle, schwach hygroskopisch

Löslichkeit: leicht löslich in Wasser, wenig löslich in Ethanol, praktisch unlöslich in Dichlormethan

Prüfung auf Identität

1: A, E
2: B, C, D, E

A. IR-Spektroskopie (2.2.24)

Vergleich: Natriumaminosalicylat-Dihydrat-Referenzspektrum der Ph. Eur.

B. 0,3 g Substanz werden in einem Porzellantiegel über einer kleinen Flamme vorsichtig erhitzt, bis sich Dämpfe entwickeln. Der Tiegel wird mit einem Uhrglas bedeckt und das weiße Sublimat gesammelt. Die Schmelztemperatur (2.2.14) des Sublimats liegt zwischen 120 und 124 °C.

C. Werden 0,1 ml Prüflösung (siehe „Prüfung auf Reinheit") mit 5 ml Wasser *R* verdünnt und mit 0,1 ml Eisen(III)-chlorid-Lösung *R* 1 versetzt, entsteht eine rötlich braune Färbung.

D. 2 ml Prüflösung geben die Identitätsreaktion auf primäre aromatische Amine (2.3.1).

E. 0,5 ml Prüflösung geben die Identitätsreaktion a auf Natrium (2.3.1).

Prüfung auf Reinheit

Prüflösung: 0,50 g Substanz werden in kohlendioxidfreiem Wasser *R* zu 25 ml gelöst.

Aussehen der Lösung: Die frisch hergestellte Lösung muss klar (2.2.1) und darf nicht stärker gefärbt sein als die Farbvergleichslösung B_5 (2.2.2, Methode II).

2,5 g Substanz werden in Wasser *R* zu 25 ml gelöst.

pH-Wert (2.2.3): 6,5 bis 8,5, an der Prüflösung bestimmt

Verwandte Substanzen: Flüssigchromatographie (2.2.29)

Die Lösungen und mobilen Phasen müssen vor Verwendung frisch hergestellt werden.

Untersuchungslösung: 50,0 mg Substanz werden in Wasser *R* zu 50,0 ml gelöst.

Referenzlösung a: 5,0 mg 3-Aminophenol *R* werden in Wasser *R* zu 100,0 ml gelöst.

Referenzlösung b: 5,0 mg Mesalazin *CRS* werden in Wasser *R* zu 100,0 ml gelöst. 10,0 ml Lösung werden mit 1,0 ml Referenzlösung a versetzt und mit Wasser *R* zu 50,0 ml verdünnt.

Säule
- Größe: l = 0,25 m, ∅ = 4,6 mm
- Stationäre Phase: desaktiviertes, octylsilyliertes Kieselgel zur Chromatographie *R* (5 µm), sphärisch

Mobile Phase
- Mobile Phase A: 2,2 g Perchlorsäure *R* und 1,0 g Phosphorsäure 85 % *R* werden in Wasser *R* zu 1000,0 ml gelöst.
- Mobile Phase B: 1,7 g Perchlorsäure *R* und 1,0 g Phosphorsäure 85 % *R* werden in Acetonitril *R* zu 1000,0 ml gelöst.

Zeit (min)	Mobile Phase A (% *V/V*)	Mobile Phase B (% *V/V*)
0 – 15	100	0
15 – 30	100 → 40	0 → 60
30 – 35	40 → 100	60 → 0
35 – 45	100	0

Durchflussrate: 1,25 ml · min^{-1}

Detektion: Spektrometer bei 220 nm

Einspritzen: 10 µl

Relative Retention (bezogen auf 4-Aminosalicylat, t_R etwa 12 min)
- Verunreinigung A: etwa 0,30
- Verunreinigung B: etwa 0,37

Eignungsprüfung: Referenzlösung b
- Auflösung: mindestens 4,0 zwischen den Peaks der Verunreinigungen A und B

Grenzwerte
- Verunreinigung A: nicht größer als die Fläche des entsprechenden Peaks im Chromatogramm der Referenzlösung b (0,1 Prozent)

- Verunreinigung B: nicht größer als die Fläche des entsprechenden Peaks im Chromatogramm der Referenzlösung b (1,0 Prozent)
- Jede weitere Verunreinigung: jeweils nicht größer als das 0,1fache der Fläche des Peaks der Verunreinigung B im Chromatogramm der Referenzlösung b (0,1 Prozent)
- Summe aller Verunreinigungen: nicht größer als die Fläche des Peaks der Verunreinigung B im Chromatogramm der Referenzlösung b (1,0 Prozent)
- Ohne Berücksichtigung bleiben: Peaks, deren Fläche kleiner ist als das 0,05fache der Fläche des Peaks der Verunreinigung B im Chromatogramm der Referenzlösung b (0,05 Prozent)

Schwermetalle (2.4.8): höchstens 10 ppm

2,0 g Substanz müssen der Grenzprüfung C entsprechen. Zur Herstellung der Referenzlösung werden 2 ml Blei-Lösung (10 ppm Pb) *R* verwendet.

Trocknungsverlust (2.2.32): 16,0 bis 17,5 Prozent, mit 1,000 g Substanz durch Trocknen im Trockenschrank bei 100 bis 105 °C bestimmt

Pyrogene (2.6.8): Natriumaminosalicylat-Dihydrat zur Herstellung von Parenteralia, das dabei keinem weiteren geeigneten Verfahren zur Beseitigung von Pyrogenen unterworfen wird, muss der Prüfung entsprechen. Je Kilogramm Körpermasse eines Kaninchens werden 10 ml einer Lösung, die 20 mg · ml^{-1} Substanz in Wasser für Injektionszwecke *R* enthält, injiziert.

Gehaltsbestimmung

0,150 g Substanz werden in 20 ml Wasser *R* gelöst. Nach Zusatz von 10 ml einer Lösung von Natriumbromid *R* (500 g · l^{-1}) und 25 ml Essigsäure 99 % *R* wird die Mischung rasch mit 5 ml Natriumnitrit-Lösung (0,1 mol · l^{-1}) versetzt und die Titration mit Natriumnitrit-Lösung (0,1 mol · l^{-1}) fortgesetzt. Der Endpunkt wird mit Hilfe der Potentiometrie (2.2.20) bestimmt.

1 ml Natriumnitrit-Lösung (0,1 mol · l^{-1}) entspricht 17,52 mg $C_7H_6NNaO_3$.

Lagerung

Dicht verschlossen, vor Licht geschützt

Falls die Substanz steril ist, im sterilen, dicht verschlossenen Behältnis mit Sicherheitsverschluss

Beschriftung

Die Beschriftung gibt, falls zutreffend an, dass die Substanz pyrogenfrei ist.

Verunreinigungen

Spezifizierte Verunreinigungen:
(Beachten Sie den Hinweis zu den „Verunreinigungen" zu Anfang des Bands auf Seite B)

A, B

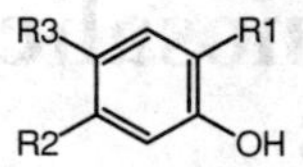

A. R1 = R3 = H, R2 = NH_2:
3-Aminophenol

B. R1 = CO_2H, R2 = H, R3 = NH_2:
5-Amino-2-hydroxybenzoesäure (Mesalazin)

4.08/0231

Natriumcalciumedetat

Natrii calcii edetas

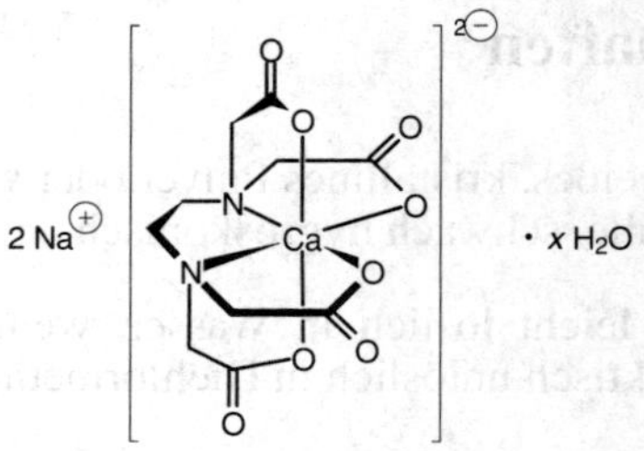

$C_{10}H_{12}CaN_2Na_2O_8 \cdot x\ H_2O$ M_r 374,3 (wasserfreie Substanz)

Definition

Dinatrium[(ethylendinitrilo)tetraacetato]calciat(2^-)

Gehalt: 98,0 bis 102,0 Prozent (wasserfreie Substanz)

Die Substanz enthält wechselnde Mengen Kristallwasser.

Eigenschaften

Aussehen: weißes bis fast weißes, hygroskopisches Pulver

Löslichkeit: leicht löslich in Wasser, praktisch unlöslich in Ethanol

Prüfung auf Identität

1: A, C, D
2: B, C, D

A. IR-Spektroskopie (2.2.24)

Probenvorbereitung: Presslinge

Vergleich: Natriumcalciumedetat *CRS*

B. 2 g Substanz werden in 10 ml Wasser *R* gelöst. Die Lösung wird mit 6 ml Blei(II)-nitrat-Lösung *R* versetzt und geschüttelt. Nach Zusatz von 3 ml Kaliumiodid-Lösung *R* darf sich kein gelber Niederschlag bilden. Die Lösung wird mit verdünnter Ammoniak-Lösung *R* 2 gegen rotes Lackmuspapier *R* alkalisch gemacht. Nach Zusatz von 3 ml Ammoniumoxalat-Lösung *R* bildet sich ein weißer Niederschlag.

C. Die Substanz wird geglüht. Der Rückstand gibt die Identitätsreaktionen auf Calcium (2.3.1).

D. Der unter „Prüfung auf Identität, C" erhaltene Rückstand gibt die Identitätsreaktionen auf Natrium (2.3.1).

Prüfung auf Reinheit

Prüflösung: 5,0 g Substanz werden in Wasser *R* zu 100 ml gelöst.

Aussehen der Lösung: Die Prüflösung muss klar (2.2.1) und farblos (2.2.2, Methode II) sein.

pH-Wert (2.2.3): 6,5 bis 8,0

5,0 g Substanz werden in kohlendioxidfreiem Wasser *R* zu 25 ml gelöst.

Verunreinigung A: Flüssigchromatographie (2.2.29)

Die Prüfung muss unter Lichtschutz durchgeführt werden.

Lösungsmittelmischung: 10,0 g Eisen(III)-sulfat-Pentahydrat *R* werden in 20 ml Schwefelsäure (0,5 mol · l^{-1}) gelöst. Die Lösung wird mit 780 ml Wasser *R* versetzt. Diese Lösung wird mit Natriumhydroxid-Lösung (1 mol · l^{-1}) auf einen pH-Wert von 2,0 eingestellt und mit Wasser *R* zu 1000 ml verdünnt.

Untersuchungslösung: 0,100 g Substanz werden in der Lösungsmittelmischung zu 25,0 ml gelöst.

Referenzlösung: 40,0 mg Nitrilotriessigsäure *R* werden in der Lösungsmittelmischung zu 100,0 ml gelöst. 1,0 ml Lösung wird mit 0,1 ml Untersuchungslösung versetzt und mit der Lösungsmittelmischung zu 100,0 ml verdünnt.

Säule
- Größe: l = 0,10 m, ∅ = 4,6 mm
- Stationäre Phase: graphitierter Ruß zur Gaschromatographie *R* 1 (5 µm), sphärisch, mit einer spezifischen Oberfläche von 120 $m^2 \cdot g^{-1}$ und einer Porengröße von 25 nm

Mobile Phase: 50,0 mg Eisen(III)-sulfat-Pentahydrat *R* werden in 50 ml Schwefelsäure (0,5 mol · l^{-1}) gelöst. Die Lösung wird mit 750 ml Wasser *R* versetzt. Diese Lösung wird mit Schwefelsäure (0,5 mol · l^{-1}) oder Natriumhydroxid-Lösung (1 mol · l^{-1}) auf einen pH-Wert von 1,5 eingestellt und nach Zusatz von 20 ml Ethylenglycol *R* mit Wasser *R* zu 1000 ml verdünnt.

Durchflussrate: 1 ml · min^{-1}

Detektion: Spektrometer bei 273 nm

Einspritzen: 20 µl
Die Lösungen werden filtriert und sofort eingespritzt.

Chromatographiedauer: 4fache Retentionszeit des Eisenkomplexes von Verunreinigung A

Retentionszeiten
- Eisenkomplex von Verunreinigung A: etwa 5 min
- Eisenkomplex von Edetinsäure: etwa 10 min

Eignungsprüfung: Referenzlösung
- Auflösung: mindestens 7 zwischen den Peaks des Eisenkomplexes von Verunreinigung A und des Eisenkomplexes von Edetinsäure
- Signal-Rausch-Verhältnis: mindestens 50 für den Peak von Verunreinigung A

Grenzwert
- Verunreinigung A: nicht größer als die Fläche des entsprechenden Peaks im Chromatogramm der Referenzlösung (0,1 Prozent)

Chlorid (2.4.4): höchstens 0,1 Prozent

20 ml Prüflösung werden mit 30 ml verdünnter Salpetersäure *R* versetzt. Die Mischung wird nach 30 min langem Stehenlassen filtriert. 2,5 ml Filtrat werden mit Wasser *R* zu 15 ml verdünnt.

Dinatriumedetat: höchstens 1,0 Prozent

5,0 g Substanz werden in 250 ml Wasser *R* gelöst. Die Lösung wird mit 10 ml Ammoniumchlorid-Pufferlösung pH 10,0 *R* und etwa 50 mg Eriochromschwarz-T-Verreibung *R* versetzt. Bis zum Farbumschlag nach Violett dürfen höchstens 1,5 ml Magnesiumchlorid-Lösung (0,1 mol · l^{-1}) verbraucht werden.

Eisen (2.4.9): höchstens 80 ppm

2,5 ml Prüflösung werden mit Wasser *R* zu 10 ml verdünnt. Der zu prüfenden Lösung und der Referenzlösung werden jeweils 0,25 g Calciumchlorid *R* vor dem Zusatz der Thioglycolsäure *R* zugesetzt.

Schwermetalle (2.4.8): höchstens 20 ppm

1,0 g Substanz muss der Grenzprüfung D entsprechen. Zur Herstellung der Referenzlösung werden 2 ml Blei-Lösung (10 ppm Pb) *R* verwendet.

Wasser (2.5.12, Methode B): 5,0 bis 13,0 Prozent, mit 0,100 g Substanz bestimmt

Gehaltsbestimmung

0,300 g Substanz, in Wasser *R* zu 300 ml gelöst, werden nach Zusatz von 2 g Methenamin *R* und 2 ml verdünnter Salzsäure *R* mit Blei(II)-nitrat-Lösung (0,1 mol · l^{-1}) in Gegenwart von etwa 50 mg Xylenolorange-Verreibung *R* titriert.

1 ml Blei(II)-nitrat-Lösung (0,1 mol · l^{-1}) entspricht 37,43 mg $C_{10}H_{12}CaN_2Na_2O_8$.

Lagerung

Dicht verschlossen, vor Licht geschützt

Verunreinigungen

Spezifizierte Verunreinigungen:
(Beachten Sie den Hinweis zu den „Verunreinigungen" zu Anfang des Bands auf Seite B)

A

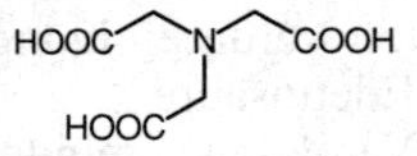

A. Nitrilotriessigsäure

4.08/0232

Natriumedetat

Dinatrii edetas

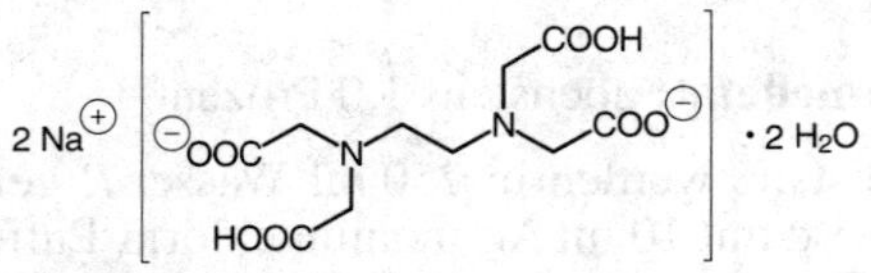

$C_{10}H_{14}N_2Na_2O_8 \cdot 2\,H_2O$ M_r 372,2

Definition

Dinatriumdihydrogen(ethylendinitrilo)tetraacetat-Dihydrat

Gehalt: 98,5 bis 101,0 Prozent

Eigenschaften

Aussehen: weißes, kristallines Pulver

Löslichkeit: löslich in Wasser, praktisch unlöslich in Ethanol

Prüfung auf Identität

1: A, B, D
2: B, C, D

A. IR-Spektroskopie (2.2.24)

Probenvorbereitung: Presslinge

Vergleich: Natriumedetat *CRS*

B. 2 g Substanz werden in 25 ml Wasser *R* gelöst. Die Lösung wird nach Zusatz von 6 ml Blei(II)-nitrat-Lösung *R* geschüttelt. Nach Zusatz von 3 ml Kaliumiodid-Lösung *R* darf sich kein gelber Niederschlag bilden. Wird die Lösung mit verdünnter Ammoniak-Lösung *R* 2 gegen rotes Lackmuspapier *R* alkalisch gemacht und mit 3 ml Ammoniumoxalat-Lösung *R* versetzt, bildet sich kein Niederschlag.

C. 0,5 g Substanz werden in 10 ml Wasser *R* gelöst. Wird nach Zusatz von 0,5 ml Calciumchlorid-Lösung *R* die Lösung mit verdünnter Ammoniak-Lösung *R* 2 gegen rotes Lackmuspapier *R* alkalisch gemacht und mit 3 ml Ammoniumoxalat-Lösung *R* versetzt, bildet sich kein Niederschlag.

D. Die Substanz gibt die Identitätsreaktionen auf Natrium (2.3.1).

Prüfung auf Reinheit

Prüflösung: 5,0 g Substanz werden in kohlendioxidfreiem Wasser *R* zu 100 ml gelöst.

Aussehen der Lösung: Die Prüflösung muss klar (2.2.1) und farblos (2.2.2, Methode II) sein.

pH-Wert (2.2.3): 4,0 bis 5,5, an der Prüflösung bestimmt

Verunreinigung A: Flüssigchromatographie (2.2.29)

Die Prüfung muss unter Lichtschutz durchgeführt werden.

Lösungsmittelmischung: 10,0 g Eisen(III)-sulfat-Pentahydrat *R* werden in 20 ml Schwefelsäure (0,5 mol · l^{-1}) gelöst. Die Lösung wird mit 780 ml Wasser *R* versetzt. Diese Lösung wird mit Natriumhydroxid-Lösung (1 mol · l^{-1}) auf einen pH-Wert von 2,0 eingestellt und mit Wasser *R* zu 1000 ml verdünnt.

Untersuchungslösung: 0,100 g Substanz werden in der Lösungsmittelmischung zu 25,0 ml gelöst.

Referenzlösung: 40,0 mg Nitrilotriessigsäure *R* werden in der Lösungsmittelmischung zu 100,0 ml gelöst. 1,0 ml Lösung wird mit 0,1 ml Untersuchungslösung versetzt und mit der Lösungsmittelmischung zu 100,0 ml verdünnt.

Säule
- Größe: l = 0,10 m, ∅ = 4,6 mm
- Stationäre Phase: graphitierter Ruß zur Gaschromatographie *R* 1 (5 µm), sphärisch, mit einer spezifischen Oberfläche von 120 $m^2 \cdot g^{-1}$ und einer Porengröße von 25 nm

Mobile Phase: 50,0 mg Eisen(III)-sulfat-Pentahydrat *R* werden in 50 ml Schwefelsäure (0,5 mol · l^{-1}) gelöst. Die Lösung wird mit 750 ml Wasser *R* versetzt. Diese Lösung wird mit Schwefelsäure (0,5 mol · l^{-1}) oder Natriumhydroxid-Lösung (1 mol · l^{-1}) auf einen pH-Wert von 1,5 eingestellt, mit 20 ml Ethylenglycol *R* versetzt und anschließend mit Wasser *R* zu 1000 ml verdünnt.

Durchflussrate: 1 ml · min^{-1}

Detektion: Spektrometer bei 273 nm

Beachten Sie den Hinweis auf „Allgemeine Monographien" zu Anfang des Bands auf Seite B

Einspritzen: 20 µl
Die Lösungen werden filtriert und sofort eingespritzt.

Chromatographiedauer: 4fache Retentionszeit des Eisenkomplexes von Verunreinigung A

Retentionszeiten
- Eisenkomplex von Verunreinigung A: etwa 5 min
- Eisenkomplex von Edetinsäure: etwa 10 min

Eignungsprüfung: Referenzlösung
- Auflösung: mindestens 7 zwischen den Peaks des Eisenkomplexes von Verunreinigung A und des Eisenkomplexes von Edetinsäure
- Signal-Rausch-Verhältnis: mindestens 50 für den Peak von Verunreinigung A

Grenzwert
- Verunreinigung A: nicht größer als die Fläche des entsprechenden Peaks im Chromatogramm der Referenzlösung (0,1 Prozent)

Eisen (2.4.9): höchstens 80 ppm

2,5 ml Prüflösung werden mit Wasser *R* zu 10 ml verdünnt. Der zu prüfenden Lösung und der Referenzlösung werden 0,25 g Calciumchlorid *R* vor dem Zusatz der Thioglycolsäure *R* zugesetzt.

Schwermetalle (2.4.8): höchstens 20 ppm

1,0 g Substanz muss der Grenzprüfung D entsprechen. Zur Herstellung der Referenzlösung werden 2 ml Blei-Lösung (10 ppm Pb) *R* verwendet.

Gehaltsbestimmung

0,300 g Substanz, in Wasser *R* zu 300 ml gelöst, werden nach Zusatz von 2 g Methenamin *R* und 2 ml verdünnter Salzsäure *R* mit Blei(II)-nitrat-Lösung (0,1 mol · l^{-1}) in Gegenwart von etwa 50 mg Xylenolorange-Verreibung *R* titriert.

1 ml Blei(II)-nitrat-Lösung (0,1 mol · l^{-1}) entspricht 37,22 mg $C_{10}H_{14}N_2Na_2O_8 \cdot 2\,H_2O$.

Lagerung

Vor Licht geschützt

Verunreinigungen

Spezifizierte Verunreinigungen:

(Beachten Sie den Hinweis zu den „Verunreinigungen" zu Anfang des Bands auf Seite B)

A

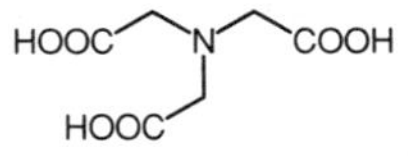

A. Nitrilotriessigsäure

4.08/1995

Wasserhaltiges Natriumglycerophosphat

Natrii glycerophosphas hydricus

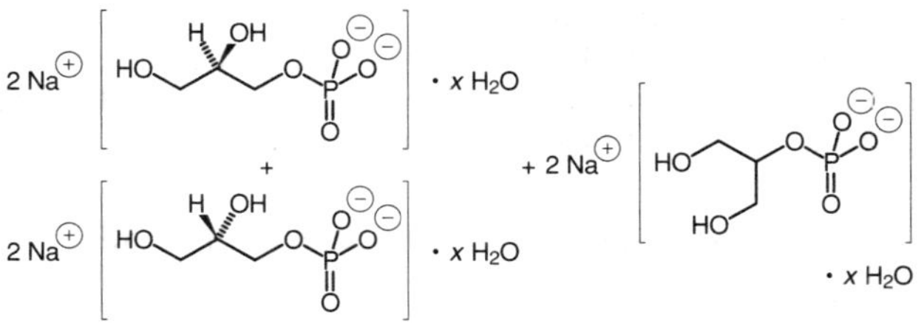

$C_3H_7Na_2O_6P \cdot x\,H_2O$ M_r 216,0 (wasserfreie Substanz)

Definition

Gemisch unterschiedlicher Mengen von Natrium[(2*RS*)-2,3-dihydroxypropylphosphat] und Natrium[2-hydroxy-1-(hydroxymethyl)ethylphosphat]

Der Grad der Hydratisierung beträgt 4 bis 6.

Gehalt: 98,0 bis 102,0 Prozent (wasserfreie Substanz)

Eigenschaften

Aussehen: weißes, kristallines Pulver oder weiße Kristalle

Löslichkeit: leicht löslich in Wasser, praktisch unlöslich in Aceton und Ethanol

Prüfung auf Identität

A. Die Prüflösung (siehe „Prüfung auf Reinheit") gibt die Identitätsreaktion a auf Natrium (2.3.1).

B. 0,1 g Substanz werden mit 5 ml verdünnter Salpetersäure *R* versetzt. Die Mischung wird zum Sieden erhitzt und 1 min lang im Sieden gehalten. Nach Abkühlen gibt die Lösung die Identitätsreaktion b auf Phosphat (2.3.1).

C. In einem Reagenzglas mit einem Ableitungsrohr werden 0,1 g Substanz mit 5 g Kaliumhydrogensulfat *R* gemischt und stark erhitzt. Die beim Erhitzen entstehenden weißen Dämpfe werden in 5 ml entfärbte Fuchsin-Lösung *R* geleitet. Eine violettrote Färbung entsteht, die bei 30 min langem Erhitzen auf dem Wasserbad in Violett übergeht.

Prüfung auf Reinheit

Prüflösung: 10,0 g Substanz werden in kohlendioxidfreiem Wasser *R*, das aus destilliertem Wasser *R* hergestellt wurde, zu 100 ml gelöst.

Aussehen der Lösung: Die Prüflösung darf nicht stärker opaleszieren als die Referenzsuspension II (2.2.1) und nicht intensiver gefärbt sein als die Farbvergleichslösung G_6 (2.2.2, Methode II).

Alkalisch reagierende Substanzen: 10 ml Prüflösung werden mit 0,2 ml Phenolphthalein-Lösung *R* versetzt. Bis zum Farbumschlag darf höchstens 1,0 ml Salzsäure (0,1 mol · l^{-1}) verbraucht werden (n_2).

Glycerol, ethanollösliche Substanzen: höchstens 1,0 Prozent

1,000 g Substanz wird 10 min lang mit 25 ml Ethanol 96 % *R* geschüttelt und abfiltriert. Das Filtrat wird auf dem Wasserbad eingedampft und der Rückstand 1 h lang bei 70 °C getrocknet. Der Rückstand darf höchstens 10 mg wiegen.

Chlorid (2.4.4): höchstens 200 ppm

2,5 ml Prüflösung werden mit Wasser *R* zu 15 ml verdünnt.

Phosphat (2.4.11): höchstens 0,1 Prozent

1 ml Prüflösung wird mit Wasser *R* zu 10 ml verdünnt. 1 ml dieser Lösung wird mit Wasser *R* zu 100 ml verdünnt.

Sulfat (2.4.13): höchstens 500 ppm

3 ml Prüflösung werden mit Wasser *R* zu 15 ml verdünnt.

Eisen (2.4.9): höchstens 20 ppm

5 ml Prüflösung werden mit Wasser *R* zu 10 ml verdünnt.

Schwermetalle (2.4.8): höchstens 20 ppm

10 ml Prüflösung werden mit Wasser *R* zu 20 ml verdünnt. 12 ml dieser Lösung müssen der Grenzprüfung A entsprechen. Zur Herstellung der Referenzlösung wird die Blei-Lösung (1 ppm Pb) *R* verwendet.

Wasser (2.5.12): 25,0 bis 35,0 Prozent, mit 0,100 g Substanz bestimmt

Gehaltsbestimmung

0,250 g Substanz, in 30 ml Wasser *R* gelöst, werden mit Schwefelsäure (0,05 mol · l^{-1}) titriert. Der Endpunkt wird mit Hilfe der Potentiometrie (2.2.20) bestimmt (n_1).

Der Prozentgehalt an Natriumglycerophosphat (wasserfreie Substanz) wird nach folgender Formel berechnet:

$$\frac{216{,}0\left(n_1 - \frac{n_2}{4}\right)}{m(100 - a)}$$

a = Prozentgehalt an Wasser
n_1 = Verbrauch an Schwefelsäure (0,05 mol · l^{-1}) bei der „Gehaltsbestimmung" in Millilitern
n_2 = Verbrauch an Salzsäure (0,1 mol · l^{-1}) bei der Prüfung „Alkalisch reagierende Substanzen" in Millilitern
m = Masse der Substanz in Gramm

4.08/1999

Nifuroxazid

Nifuroxazidum

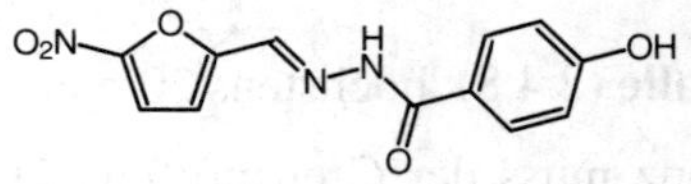

$C_{12}H_9N_3O_5$ M_r 275,2

Definition

1-(4-Hydroxybenzoyl)-2-[(5-nitrofuran-2-yl)methylen]diazan

Gehalt: 98,5 bis 101,5 Prozent (getrocknete Substanz)

Eigenschaften

Aussehen: leuchtend gelbes, kristallines Pulver

Löslichkeit: praktisch unlöslich in Wasser, schwer löslich in Dichlormethan und Ethanol

Prüfung auf Identität

IR-Spektroskopie (2.2.24)

Vergleich: Nifuroxazid-Referenzspektrum der Ph. Eur.

Prüfung auf Reinheit

Spezifische Absorption (2.2.25): 940 bis 1000, im Maximum bei 367 nm gemessen

Vor Licht geschützt werden 10,0 mg Substanz in 10 ml Ethylenglycolmonomethylether *R* gelöst. Die Lösung wird mit Methanol *R* zu 100,0 ml verdünnt. 5,0 ml dieser Lösung werden mit Methanol *R* zu 100,0 ml verdünnt.

Verunreinigung A: höchstens 0,05 Prozent

Untersuchungslösung a: 1,0 g Substanz wird in Dimethylsulfoxid *R* zu 10,0 ml gelöst.

Untersuchungslösung b: 5,5 ml Untersuchungslösung a werden unter Rühren mit 50,0 ml Wasser *R* versetzt. Die Mischung wird 15 min lang stehen gelassen und filtriert.

Referenzlösung: 0,5 ml Untersuchungslösung a werden mit 5,0 ml einer Lösung von 4-Hydroxybenzhydrazid *R* (50 mg · l^{-1}) in Dimethylsulfoxid *R* versetzt. Die Mischung wird unter Rühren mit 50,0 ml Wasser *R* versetzt, 15 min lang stehen gelassen und filtriert.

10,0 ml Untersuchungslösung b und 10,0 ml Referenzlösung werden jeweils mit 0,5 ml Molybdat-Wolframat-Reagenz *R* und 10,0 ml Natriumcarbonat-Lösung *R* versetzt und 1 h lang stehen gelassen. Die Absorptionen (2.2.25) der beiden Lösungen werden bei 750 nm gemessen. Die Absorption der Lösung, die aus der Untersuchungslösung b hergestellt wurde, darf nicht größer sein als die der Lösung, die aus der Referenzlösung hergestellt wurde.

Verwandte Substanzen: Flüssigchromatographie (2.2.29)

Die Lösungen werden unmittelbar vor Gebrauch hergestellt und vor Licht geschützt.

Untersuchungslösung: 0,100 g Substanz werden in 15,0 ml Dimethylformamid *R* gelöst. Die Lösung wird mit der mobilen Phase zu 100,0 ml verdünnt. Falls ein Niederschlag auftritt, wird die überstehende Flüssigkeit verwendet.

Referenzlösung a: 10,0 mg Methyl-4-hydroxybenzoat *R* (Verunreinigung B) werden in 2,0 ml Dimethylformamid *R* gelöst. Die Lösung wird mit der mobilen Phase zu 20,0 ml verdünnt. 1,0 ml dieser Lösung wird mit der mobilen Phase zu 100,0 ml verdünnt.

Referenzlösung b: 5 mg Substanz und 10 mg Methyl-4-hydroxybenzoat *R* werden in 2 ml Dimethylformamid *R* gelöst. Die Lösung wird mit der mobilen Phase zu 20 ml verdünnt. 1 ml dieser Lösung wird mit der mobilen Phase zu 100 ml verdünnt.

Säule
- Größe: l = 0,25 m, ∅ = 4,6 mm
- Stationäre Phase: octadecylsilyliertes Kieselgel zur Chromatographie *R* (5 µm), sphärisch, mit einer spezifischen Oberfläche von 340 $m^2 \cdot g^{-1}$, einer Porengröße von 10 nm und einem Kohlenstoffgehalt von 19 Prozent

Mobile Phase: Acetonitril *R*, Wasser *R* (35:65 *V/V*)

Durchflussrate: 1 ml · min^{-1}

Detektion: Spektrometer bei 280 nm

Einspritzen: 20 µl

Chromatographiedauer: 6fache Retentionszeit von Nifuroxazid

Relative Retention (bezogen auf Nifuroxazid, t_R etwa 6,5 min)
- Verunreinigung A: etwa 0,4
- Verunreinigung B: etwa 1,2
- Verunreinigung C: etwa 2,8
- Verunreinigung D: etwa 5,2

Eignungsprüfung: Referenzlösung b
- Auflösung: mindestens 3,0 zwischen den Peaks von Nifuroxazid und Verunreinigung B

Grenzwerte
- Jede Verunreinigung: jede Peakfläche nicht größer als das 0,6fache der Fläche des Hauptpeaks im Chromatogramm der Referenzlösung a (0,3 Prozent) und höchstens eine dieser Peakflächen größer als das 0,2fache der Fläche des Hauptpeaks im Chromatogramm der Referenzlösung a (0,1 Prozent)
- Summe aller Verunreinigungen: nicht größer als die Fläche des Hauptpeaks im Chromatogramm der Referenzlösung a (0,5 Prozent)
- Ohne Berücksichtigung bleiben: Peaks, deren Fläche kleiner ist als das 0,1fache der Fläche des Hauptpeaks im Chromatogramm der Referenzlösung a (0,05 Prozent)

Schwermetalle (2.4.8): höchstens 20 ppm

1,0 g Substanz muss der Grenzprüfung D entsprechen. Zur Herstellung der Referenzlösung werden 2 ml Blei-Lösung (10 ppm Pb) *R* verwendet.

Trocknungsverlust (2.2.32): höchstens 0,5 Prozent, mit 1,000 g Substanz durch 3 h langes Trocknen im Trockenschrank bei 100 bis 105 °C bestimmt

Sulfatasche (2.4.14): höchstens 0,1 Prozent, mit 1,0 g Substanz bestimmt

Gehaltsbestimmung

0,200 g Substanz, in 30 ml Dimethylformamid *R*, falls erforderlich unter Erwärmen, gelöst, werden nach Zusatz von 20 ml Wasser *R* mit Natriumhydroxid-Lösung (0,1 mol·l^{-1}) titriert. Der Endpunkt wird mit Hilfe der Potentiometrie (2.2.20) bestimmt.

1 ml Natriumhydroxid-Lösung (0,1 mol · l^{-1}) entspricht 27,52 mg $C_{12}H_9N_3O_5$.

Lagerung

Vor Licht geschützt

Verunreinigungen

Spezifizierte Verunreinigungen:

(Beachten Sie den Hinweis zu den „Verunreinigungen" zu Anfang des Bands auf Seite B)

A, B, C, D

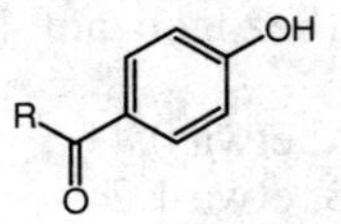

A. R = NH–NH$_2$:
(4-Hydroxybenzoyl)diazan
(*p*-Hydroxybenzhydrazid)

B. R = OCH$_3$:
Methyl(4-hydroxybenzoat)

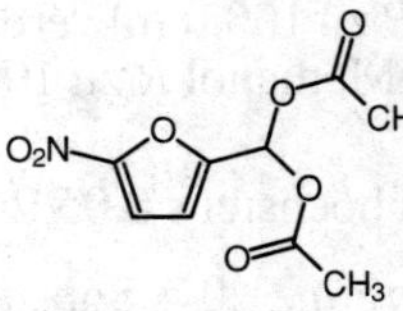

C. (5-Nitrofuran-2-yl)methylendiacetat

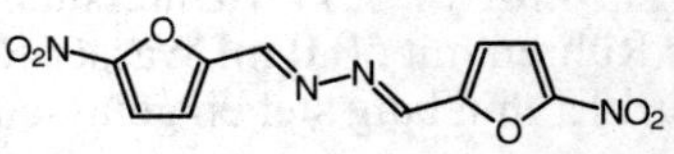

D. 1,2-Bis[(5-nitrofuran-2-yl)methylen]diazan
(5-Nitrofurfuralazin)

O

4.08/0942

Omeprazol

Omeprazolum

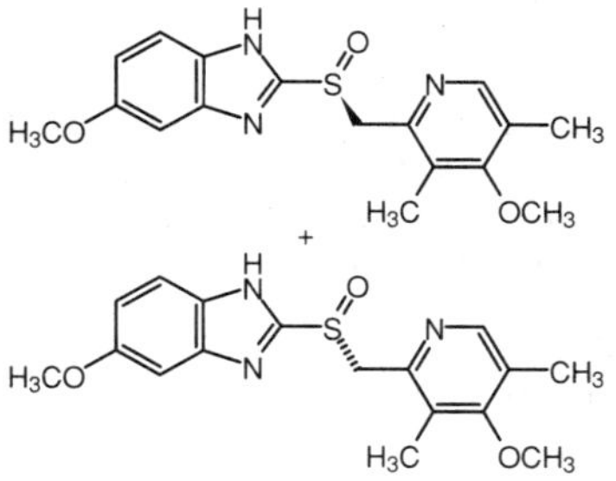

$C_{17}H_{19}N_3O_3S$ M_r 345,4

Definition

Omeprazol enthält mindestens 99,0 und höchstens 101,0 Prozent 5-Methoxy-2-[(*RS*)-[(4-methoxy-3,5-dimethylpyridin-2-yl)methyl]sulfinyl]-1*H*-benzimidazol, berechnet auf die getrocknete Substanz.

Eigenschaften

Weißes bis fast weißes Pulver; sehr schwer löslich in Wasser, löslich in Dichlormethan, wenig löslich in Ethanol und Methanol

Die Substanz löst sich in verdünnten Alkalihydroxid-Lösungen.

Die Substanz zeigt Polymorphie.

Prüfung auf Identität

1: B
2: A, C

A. 2,0 mg Substanz werden in Natriumhydroxid-Lösung (0,1 mol · l⁻¹) zu 100,0 ml gelöst. Die Lösung, zwischen 230 und 350 nm gemessen, zeigt Absorptionsmaxima (2.2.25) bei 276 und 305 nm. Das Verhältnis der Absorption im Maximum bei 305 nm zu der im Maximum bei 276 nm liegt zwischen 1,6 und 1,8.

B. Die Prüfung erfolgt mit Hilfe der IR-Spektroskopie (2.2.24) durch Vergleich des Spektrums der Substanz mit dem von Omeprazol *CRS*.
Wenn die Spektren bei der Prüfung in fester Form unterschiedlich sind, werden Substanz und Referenzsubstanz getrennt in Methanol *R* gelöst. Nach dem Eindampfen der Lösungen zur Trockne werden mit den Rückständen erneut Spektren aufgenommen.

C. Die bei der Prüfung „Verunreinigung C“ (siehe „Prüfung auf Reinheit“) erhaltenen Chromatogramme werden ausgewertet. Der Hauptfleck im Chromatogramm der Untersuchungslösung b entspricht in Bezug auf Lage und Größe dem Hauptfleck im Chromatogramm der Referenzlösung a. Wird die Platte in eine Kammer gebracht, die mit Dämpfen von Essigsäure *R* gesättigt ist, färben sich die Flecke rasch braun.

Prüfung auf Reinheit

Prüflösung: 0,50 g Substanz werden in Dichlormethan *R* zu 25 ml gelöst.

Aussehen der Lösung: Die Prüflösung muss klar (2.2.1) sein.

Absorption (2.2.25): Die Absorption der Prüflösung, bei 440 nm gemessen, darf höchstens 0,10 betragen.

Dieser Grenzwert entspricht einem Gehalt von 0,035 Prozent an Verunreinigung F oder G.

Verunreinigung C: Die Prüfung erfolgt mit Hilfe der Dünnschichtchromatographie (2.2.27) unter Verwendung einer DC-Platte mit Kieselgel F_{254} *R*.

Untersuchungslösung a: 0,10 g Substanz werden in 2,0 ml einer Mischung gleicher Volumteile Dichlormethan *R* und Methanol *R* gelöst.

Untersuchungslösung b: 1,0 ml Untersuchungslösung a wird mit Methanol *R* zu 10 ml verdünnt.

Referenzlösung a: 10 mg Omeprazol *CRS* werden in 2,0 ml Methanol *R* gelöst.

Referenzlösung b: 1 ml Untersuchungslösung a wird mit einer Mischung gleicher Volumteile Dichlormethan *R* und Methanol *R* zu 10 ml verdünnt. 1 ml dieser Lösung wird mit einer Mischung gleicher Volumteile Dichlormethan *R* und Methanol *R* zu 100 ml verdünnt.

Auf die Platte werden 10 µl jeder Lösung aufgetragen. Die Chromatographie erfolgt mit einer Mischung von 20 Volumteilen 2-Propanol *R*, 40 Volumteilen Dichlormethan *R*, das zuvor mit konzentrierter Ammoniak-Lösung *R* geschüttelt worden ist (in einem Scheidetrichter werden 100 ml Dichlormethan *R* mit 30 ml konzentrierter Ammoniak-Lösung *R* geschüttelt; nach der Phasentrennung wird die untere Phase verwendet), und 40 Volumteilen Dichlormethan *R* über eine Laufstrecke von 15 cm. Die Platte wird an der Luft trocknen gelassen und im ultravioletten Licht bei 254 nm ausgewertet. Kein Fleck im Chromatogramm der Untersuchungslösung a mit einem größeren R_f-Wert als dem R_f-Wert des dem Omeprazol entsprechenden Flecks darf größer oder intensiver sein als der Fleck im Chromatogramm der Referenzlösung b (0,1 Prozent).

Verwandte Substanzen: Die Prüfung erfolgt mit Hilfe der Flüssigchromatographie (2.2.29).

Untersuchungslösung: 3,0 mg Substanz werden in der mobilen Phase zu 25,0 ml gelöst.

Referenzlösung a: 1,0 mg Omeprazol *CRS* und 1,0 mg Omeprazol-Verunreinigung D *CRS* werden in der mobilen Phase zu 10,0 ml gelöst.

Referenzlösung b: 1,0 ml Untersuchungslösung wird mit der mobilen Phase zu 100,0 ml verdünnt. 1,0 ml dieser Lösung wird mit der mobilen Phase zu 10,0 ml verdünnt.

Die Chromatographie kann durchgeführt werden mit
- einer Säule aus rostfreiem Stahl von 0,15 m Länge und 4 mm innerem Durchmesser, gepackt mit octylsilyliertem Kieselgel zur Chromatographie *R* (5 µm)
- einer Mischung von 27 Volumteilen Acetonitril *R* und 73 Volumteilen einer Lösung von Natriummonohydrogenphosphat *R* (1,4 g · l^{-1}), die zuvor mit Phosphorsäure 85 % *R* auf einen pH-Wert von 7,6 eingestellt wurde, als mobile Phase bei einer Durchflussrate von 1 ml je Minute
- einem Spektrometer als Detektor bei einer Wellenlänge von 280 nm.

Werden die Chromatogramme unter den vorgeschriebenen Bedingungen aufgezeichnet, beträgt die Retentionszeit von Omeprazol etwa 9 min und die relative Retention von Verunreinigung D, bezogen auf Omeprazol, etwa 0,8.

40 µl jeder Lösung werden eingespritzt. Die Chromatographie erfolgt über eine Dauer, die der 3fachen Retentionszeit von Omeprazol entspricht. Die Empfindlichkeit des Systems wird so eingestellt, dass die Höhe des Hauptpeaks im Chromatogramm der Referenzlösung b mindestens 15 Prozent des maximalen Ausschlags beträgt. Die Prüfung darf nur ausgewertet werden, wenn im Chromatogramm der Referenzlösung a die Auflösung zwischen den Peaks von Verunreinigung D und Omeprazol mehr als 3 beträgt. Falls erforderlich wird der pH-Wert der mobilen Phase oder die Konzentration an Acetonitril *R* geändert. Ein Anstieg des pH-Werts verbessert die Auflösung.

Im Chromatogramm der Untersuchungslösung darf keine Peakfläche, mit Ausnahme der des Hauptpeaks, größer sein als die Fläche des Peaks im Chromatogramm der Referenzlösung b (0,1 Prozent).

Lösungsmittel-Rückstände: Die Prüfung erfolgt mit Hilfe der Gaschromatographie (2.2.28, Statische Headspace-GC, Methode b). Der Gehalt an Chloroform darf höchstens 50 ppm, an Dichlormethan höchstens 100 ppm betragen.

Die Chromatographie kann durchgeführt werden mit
- einer Kapillarsäule aus Quarzglas von 30 m Länge und 0,32 mm innerem Durchmesser, belegt mit quer vernetztem Poly[(cyanopropyl)(phenyl)][dimethyl]-siloxan *R* (Filmdicke 1,8 µm)
- Stickstoff zur Chromatographie *R* als Trägergas
- einem Flammenionisationsdetektor
- einem geeigneten Probengeber für die statische Headspace-GC.

0,50 g Substanz werden in eine geeignete 10-ml-Probeflasche gebracht. Nach Zusatz von 4,0 ml Dimethylacetamid *R* wird die Flasche verschlossen und 1 h lang bei 80 °C gehalten.

Trocknungsverlust (2.2.32): höchstens 0,2 Prozent, mit 1,000 g Substanz durch 4 h langes Trocknen bei 60 °C im Hochvakuum bestimmt

Sulfatasche (2.4.14): höchstens 0,1 Prozent, mit 1,0 g Substanz bestimmt

Gehaltsbestimmung

1,100 g Substanz, in einer Mischung von 10 ml Wasser *R* und 40 ml Ethanol 96 % *R* gelöst, werden mit Natriumhydroxid-Lösung (0,5 mol · l^{-1}) titriert. Der Endpunkt wird mit Hilfe der Potentiometrie (2.2.20) bestimmt.

1 ml Natriumhydroxid-Lösung (0,5 mol · l^{-1}) entspricht 0,1727 g $C_{17}H_{19}N_3O_3S$.

Lagerung

Dicht verschlossen, vor Licht geschützt, zwischen 2 und 8 °C

Verunreinigungen

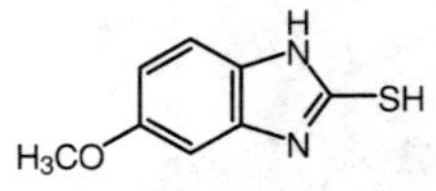

A. 5-Methoxy-1*H*-benzimidazol-2-thiol

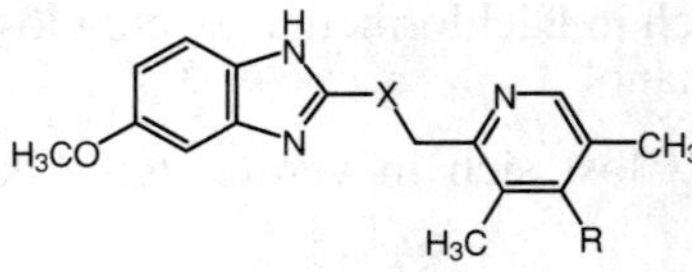

B. R = H, X = SO:
2-[(*RS*)-[(3,5-Dimethylpyridin-2-yl)methyl]sulfinyl]-5-methoxy-1*H*-benzimidazol

C. R = OCH_3, X = S:
5-Methoxy-2-[[(4-methoxy-3,5-dimethylpyridin-2-yl)methyl]sulfanyl]-1*H*-benzimidazol (Ufiprazol)

D. R = OCH_3, X = SO_2:
5-Methoxy-2-[[(4-methoxy-3,5-dimethylpyridin-2-yl)methyl]sulfonyl]-1*H*-benzimidazol (Omeprazolsulfon)

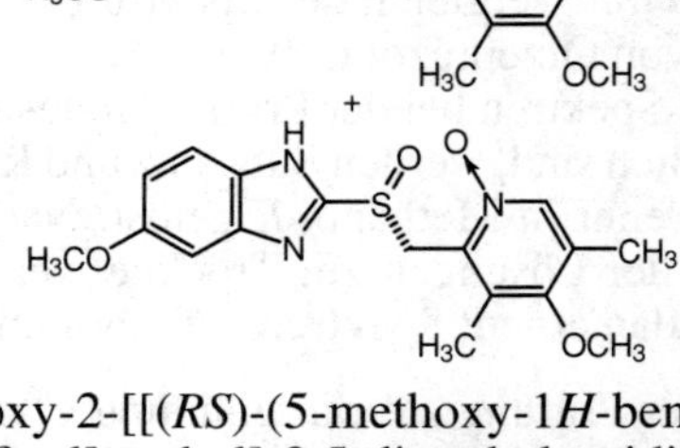

E. 4-Methoxy-2-[[(*RS*)-(5-methoxy-1*H*-benzimidazol-2-yl)sulfinyl]methyl]-3,5-dimethylpyridin-1-oxid

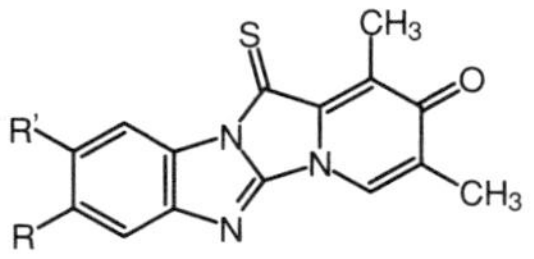

F. R = OCH_3, R′ = H:
1,3-Dimethyl-8-methoxy-12-thioxopyrido[1′,2′:3,4]=
imidazo[1,2-*a*]benzimidazol-2(12*H*)-on

G. R = H, R′ = OCH_3:
1,3-Dimethyl-9-methoxy-12-thioxopyrido[1′,2′:3,4]=
imidazo[1,2-*a*]benzimidazol-2(12*H*)-on

P

4.08/1460

Pefloxacinmesilat-Dihydrat

Pefloxacini mesilas dihydricus

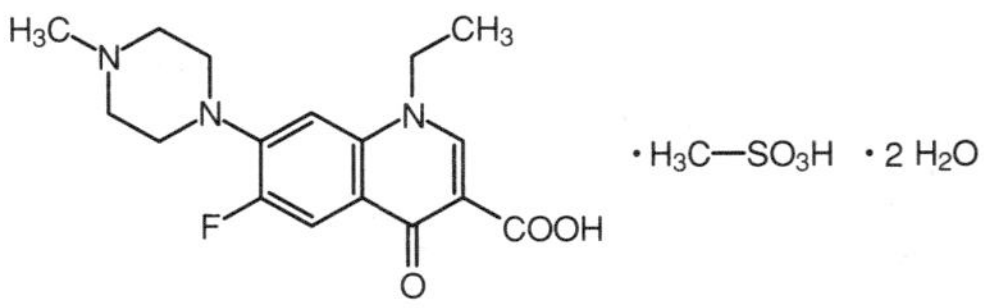

$C_{18}H_{24}FN_3O_6S \cdot 2\ H_2O$ M_r 465,5

Definition

Pefloxacinmesilat-Dihydrat enthält mindestens 98,5 und höchstens 101,5 Prozent 1-Ethyl-6-fluor-7-(4-methyl=piperazin-1-yl)-4-oxo-1,4-dihydrochinolin-3-carbon=säure-methansulfonat, berechnet auf die wasserfreie Substanz.

Herstellung

Das Herstellungsverfahren muss überprüft werden, um das Vermögen, Alkylmesilate zu bilden, abzuschätzen. Die Bildung von Alkylmesilaten ist besonders wahrscheinlich, wenn niedere Alkohole im Reaktionsmedium vorhanden sind. Falls erforderlich wird das Herstellungsverfahren einer Validierung unterzogen, um sicherzustellen, dass im Endprodukt keine Alkylmesilate nachweisbar sind.

Eigenschaften

Feines, weißes bis fast weißes Pulver; leicht löslich in Wasser, schwer löslich in Ethanol, sehr schwer löslich in Dichlormethan

Prüfung auf Identität

A. 0,1 g Substanz und 0,1 g Pefloxacinmesilat-Dihydrat *CRS* werden getrennt in je 10 ml Wasser *R* gelöst. Nach Zusatz von je 5 ml Natriumhydroxid-Lösung (1 mol · l^{-1}) werden die Lösungen mit Phosphorsäure 85 % *R* auf einen pH-Wert von 7,4 ± 0,1 eingestellt und jeweils 2-mal mit je 30 ml Dichlormethan *R* ausgeschüttelt. Die organischen Phasen werden jeweils vereinigt und über wasserfreiem Natriumsulfat *R* getrocknet. Nach dem Eindampfen der Lösungen zur Trockne werden mit den Rückständen Spektren aufgenommen. Die Prüfung erfolgt mit Hilfe der IR-Spektroskopie (2.2.24) durch Vergleich der erhaltenen Spektren. Die Prüfung erfolgt mit Hilfe von Presslingen unter Verwendung von Kaliumbromid *R*.

B. Die Prüfung erfolgt mit Hilfe der Dünnschichtchromatographie (2.2.27) unter Verwendung einer DC-Platte mit Kieselgel *R*.

Untersuchungslösung: 40 mg Substanz werden in Wasser *R* zu 1 ml gelöst.

Referenzlösung: 60 mg Methansulfonsäure *R* werden in Wasser *R* zu 10 ml gelöst.

Auf die Platte werden 10 µl jeder Lösung aufgetragen. Die Chromatographie erfolgt mit einer Mischung von 5 Volumteilen Wasser *R*, 10 Volumteilen Ammoniak-Lösung *R*, 20 Volumteilen 1-Butanol *R* und 65 Volumteilen Aceton *R* über eine Laufstrecke von 15 cm. Die Platte wird an der Luft trocknen gelassen und mit einer Lösung von Bromcresolpurpur *R* (0,4 g · l^{-1}) in Ethanol 50 % *R*, die zuvor mit Natriumhydroxid-Lösung (1 mol · l^{-1}) auf einen pH-Wert von 10 eingestellt wurde, besprüht. Der Fleck im Chromatogramm der Untersuchungslösung entspricht in Bezug auf Lage, Farbe und Größe dem Fleck im Chromatogramm der Referenzlösung.

Prüfung auf Reinheit

Prüflösung: 1,0 g Substanz wird in kohlendioxidfreiem Wasser *R* zu 10,0 ml gelöst.

Aussehen der Lösung: Die Prüflösung darf nicht stärker opaleszieren als die Referenzsuspension II (2.2.1) und nicht stärker gefärbt sein als Stufe 3 der am besten geeigneten Farbvergleichslösung (2.2.2, Methode II). Die Prüfung ist innerhalb von 1 h nach Herstellung der Prüflösung durchzuführen.

pH-Wert (2.2.3): 1 ml Prüflösung wird mit kohlendioxidfreiem Wasser *R* zu 10 ml verdünnt. Der pH-Wert der Lösung muss zwischen 3,5 und 4,5 liegen.

Verwandte Substanzen: Die Prüfung erfolgt mit Hilfe der Flüssigchromatographie (2.2.29).

Untersuchungslösung: 20,0 mg Substanz werden in der mobilen Phase zu 100,0 ml gelöst.

Referenzlösung a: 5,0 mg Pefloxacin-Verunreinigung B *CRS* werden in der mobilen Phase zu 50,0 ml gelöst. 1,0 ml Lösung wird mit der mobilen Phase zu 100,0 ml verdünnt. In 2,0 ml dieser Lösung wird der Inhalt einer Durchstechflasche Pefloxacin-Verunreinigung C *CRS* gelöst.

Referenzlösung b: 10,0 mg Norfloxacin-Verunreinigung A *CRS* (entspricht Pefloxacin-Verunreinigung F) werden in der mobilen Phase zu 100,0 ml gelöst. 1,0 ml Lösung wird mit der mobilen Phase zu 100,0 ml verdünnt.

Die Chromatographie kann durchgeführt werden mit

- einer Säule aus rostfreiem Stahl von 0,15 m Länge und 6 mm innerem Durchmesser, gepackt mit octadecylsilyliertem Vinylpolymer zur Chromatographie *R* (5 µm)
- folgender mobilen Phase bei einer Durchflussrate von 1 ml je Minute: eine Mischung von 30 Volumteilen

Acetonitril *R*, 70 Volumteilen einer Lösung, die Cetrimoniumbromid *R* (2,70 g · l^{-1}) und Borsäure *R* (6,18 g · l^{-1}) enthält und zuvor mit Natriumhydroxid-Lösung (1 mol · l^{-1}) auf einen pH-Wert von genau 8,30 eingestellt wurde, und 0,2 Volumteilen Thiodiethylenglycol *R*

– einem Spektrometer als Detektor bei einer Wellenlänge von 258 und 273 nm.

20 µl Referenzlösung a werden eingespritzt. Das Chromatogramm wird bei 273 nm aufgezeichnet. Die Prüfung darf nur ausgewertet werden, wenn die Auflösung zwischen den Peaks der Verunreinigungen B und C mindestens 1,5 beträgt.

Je 20 µl Untersuchungslösung und Referenzlösung b werden eingespritzt. Das Chromatogramm der Untersuchungslösung wird bei 258 und 273 nm aufgezeichnet. Die Chromatographie erfolgt über eine Dauer, die der 4fachen Retentionszeit von Pefloxacin entspricht (etwa 60 min). Das Chromatogramm der Referenzlösung b wird bei 258 nm aufgezeichnet. Werden die Chromatogramme unter den vorgeschriebenen Bedingungen aufgezeichnet, ergeben sich folgende relative Retentionen:

Tabelle 1460-1

Substanz	**Ungefähre relative Retention**	**Korrekturfaktor**
Verunreinigung E	0,2	–
Verunreinigung D	0,3	–
Verunreinigung A	0,5	–
Verunreinigung G	0,8	1,4
Pefloxacin	1	–
Verunreinigung C	1,7	2,4
Verunreinigung B	1,8	–
Verunreinigung H	2,4	1,8
Verunreinigung F	3,5	–

Der Prozentgehalt an den Verunreinigungen C, F, G und H wird aus dem Chromatogramm der Untersuchungslösung bei 258 nm durch Vergleich mit der Fläche des Hauptpeaks im Chromatogramm der Referenzlösung b bei 258 nm ermittelt (externe Standardisierung), wobei die in der Tabelle angegebenen Korrekturfaktoren anzuwenden sind.

Der Prozentgehalt an Verunreinigungen A, B, D und E und an unbekannten Verunreinigungen wird aus den Peakflächen im Chromatogramm der Untersuchungslösung bei 273 nm mit Hilfe des Verfahrens „Normalisierung“ ermittelt. Peaks, deren Fläche kleiner ist als das 0,0005fache der Fläche des Hauptpeaks im Chromatogramm der Untersuchungslösung bei 273 nm, werden nicht berücksichtigt.

Der Gehalt an jeder Verunreinigung darf nicht mehr als 0,5 Prozent betragen und die Gehalte an höchstens 3 Verunreinigungen dürfen zwischen 0,2 und 0,5 Prozent liegen. Die Summe der Gehalte an Verunreinigungen darf höchstens 1,0 Prozent betragen.

Schwermetalle (2.4.8): 0,250 g Substanz müssen der Grenzprüfung E entsprechen (10 ppm). Zur Herstellung der Referenzlösung wird 1,0 ml Blei-Lösung (10 ppm Pb) *R* verwendet.

Wasser (2.5.12): 7,0 bis 8,5 Prozent, mit 50,0 mg Substanz nach der Karl-Fischer-Methode bestimmt

Als Lösungsmittel wird eine Mischung von 10 Volumteilen Methanol *R* und 50 Volumteilen Dichlormethan *R* verwendet.

Sulfatasche (2.4.14): höchstens 0,1 Prozent, mit 1,0 g Substanz bestimmt

Gehaltsbestimmung

0,200 g Substanz, in 15,0 ml wasserfreier Essigsäure *R* gelöst und mit 75,0 ml Acetanhydrid *R* versetzt, werden mit Perchlorsäure (0,1 mol · l^{-1}) titriert. Der Endpunkt wird mit Hilfe der Potentiometrie (2.2.20) bestimmt.

1 ml Perchlorsäure (0,1 mol · l^{-1}) entspricht 21,48 mg $C_{18}H_{24}FN_3O_6S$.

Lagerung

Dicht verschlossen, vor Licht geschützt

Verunreinigungen

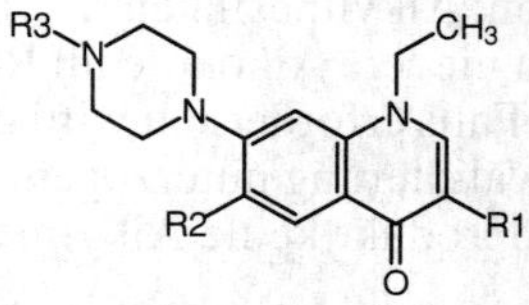

A. R1 = CO_2H, R2 = F, R3 = H:
1-Ethyl-6-fluor-4-oxo-7-(piperazin-1-yl)-1,4-dihydrochinolin-3-carbonsäure
(Demethyliertes Pefloxacin oder Norfloxacin)

B. R1 = CO_2H, R2 = Cl, R3 = CH_3:
6-Chlor-1-ethyl-7-(4-methylpiperazin-1-yl)-4-oxo-1,4-dihydrochinolin-3-carbonsäure
(Chloriertes Homologes von Pefloxacin)

E. R1 = H, R2 = F, R3 = CH_3:
1-Ethyl-6-fluor-7-(4-methylpiperazin-1-yl)chinolin-4(1*H*)-on
(Decarboxyliertes Pefloxacin)

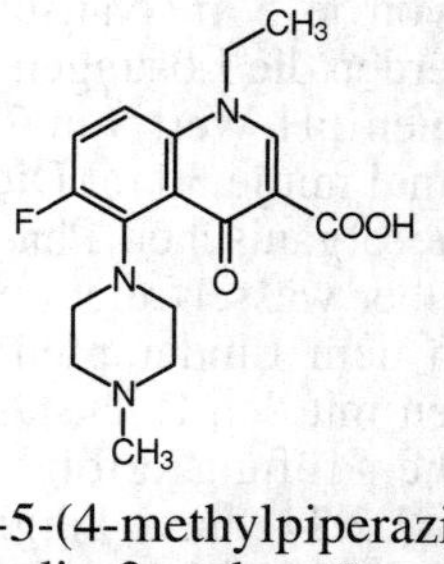

C. 1-Ethyl-6-fluor-5-(4-methylpiperazin-1-yl)-4-oxo-1,4-dihydrochinolin-3-carbonsäure
(Isopefloxacin)

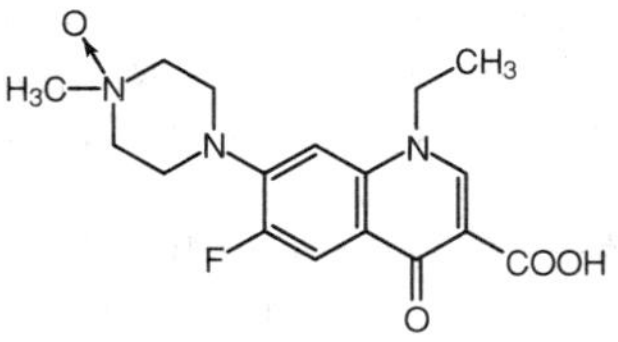

D. 4-(3-Carboxy-1-ethyl-6-fluor-4-oxo-1,4-dihydrochi= nolin-7-yl)-1-methylpiperazin-1-oxid
(*N*-Oxid von Pefloxacin)

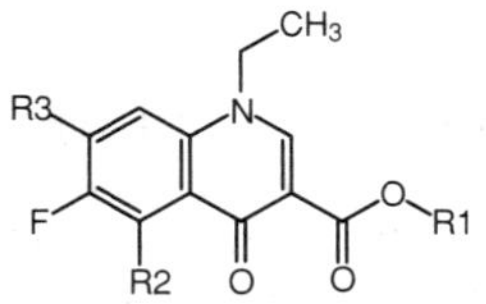

F. R1 = R2 = H, R3 = Cl:
7-Chlor-1-ethyl-6-fluor-4-oxo-1,4-dihydrochinolin-3-carbonsäure
(*N*-Ethylsäure; Norfloxacin-Verunreinigung A)

G. R1 = C_2H_5, R2 = H, R3 = Cl:
Ethyl(7-chlor-1-ethyl-6-fluor-4-oxo-1,4-dihydrochi= nolin-3-carboxylat)
(*N*-Ethylester)

H. R1 = R3 = H, R2 = Cl:
5-Chlor-1-ethyl-6-fluor-4-oxo-1,4-dihydrochinolin-3-carbonsäure
(*iso-N*-Ethylsäure)

4.08/1646

Plasma vom Menschen (gepoolt, virusinaktiviert)

Plasma humanum collectum deinde conditum ad viros exstinguendos

Definition

Plasma vom Menschen (gepoolt, virusinaktiviert) ist eine gefrorene oder gefriergetrocknete, sterile, pyrogenfreie Zubereitung aus Plasma vom Menschen von Spendern der gleichen Blutgruppe im AB0-System. Die Zubereitung muss vor der Verwendung aufgetaut oder rekonstituiert werden, um eine Infusionslösung zu erhalten.

Das verwendete Plasma vom Menschen entspricht den Anforderungen der Monographie **Plasma vom Menschen (Humanplasma) zur Fraktionierung (Plasma humanum ad separationem)**.

Herstellung

Die zu verwendenden Plasmaeinheiten sind innerhalb von 6 h nach Zellseparation oder in jedem Fall innerhalb von 24 h nach der Spende auf –30 °C oder eine tiefere Temperatur einzufrieren.

Der Plasmapool wird durch Mischen von Plasmaeinheiten von Spendern der gleichen Blutgruppe im AB0-System gebildet.

Der Plasmapool wird auf Hepatitis-B-Oberflächenantigen (HBsAg), Hepatitis-C-Virus-Antikörper und auf HIV-Antikörper mit Prüfmethoden von geeigneter Empfindlichkeit und Spezifität geprüft. Die Prüfungen des Pools müssen im Ergebnis negativ sein.

Der Plasmapool wird darüber hinaus auf Hepatitis-C-Virus-RNA geprüft. Ein validiertes Verfahren zur Amplifikation von Nukleinsäuren (2.6.21) wird angewendet. Eine Positivkontrolle mit 100 I.E. Hepatitis-C-Virus-RNA je Milliliter wird mitgeführt. Zur Prüfung auf Inhibitoren wird eine Probe des Plasmapools mit einem geeigneten Marker versetzt und ebenfalls als interne Kontrolle in der Prüfung mitgeführt. Die Prüfung ist ungültig, wenn die Positivkontrolle ein negatives Ergebnis zeigt oder das mit der internen Kontrolle erhaltene Ergebnis ein Vorhandensein von Inhibitoren anzeigt. Der Pool entspricht der Prüfung, wenn keine Hepatitis-C-Virus-RNA nachgewiesen wird.

Um in den verwendeten Plasmapools eine mögliche B19-Virus-Belastung möglichst gering zu halten, muss der Plasmapool mit einem validierten Verfahren zur Amplifikation von Nukleinsäuren (2.6.21) ebenfalls auf das B19-Virus geprüft werden.

Eine Positivkontrolle, die 10^4 I.E. B19-Virus-DNA je Milliliter enthält, wird mitgeführt. Zur Prüfung auf Inhibitoren wird eine Probe des Plasmapools mit einem geeigneten Marker versetzt und als interne Kontrolle in der Prüfung mitgeführt. Die Prüfung ist ungültig, wenn die Positivkontrolle ein negatives Ergebnis zeigt oder das mit der internen Kontrolle erhaltene Ergebnis das Vorhandensein von Inhibitoren anzeigt. Der Plasmapool darf höchstens 10^4 I.E. B19-Virus-DNA je Milliliter enthalten.

Das Herstellungsverfahren ist so zu gestalten, dass die Aktivierung aller Blutgerinnungsfaktoren so gering wie möglich gehalten wird (zur Minimierung von Thrombogenität). Das Verfahren umfasst einen Schritt oder mehrere Schritte, die bekannte Infektionserreger nachweislich entfernen oder inaktivieren. Falls virusinaktivierende Substanzen während der Herstellung verwendet werden, muss das darauf folgende Reinigungsverfahren hinsichtlich seiner Fähigkeit, diese Substanzen auf eine geeignete Konzentration zu reduzieren, validiert werden. Alle Rückstände müssen auf eine Konzentration reduziert werden, die die Sicherheit der Zubereitung für den Patienten gewährleistet.

Eine typische Methode, um umhüllte Viren zu inaktivieren, ist das Solvens-Detergens-Verfahren, bei dem die Behandlung der Zubereitung mit einer Kombination aus Tributylphosphat und Octoxinol 10 angewendet wird. Diese Reagenzien werden nachfolgend durch Öl-Extraktion oder Festphasen-Extraktion entfernt, so dass der Anteil im Endprodukt weniger als 2 µg · ml^{-1} für Tributylphosphat und weniger als 5 µg · ml^{-1} für Octoxinol 10 ist.

Konservierungsmittel dürfen nicht zugesetzt werden.

Die Lösung wird durch ein bakterienzurückhaltendes Filter filtriert, unter aseptischen Bedingungen in die Endbehältnisse gefüllt und sofort eingefroren. Sie kann nachfolgend gefriergetrocknet werden.

Kunststoffbehältnisse müssen den Anforderungen an „Sterile Kunststoffbehältnisse für Blut und Blutprodukte vom Menschen" (3.2.3) entsprechen.

Glasbehältnisse müssen den Anforderungen an „Glasbehältnisse zur pharmazeutischen Verwendung" (3.2.1) entsprechen.

Eigenschaften

Nach dem Auftauen ist die gefrorene Zubereitung eine klare bis leicht opaleszente Flüssigkeit ohne feste oder gallertartige Partikel. Die gefriergetrocknete Zubereitung ist ein Pulver oder eine brüchige Masse, fast weiß bis hellgelb.

Die zu prüfende Zubereitung wird unmittelbar vor der „Prüfung auf Identität", der „Prüfung auf Reinheit" und der „Wertbestimmung" wie in der Beschriftung angegeben rekonstituiert oder aufgetaut.

Prüfung auf Identität

A. Die Prüfung erfolgt mit Hilfe der Elektrophorese (2.2.31) im Vergleich zu Plasma vom Menschen (Humanplasma). Die Elektropherogramme zeigen die gleichen Banden.

B. Die Zubereitung entspricht der Prüfung „Anti-A- und Anti-B-Hämagglutinine" (siehe „Prüfung auf Reinheit").

Prüfung auf Reinheit

pH-Wert (2.2.3): 6,5 bis 7,6

Osmolalität (2.2.35): mindestens 240 mosmol · kg^{-1}

Gesamtprotein: mindestens 45 g · l^{-1}

Die Zubereitung wird mit einer Lösung von Natriumchlorid *R* (9 g · l^{-1}) so verdünnt, dass eine Lösung von etwa 15 mg Protein in 2 ml erhalten wird. In einem Zentrifugenglas mit rundem Boden werden 2,0 ml dieser Lösung mit 2 ml einer Lösung von Natriummolybdat *R* (75 g · l^{-1}) und 2 ml einer Mischung von 1 Volumteil nitratfreier Schwefelsäure *R* und 30 Volumteilen Wasser *R* versetzt. Nach Umschütteln und 5 min langem Zentrifugieren wird die überstehende Flüssigkeit dekantiert. Das Zentrifugenglas wird umgedreht auf Filterpapier abtropfen gelassen. Im Rückstand wird der Stickstoff mit Hilfe der Kjeldahl-Bestimmung (2.5.9) ermittelt und die Proteinmenge durch Multiplikation des Ergebnisses mit 6,25 berechnet.

Aktivierte Blutgerinnungsfaktoren (2.6.22): Die Zubereitung muss der Prüfung entsprechen. Die Prüfung wird mit 0,1 ml Zubereitung an Stelle der in der Methode vorgesehenen Verdünnungen 1:10 und 1:100 durchgeführt. Die Gerinnungszeit in dem Röhrchen mit der Zubereitung muss mindestens 150 s betragen.

Anti-A- und Anti-B-Hämagglutinine (2.6.20): Die Anwesenheit von Hämagglutinin (Anti-A oder Anti-B) muss den in der Beschriftung angegebenen Blutgruppen entsprechen.

Hepatitis-A-Virus-Antikörper: mindestens 2 I.E. · ml^{-1}, mit einer geeigneten immunchemischen Methode (2.7.1) bestimmt

Irreguläre Erythrozyten-Antikörper: In der Zubereitung dürfen keine irregulären Erythrozyten-Antikörper nachgewiesen werden, wenn eine indirekte Antiglobulinprüfung ohne vorherige Verdünnung durchgeführt wurde.

Citrat: Flüssigchromatographie (2.2.29)

Untersuchungslösung: Die Zubereitung wird mit dem gleichen Volumen einer Lösung von Natriumchlorid *R* (9 g · l^{-1}) verdünnt. Die Lösung wird durch ein Filter mit einer Porengröße von 0,45 μm filtriert.

Referenzlösung: 0,300 g Natriumcitrat *R* werden in Wasser *R* zu 100,0 ml gelöst.

Säule
- Größe: l = 0,3 m, ∅ = 7,8 mm
- Stationäre Phase: Kationenaustauscher *R* (9 μm)

Mobile Phase: eine Lösung von Schwefelsäure *R* (0,51 g · l^{-1})

Durchflussrate: 0,5 ml · min^{-1}

Detektion: Spektrometer bei 215 nm

Äquilibrieren: 15 min lang

Einspritzen: 10 μl

Retentionszeit: Citrat etwa 10 min

Grenzwert
- Citrat: höchstens 25 mmol · l^{-1}

Calcium: höchstens 5,0 mmol · l^{-1}

Atomabsorptionsspektroskopie (2.2.23, Methode I)

Strahlungsquelle: Calcium-Hohlkathodenlampe, Transmissionsbande vorzugsweise 0,5 nm

Wellenlänge: 622 nm

Atomisierung: Luft-Acetylen- oder Acetylen-Propan-Flamme

Kalium: höchstens 5,0 mmol · l^{-1}

Atomemissionsspektroskopie (2.2.22, Methode I)

Wellenlänge: 766,5 nm

Natrium: höchstens 200 mmol · l^{-1}

Atomemissionsspektroskopie (2.2.22, Methode I)

Wellenlänge: 589 nm

Beachten Sie den Hinweis auf „Allgemeine Monographien" zu Anfang des Bands auf Seite B

Wasser: für das gefriergetrocknete Produkt: Der Wassergehalt muss innerhalb der von der zuständigen Behörde festgelegten Grenzen liegen, bestimmt mit einer geeigneten Methode, wie der Karl-Fischer-Methode (2.5.12), dem Trocknungsverlust (2.2.32) oder der NIR-Spektroskopie (2.2.40).

Sterilität (2.6.1): Die Zubereitung muss der Prüfung entsprechen.

Pyrogene (2.6.8): Die Zubereitung muss der Prüfung entsprechen. Je Kilogramm Körpermasse eines Kaninchens werden 3 ml der Zubereitung injiziert.

Wertbestimmung

Faktor VIII: Die Wertbestimmung von Blutgerinnungsfaktor VIII (2.7.4) wird mit Hilfe eines Standardplasmas durchgeführt, das gegen den Internationalen Standard für Blutgerinnungsfaktor VIII im Plasma eingestellt wurde.

Die ermittelte Aktivität muss mindestens 0,5 I.E. je Milliliter betragen. Die Vertrauensgrenzen ($P = 0,95$) der ermittelten Aktivität müssen mindestens 80 und dürfen höchstens 120 Prozent betragen.

Faktor V: Mit Imidazol-Pufferlösung pH 7,3 *R* werden 3 Verdünnungen der Zubereitung mit dem Faktor 2, vorzugsweise doppelt, von 1:10 bis 1:40 hergestellt. Jede Verdünnung wird wie folgt geprüft: 0,1 ml Faktor-V-freies Plasmasubstrat *R*, 0,1 ml der zu bestimmenden Verdünnung, 0,1 ml Thromboplastin *R* und 0,1 ml einer Lösung von Calciumchlorid *R* ($3,5\ g \cdot l^{-1}$) werden gemischt. Die Gerinnungszeit, das heißt das Intervall zwischen dem Zeitpunkt, an dem die Calciumchlorid-Lösung zugesetzt wurde, und dem ersten Anzeichen von Fibrinbildung, wird jeweils gemessen. Die Beobachtungen erfolgen visuell oder mit Hilfe einer geeigneten Apparatur.

Auf die gleiche Weise wird die Gerinnungszeit von 4 Verdünnungen mit dem Faktor 2 (1:10 bis 1:80) von Plasma vom Menschen in Imidazol-Pufferlösung pH 7,3 *R* bestimmt. Eine Einheit Faktor V entspricht der Aktivität von 1 ml Plasma vom Menschen. Plasma vom Menschen wird durch Poolen von Plasmaeinheiten von mindestens 30 Spendern gewonnen und bei –30 °C oder einer tieferen Temperatur gelagert.

Die Gültigkeit der Wertbestimmung wird geprüft und die Aktivität der Zubereitung mit Hilfe der üblichen statistischen Methoden (wie in „5.3 Statistische Auswertung der Ergebnisse biologischer Wertbestimmungen und Reinheitsprüfungen") berechnet.

Die ermittelte Aktivität muss mindestens 0,5 Einheiten je Milliliter betragen. Die Vertrauensgrenzen ($P = 0,95$) für die ermittelte Aktivität müssen mindestens 80 und dürfen höchstens 120 Prozent betragen.

Faktor XI: Die Wertbestimmung von Blutgerinnungsfaktor XI (2.7.22) wird durchgeführt, wobei Plasma vom Menschen als Referenz mitgeführt wird (siehe vorstehend unter Faktor V).

Die ermittelte Aktivität muss mindestens 0,5 Einheiten je Milliliter betragen. Die Vertrauensgrenzen ($P = 0,95$) der ermittelten Aktivität müssen mindestens 80 und dürfen höchstens 125 Prozent betragen.

Beschriftung

Die Beschriftung gibt an
- Blutgruppe im AB0-System
- zur Virusinaktivierung verwendete Methode.

4.08/0203

Polymyxin-B-sulfat

Polymyxini B sulfas

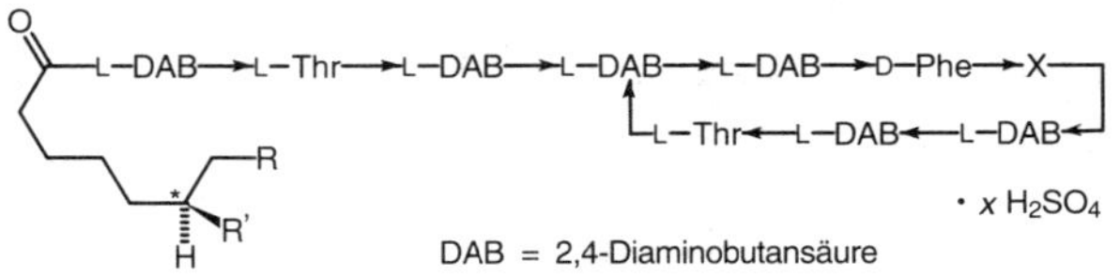

Polymyxin	R	R′	X	Summenformel	M_r
B1	CH_3	CH_3	L-Leu	$C_{56}H_{98}N_{16}O_{13}$	1204
B2	H	CH_3	L-Leu	$C_{55}H_{96}N_{16}O_{13}$	1190
B3	CH_3	H	L-Leu	$C_{55}H_{96}N_{16}O_{13}$	1190
B1-I	CH_3	CH_3	L-Ile	$C_{56}H_{98}N_{16}O_{13}$	1204

Definition

Polymyxin-B-sulfat ist ein Gemisch von Polypeptidsulfaten, die aus bestimmten Stämmen von *Bacillus polymyxa* gewonnen oder durch andere Verfahren hergestellt werden. Der Hauptbestandteil ist Polymyxin B1.

Gehalt
- Summe der Polymyxine B1, B2, B3 und B1-I: mindestens 80,0 Prozent (getrocknete Substanz)
- Polymyxin B3: höchstens 6,0 Prozent (getrocknete Substanz)
- Polymyxin B1-I: höchstens 15,0 Prozent (getrocknete Substanz)

Eigenschaften

Aussehen: weißes bis fast weißes, hygroskopisches Pulver

Löslichkeit: löslich in Wasser, schwer löslich in Ethanol

Prüfung auf Identität

1: B, D
2: A, C, D

A. Dünnschichtchromatographie (2.2.27)

Untersuchungslösung: 5 mg Substanz werden in 1 ml einer Mischung gleicher Volumteile Salzsäure *R* und Wasser *R* gelöst. Die Lösung wird in einem zugeschmolzenen Röhrchen 5 h lang bei 135 °C erhitzt und anschließend im Wasserbad zur Trockne eingedampft. Das Erhitzen wird fortgesetzt, bis die Salzsäure vollständig verdampft ist. Der Rückstand wird in 0,5 ml Wasser *R* gelöst.

Referenzlösung a: 20 mg Leucin *R* werden in Wasser *R* zu 10 ml gelöst.

Referenzlösung b: 20 mg Threonin *R* werden in Wasser *R* zu 10 ml gelöst.

Referenzlösung c: 20 mg Phenylalanin *R* werden in Wasser *R* zu 10 ml gelöst.

Referenzlösung d: 20 mg Serin *R* werden in Wasser *R* zu 10 ml gelöst.

Platte: DC-Platte mit Kieselgel G *R*

Fließmittel: Wasser *R*, Phenol *R* (25:75 *V/V*)

Die Prüfung wird vor Licht geschützt durchgeführt.

Auftragen: 5 µl; bandförmig (10 mm)

Die Platte wird so in eine Chromatographiekammer gestellt, dass sie nicht mit dem Fließmittel in Kontakt kommt. Sie wird mindestens 12 h lang den Fließmitteldämpfen ausgesetzt.

Laufstrecke: 12 cm mit demselben Fließmittel

Trocknen: bei 100 bis 105 °C

Detektion: Die Platte wird mit Ninhydrin-Lösung *R* 1 besprüht und anschließend 5 min lang bei 110 °C erhitzt.

Ergebnis: Das Chromatogramm der Untersuchungslösung zeigt Zonen, die den in den Chromatogrammen der Referenzlösungen a, b und c erhaltenen Zonen entsprechen, jedoch keine Zone, die der im Chromatogramm der Referenzlösung d erhaltenen entspricht. Das Chromatogramm der Untersuchungslösung weist ferner eine Zone mit einem sehr kleinen R_f-Wert auf (2,4-Diaminobuttersäure).

B. Die bei der „Gehaltsbestimmung" erhaltenen Chromatogramme werden ausgewertet.

   Ergebnis: Die Peaks von Polymyxin B1, B2, B3 und B1-I im Chromatogramm der Untersuchungslösung entsprechen in Bezug auf ihre Retentionszeit den entsprechenden Peaks im Chromatogramm der Referenzlösung a.

C. Etwa 2 mg Substanz werden in 5 ml Wasser *R* gelöst. Die Lösung wird mit 5 ml einer Lösung von Natriumhydroxid *R* (100 g · l^{-1}) versetzt. Werden unter ständigem Umschütteln tropfenweise 0,25 ml einer Lösung von Kupfer(II)-sulfat *R* (10 g · l^{-1}) zugesetzt, entwickelt sich eine rötlich violette Färbung.

D. Die Substanz gibt die Identitätsreaktion a auf Sulfat (2.3.1).

Prüfung auf Reinheit

pH-Wert (2.2.3): 5,0 bis 7,0

0,2 g Substanz werden in kohlendioxidfreiem Wasser *R* zu 10 ml gelöst.

Spezifische Drehung (2.2.7): –78 bis –90 (getrocknete Substanz)

0,50 g Substanz werden in Wasser *R* zu 25,0 ml gelöst.

Verwandte Substanzen: Flüssigchromatographie (2.2.29), mit Hilfe des Verfahrens „Normalisierung"

Untersuchungslösung: 50,0 mg Substanz werden in einer Mischung von 20 Volumteilen Acetonitril *R* und 80 Volumteilen Wasser *R* zu 100,0 ml gelöst.

Referenzlösung a: 50,0 mg Polymyxin-B-sulfat *CRS* werden in einer Mischung von 20 Volumteilen Acetonitril *R* und 80 Volumteilen Wasser *R* zu 100,0 ml gelöst.

Referenzlösung b: 1,0 ml Untersuchungslösung wird mit einer Mischung von 20 Volumteilen Acetonitril *R* und 80 Volumteilen Wasser *R* zu 100,0 ml verdünnt.

Säule
- Größe: *l* = 0,25 m, ∅ = 4,6 mm
- Stationäre Phase: desaktiviertes, nachsilanisiertes, octadecylsilyliertes Kieselgel zur Chromatographie *R* (5 µm)
- Temperatur: 30 °C

Mobile Phase: eine Mischung von 20 Volumteilen Acetonitril *R* und 80 Volumteilen einer Lösung von 4,46 g wasserfreiem Natriumsulfat *R* in 900 ml Wasser *R*, die zuvor mit Phosphorsäure 10 % *R* auf einen pH-Wert von 2,3 eingestellt und mit Wasser *R* zu 1000 ml verdünnt wurde

Durchflussrate: 1,0 ml · min^{-1}

Detektion: Spektrometer bei 215 nm

Einspritzen: 20 µl

Chromatographiedauer: 1,4fache Retentionszeit von Polymyxin B1

Relative Retention (bezogen auf Polymyxin B1, t_R etwa 35 min)
- Polymyxin B2: etwa 0,5
- Polymyxin B3: etwa 0,6
- Polymyxin B1-I: etwa 0,8

Eignungsprüfung: Referenzlösung a
- Auflösung: mindestens 3,0 zwischen den Peaks von Polymyxin B2 und Polymyxin B3

Grenzwerte
- Jede Verunreinigung: jeweils höchstens 3,0 Prozent
- Summe aller Verunreinigungen: höchstens 17,0 Prozent
- Ohne Berücksichtigung bleiben: Peaks, deren Fläche kleiner ist als das 0,7fache der Fläche des Hauptpeaks im Chromatogramm der Referenzlösung b

Sulfat: 15,5 bis 17,5 Prozent (getrocknete Substanz)

0,250 g Substanz werden in 100 ml Wasser *R* gelöst. Die Lösung wird mit konzentrierter Ammoniak-Lösung *R* auf einen pH-Wert von 11 eingestellt und nach Zusatz von 10,0 ml Bariumchlorid-Lösung (0,1 mol · l^{-1}) und etwa 0,5 mg Phthaleinpurpur *R* mit Natriumedetat-Lösung (0,1 mol · l^{-1}) titriert. Beim beginnenden Farbumschlag werden 50 ml Ethanol 96 % *R* zugesetzt. Die Titration wird bis zum Verschwinden der blauvioletten Färbung fortgesetzt.

1 ml Bariumchlorid-Lösung (0,1 mol · l^{-1}) entspricht 9,606 mg Sulfat (SO_4).

Trocknungsverlust (2.2.32): höchstens 6,0 Prozent, mit 1,000 g Substanz durch 3 h langes Trocknen über Phosphor(V)-oxid *R* bei 60 °C unterhalb von 670 Pa bestimmt

Sulfatasche (2.4.14): höchstens 0,75 Prozent, mit 1,0 g Substanz bestimmt

Sterilität (2.6.1): Polymyxin-B-sulfat zur Herstellung von Parenteralia, das dabei keinem weiteren geeigneten Sterilisationsverfahren unterworfen wird, muss der Prüfung entsprechen.

Pyrogene (2.6.8): Polymyxin-B-sulfat zur Herstellung von Parenteralia, das dabei keinem weiteren geeigneten Verfahren zur Beseitigung von Pyrogenen unterworfen wird, muss der Prüfung entsprechen. Je Kilogramm Körpermasse eines Kaninchens wird 1 ml einer Lösung, die 1,5 mg Substanz je Milliliter in Wasser für Injektionszwecke *R* enthält, injiziert.

Gehaltsbestimmung

Die Bestimmung erfolgt mit Hilfe der Flüssigchromatographie (2.2.29), wie unter „Verwandte Substanzen" beschrieben, jedoch mit folgender Änderung:

Einspritzen: Untersuchungslösung, Referenzlösung a

Der Prozentgehalt an Polymyxin B3 und an Polymyxin B1-I sowie der Prozentgehalt der Summe der Polymyxine B1, B2, B3 und B1-I werden berechnet.

Lagerung

Dicht verschlossen, vor Licht geschützt

Falls die Substanz steril ist, im sterilen, dicht verschlossenen Behältnis mit Sicherheitsverschluss

Beschriftung

Die Beschriftung gibt, falls zutreffend, an,
- dass die Substanz steril ist
- dass die Substanz pyrogenfrei ist.

4.08/1364

Primelwurzel

Primulae radix

Definition

Primelwurzel besteht aus dem ganzen oder geschnittenen, getrockneten Wurzelstock mit den Wurzeln von *Primula veris* L. oder *Primula elatior* (L.) Hill.

Eigenschaften

Primelwurzel hat einen bitteren Geschmack.

Die Droge weist die unter „Prüfung auf Identität, A und B" beschriebenen makroskopischen und mikroskopischen Merkmale auf.

Prüfung auf Identität

A. Der grobhöckerige, graubraune Wurzelstock ist gerade oder etwas gebogen, etwa 1 bis 5 cm lang und etwa 2 bis 4 mm dick. Am oberen Teil befinden sich oft Stängel- und Blattreste. Dem Wurzelstock entspringen zahlreiche brüchige, etwa 1 mm dicke und gewöhnlich 6 bis 8 cm lange Wurzeln, die bei *Primula elatior* hellbraun bis rötlich braun, bei *Primula veris* hellgelb bis gelblich weiß sind. Der Bruch ist glatt.

B. Die Droge wird pulverisiert (355). Das Pulver ist graubraun. Die Prüfung erfolgt unter dem Mikroskop, wobei Chloralhydrat-Lösung *R* verwendet wird. Das Pulver zeigt folgende Merkmale: Parenchymfragmente der Wurzelrinde, des Marks und der Rinde des Wurzelstocks, bestehend aus rundlichen Zellen mit verdickten und getüpfelten Wänden; bräunliche Bruchstücke des Oberflächengewebes mit Wurzelhaaren; Gefäße mit netzartigen Verdickungen. Für das Vorliegen von *Primula elatior* sind Gruppen stark getüpfelter, gelblich grüner Steinzellen charakteristisch. Wird unter dem Mikroskop unter Verwendung einer 50-prozentigen Lösung (*V/V*) von Glycerol *R* geprüft, zeigt das Pulver einzelne Stärkekörner oder Gruppen von Stärkekörnern verschiedener Größe und Gestalt.

C. Das Chromatogramm der Prüfung „*Vincetoxicum-hirundinaria-medicus*-Wurzel" wird verwendet. Die Platte wird mit Anisaldehyd-Reagenz *R* besprüht, 5 bis 10 min lang bei 100 bis 105 °C erhitzt und im Tageslicht ausgewertet. Die Hauptzone (Aescin) im Chromatogramm der Referenzlösung ist bläulich violett und befindet sich an der Grenze zwischen unterem und mittlerem Drittel. Das Chromatogramm der Untersuchungslösung zeigt eine oder zwei kräftig dunkelviolette Zonen etwas unterhalb der Aescin-Zone im Chromatogramm der Referenzlösung; weitere hellviolette, gelbliche oder bräunlich grüne Zonen können sichtbar sein.

Prüfung auf Reinheit

Fremde Bestandteile (2.8.2): Die Droge muss der Prüfung entsprechen.

***Vincetoxicum-hirundinaria-medicus*-Wurzel:** Die Prüfung erfolgt mit Hilfe der Dünnschichtchromatographie (2.2.27) unter Verwendung einer DC-Platte mit Kieselgel F_{254} *R*.

Untersuchungslösung: 1,0 g pulverisierte Droge (500) wird mit 10 ml Ethanol 70 % *R* übergossen. Die Mischung wird 15 min lang zum Rückfluss erhitzt und nach dem Abkühlen filtriert.

Referenzlösung: 10 mg Aescin *R* werden in 1,0 ml Ethanol 70 % *R* gelöst.

Auf die Platte werden 20 µl jeder Lösung bandförmig aufgetragen. Die Chromatographie erfolgt mit der oberen Phase einer Mischung von 10 Volumteilen Essigsäure 99 % *R*, 40 Volumteilen Wasser *R* und 50 Volumteilen 1-Butanol *R* über eine Laufstrecke von 12 cm. Die Platte wird im Trockenschrank bei 100 bis 105 °C getrocknet und anschließend im ultravioletten Licht bei 254 nm ausgewertet. Die Chromatogramme von Referenz- und Untersuchungslösung zeigen an der Grenze zwischen unterem und mittlerem Drittel eine fluoreszenzmindernde Zone (Aescin). Die Zone wird gekennzeichnet. Im ultravioletten Licht bei 365 nm ausgewertet, dürfen im Chromatogramm der Untersuchungslösung keine hellblau oder grünlich fluoreszierenden Zonen unterhalb der Hauptzone des Aescins im Chromatogramm der Referenzlösung vorhanden sein.

Trocknungsverlust (2.2.32): höchstens 10,0 Prozent, mit 1,000 g pulverisierter Droge (355) durch 2 h langes Trocknen im Trockenschrank bei 100 bis 105 °C bestimmt

Asche (2.4.16): höchstens 9,0 Prozent

Salzsäureunlösliche Asche (2.8.1): höchstens 3,0 Prozent

Lagerung

Vor Licht geschützt

R

4.08/1146

Roxithromycin

Roxithromycinum

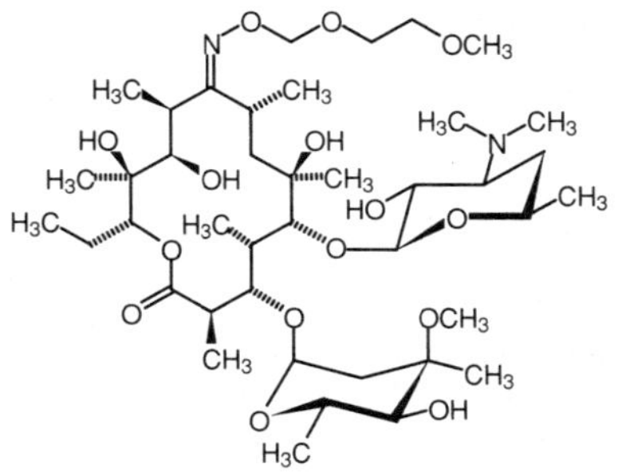

$C_{41}H_{76}N_2O_{15}$ M_r 837

Definition

(3*R*,4*S*,5*S*,6*R*,7*R*,9*R*,11*S*,12*R*,13*S*,14*R*)-4-[(2,6-Didesoxy-3-*C*-methyl-3-*O*-methyl-α-L-*ribo*-hexopyranosyl)oxy]-14-ethyl-7,12,13-trihydroxy-10-[(*E*)-[(2-methoxyethoxy)methoxy]imino]-3,5,7,9,11,13-hexamethyl-6-[[3,4,6-tridesoxy-3-(dimethylamino)-β-D-*xylo*-hexopyranosyl]oxy]oxacyclotetradecan-2-on (Erythromycin-9-(*E*)-[*O*-[(2-methoxyethoxy)methyl]oxim])

Gehalt: 96,0 bis 102,0 Prozent (wasserfreie Substanz)

Eigenschaften

Aussehen: weißes, kristallines Pulver

Löslichkeit: sehr schwer löslich in Wasser, leicht löslich in Aceton, Dichlormethan und Ethanol

Die Substanz ist in verdünnter Salzsäure schwer löslich.

Die Substanz zeigt Polymorphie.

Prüfung auf Identität

A. IR-Spektroskopie (2.2.24)

Vergleich: Roxithromycin *CRS*

Wenn die Spektren bei der Prüfung unterschiedlich sind, werden mit Lösungen der Substanz und der Referenzsubstanz (jeweils 90 g · l^{-1}) in Dichlormethan *R* erneut Spektren aufgenommen.

B. Die bei der „Gehaltsbestimmung" erhaltenen Chromatogramme werden ausgewertet.

Ergebnis: Der Hauptpeak im Chromatogramm der Untersuchungslösung entspricht in Bezug auf Retentionszeit und Größe dem Hauptpeak im Chromatogramm der Referenzlösung a.

Prüfung auf Reinheit

Aussehen der Lösung: Die Lösung muss klar (2.2.1) und farblos (2.2.2, Methode II) sein.

0,2 g Substanz werden in Methanol *R* zu 20 ml gelöst.

Spezifische Drehung (2.2.7): −93 bis −96 (wasserfreie Substanz)

0,500 g Substanz werden in Aceton *R* zu 50,0 ml gelöst.

Verwandte Substanzen: Flüssigchromatographie (2.2.29)

Lösung A: eine Mischung von 30 Volumteilen Acetonitril *R* und 70 Volumteilen einer Lösung von Ammoniumdihydrogenphosphat *R* (48,6 g · l^{-1}), die zuvor mit verdünnter Natriumhydroxid-Lösung *R* auf einen pH-Wert von 5,3 eingestellt wurde

Untersuchungslösung: 50,0 mg Substanz werden in Lösung A zu 25,0 ml gelöst.

Referenzlösung a: 50,0 mg Roxithromycin *CRS* werden in Lösung A zu 25,0 ml gelöst.

Referenzlösung b: 1,0 ml Referenzlösung a wird mit Lösung A zu 100,0 ml verdünnt.

Referenzlösung c: 2,0 mg Roxithromycin zur Eignungsprüfung *CRS* werden in Lösung A zu 1,0 ml gelöst.

Referenzlösung d: 1,0 ml Toluol *R* wird mit Acetonitril *R* zu 100,0 ml verdünnt. 0,2 ml Lösung werden mit Lösung A zu 200,0 ml verdünnt.

Säule
- Größe: l = 0,15 m, ∅ = 4,6 mm
- Stationäre Phase: nachsilanisiertes, octadecylsilyliertes Kieselgel zur Chromatographie *R* (5 µm), sphärisch, mit einer Porengröße von 10 nm und etwa 19 Prozent Kohlenstoffgehalt
- Temperatur: 15 °C

Mobile Phase
- Mobile Phase A: eine Mischung von 26 Volumteilen Acetonitril *R* und 74 Volumteilen einer Lösung von Ammoniumdihydrogenphosphat *R* (59,7 g · l^{-1}), die zuvor mit verdünnter Natriumhydroxid-Lösung *R* auf einen pH-Wert von 4,3 eingestellt wurde
- Mobile Phase B: Wasser *R*, Acetonitril *R* (30:70 *V/V*)

Zeit (min)	Mobile Phase A (% *V/V*)	Mobile Phase B (% *V/V*)
0 – 50	100	0
50 – 51	100 → 90	0 → 10
51 – 80	90	10
80 – 81	90 → 100	10 → 0
81 – 100	100	0

Durchflussrate: 1,1 ml · min^{-1}

Detektion: Spektrometer bei 205 nm

Einspritzen: 20 µl; Temperatur des Probeneinlasses 8 °C; Untersuchungslösung, Referenzlösungen b, c und d

Relative Retention (bezogen auf Roxithromycin, t_R etwa 22 min)
- Verunreinigung A: etwa 0,28
- Verunreinigung B: etwa 0,31
- Verunreinigung C: etwa 0,33
- Verunreinigung D: etwa 0,62
- Verunreinigung E: etwa 0,67
- Verunreinigung F: etwa 0,83
- Verunreinigung G: etwa 1,15
- Verunreinigung K: etwa 1,7
- Verunreinigung H: etwa 1,85
- Verunreinigung J: etwa 2,65
- Verunreinigung I: etwa 3,1

Eignungsprüfung: Referenzlösung c
- Peak-Tal-Verhältnis: mindestens 2,0, wobei H_p die Höhe des Peaks der Verunreinigung G über der Basislinie und H_v die Höhe des niedrigsten Punkts der Kurve über der Basislinie zwischen den Peaks von Roxithromycin und Verunreinigung G darstellt

Grenzwerte
- Verunreinigung G: nicht größer als die Fläche des Hauptpeaks im Chromatogramm der Referenzlösung b (1,0 Prozent)
- Verunreinigungen A, B, C, D, E, F, H, I, J: jeweils nicht größer als das 0,5fache der Fläche des Hauptpeaks im Chromatogramm der Referenzlösung b (0,5 Prozent)
- Summe aller Verunreinigungen: nicht größer als das 3fache der Fläche des Hauptpeaks im Chromatogramm der Referenzlösung b (3,0 Prozent)
- Ohne Berücksichtigung bleiben: Peaks, deren Fläche kleiner ist als das 0,05fache der Fläche des Hauptpeaks im Chromatogramm der Referenzlösung b (0,05 Prozent); Toluol-Peak (Identifizierung durch Referenzlösung d)

Schwermetalle (2.4.8): höchstens 10 ppm

2,0 g Substanz werden in einer Mischung von 15 Volumteilen Wasser *R* und 85 Volumteilen Aceton *R* zu 20 ml gelöst. 12 ml Lösung müssen der Grenzprüfung B entsprechen. Als Referenzlösung wird eine Blei-Lösung (1 ppm Pb) verwendet, die durch Verdünnen der Blei-Lösung (100 ppm Pb) *R* mit einer Mischung von 15 Volumteilen Wasser *R* und 85 Volumteilen Aceton *R* hergestellt wird.

Wasser (2.5.12): höchstens 3,0 Prozent, mit 0,200 g Substanz bestimmt

Sulfatasche (2.4.14): höchstens 0,1 Prozent, mit 1,0 g Substanz bestimmt

Gehaltsbestimmung

Flüssigchromatographie (2.2.29) wie unter „Verwandte Substanzen" beschrieben, mit folgenden Änderungen:

Säule
- Größe: l = 0,25 m

Mobile Phase: eine Mischung von 307 Volumteilen Acetonitril *R* und 693 Volumteilen einer Lösung von Ammoniumdihydrogenphosphat *R* (49,1 g · l^{-1}), die zuvor mit verdünnter Natriumhydroxid-Lösung *R* auf einen pH-Wert von 5,3 eingestellt wurde

Durchflussrate: 1,5 ml · min^{-1}

Einspritzen: Untersuchungslösung, Referenzlösungen a und c

Retentionszeit: Roxithromycin etwa 12 min

Eignungsprüfung: Referenzlösung c
- Peak-Tal-Verhältnis: mindestens 1,5, wobei H_p die Höhe des Peaks der Verunreinigung G über der Basislinie und H_v die Höhe des niedrigsten Punkts der Kurve über der Basislinie zwischen den Peaks von Verunreinigung G und Roxithromycin darstellt

Lagerung

Dicht verschlossen

Verunreinigungen

Spezifizierte Verunreinigungen:

(Beachten Sie den Hinweis zu den „Verunreinigungen" zu Anfang des Bands auf Seite B)

A, B, C, D, E, F, G, H, I, J

Andere bestimmbare Verunreinigungen:

K

A. (3*R*,4*S*,5*S*,6*R*,7*R*,9*R*,11*R*,12*R*,13*S*,14*R*)-4-[(2,6-Didesoxy-3-*C*-methyl-3-*O*-methyl-α-L-*ribo*-hexopyranosyl)oxy]-14-ethyl-7,12,13-trihydroxy-3,5,7,9,11,13-hexamethyl-6-[[3,4,6-tridesoxy-3-(dimethylamino)-β-D-*xylo*-hexopyranosyl]oxy]oxacyclotetradecan-2,10-dion (Erythromycin A)

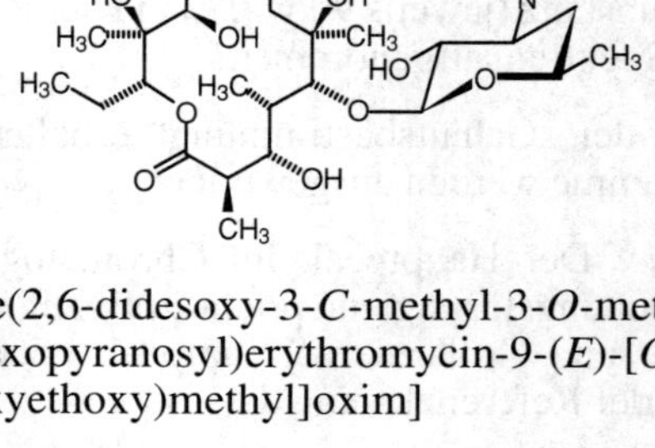

B. 3-*O*-De(2,6-didesoxy-3-*C*-methyl-3-*O*-methyl-α-L-*ribo*-hexopyranosyl)erythromycin-9-(*E*)-[*O*-[(2-methoxyethoxy)methyl]oxim]

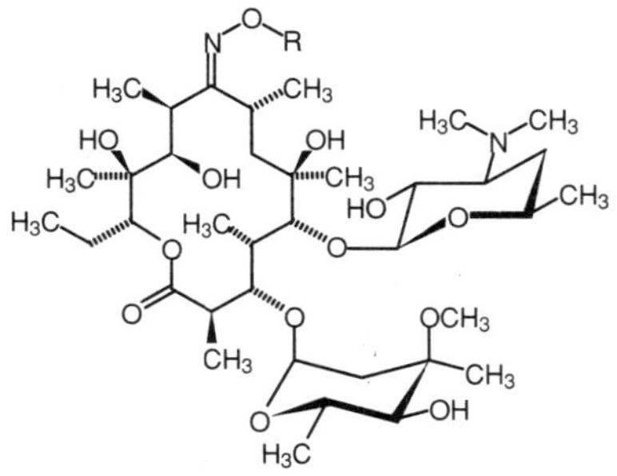

C. R = H:
Erythromycin-9-(*E*)-oxim

G. R = CH_2–O–CH_2–O–CH_2–CH_2–OCH_3:
Erythromycin-9-(*E*)-[*O*-[[(2-methoxyethoxy)meth=
oxy]methyl]oxim]

J. R = CH_2–O–CH_2–CH_2Cl:
Erythromycin-9-(*E*)-[*O*-[(2-chlorethoxy)methyl]=
oxim]

K. R = CH_2–O–CH_2–CH_2–O–CH_2OH:
Erythromycin-9-(*E*)-[*O*-[[2-(hydroxymethoxy)eth=
oxy]methyl]oxim]

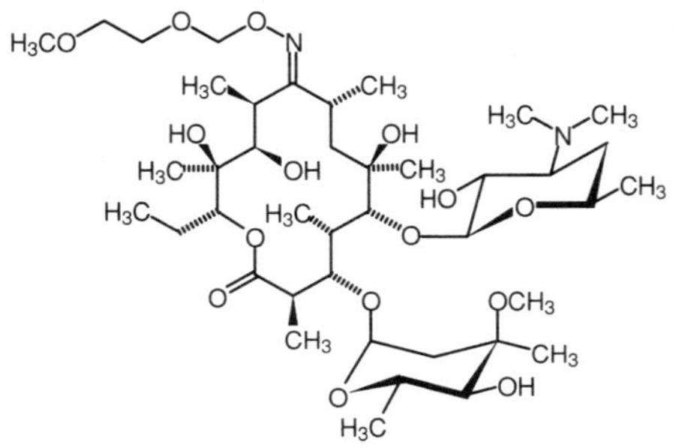

D. Erythromycin-9-(*Z*)[*O*-[(2-methoxyethoxy)methyl]=
oxim]

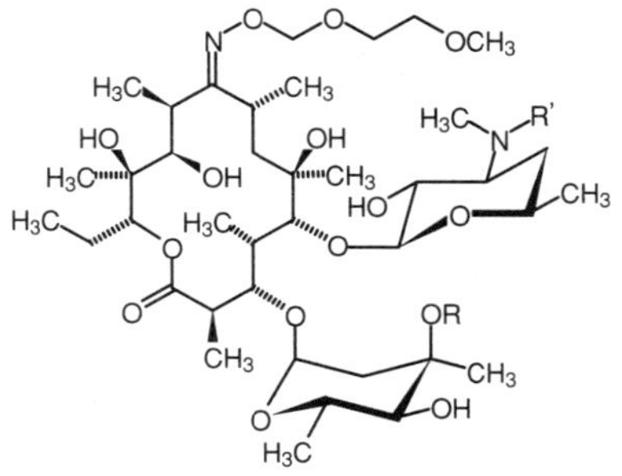

E. R = H, R′ = CH_3:
3″-*O*-Demethylerythromycin-9-(*E*)-[*O*-[(2-methoxy=
ethoxy)methyl]oxim]

F. R = CH_3, R′ = H:
3′-*N*-Demethylerythromycin-9-(*E*)-[*O*-[(2-methoxy=
ethoxy)methyl]oxim]

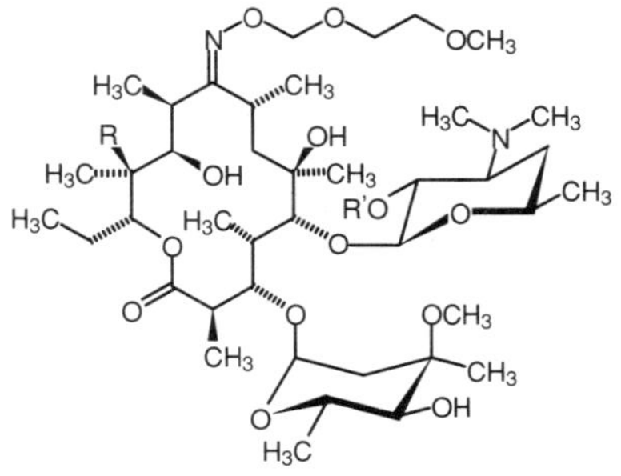

H. R = R′ = H:
12-Desoxyerythromycin-9-(*E*)-[*O*-[(2-methoxyeth=
oxy)methyl]oxim]

I. R = OH, R′ = CH_2–O–CH_2–CH_2–OCH_3:
2′-*O*-[(2-Methoxyethoxy)methyl]erythromycin-9-
(*E*)-[*O*-[(2-methoxyethoxy)methyl]oxim]

S

4.08/0204

Saccharose

Saccharum

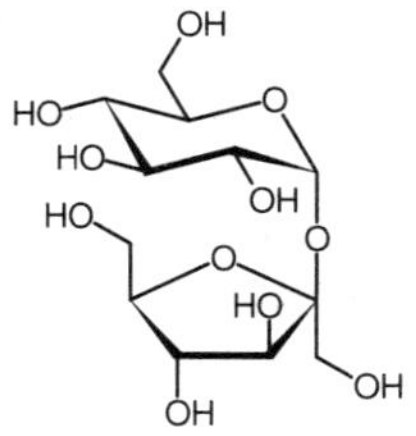

$C_{12}H_{22}O_{11}$ M_r 342,3

Definition

β-D-Fructofuranosyl-α-D-glucopyranosid

Die Substanz enthält keine Zusatzstoffe.

Eigenschaften

Aussehen: weißes, kristallines Pulver oder glänzende, farblose bis weiße Kristalle

Löslichkeit: sehr leicht löslich in Wasser, schwer löslich in Ethanol, praktisch unlöslich in wasserfreiem Ethanol

Prüfung auf Identität

1: A
2: B, C

A. IR-Spektroskopie (2.2.24)

Vergleich: Saccharose *CRS*

B. Dünnschichtchromatographie (2.2.27)

Untersuchungslösung: 10 mg Substanz werden in einer Mischung von 2 Volumteilen Wasser *R* und 3 Volumteilen Methanol *R* zu 20 ml gelöst.

Referenzlösung a: 10 mg Saccharose *CRS* werden in einer Mischung von 2 Volumteilen Wasser *R* und 3 Volumteilen Methanol *R* zu 20 ml gelöst.

Referenzlösung b: Je 10 mg Fructose *CRS*, Glucose *CRS*, Lactose *CRS* und Saccharose *CRS* werden in einer Mischung von 2 Volumteilen Wasser *R* und 3 Volumteilen Methanol *R* zu 20 ml gelöst.

Platte: DC-Platte mit Kieselgel G *R*

Fließmittel: kalte, gesättigte Borsäure-Lösung *R*, 60-prozentige Lösung (*V/V*) von Essigsäure 99 % *R*, wasserfreies Ethanol *R*, Aceton *R*, Ethylacetat *R* (10:15:20:60:60 *V/V/V/V/V*)

Auftragen: 2 µl

Laufstrecke: 15 cm, ohne Kammersättigung

Trocknen: im Warmluftstrom

Detektion: Die Platte wird mit einer Lösung von 0,5 g Thymol *R* in einer Mischung von 5 ml Schwefelsäure *R* und 95 ml Ethanol 96 % *R* besprüht und 10 min lang bei 130 °C erhitzt.

Eignungsprüfung: Das Chromatogramm der Referenzlösung b muss deutlich voneinander getrennt 4 Flecke zeigen.

Ergebnis: Der Hauptfleck im Chromatogramm der Untersuchungslösung entspricht in Bezug auf Lage, Farbe und Größe dem Hauptfleck im Chromatogramm der Referenzlösung a.

C. 1 ml Prüflösung (siehe „Prüfung auf Reinheit") wird mit Wasser *R* zu 100 ml verdünnt. 5 ml dieser Lösung werden mit 0,15 ml einer frisch hergestellten Kupfer(II)-sulfat-Lösung *R* und 2 ml einer frisch hergestellten verdünnten Natriumhydroxid-Lösung *R* versetzt. Die Lösung ist auch nach dem Erhitzen zum Sieden blau und klar. Die heiße Lösung wird mit 4 ml verdünnter Salzsäure *R* versetzt und 1 min lang zum Sieden erhitzt. Nach Zusatz von 4 ml verdünnter Natriumhydroxid-Lösung *R* bildet sich sofort ein orangefarbener Niederschlag.

Prüfung auf Reinheit

Prüflösung: 50,0 g Substanz werden in kohlendioxidfreiem Wasser *R*, das aus destilliertem Wasser *R* hergestellt wurde, zu 100 ml gelöst.

Aussehen der Lösung: Die Prüflösung muss klar (2.2.1) sein.

Leitfähigkeit (2.2.38): höchstens 35 µS · cm^{-1}

31,3 g Substanz werden in kohlendioxidfreiem Wasser *R*, das aus destilliertem Wasser *R* hergestellt wurde, zu 100 ml gelöst. Die Leitfähigkeit der Lösung (C_1) und des zur Herstellung der Lösung verwendeten Wassers (C_2) werden gemessen, wobei die Lösung während der Dauer der Messung mit einem Magnetrührer schwach gerührt wird. Die Streuung der über eine Dauer von 30 s gemessenen Werte darf höchstens 1 Prozent betragen. Die Leitfähigkeit der Lösung wird nach folgender Formel berechnet:

$$C_1 - 0{,}35\ C_2$$

Spezifische Drehung (2.2.7): +66,3 bis +67,0

26,0 g Substanz werden in Wasser *R* zu 100,0 ml gelöst.

Farbzahl: höchstens 45

50,0 g Substanz werden in 50,0 ml Wasser *R* gelöst. Die Lösung wird gemischt, filtriert (Porengröße 0,45 µm) und entgast. Die Absorption (2.2.25) der Lösung wird bei 420 nm unter Verwendung einer Küvette von mindestens 4 cm Schichtdicke (eine Küvette mit einer Schichtdicke von 10 cm oder mehr ist vorzuziehen) gemessen.

S

Monographien

Die Farbzahl wird nach folgender Formel berechnet:

$$\frac{A \cdot 1000}{b \cdot c}$$

A = Absorption bei 420 nm
b = Schichtdicke in Zentimetern
c = Konzentration der Lösung in Gramm je Milliliter, berechnet mit Hilfe des Brechungsindex (2.2.6) der Lösung unter Verwendung der Tabelle 0204-1 Falls erforderlich werden die Werte interpoliert.

Tabelle 0204-1

n_D^{20}	c ($g \cdot ml^{-1}$)
1,4138	0,570
1,4159	0,585
1,4179	0,600
1,4200	0,615
1,4221	0,630
1,4243	0,645
1,4264	0,661

Eignungsprüfung
– Wiederholpräzision: Die absolute Differenz zwischen 2 Ergebnissen darf höchstens 3 betragen.

Dextrine: Saccharose zur Herstellung von großvolumigen Parenteralia muss folgender Prüfung entsprechen: Werden 2 ml Prüflösung mit 8 ml Wasser *R*, 0,05 ml verdünnter Salzsäure *R* und 0,05 ml Iod-Lösung (0,05 mol · l^{-1}) versetzt, muss die Lösung gelb gefärbt bleiben.

Reduzierende Zucker: 5 ml Prüflösung werden in einem Reagenzglas von etwa 150 mm Länge und etwa 16 mm Durchmesser mit 5 ml Wasser *R* verdünnt und mit 1,0 ml Natriumhydroxid-Lösung (1 mol · l^{-1}) sowie 1,0 ml einer Lösung von Methylenblau *R* (1 g · l^{-1}) versetzt. Nach Durchmischen der Lösungen wird das Reagenzglas in ein Wasserbad gestellt. Nach genau 2 min wird das Reagenzglas herausgenommen und die Lösung sofort beurteilt. Die blaue Färbung darf nicht vollständig verschwunden sein. Die blaue Färbung in der Grenzschicht Luft/Lösung wird nicht berücksichtigt.

Sulfit: höchstens 10 ppm, berechnet als SO_2

Der Sulfitgehalt wird mit einer geeigneten enzymatischen Methode, die auf den nachfolgend beschriebenen Reaktionen basiert, bestimmt. Sulfit wird durch Sulfitoxidase zu Sulfat und Wasserstoffperoxid oxidiert. Das Wasserstoffperoxid wird in Gegenwart von reduziertem Nicotinamid-Adenin-Dinukleotid (NADH) durch Nicotinamid-Adenin-Dinukleotid-Peroxidase reduziert. Die Menge an oxidiertem NADH ist proportional der Menge an Sulfit.

Untersuchungslösung: 4,0 g Substanz werden in frisch hergestelltem destilliertem Wasser *R* zu 10,0 ml gelöst.

Referenzlösung: 4,0 g Substanz werden in frisch hergestelltem destillierten Wasser *R* gelöst. Die Lösung wird mit 0,5 ml Sulfit-Lösung (80 ppm SO_2) *R* versetzt und mit frisch hergestelltem destilliertem Wasser *R* zu 10,0 ml verdünnt.

Blindlösung: frisch hergestelltes destilliertes Wasser *R*

Je 2,0 ml Untersuchungslösung, Referenzlösung und Blindlösung werden getrennt in 10-mm-Küvetten gefüllt und die Reagenzien, wie in der Anleitung zum Reagenziensatz zur Sulfitbestimmung angegeben, zugesetzt. Die Absorption (2.2.25) wird im Maximum bei etwa 340 nm jeweils vor Beginn der Reaktion und am Ende der Reaktionszeit gemessen. Der mit der Blindlösung erhaltene Wert wird abgezogen.

Die für die Untersuchungslösung ermittelte Absorptionsdifferenz darf nicht größer sein als das 0,5fache der für die Referenzlösung ermittelten Absorptionsdifferenz.

Blei: höchstens 0,5 ppm

Atomabsorptionsspektroskopie (2.2.23, Methode II)

Untersuchungslösung: 1,5 g Substanz werden in einem Aufschlussröhrchen in 1,5 ml deionisiertem, destilliertem Wasser *R* gelöst. Ein mit Säure gereinigtes Röhrchen aus Polyethylen hoher Dichte, aus Polypropylen, aus Teflon oder aus Quarz ist geeignet. Nach Zusatz von 0,75 ml bleifreier Salpetersäure *R* 1 wird die Mischung langsam auf 90 bis 95 °C erhitzt, wobei Verspritzen zu vermeiden ist. Die Mischung wird etwa 60 min lang erhitzt und anschließend mit weiteren 0,75 ml bleifreier Salpetersäure *R* 1 versetzt. Diese Mischung wird erhitzt, bis sich die braunen Dämpfe vollständig verflüchtigt haben und der rötliche Farbton verschwunden ist (etwa 60 min lang). Die Mischung wird abgekühlt und nach tropfenweisem Zusatz von 0,5 ml Wasserstoffperoxid-Lösung 30 % *R* bei 90 bis 95 °C 15 min lang erhitzt. Die Mischung wird abgekühlt und nach erneutem tropfenweisem Zusatz von 0,5 ml Wasserstoffperoxid-Lösung 30 % *R* bei 90 bis 95 °C 60 min lang erhitzt und dann abgekühlt. Diese Vorgänge werden so oft wiederholt, bis eine klare, hellgelbe Lösung erhalten wird. Die Lösung wird mit deionisiertem, destilliertem Wasser *R* zu 10,0 ml verdünnt. Die Lösung wird in einem verschlossenen Kunststoffgefäß aufbewahrt.

Referenzlösungen: 3 Referenzlösungen werden auf die gleiche Weise wie die Untersuchungslösung mit 1,5 g Substanz, jedoch mit Zusatz von 0,5 ml, 1,0 ml beziehungsweise 1,5 ml Blei-Lösung (0,5 ppm Pb) *R* 1 hergestellt.

Blindlösung: Die Blindlösung wird wie die Untersuchungslösung, jedoch ohne Substanzzusatz hergestellt.

Lösung zum Einstellen des Nullpunkts: deionisiertes, destilliertes Wasser *R*

Gerät: geeignetes Atomabsorptionsspektrometer mit einem Graphitrohrofen, einem Untergrundkompensationssystem, einem Autosampler, pyrolytisch beschichteten Röhrchen oder pyrolytisch beschichteten Graphit-Plattformen

Strahlungsquelle: Hohlkathodenlampe oder elektrodenfreie Entladungslampe

Gas
– Argon *R* als Spülgas
– Luft als Gas während der Pyrolysephase

Durchflussrate: an das Gerät angepasst, normalerweise zwischen 200 und 300 ml · min^{-1}

Wellenlänge: 283,3 nm

Durchführung: Je 20 µl Lösung zum Einstellen des Nullpunkts, Blindlösung, Untersuchungslösung und Referenzlösungen werden eingespritzt, wobei unmittelbar vorher jeder Lösung 5 µl Magnesiumnitrat-Lösung *R* 1 zur Matrixmodifizierung zugesetzt werden. Jede Lösung wird 3-mal eingespritzt.

Die Veraschungs- und Atomisierungstemperaturen und -zeiten sind je nach Gerätetyp, Untergrundkompensation, Graphitröhrchentyp und anderen Faktoren unterschiedlich. Die nachfolgend beschriebenen Parameter sind zur Orientierung angegeben und müssen an das Gerätesystem angepasst werden.

Der Ofen wird kontinuierlich auf 200 °C aufgeheizt. Die Trocknungstemperatur wird 30 s lang bei 200 °C gehalten. Nach einer 40 s langen Aufheizdauer wird die Veraschungstemperatur 40 s lang bei 750 °C gehalten. Die Atomisierungstemperatur wird 10 s lang bei 1800 °C gehalten (0 s Aufheizphase). Nach einer 1 s langen Aufheizdauer wird die Aufheizphase 7 s lang bei 2600 °C durchgeführt. Die Lösung zum Einstellen des Nullpunkts wird zum Nullpunkteinstellen des Geräts verwendet. Die Mittelwerte der Untersuchungslösung und der Referenzlösungen werden unter Subtrahieren des Mittelwerts der Blindlösung berechnet. Falls erforderlich werden die Lösungen mit der Lösung zum Einstellen des Nullpunkts verdünnt, um Ablesewerte im linearen Bereich zu erhalten.

Eignungsprüfung: Die relative Standardabweichung der 3 Werte für die jeweils 3 Einspritzungen der Untersuchungslösung und der Referenzlösungen, von welchen der Mittelwert der Blindlösung abgezogen wird, darf nicht mehr als 15 Prozent betragen.

Trocknungsverlust (2.2.32): höchstens 0,1 Prozent, mit 2,000 g Substanz durch 3 h langes Trocknen im Trockenschrank bei 100 bis 105 °C bestimmt

Bakterien-Endotoxine (2.6.14): weniger als 0,25 I.E. Bakterien-Endotoxine je Milligramm Saccharose zur Herstellung von großvolumigen Infusionslösungen

Beschriftung

Die Beschriftung gibt, falls zutreffend, an, dass die Substanz zur Herstellung von großvolumigen Parenteralia bestimmt ist.

4.08/1861

Schöllkraut

Chelidonii herba

Definition

Die während der Blütezeit gesammelten, getrockneten, ganzen oder geschnittenen oberirdischen Teile von *Chelidonium majus* L.

Gehalt: mindestens 0,6 Prozent Gesamtalkaloide, berechnet als Chelidonin ($C_{20}H_{19}NO_5$; M_r 353,4), bezogen auf die getrocknete Droge

Eigenschaften

Makroskopische und mikroskopische Merkmale werden unter „Prüfung auf Identität, A und B" beschrieben.

Prüfung auf Identität

A. Die Stängel sind rundlich, gerippt, gelblich bis grünlich braun, etwas behaart, etwa 3 bis 7 mm dick, hohl und meist kollabiert. Die Laubblätter sind dünn, unregelmäßig gefiedert, die Fiedern eiförmig bis länglich mit grob gezähnten Rändern, die Endfieder ist oft 3-lappig; die Blattoberseite ist bläulich grün und kahl, die Unterseite heller und besonders über der Nervatur behaart. Die Blüten besitzen 2 ausgeprägt konkavkonvexe Kelchblätter, die leicht abfallen, und 4 gelbe, breit eiförmige, gespreizte, etwa 8 bis 10 mm lange Kronblätter; die zahlreichen Staubblätter sind gelb, der oberständige Fruchtknoten trägt einen kurzen Griffel; die langen, noch unreifen Kapselfrüchte kommen selten vor.

B. Die Droge wird pulverisiert (355). Das Pulver ist dunkelgraugrün bis bräunlich grün. Die Prüfung erfolgt unter dem Mikroskop, wobei Chloralhydrat-Lösung *R* verwendet wird. Das Pulver zeigt folgende Merkmale: zahlreiche Bruchstücke der Laubblätter in der Aufsicht, die Epidermiszellen mit welligen Wänden; Spaltöffnungen vom anomocytischen Typ (2.8.3) kommen nur an der Blattunterseite vor; lange, einreihige, dünnwandige, gewöhnlich fragmentierte Deckhaare; Leitgewebe aus Blatt und Stängel mit Gruppen von Fasern und Gefäßen mit getüpfelten und schraubig verdickten Wänden, begleitet von Milchröhren mit gelblich braunem Inhalt; gelegentlich Bruchstücke der Kronblätter mit dünnwandigen, teilweise papillösen Zellen, die zahlreiche blassgelbe Öltröpfchen enthalten; kugelige Pollenkörner, etwa 30 bis 40 µm im Durchmesser, mit 3 Keimporen und einer fein punktierten Exine.

C. Dünnschichtchromatographie (2.2.27)

Untersuchungslösung: 0,4 g pulverisierte Droge (710) werden 30 min lang mit 50 ml verdünnter Es-

S

Monographien

sigsäure *R* im Wasserbad unter Rückflusskühlung erhitzt und nach dem Abkühlen abfiltriert. Das Filtrat wird mit konzentrierter Ammoniak-Lösung *R* stark alkalisch gemacht und mit 30 ml Dichlormethan *R* ausgeschüttelt. Die organische Phase wird über wasserfreiem Natriumsulfat *R* getrocknet, filtriert und im Vakuum zur Trockne eingedampft. Der Rückstand wird in 1,0 ml Methanol *R* gelöst.

Referenzlösung: 2 mg Papaverinhydrochlorid *R* und 2 mg Methylrot *R* werden in 10 ml Ethanol 96 % *R* gelöst.

Platte: DC-Platte mit Kieselgel *R*

Fließmittel: wasserfreie Ameisensäure *R*, Wasser *R*, 1-Propanol *R* (1:9:90 *V/V/V*)

Auftragen: 10 µl; bandförmig

Laufstrecke: 10 cm

Trocknen: an der Luft

Detektion: Die Platte wird mit Dragendorffs Reagenz *R* besprüht, an der Luft trocknen gelassen, mit Natriumnitrit-Lösung *R* besprüht, erneut an der Luft trocknen gelassen und im Tageslicht ausgewertet.

Ergebnis: Die Zonenfolge in den Chromatogrammen von Referenzlösung und Untersuchungslösung ist aus den nachfolgenden Angaben ersichtlich. Im Chromatogramm der Untersuchungslösung können weitere, schwächer gefärbte Zonen vorhanden sein.

Oberer Plattenrand	
———	———
Methylrot: eine rote Zone	eine braune Zone
	eine braune Zone
Papaverin: eine graubraune Zone	eine graubraune Zone
———	———
	eine braune Zone
	eine braune Zone
Referenzlösung	**Untersuchungslösung**

Prüfung auf Reinheit

Fremde Bestandteile (2.8.2): höchstens 10 Prozent

Trocknungsverlust (2.2.32): höchstens 10,0 Prozent, mit 1,000 g pulverisierter Droge (355) durch 2 h langes Trocknen im Trockenschrank bei 100 bis 105 °C bestimmt

Asche (2.4.16): höchstens 13,0 Prozent

Gehaltsbestimmung

Untersuchungslösung: 0,750 g pulverisierte Droge (710) werden 30 min lang mit 200 ml verdünnter Essigsäure *R* im Wasserbad unter häufigem Schütteln erhitzt. Nach dem Abkühlen wird die Mischung mit verdünnter Essigsäure *R* zu 250,0 ml verdünnt und filtriert. Die ersten 20 ml des Filtrats werden verworfen. 30,0 ml Filtrat, mit 6,0 ml konzentrierter Ammoniak-Lösung *R* und 100,0 ml Dichlormethan *R* versetzt, werden 30 min lang geschüttelt. Die organische Phase wird abgetrennt, 50,0 ml davon werden in einem 100-ml-Rundkolben bei einer Temperatur, die 40 °C nicht übersteigt, im Vakuum zur Trockne eingedampft. Der Rückstand wird unter Erwärmen in etwa 2 bis 3 ml Ethanol 96 % *R* gelöst. Die Lösung wird unter Nachspülen des Rundkolbens mit verdünnter Schwefelsäure *R* in einen 25-ml-Messkolben gebracht und mit verdünnter Schwefelsäure *R* zu 25,0 ml verdünnt. 5,0 ml dieser Lösung werden in einem 25-ml-Messkolben mit 5,0 ml einer Lösung von Chromotropsäure-Natrium *R* ($10\ g \cdot l^{-1}$) in Schwefelsäure *R* versetzt. Der Kolben wird verschlossen, der Inhalt vorsichtig gemischt und mit Schwefelsäure *R* zu 25,0 ml verdünnt. Der Kolben wird wieder verschlossen.

Kompensationslösung: Gleichzeitig und unter gleichen Bedingungen werden in einem 25-ml-Messkolben 5,0 ml verdünnte Schwefelsäure *R* und 5,0 ml einer Lösung von Chromotropsäure-Natrium *R* ($10\ g \cdot l^{-1}$) in Schwefelsäure *R* nach dem Verschließen des Kolbens vorsichtig gemischt. Die Mischung wird mit Schwefelsäure *R* zu 25,0 ml verdünnt und der Kolben wieder verschlossen.

Beide Lösungen werden 10 min lang im Wasserbad belassen, auf etwa 20 °C abgekühlt und falls erforderlich mit Schwefelsäure *R* zu 25,0 ml verdünnt. Die Absorption (2.2.25) der Untersuchungslösung wird bei 570 nm gemessen.

Der Prozentgehalt an Gesamtalkaloiden wird als Chelidonin nach folgender Formel berechnet:

$$\frac{A \cdot 2{,}23}{m}$$

Die spezifische Absorption $A_{1\,cm}^{1\%}$ für Chelidonin wird mit 933 angenommen.

A = Absorption der Untersuchungslösung bei 570 nm
m = Einwaage der Droge in Gramm

4.08/2048

Lösung von partiell dehydratisiertem Sorbitol

Sorbitolum liquidum partim deshydricum

Definition

Die Lösung von partiell dehydratisiertem Sorbitol wird durch säurekatalysierte, partielle interne Dehydratisierung von flüssigem Sorbitol erhalten. Die Lösung enthält mindestens 68,0 und höchstens 85,0 Prozent (*m/m*) wasserfreie Substanzen und besteht aus einem Gemisch, das sich hauptsächlich aus D-Sorbitol und 1,4-Sorbitan mit Mannitol, hydrierten Oligo- und Disacchariden und Sorbitanen zusammensetzt.

Gehalt (Nominalwert)
- 1,4-Sorbitan ($C_6H_{12}O_5$): mindestens 15,0 Prozent (wasserfreie Substanz)
- D-Sorbitol ($C_6H_{14}O_6$): mindestens 25,0 Prozent (wasserfreie Substanz)

Die Gehalte an 1,4-Sorbitan und D-Sorbitol müssen mindestens 95,0 und dürfen höchstens 105,0 Prozent des jeweiligen Nominalwerts betragen.

Eigenschaften

Aussehen: klare, farblose, sirupartige Flüssigkeit

Löslichkeit: mischbar mit Wasser, praktisch unlöslich in Mineralölen und pflanzlichen Ölen

Prüfung auf Identität

Die unter „Gehaltsbestimmung“ erhaltenen Chromatogramme werden ausgewertet.

Ergebnis: Die 2 Hauptpeaks im Chromatogramm der Untersuchungslösung entsprechen in Bezug auf Retentionszeit und Größe den Peaks im Chromatogramm der Referenzlösung a.

Prüfung auf Reinheit

Prüflösung: Die Substanz wird mit kohlendioxidfreiem Wasser *R*, das aus destilliertem Wasser *R* hergestellt wurde, auf eine Konzentration von 50,0 Prozent (*m/m*) wasserfreie Substanz verdünnt.

Aussehen der Lösung: Die Prüflösung muss klar (2.2.1) und farblos (2.2.2, Methode II) sein.

Leitfähigkeit (2.2.38): höchstens 20 µS · cm^{-1}

Die Leitfähigkeit der Prüflösung wird gemessen, während mit einem Magnetrührer schwach gerührt wird.

Reduzierende Zucker: höchstens 0,3 Prozent, berechnet als Glucose (wasserfreie Substanz)

Eine Menge Substanz, die 3,3 g wasserfreier Substanz entspricht, wird mit 3 ml Wasser *R*, 20,0 ml Kupfer(II)-citrat-Lösung *R* und einigen Glasperlen so erhitzt, dass die Lösung nach 4 min zu sieden beginnt. Anschließend wird sie 3 min lang im Sieden gehalten. Nach schnellem Abkühlen werden 100 ml einer 2,4-prozentigen Lösung (*V/V*) von Essigsäure 99 % *R* und 20,0 ml Iod-Lösung (0,025 mol · l^{-1}) zugesetzt. Unter ständigem Schütteln werden 25 ml einer Mischung von 6 ml Salzsäure *R* und 94 ml Wasser *R* zugesetzt. Nach dem Lösen des Niederschlags wird der Iodüberschuss mit Natriumthiosulfat-Lösung (0,05 mol · l^{-1}) unter Zusatz von 2 ml Stärke-Lösung *R* gegen Ende der Titration titriert. Mindestens 12,8 ml Natriumthiosulfat-Lösung (0,05 mol · l^{-1}) müssen verbraucht werden.

Nickel (2.4.15): höchstens 1 ppm (wasserfreie Substanz)

Wasser (2.5.12): 15,0 bis 32,0 Prozent, mit 0,10 g Substanz bestimmt

Mikrobielle Verunreinigung
Gesamtzahl koloniebildender, aerober Einheiten (2.6.12): höchstens 10^3 Mikroorganismen und höchstens 10^2 Pilze je Gramm Substanz, durch Auszählen auf Agarplatten bestimmt

Die Substanz muss der Prüfung auf *Escherichia coli* und Salmonellen (2.6.13) entsprechen.

Gehaltsbestimmung

Flüssigchromatographie (2.2.29)

Untersuchungslösung: 0,400 g Substanz werden in Wasser *R* zu 20,0 ml gelöst.

Referenzlösung a: 50,0 mg Sorbitol *CRS* und 20,0 mg 1,4-Sorbitan *CRS* werden in Wasser *R* zu 5,0 ml gelöst.

Referenzlösung b: 0,100 g Mannitol *R* und 0,100 g Sorbitol *R* werden in Wasser *R* zu 10,0 ml gelöst.

Säule
- Größe: l = 0,3 m, ∅ = 7,8 mm
- Stationäre Phase: stark saurer Kationenaustauscher, Calciumsalz *R* (9 µm)
- Temperatur: 80 ± 5 °C

Mobile Phase: entgastes Wasser *R*

Durchflussrate: 0,5 ml · min^{-1}

Detektion: Refraktometer, konstant bei einer Temperatur zwischen 30 und 35 °C gehalten

Einspritzen: 40 µl

Relative Retention (bezogen auf D-Sorbitol, t_R etwa 25 min)
- 1,4-Sorbitan: etwa 0,5
- Mannitol: etwa 0,8

Eignungsprüfung: Referenzlösung b
- Auflösung: mindestens 2,0 zwischen den Peaks von Mannitol und D-Sorbitol

Der Prozentgehalt an 1,4-Sorbitan und D-Sorbitol wird unter Verwendung des Chromatogramms der Referenzlösung a und des angegebenen Gehalts für 1,4-Sorbitan *CRS* und Sorbitol *CRS* berechnet.

Beschriftung

Die Beschriftung gibt den Gehalt an D-Sorbitol und 1,4-Sorbitan an (Nominalwerte).

4.08/1884

Spitzwegerichblätter

Plantaginis lanceolatae folium

Definition

Die getrockneten, ganzen oder zerkleinerten Blätter und Blütenschäfte von *Plantago lanceolata* L.s.l.

Gehalt: mindestens 1,5 Prozent Gesamt-*ortho*-Dihydroxyzimtsäure-Derivate, berechnet als Acteosid ($C_{29}H_{36}O_{15}$; M_r 625), bezogen auf die getrocknete Droge

Eigenschaften

Makroskopische und mikroskopische Merkmale werden unter „Prüfung auf Identität, A und B" beschrieben.

Prüfung auf Identität

A. Das Blatt ist bis 30 cm lang und 4 cm breit, gelblich grün bis bräunlich grün und zeigt auf der Blattunterseite eine deutlich hervortretende, weißlich grüne, fast parallel verlaufende Nervatur. Die Blattspreite ist lanzettlich und verschmälert sich an der Basis in einen rinnenförmigen Blattstiel. Der Blattrand ist undeutlich gezähnt und häufig wellig. Das Blatt weist 3, 5 oder 7 nahezu gleich lange Hauptnerven auf, die fast parallel verlaufen. Haare können nahezu fehlen, spärlich und verstreut oder manchmal, besonders an der Blattunterseite und über den Blattnerven, auch reichlich vorhanden sein. Der Blütenschaft ist bräunlich grün, länger als die Blätter, misst 3 bis 4 mm im Durchmesser und weist tiefe Längsrinnen mit 5 bis 7 deutlich hervortretenden Kanten auf. Er ist im Allgemeinen mit feinen Haaren bedeckt.

B. Die Droge wird pulverisiert (355). Das Pulver ist gelblich grün. Die Prüfung erfolgt unter dem Mikroskop, wobei Chloralhydrat-Lösung *R* verwendet wird. Das Pulver zeigt folgende Merkmale: Epidermisbruchstücke aus Zellen mit unregelmäßig welligen, antiklinen Zellwänden; Bruchstücke des Blütenschafts aus Zellen, die verdickte Außenwände und eine grob gefurchte Kutikula aufweisen; Spaltöffnungen, meist vom diacytischen Typ (2.8.3), gelegentlich auch vom anomocytischen Typ; sehr charakteristische vielzellige, einreihige, kegelförmige Deckhaare mit einer die übrigen Epidermiszellen an Größe übertreffenden Basalzelle, gefolgt von einer kurzen Zelle, an die sich 2 oder mehr längliche, dickwandige Zellen mit schmalem und unregelmäßigem, stellenweise verschlossenem Lumen mit entsprechenden schwachen Ausbuchtungen des so gegliedert erscheinenden Haars und schließlich eine spitz zulaufende Endzelle mit fadenförmigem Lumen anschließen; Drüsenhaare mit einzelligem, zylindrischem Stiel und einem vielzelligen, verlängerten, kegelförmigen Köpfchen aus mehreren Reihen kleiner Zellen und einer einzelnen Endzelle; dichte Gruppen verholztes Leit- und Festigungsgewebe mit engen Schrauben- und Ringgefäßen und schlanken, mäßig verdickten Fasern.

C. Die bei der Prüfung „*Digitalis-lanata*-Blätter" (siehe „Prüfung auf Reinheit") erhaltenen Chromatogramme werden ausgewertet.

Ergebnis A: Die Zonenfolge in den Chromatogrammen von Referenzlösung und Untersuchungslösung ist aus den nachstehenden Angaben ersichtlich. Im Chromatogramm der Untersuchungslösung können weitere Zonen vorhanden sein.

Oberer Plattenrand	
Acteosid: eine gelbe Zone	eine gelbe Zone (Acteosid)
_______	_______
Aucubin: eine blaue Zone	eine blaue Zone (Aucubin)
Referenzlösung	**Untersuchungslösung**

Prüfung auf Reinheit

***Digitalis-lanata*-Blätter:** Dünnschichtchromatographie (2.2.27)

Untersuchungslösung: Eine frisch hergestellte Lösung ist zu verwenden. 1 g pulverisierte Droge (355) wird in einem 25-ml-Kolben 30 min lang mit 10 ml einer Mischung von 30 Volumteilen Wasser *R* und 70 Volumteilen Methanol *R* geschüttelt. Nach dem Abfiltrieren werden Kolben und Filter 2-mal mit je 5 ml der gleichen Mischung gewaschen. Filtrat und Waschflüssigkeiten werden vereinigt und mit einer Mischung von 30 Volumteilen Wasser *R* und 70 Volumteilen Methanol *R* zu 25 ml verdünnt.

Referenzlösung: 1 mg Acteosid *R* und 1 mg Aucubin *R* werden in 1 ml einer Mischung von 30 Volumteilen Wasser *R* und 70 Volumteilen Methanol *R* gelöst.

Platte: DC-Platte mit Kieselgel F_{254} *R*

Fließmittel: Essigsäure *R*, wasserfreie Ameisensäure *R*, Wasser *R*, Ethylacetat *R* (11:11:27:100 *V/V/V/V*)

Auftragen: 10 µl; bandförmig

Laufstrecke: 8 cm

Die Platte wird unmittelbar nach der Entwicklung 5 bis 10 min lang bei etwa 120 °C erhitzt.

Detektion A: im Tageslicht

Detektion B: im ultravioletten Licht bei 365 nm

Ergebnis B: Das Chromatogramm der Untersuchungslösung darf keine leuchtend blau fluoreszierende Zone genau unterhalb der rötlich braun fluoreszierenden, dem Aucubin im Chromatogramm der Referenzlösung entsprechenden Zone zeigen.

Beachten Sie den Hinweis auf „Allgemeine Monographien" zu Anfang des Bands auf Seite B

Fremde Bestandteile (2.8.2): höchstens 5 Prozent andersfarbige Blätter und höchstens 2 Prozent sonstige fremde Bestandteile

Trocknungsverlust (2.2.32): höchstens 10,0 Prozent, mit 1,000 g pulverisierter Droge (355) durch 2 h langes Trocknen im Trockenschrank bei 100 bis 105 °C bestimmt

Asche (2.4.16): höchstens 14,0 Prozent

Gehaltsbestimmung

Stammlösung: 1,000 g pulverisierte Droge (355) wird in einem Kolben mit 90 ml Ethanol 50 % *R* versetzt. Die Mischung wird 30 min lang im Wasserbad unter Rückflusskühlung erhitzt und nach dem Erkalten in einen 100-ml-Messkolben filtriert. Kolben und Filter werden mit 10 ml Ethanol 50 % *R* gewaschen. Filtrat und Waschflüssigkeit werden vereinigt und mit Ethanol 50 % *R* zu 100,0 ml verdünnt.

Untersuchungslösung: In einen 10-ml-Messkolben werden 1,0 ml Stammlösung, 2 ml Salzsäure (0,5 mol · l^{-1}), 2 ml einer Lösung, die 10 g Natriumnitrit *R* und 10 g Natriummolybdat *R* in 100 ml Wasser *R* enthält, sowie zuletzt 2 ml verdünnte Natriumhydroxid-Lösung *R* gegeben, wobei nach jedem Zusetzen gemischt wird. Die Mischung wird mit Wasser *R* zu 10,0 ml verdünnt.

Unmittelbar nach ihrer Herstellung wird die Absorption (2.2.25) der Untersuchungslösung bei 525 nm gemessen, wobei folgende Lösung als Kompensationsflüssigkeit verwendet wird: 1,0 ml Stammlösung wird in einem 10-ml-Messkolben mit 2 ml Salzsäure (0,5 mol · l^{-1}) und 2 ml verdünnter Natriumhydroxid-Lösung *R* versetzt. Die Mischung wird mit Wasser *R* zu 10,0 ml verdünnt.

Der Prozentgehalt an Gesamt-*ortho*-Dihydroxyzimtsäure-Derivaten wird als Acteosid nach folgender Formel berechnet:

$$\frac{A \cdot 1000}{185 \cdot m}$$

Die spezifische Absorption $A_{1\,cm}^{1\,\%}$ für Acteosid wird bei 525 nm mit 185 angenommen.

A = Absorption der Untersuchungslösung bei 525 nm
m = Einwaage der Droge in Gramm

4.08/2108

Sternanisöl

Anisi stellati aetheroleum

Definition

Sternanisöl ist das durch Wasserdampfdestillation aus den trockenen, reifen Früchten von *Illicium verum* Hook. fil. gewonnene ätherische Öl.

Eigenschaften

Aussehen: klare, farblose bis blassgelbe Flüssigkeit

Prüfung auf Identität

1: B
2: A

A. Dünnschichtchromatographie (2.2.27)

Untersuchungslösung: 1 g Öl wird in Toluol *R* zu 10 ml gelöst.

Referenzlösung: 10 µl Linalool *R*, 30 µl Anisaldehyd *R* und 200 µl Anethol *R* werden in Toluol *R* zu 15 ml gelöst. 1 ml Lösung wird mit Toluol *R* zu 5 ml verdünnt.

Platte: DC-Platte mit Kieselgel F_{254} *R*

Fließmittel: Ethylacetat *R*, Toluol *R* (7:93 *V/V*)

Auftragen: 5 µl für normale DC-Platten, 2 µl für DC-Platten mit feiner Korngröße; jeweils bandförmig (10 mm)

Laufstrecke: 15 cm für normale DC-Platten oder 6 cm für DC-Platten mit feiner Korngröße

Trocknen: an der Luft

Detektion A: im ultravioletten Licht bei 254 nm

Ergebnis A: Die Zonenfolge in den Chromatogrammen von Referenzlösung und Untersuchungslösung ist aus den nachstehenden Angaben ersichtlich. Im Chromatogramm der Untersuchungslösung können weitere Zonen vorhanden sein.

Oberer Plattenrand	
	eine fluoreszenzmindernde Zone, nicht vollständig getrennt
Anethol: eine fluoreszenzmindernde Zone	eine sehr kräftige, fluoreszenzmindernde Zone (Anethol)
_______	_______
Anisaldehyd: eine fluoreszenzmindernde Zone	eine fluoreszenzmindernde Zone (Anisaldehyd)
_______	_______
Referenzlösung	**Untersuchungslösung**

S

Monographien

Detektion B: Die Platte wird mit Methyl(4-acetylbenzoat)-Reagenz *R* besprüht und anschließend 10 min lang bei 100 bis 105 °C erhitzt. Die noch warme Platte wird innerhalb von 10 min im Tageslicht ausgewertet.

Ergebnis B: Die Zonenfolge in den Chromatogrammen von Referenzlösung und Untersuchungslösung ist aus den nachstehenden Angaben ersichtlich. Im Chromatogramm der Untersuchungslösung können weitere Zonen vorhanden sein.

Oberer Plattenrand	
	eine violettbraune Zone, nicht vollständig getrennt
Anethol: eine braune Zone	eine sehr kräftige, braune Zone (Anethol)
_____	_____
Anisaldehyd: eine gelbe Zone	eine gelbe Zone (Anisaldehyd)
_____	_____
Linalool: eine graue Zone	eine graue Zone (Linalool)
Referenzlösung	**Untersuchungslösung**

B. Die bei der Prüfung „Chromatographisches Profil" (siehe „Prüfung auf Reinheit") erhaltenen Chromatogramme werden ausgewertet.

Ergebnis: Die charakteristischen Peaks im Chromatogramm der Untersuchungslösung entsprechen in Bezug auf ihre Retentionszeiten den Peaks im Chromatogramm der Referenzlösung.

Prüfung auf Reinheit

Relative Dichte (2.2.5): 0,979 bis 0,985

Brechungsindex (2.2.6): 1,553 bis 1,556

Erstarrungstemperatur (2.2.18): 15 bis 19 °C

Fenchon: Gaschromatographie (2.2.28) wie unter „Chromatographisches Profil" beschrieben, mit folgenden Änderungen:

Untersuchungslösung: 400 µl Öl werden in 2,0 ml Hexan *R* gelöst.

Referenzlösung a: 10 µl Fenchon *R* werden in Hexan *R* zu 1,2 g gelöst.

Referenzlösung b: 100 µl Referenzlösung a werden mit Hexan *R* zu 100 ml verdünnt.

Eignungsprüfung: Referenzlösung b
- Signal-Rausch-Verhältnis: mindestens 10 für den Hauptpeak

Grenzwert
- Fenchon: höchstens 0,01 Prozent

Pseudoisoeugenyl-2-methylbutyrat: Gaschromatographie (2.2.28) wie unter „Chromatographisches Profil" beschrieben, mit folgenden Änderungen:

Untersuchungslösung: das Öl

Referenzlösung a: 10 mg Untersuchungslösung werden mit Hexan *R* zu 1,000 g verdünnt. 0,5 ml dieser Lösung werden mit Hexan *R* zu 100 ml verdünnt.

Referenzlösung b: Anisöl *CRS*

Eignungsprüfung:
- Das Chromatogramm der Referenzlösung b entspricht dem mitgelieferten Chromatogramm von Anisöl *CRS.*
- Signal-Rausch-Verhältnis: mindestens 10 für den Hauptpeak im Chromatogramm der Referenzlösung a

Grenzwert: Der Peak von Pseudoisoeugenyl-2-methylbutyrat wird durch Vergleich mit dem mitgelieferten Chromatogramm von Anisöl CRS lokalisiert.
- Pseudoisoeugenyl-2-methylbutyrat: höchstens 0,01 Prozent

Fette Öle, verharzte ätherische Öle (2.8.7): Das Öl muss der Prüfung entsprechen.

Chromatographisches Profil: Gaschromatographie (2.2.28) mit Hilfe des Verfahrens „Normalisierung"

Untersuchungslösung: 200 µl Öl werden in 1,0 ml Hexan *R* gelöst.

Referenzlösung: 1,0 ml Hexan *R* wird mit 20 µl Linalool *R*, 20 µl Estragol *R*, 20 µl α-Terpineol *R*, 60 µl Anethol *R* und 30 µl Anisaldehyd *R* versetzt.

Säule
- Material: Quarzglas
- Größe: *l* = 30 m, ∅ = 0,25 mm
- Stationäre Phase: Macrogol 20 000 *R* (Filmdicke 0,25 µm)

Trägergas: Helium zur Chromatographie *R*

Durchflussrate: 1,0 ml · min^{-1}

Splitverhältnis: 1:100

Temperatur

	Zeit (min)	**Temperatur (°C)**
Säule	0 – 5	60
	5 – 80	60 → 210
	80 – 95	210
Probeneinlass		200
Detektor		220

Detektion: Flammenionisation

Einspritzen: 0,2 µl

Reihenfolge der Elution: Die Substanzen werden in der gleichen Reihenfolge wie bei der Herstellung der Referenzlösung angegeben eluiert. Die Retentionszeiten dieser Substanzen werden aufgezeichnet.

Eignungsprüfung: Referenzlösung
- Auflösung: mindestens 1,5 zwischen den Peaks von Estragol und α-Terpineol

Mit Hilfe der im Chromatogramm der Referenzlösung erhaltenen Retentionszeiten werden im Chromatogramm der Untersuchungslösung die Bestandteile der Referenzlösung lokalisiert. *cis*-Anethol und Foeniculin werden unter Verwendung des in Abb. 2108-1 dargestellten Chromatogramms lokalisiert (der Hexan-Peak wird nicht berücksichtigt).

Der Prozentgehalt dieser Bestandteile wird ermittelt. Die Prozentgehalte müssen innerhalb folgender Grenzwerte liegen:
- Linalool: 0,2 bis 2,5 Prozent
- Estragol: 0,5 bis 6,0 Prozent
- α-Terpineol: weniger als 0,3 Prozent
- *cis*-Anethol: 0,1 bis 0,5 Prozent
- *trans*-Anethol: 86 bis 93 Prozent
- Anisaldehyd: 0,1 bis 0,5 Prozent
- Foeniculin: 0,1 bis 3,0 Prozent

Lagerung

Vor Licht geschützt, in dicht verschlossenen, dem Verbrauch angemessenen, möglichst vollständig gefüllten Behältnissen, bei höchstens 25 °C

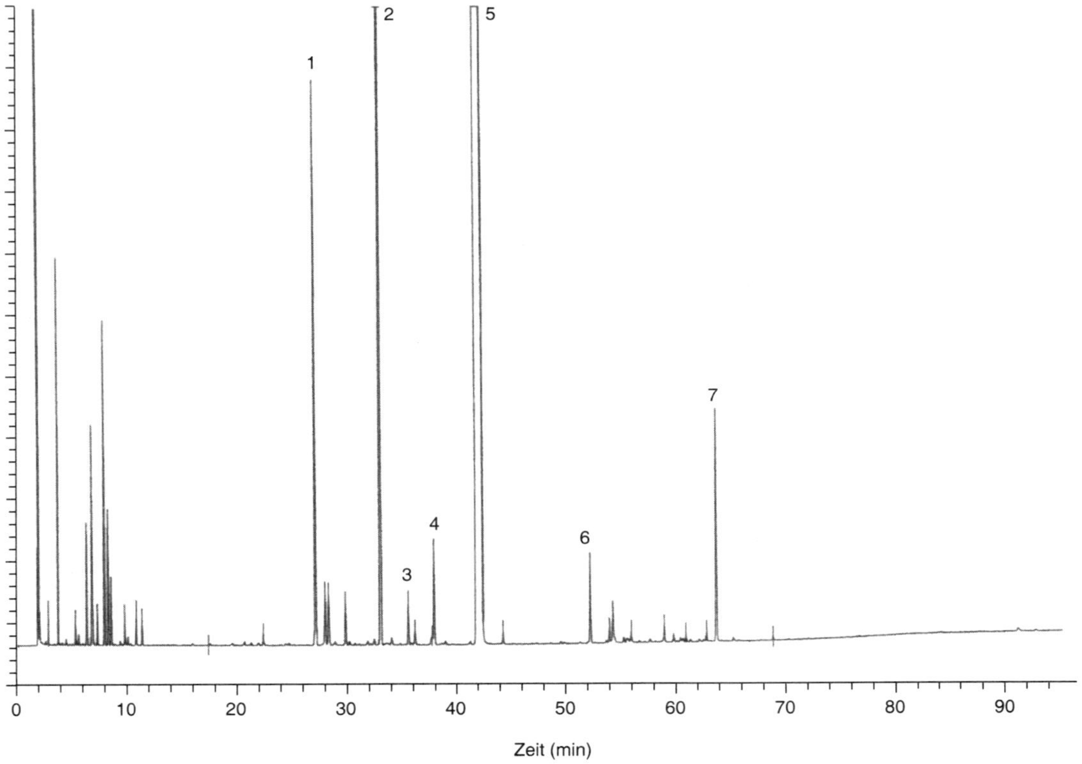

Abb. 2108-1: Chromatogramm für die Prüfung „Chromatographisches Profil" von Sternanisöl

S

Monographien

T

4.08/0954

Temazepam

Temazepamum

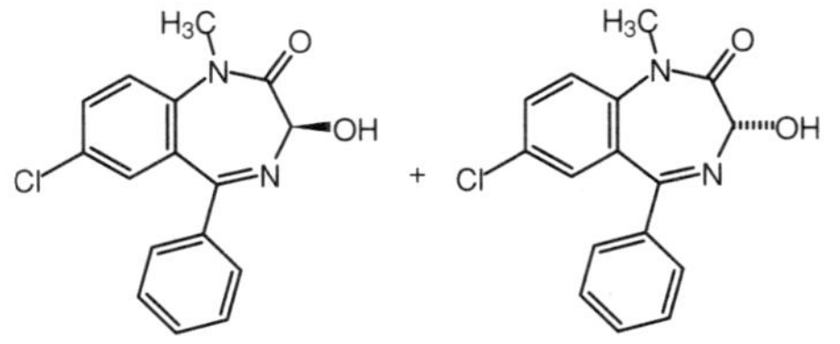

$C_{16}H_{13}ClN_2O_2$ M_r 300,7

Definition

(3*RS*)-7-Chlor-3-hydroxy-1-methyl-5-phenyl-1,3-dihydro-2*H*-1,4-benzodiazepin-2-on

Gehalt: 99,0 bis 101,0 Prozent (getrocknete Substanz)

Eigenschaften

Aussehen: weißes bis fast weißes, kristallines Pulver

Löslichkeit: praktisch unlöslich in Wasser, leicht löslich in Dichlormethan, wenig löslich in Ethanol

Prüfung auf Identität

IR-Spektroskopie (2.2.24)

Vergleich: Temazepam-Referenzspektrum der Ph. Eur.

Prüfung auf Reinheit

Verunreinigung A: höchstens 0,05 Prozent

0,400 g Substanz werden in Dichlormethan *R* zu 20,0 ml gelöst. Die Absorption (2.2.25), bei 409 nm gemessen, darf höchstens 0,30 betragen.

Verwandte Substanzen: Flüssigchromatographie (2.2.29)

Untersuchungslösung: 10,0 mg Substanz werden in einer Mischung von 1 Volumteil Wasser *R* und 9 Volumteilen Methanol *R* zu 50,0 ml gelöst.

Referenzlösung a: 1,0 ml Untersuchungslösung wird mit einer Mischung von 1 Volumteil Wasser *R* und 9 Volumteilen Methanol *R* zu 100,0 ml verdünnt. 2,0 ml dieser Lösung werden mit einer Mischung von 1 Volumteil Wasser *R* und 9 Volumteilen Methanol *R* zu 10,0 ml verdünnt.

Referenzlösung b: 1 mg Oxazepam *R*, 1 mg Temazepam-Verunreinigung F *CRS* und 1 mg Temazepam-Verunreinigung G *CRS* werden in einer Mischung von 1 Volumteil Wasser *R* und 9 Volumteilen Methanol *R* zu 25 ml gelöst.

Referenzlösung c: 1 mg Temazepam-Verunreinigung C *CRS* und 1 mg Temazepam-Verunreinigung D *CRS* werden in einer Mischung von 1 Volumteil Wasser *R* und 9 Volumteilen Methanol *R* zu 25 ml gelöst.

Säule
- Größe: l = 0,15 m, ∅ = 4,6 mm
- Stationäre Phase: nachsilanisiertes, octadecylsilyliertes Kieselgel zur Chromatographie *R* (3,5 µm)

Mobile Phase
- Mobile Phase A: eine Lösung von Natriumdihydrogenphosphat *R* (4,9 g · l^{-1}) und Natriummonohydrogenphosphat *R* (0,63 g · l^{-1}) (pH 5,6)
- Mobile Phase B: Methanol *R*
- Mobile Phase C: Acetonitril *R*

Zeit (min)	Mobile Phase A (% *V/V*)	Mobile Phase B (% *V/V*)	Mobile Phase C (% *V/V*)
0 – 18	54	39	7
18 – 25	54 → 22	39 → 63	7 → 15
25 – 31	22	63	15
31 – 37	22 → 54	63 → 39	15 → 7

Durchflussrate: 1,5 ml · min^{-1}

Detektion: Spektrometer bei 230 nm

Einspritzen: 20 µl

Relative Retention (bezogen auf Temazepam, t_R etwa 16 min)
- Verunreinigung E: etwa 0,55
- Verunreinigung F: etwa 0,67
- Verunreinigung G: etwa 0,73
- Verunreinigung B: etwa 0,8
- Verunreinigung D: etwa 1,2
- Verunreinigung C: etwa 1,3
- Verunreinigung A: etwa 1,5

Eignungsprüfung: Referenzlösung b
- Auflösung: mindestens 1,5 zwischen den Peaks von Verunreinigung F und Verunreinigung G
- Peak-Tal-Verhältnis: mindestens 1,7, wobei H_p die Höhe des Peaks der Verunreinigung G über der Basislinie und H_v die Höhe des niedrigsten Punkts der Kurve über der Basislinie zwischen den Peaks von Verunreinigung G und Verunreinigung B darstellt.

Grenzwerte
- Korrekturfaktoren: Für die Berechnung der Gehalte werden die Peakflächen folgender Verunreinigungen mit dem entsprechenden Korrekturfaktor multipliziert:
  - Verunreinigung F: 3,2
  - Verunreinigung G: 3,1
- Verunreinigungen B, C, D, E, F, G: jeweils nicht größer als die Fläche des Hauptpeaks im Chromatogramm der Referenzlösung a (0,2 Prozent)
- Jede weitere Verunreinigung: jeweils nicht größer als das 0,5fache der Fläche des Hauptpeaks im Chromatogramm der Referenzlösung a (0,1 Prozent)

- Summe aller Verunreinigungen: nicht größer als das 2,5fache der Fläche des Hauptpeaks im Chromatogramm der Referenzlösung a (0,5 Prozent)
- Ohne Berücksichtigung bleiben: Peaks, deren Fläche kleiner ist als das 0,25fache der Fläche des Hauptpeaks im Chromatogramm der Referenzlösung a (0,05 Prozent)

Trocknungsverlust (2.2.32): höchstens 0,5 Prozent, mit 1,000 g Substanz durch 4 h langes Trocknen im Trockenschrank bei 100 bis 105 °C bestimmt

Sulfatasche (2.4.14): höchstens 0,1 Prozent, mit 1,0 g Substanz bestimmt

Gehaltsbestimmung

0,250 g Substanz, in 50 ml Nitroethan *R* gelöst, werden mit Perchlorsäure (0,1 mol · l⁻¹) titriert. Der Endpunkt wird mit Hilfe der Potentiometrie (2.2.20) bestimmt.

1 ml Perchlorsäure (0,1 mol · l^{-1}) entspricht 30,07 mg $C_{16}H_{13}ClN_2O_2$.

Lagerung

Vor Licht geschützt

Verunreinigungen

Spezifizierte Verunreinigungen:

(Beachten Sie den Hinweis zu den „Verunreinigungen" zu Anfang des Bands auf Seite B)

A, B, C, D, E, F, G

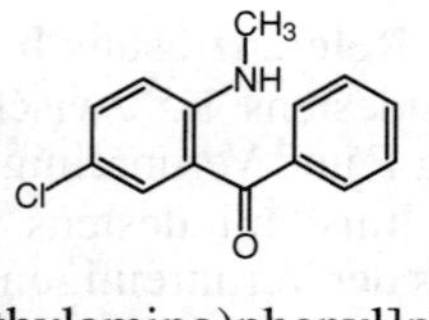

A. [5-Chlor-2-(methylamino)phenyl]phenylmethanon

B. Oxazepam

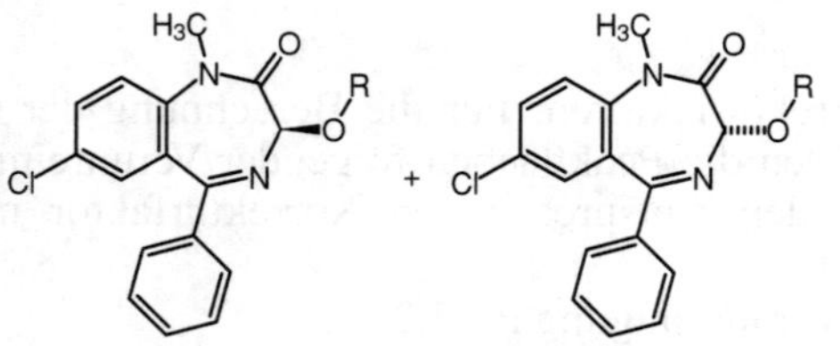

C. R = CO–CH_3:
(3*RS*)-7-Chlor-1-methyl-2-oxo-5-phenyl-2,3-dihydro-1*H*-1,4-benzodiazepin-3-ylacetat

D. R = CH_3:
(3*RS*)-7-Chlor-3-methoxy-1-methyl-5-phenyl-1,3-dihydro-2*H*-1,4-benzodiazepin-2-on

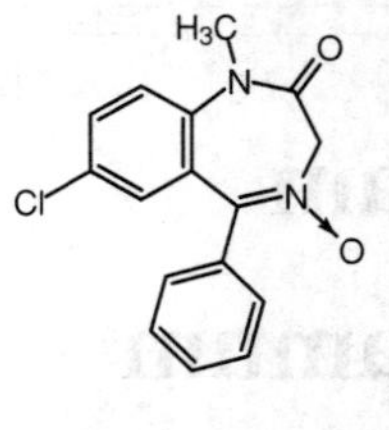

E. 7-Chlor-1-methyl-5-phenyl-1,3-dihydro-2*H*-1,4-benzodiazepin-2-on-4-oxid

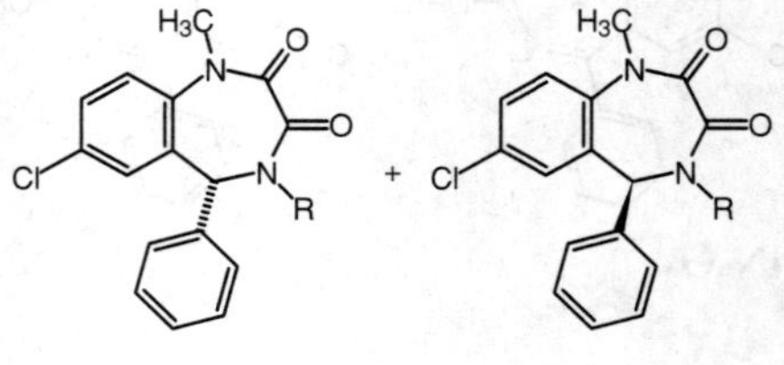

F. R = H:
(5*RS*)-7-Chlor-1-methyl-5-phenyl-4,5-dihydro-1*H*-1,4-benzodiazepin-2,3-dion

G. R = CH_3:
(5*RS*)-7-Chlor-1,4-dimethyl-5-phenyl-4,5-dihydro-1*H*-1,4-benzodiazepin-2,3-dion

4.08/1373

Testosteron

Testosteronum

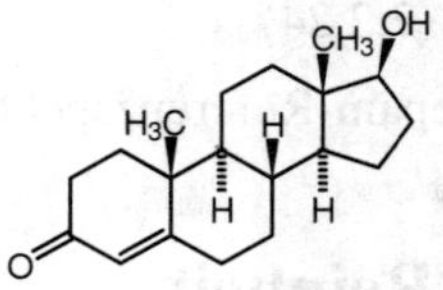

$C_{19}H_{28}O_2$ M_r 288,4

Definition

17β-Hydroxyandrost-4-en-3-on

Gehalt: 97,0 bis 103,0 Prozent (getrocknete Substanz)

Eigenschaften

Aussehen: weißes, kristallines Pulver oder farblose bis gelblich weiße Kristalle

Löslichkeit: praktisch unlöslich in Wasser, leicht löslich in Dichlormethan und Ethanol, praktisch unlöslich in fetten Ölen

Schmelztemperatur: etwa 155 °C

Prüfung auf Identität

IR-Spektroskopie (2.2.24)

Vergleich: Testosteron *CRS*

Prüfung auf Reinheit

Spezifische Drehung (2.2.7): +106 bis +114 (getrocknete Substanz)

0,250 g Substanz werden in wasserfreiem Ethanol *R* zu 25,0 ml gelöst.

Verunreinigungen D, F: Dünnschichtchromatographie (2.2.27)

Untersuchungslösung: 0,100 g Substanz werden in Methanol *R* zu 10 ml gelöst.

Referenzlösung a: 1 mg Stanolon *R* wird in Methanol *R* zu 10 ml gelöst. In 1 ml Lösung werden 10 mg Testosteron zur Identifizierung der Verunreinigung D *CRS* (Testosteron versetzt mit etwa 1 Prozent Verunreinigung D) gelöst.

Referenzlösung b: 1,0 ml Untersuchungslösung wird mit Methanol *R* zu 100,0 ml verdünnt.

Referenzlösung c: 2,0 ml Referenzlösung b werden mit Methanol *R* zu 10,0 ml verdünnt.

Referenzlösung d: 1,0 ml Referenzlösung b wird mit Methanol *R* zu 10,0 ml verdünnt.

Platte: DC-Platte mit Kieselgel F_{254} *R* (6–8 µm)

Vorbehandlung (im Dunkeln): 100 ml Methanol *R* werden mit etwa 5 g pulverisiertem Silbernitrat *R* versetzt. Die Suspension wird 30 min lang gerührt und anschließend filtriert oder dekantiert. Die Platte wird mindestens 30 min lang in die Silbernitrat-Lösung getaucht und anschließend 30 min lang bei 75 °C getrocknet.

Eine vorbehandelte Platte kann im Dunkeln 5 bis 7 Tage lang aufbewahrt werden.

Fließmittel: Essigsäure *R*, wasserfreies Ethanol *R*, Dioxan *R*, Dichlormethan *R* (1:2:10:90 *V/V/V/V*)

Auftragen: 2 µl

Laufstrecke: 3/4 der Platte unter Kammersättigung

Trocknen: 30 min lang bei Raumtemperatur, vor Licht geschützt

Detektion: Die Platte wird mit einer Lösung von 4-Toluolsulfonsäure *R* (200 g · l^{-1}) in wasserfreiem Ethanol *R* besprüht und anschließend 10 min lang bei 105 °C erhitzt. Die Platte wird im ultravioletten Licht bei 365 nm ausgewertet.

Eignungsprüfung: Das Chromatogramm der Referenzlösung a muss deutlich voneinander getrennt 3 Flecke zeigen.
- Verunreinigung D: R_f etwa 0,5
- Testosteron: R_f etwa 0,65
- Verunreinigung F: R_f etwa 0,7

Grenzwerte
- Verunreinigung D: Ein der Verunreinigung D entsprechender Fleck darf nicht größer oder intensiver sein als der Fleck im Chromatogramm der Referenzlösung c (0,2 Prozent)
- Verunreinigung F: Ein der Verunreinigung F entsprechender Fleck darf nicht größer oder intensiver sein als der Fleck im Chromatogramm der Referenzlösung d (0,1 Prozent)

Verwandte Substanzen: Flüssigchromatographie (2.2.29)

Untersuchungslösung: 0,100 g Substanz werden in Methanol *R* zu 10,0 ml gelöst.

Referenzlösung a: 10 mg Testosteron zur Eignungsprüfung *CRS* (enthält Verunreinigungen C und I) werden in 1 ml Methanol *R* gelöst.

Referenzlösung b: 1,0 ml Untersuchungslösung wird mit Methanol *R* zu 20,0 ml verdünnt. 1,0 ml dieser Lösung wird mit Methanol *R* zu 10,0 ml verdünnt.

Referenzlösung c: 2,0 ml Referenzlösung b werden mit Methanol *R* zu 10,0 ml verdünnt.

Säule
- Größe: *l* = 0,25 m, ∅ = 4,6 mm
- Stationäre Phase: nachsilanisiertes, octadecylsilyliertes Kieselgel zur Chromatographie *R* (5 µm), sphärisch, mit einer Porengröße von 15 nm
- Temperatur: 40 °C

Mobile Phase
- Mobile Phase A: Wasser zur Chromatographie *R*, Methanol *R* (45:55 *V/V*)
- Mobile Phase B: Methanol *R*

Zeit (min)	Mobile Phase A (% *V/V*)	Mobile Phase B (% *V/V*)
0 – 4	100	0
4 – 24	100 → 60	0 → 40
24 – 53	60 → 0	40 → 100
53 – 55	0	100
55 – 56	0 → 100	100 → 0
56 – 75	100	0

Durchflussrate: 1,0 ml · min^{-1}

Detektion: Spektrometer bei 254 nm

Einspritzen: 20 µl

Relative Retention (bezogen auf Testosteron, t_R etwa 18 min)
- Verunreinigung G: etwa 0,6
- Verunreinigung H: etwa 0,8
- Verunreinigung A: etwa 0,9
- Verunreinigung I: etwa 0,95
- Verunreinigung C: etwa 1,2
- Verunreinigung E: etwa 1,7
- Verunreinigung J: etwa 2,1
- Verunreinigung B: etwa 2,5

T

Monographien

Eignungsprüfung: Referenzlösung a

– Auflösung: mindestens Basislinientrennung zwischen den Peaks von Verunreinigung I und Testosteron

Grenzwerte

Um die Peaks der Verunreinigungen C und I zu identifizieren, wird das Chromatogramm der Referenzlösung a ausgewertet.

– Korrekturfaktor: Für die Berechnung des Gehalts wird die Peakfläche der Verunreinigung I mit 2,9 multipliziert.
– Verunreinigung C: nicht größer als die Fläche des Hauptpeaks im Chromatogramm der Referenzlösung b (0,5 Prozent)
– Verunreinigung I: nicht größer als das 2fache der Fläche des Hauptpeaks im Chromatogramm der Referenzlösung c (0,2 Prozent)
– Verunreinigungen A, B, E, G, H, J: jeweils nicht größer als die Fläche des Hauptpeaks im Chromatogramm der Referenzlösung c (0,1 Prozent)
– Jede weitere Verunreinigung: jeweils nicht größer als die Fläche des Hauptpeaks im Chromatogramm der Referenzlösung c (0,1 Prozent)
– Summe aller Verunreinigungen: nicht größer als das 1,2fache der Fläche des Hauptpeaks im Chromatogramm der Referenzlösung b (0,6 Prozent)
– Ohne Berücksichtigung bleiben: Peaks, deren Fläche kleiner ist als das 0,5fache der Fläche des Hauptpeaks im Chromatogramm der Referenzlösung c (0,05 Prozent)

Trocknungsverlust (2.2.32): höchstens 1,0 Prozent, mit 0,500 g Substanz durch 2 h langes Trocknen im Trockenschrank bei 100 bis 105 °C bestimmt

Gehaltsbestimmung

50,0 mg Substanz werden in Ethanol 96 % *R* zu 100,0 ml gelöst. 2,0 ml Lösung werden mit Ethanol 96 % *R* zu 100,0 ml verdünnt. Die Absorption (2.2.25) dieser Lösung wird im Maximum bei 241 nm gemessen.

Der Gehalt an $C_{19}H_{28}O_2$ wird mit Hilfe der spezifischen Absorption berechnet ($A_{1\,cm}^{1\,\%} = 569$).

Lagerung

Vor Licht geschützt

Verunreinigungen

Spezifizierte Verunreinigungen:

(Beachten Sie den Hinweis zu den „Verunreinigungen" zu Anfang des Bands auf Seite B)

A, B, C, D, E, F, G, H, I, J

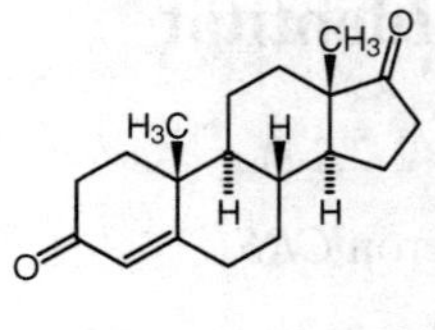

A. Androst-4-en-3,17-dion (Androstendion)

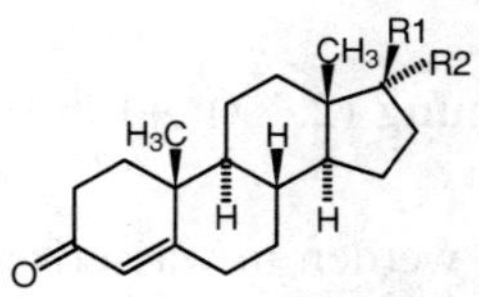

C. R1 + R2 = O, R3 = H, R4 = OH: 17α-Hydroxyandrost-4-en-3-on (Epitestosteron)

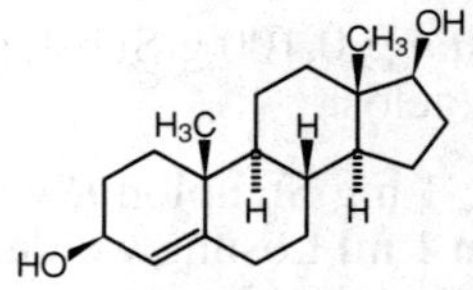

D. Androst-4-en-3β,17β-diol (Δ4-Androstendiol)

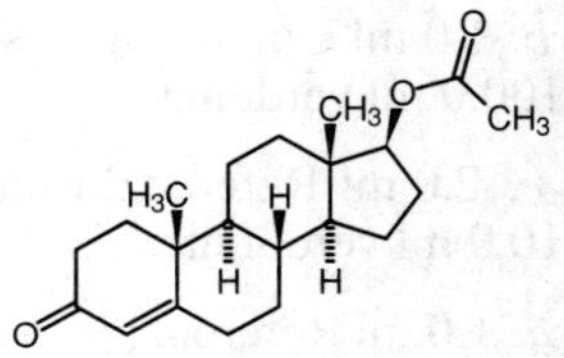

E. 3-Oxoandrost-4-en-17β-ylacetat (Testosteronacetat)

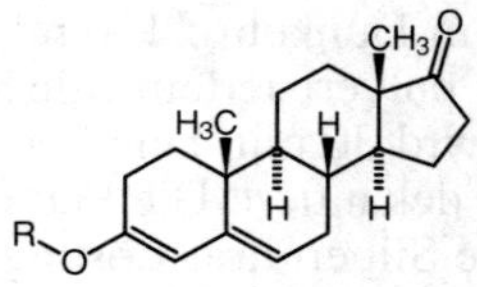

B. R = C_2H_5: 3-Ethoxyandrosta-3,5-dien-17-on (Androstendionethylenolether)

J. R = CH_3: 3-Methoxyandrosta-3,5-dien-17-on (Androstendionmethylenolether)

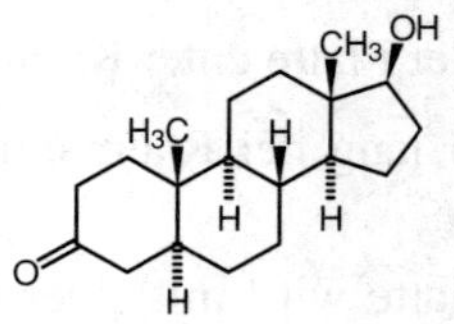

F. 17β-Hydroxy-5α-androstan-3-on (Androstanolon, Stanolon)

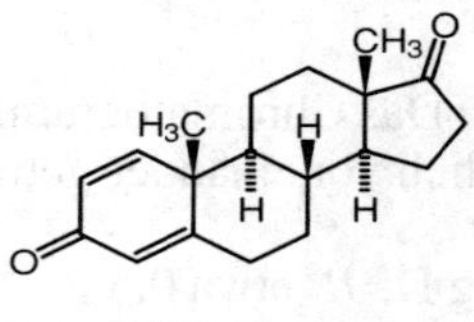

G. Androsta-1,4-dien-3,17-dion (Androstadiendion)

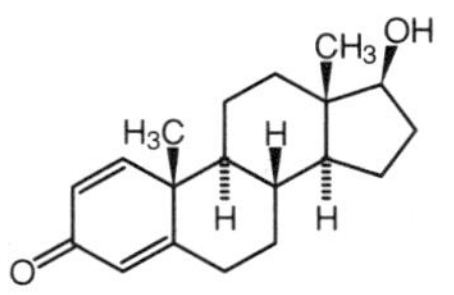

H. 17β-Hydroxyandrosta-1,4-dien-3-on (Boldenon)

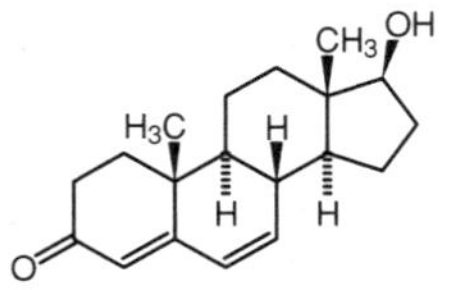

I. 17β-Hydroxyandrosta-4,6-dien-3-on (Δ6-Testosteron)

4.08/1767

Tilidinhydrochlorid-Hemihydrat

Tilidini hydrochloridum hemihydricum

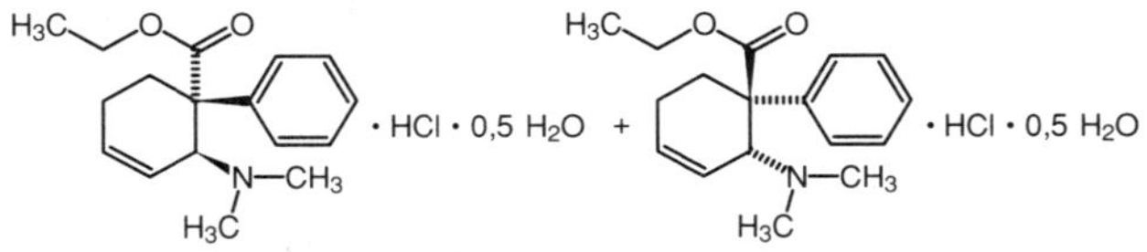

$C_{17}H_{24}ClNO_2 \cdot 0,5\ H_2O$ M_r 318,9

Definition

Ethyl[(1*RS*,2*SR*)-2-(dimethylamino)-1-phenylcyclohex-3-encarboxylat]-hydrochlorid-Hemihydrat

Gehalt: 99,0 bis 101,0 Prozent (wasserfreie Substanz)

Ein geeignetes Antioxidans kann zugesetzt sein.

Eigenschaften

Aussehen: weißes bis fast weißes, kristallines Pulver

Löslichkeit: leicht löslich in Wasser, sehr leicht löslich in Dichlormethan, leicht löslich in Ethanol

Prüfung auf Identität

A. IR-Spektroskopie (2.2.24)

Vergleich: Tilidinhydrochlorid-Hemihydrat-Referenzspektrum der Ph. Eur.

B. Die Substanz gibt die Identitätsreaktion a auf Chlorid (2.3.1).

Prüfung auf Reinheit

Prüflösung: 1,0 g Substanz wird in kohlendioxidfreiem Wasser *R* zu 20 ml gelöst.

Aussehen der Lösung: Die Prüflösung muss klar (2.2.1) und darf nicht stärker gefärbt sein als die Farbvergleichslösung G_7 (2.2.2, Methode II).

Sauer oder alkalisch reagierende Substanzen: Werden 20 ml Prüflösung mit 0,2 ml Natriumhydroxid-Lösung (0,01 mol · l^{-1}) versetzt, darf der pH-Wert der Lösung nicht kleiner als 4,1 sein. Werden 20 ml Prüflösung mit 0,4 ml Salzsäure (0,01 mol · l^{-1}) versetzt, darf der pH-Wert nicht größer als 4,3 sein.

Verwandte Substanzen: Flüssigchromatographie (2.2.29)

Das folgende Chromatogramm dient zur Information.

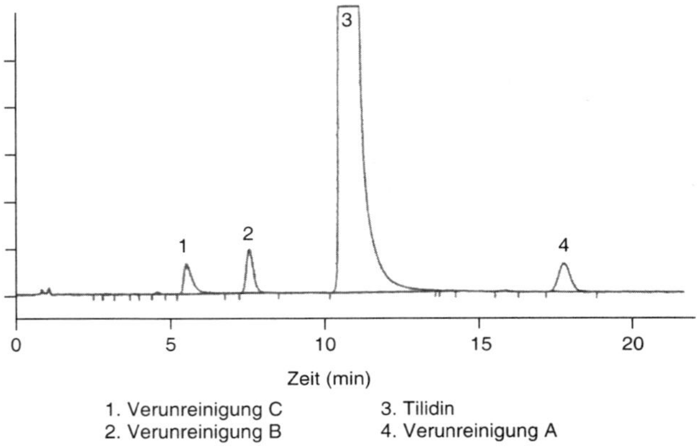

Abb. 1767-1: Chromatogramm für die Prüfung „Verwandte Substanzen" von Tilidinhydrochlorid-Hemihydrat

Untersuchungslösung: 50,0 mg Substanz werden in Wasser *R* zu 50,0 ml gelöst.

Referenzlösung a: 0,5 ml Untersuchungslösung werden mit Wasser *R* zu 100,0 ml verdünnt.

Referenzlösung b: 2,0 ml Referenzlösung a werden mit Wasser *R* zu 10,0 ml verdünnt.

Vorsäule
- Größe: l = 4 mm, ∅ = 4,0 mm
- Stationäre Phase: octadecylsilyliertes Kieselgel zur Chromatographie *R* (5 µm), sphärisch

Säule
- Größe: l = 0,125 m, ∅ = 4,0 mm
- Stationäre Phase: octadecylsilyliertes Kieselgel zur Chromatographie *R* (5 µm), sphärisch

Mobile Phase: Gleiche Volumteile Acetonitril *R* und einer Lösung von Ammoniumcarbonat *R* (0,98 g · l^{-1}) werden gemischt.

Durchflussrate: 0,8 ml · min^{-1}

Detektion: Spektrometer bei 220 nm

Einspritzen: 10 µl

Chromatographiedauer: 2fache Retentionszeit von Tilidin

Relative Retention (bezogen auf Tilidin, t_R etwa 11 min)
- Verunreinigung D: etwa 0,4
- Verunreinigung C: etwa 0,5
- Verunreinigung B: etwa 0,7
- Verunreinigung A: etwa 1,5

Grenzwerte
- Verunreinigungen A, B, C: jeweils nicht größer als die Fläche des Hauptpeaks im Chromatogramm der Referenzlösung a (0,5 Prozent)
- Jede weitere Verunreinigung: jeweils nicht größer als die Fläche des Hauptpeaks im Chromatogramm der Referenzlösung b (0,1 Prozent)
- Summe aller Verunreinigungen: nicht größer als die Fläche des Hauptpeaks im Chromatogramm der Referenzlösung a (0,5 Prozent)
- Ohne Berücksichtigung bleiben: Peaks, deren Fläche kleiner ist als das 0,5fache der Fläche des Hauptpeaks im Chromatogramm der Referenzlösung b (0,05 Prozent)

Schwermetalle (2.4.8): höchstens 20 ppm

2,0 g Substanz werden in 20 ml Wasser *R* gelöst. 12 ml Lösung müssen der Grenzprüfung A entsprechen. Zur Herstellung der Referenzlösung wird die Blei-Lösung (2 ppm Pb) *R* verwendet.

Wasser (2.5.12): 2,5 bis 3,1 Prozent, mit 0,300 g Substanz bestimmt

Bakterien-Endotoxine (2.6.14): weniger als 0,25 I.E. Bakterien-Endotoxine je Milligramm Tilidinhydrochlorid-Hemihydrat zur Herstellung von Parenteralia, das dabei keinem weiteren geeigneten Verfahren zur Beseitigung von Bakterien-Endotoxinen unterworfen wird

Gehaltsbestimmung

0,250 g Substanz, in einer Mischung von 10 ml wasserfreier Essigsäure *R* und 50 ml Acetanhydrid *R* gelöst, werden mit Perchlorsäure (0,1 mol · l^{-1}) titriert. Der Endpunkt wird mit Hilfe der Potentiometrie (2.2.20) bestimmt.

1 ml Perchlorsäure (0,1 mol · l^{-1}) entspricht 30,99 mg $C_{17}H_{24}ClNO_2$.

Lagerung

Vor Licht geschützt

Beschriftung

Die Beschriftung gibt, falls zutreffend, an,
- dass die Substanz frei von Bakterien-Endotoxinen ist
- Name und Konzentration jedes zugesetzten Antioxidans.

Verunreinigungen

Spezifizierte Verunreinigungen:
(Beachten Sie den Hinweis zu den „Verunreinigungen" zu Anfang des Bands auf Seite B)

A, B, C

Andere bestimmbare Verunreinigungen:

D

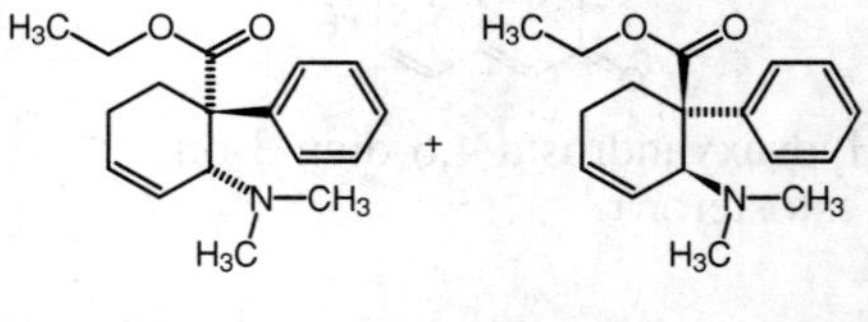

A. Ethyl[(1*RS*,2*RS*)-2-(dimethylamino)-1-phenylcyclohex-3-encarboxylat]

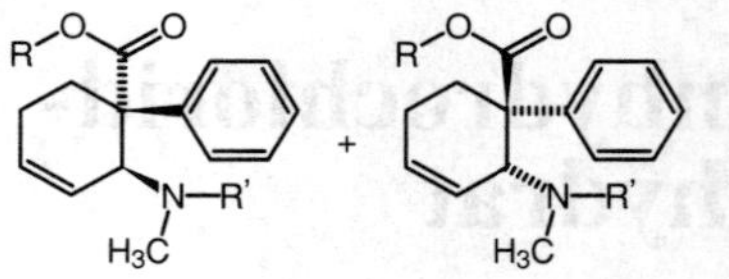

B. R = R′ = CH_3:
Methyl[(1*RS*,2*SR*)-2-(dimethylamino)-1-phenylcyclohex-3-encarboxylat]

C. R = C_2H_5, R′ = H:
Ethyl[(1*RS*,2*SR*)-2-(methylamino)-1-phenylcyclohex-3-encarboxylat]

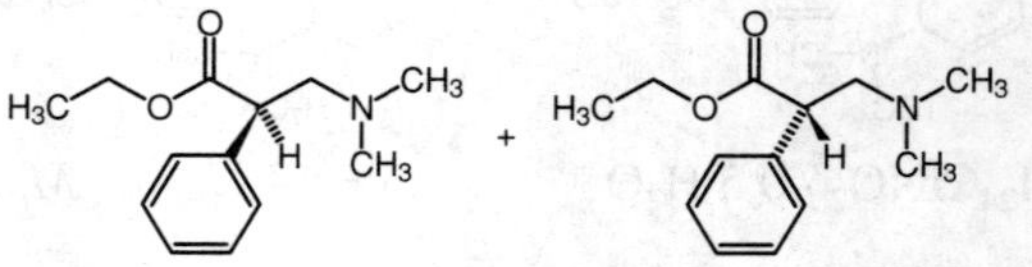

D. Ethyl[(2*RS*)-3-(dimethylamino)-2-phenylpropanoat]

4.08/1770

Tributylacetylcitrat

Tributylis acetylcitras

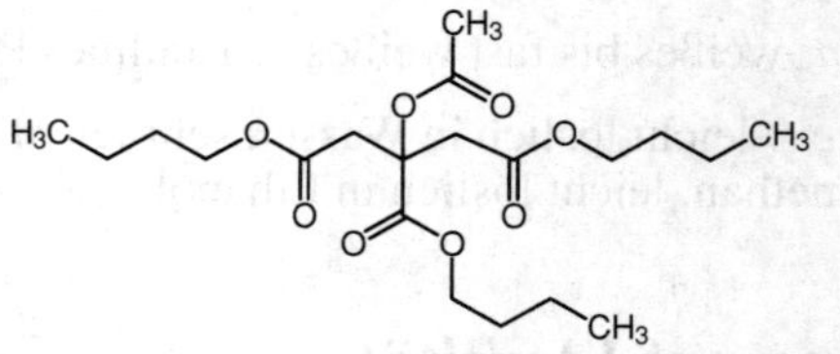

$C_{20}H_{34}O_8$ M_r 402,5

Definition

Tributyl[2-(acetyloxy)propan-1,2,3-tricarboxylat]

Gehalt: 99,0 bis 101,0 Prozent (wasserfreie Substanz)

Eigenschaften

Aussehen: klare, ölige Flüssigkeit

Löslichkeit: nicht mischbar mit Wasser, mischbar mit Dichlormethan und Ethanol

Prüfung auf Identität

IR-Spektroskopie (2.2.24)

Vergleich: Tributylacetylcitrat-Referenzspektrum der Ph. Eur.

Prüfung auf Reinheit

Aussehen: Die Substanz muss klar (2.2.1) und darf nicht stärker gefärbt sein als die Farbvergleichslösung BG_6 (2.2.2, Methode II).

Sauer reagierende Substanzen: 10 g Substanz werden mit 10 ml zuvor neutralisiertem Ethanol 96 % *R* verdünnt und mit 0,5 ml Bromthymolblau-Lösung *R* 2 versetzt. Bis zum Farbumschlag nach Blau dürfen höchstens 0,3 ml Natriumhydroxid-Lösung (0,1 mol · l^{-1}) verbraucht werden.

Brechungsindex (2.2.6): 1,442 bis 1,445

Verwandte Substanzen: Gaschromatographie (2.2.28)

Untersuchungslösung: 1,0 g Substanz wird in Dichlormethan *R* zu 20,0 ml gelöst.

Referenzlösung a: 50 mg Substanz und 50 mg Tributylcitrat *R* werden in Dichlormethan *R* zu 20,0 ml gelöst.

Referenzlösung b: 1,0 ml Untersuchungslösung wird mit Dichlormethan *R* zu 20,0 ml verdünnt. 1,0 ml dieser Lösung wird mit Dichlormethan *R* zu 25,0 ml verdünnt.

Säule
- Material: Quarzglas
- Größe: l = 30 m, ∅ = 0,53 mm
- Stationäre Phase: Poly[(cyanopropyl)methylphenylmethyl]siloxan *R* (Filmdicke 1,0 µm)

Trägergas: Helium zur Chromatographie *R*

Lineare Strömungsgeschwindigkeit: 36 cm · s^{-1}

Splitverhältnis: 1:20

Temperatur
- Säule: 200 °C
- Probeneinlass und Detektor: 250 °C

Detektion: Flammenionisation

Einspritzen: 1 µl

Chromatographiedauer: 2fache Retentionszeit von Tributylacetylcitrat

Relative Retention (bezogen auf Tributylacetylcitrat, t_R etwa 26 min)
- Verunreinigung B: etwa 0,83
- Verunreinigung A: etwa 0,87

Eignungsprüfung: Referenzlösung a
- Auflösung: mindestens 2,0 zwischen den Peaks von Verunreinigung A und Tributylacetylcitrat

Grenzwerte
- Verunreinigungen A, B: jeweils nicht größer als die Fläche des Hauptpeaks im Chromatogramm der Referenzlösung b (0,2 Prozent)
- Jede weitere Verunreinigung: jeweils nicht größer als das 0,5fache der Fläche des Hauptpeaks im Chromatogramm der Referenzlösung b (0,1 Prozent)
- Summe aller Verunreinigungen: nicht größer als das 2,5fache der Fläche des Hauptpeaks im Chromatogramm der Referenzlösung b (0,5 Prozent)
- Ohne Berücksichtigung bleiben: Peaks, deren Fläche kleiner ist als das 0,25fache der Fläche des Hauptpeaks im Chromatogramm der Referenzlösung b (0,05 Prozent)

Schwermetalle (2.4.8): höchstens 10 ppm

2,0 g Substanz müssen der Grenzprüfung F entsprechen. Zur Herstellung der Referenzlösung werden 2 ml Blei-Lösung (10 ppm Pb) *R* verwendet.

Wasser (2.5.12): höchstens 0,25 Prozent, mit 2,00 g Substanz bestimmt

Sulfatasche (2.4.14): höchstens 0,1 Prozent, mit 1,0 g Substanz bestimmt

Gehaltsbestimmung

1,500 g Substanz werden in einem 250-ml-Rundkolben aus Borosilicatglas mit 25 ml 2-Propanol *R*, 50 ml Wasser *R*, 25,0 ml Natriumhydroxid-Lösung (1 mol · l^{-1}) und einigen Glasperlen versetzt. Die Mischung wird 1 h lang zum Rückfluss erhitzt, erkalten gelassen und nach Zusatz von 1 ml Phenolphthalein-Lösung *R* 1 mit Salzsäure (1 mol · l^{-1}) titriert. Eine Blindtitration wird durchgeführt.

1 ml Natriumhydroxid-Lösung (1 mol · l^{-1}) entspricht 100,6 mg $C_{20}H_{34}O_8$.

Verunreinigungen

Spezifizierte Verunreinigungen:

(Beachten Sie den Hinweis zu den „Verunreinigungen" zu Anfang des Bands auf Seite B)

A, B

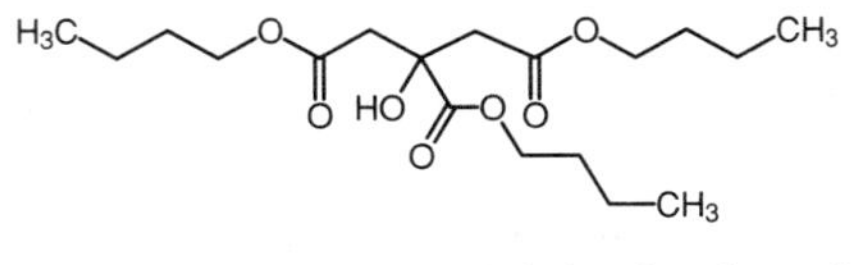

A. Tributyl(2-hydroxypropan-1,2,3-tricarboxylat) (Tributylcitrat)

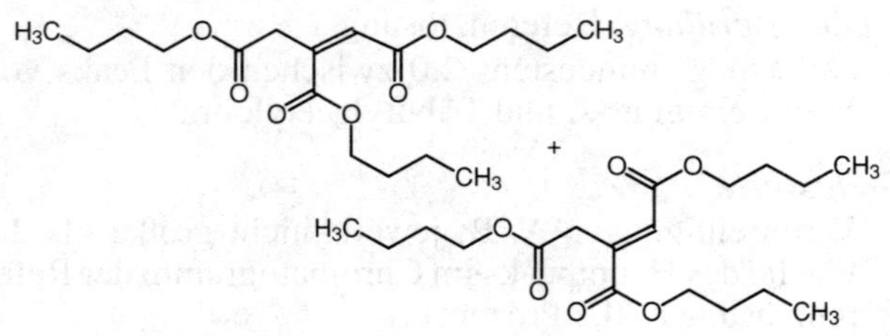

B. Tributyl(propen-1,2,3-tricarboxylat)
(Tributylaconitat)

4.08/1377

Triflusal

Triflusalum

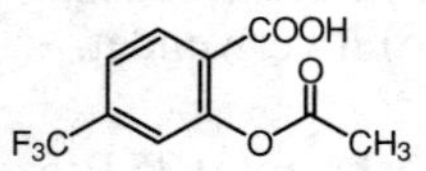

$C_{10}H_7F_3O_4$ M_r 248,2

Definition

2-(Acetoxy)-4-(trifluormethyl)benzoesäure

Gehalt: 98,5 bis 101,5 Prozent (getrocknete Substanz)

Eigenschaften

Aussehen: weißes bis fast weißes, kristallines Pulver

Löslichkeit: praktisch unlöslich in Wasser, sehr leicht löslich in wasserfreiem Ethanol, leicht löslich in Dichlormethan

Schmelztemperatur: etwa 118 °C, unter Zersetzung

Prüfung auf Identität

IR-Spektroskopie (2.2.24)

Probenvorbereitung: Presslinge

Vergleich: Triflusal *CRS*

Prüfung auf Reinheit

Verwandte Substanzen: Flüssigchromatographie (2.2.29)

Untersuchungslösung: 0,20 g Substanz werden in Acetonitril *R* zu 20,0 ml gelöst.
Die Lösung wird unmittelbar vor Gebrauch hergestellt.

Referenzlösung a: 5,0 mg Triflusal-Verunreinigung B *CRS* werden in Acetonitril *R* zu 10,0 ml gelöst.

Referenzlösung b: 1,0 ml Referenzlösung a wird mit Acetonitril *R* zu 25,0 ml verdünnt.

Referenzlösung c: 2,5 mg Substanz werden in Acetonitril *R* gelöst. Die Lösung wird mit 5 ml Referenzlösung a versetzt und mit Acetonitril *R* zu 10 ml verdünnt.
Die Lösung wird unmittelbar vor Gebrauch hergestellt.

Säule
- Größe: l = 0,15 m, ∅ = 4,0 mm
- Stationäre Phase: octadecylsilyliertes Kieselgel zur Chromatographie *R* (4 bis 5 µm)

Mobile Phase
- Mobile Phase A: Acetonitril *R*
- Mobile Phase B: eine 0,5-prozentige Lösung (*V/V*) von Phosphorsäure 85 % *R*

Zeit (min)	Mobile Phase A (% *V/V*)	Mobile Phase B (% *V/V*)
0 – 20	20 → 70	80 → 30
20 – 25	70	30
25 – 26	70 → 20	30 → 80
26 – 30	20	80

Durchflussrate: 1,2 ml · min^{-1}

Detektion: Spektrometer bei 237 nm

Einspritzen: 10 µl; Untersuchungslösung, Referenzlösungen b und c

Relative Retention (bezogen auf Triflusal, t_R etwa 13 min)
- Verunreinigung A: etwa 0,3
- Verunreinigung B: etwa 1,2
- Verunreinigung C: etwa 1,3
- Verunreinigung D: etwa 1,6

Eignungsprüfung: Referenzlösung c
- Auflösung: mindestens 3,0 zwischen den Peaks von Triflusal und Verunreinigung B

Grenzwerte
- Verunreinigung B: nicht größer als das 1,5fache der Fläche des entsprechenden Peaks im Chromatogramm der Referenzlösung b (0,3 Prozent)
- Summe aller Verunreinigungen ohne Verunreinigung B: nicht größer als das 0,5fache der Fläche des Peaks der Verunreinigung B im Chromatogramm der Referenzlösung b (0,1 Prozent)
- Ohne Berücksichtigung bleiben: Peaks, deren Fläche kleiner ist als das 0,1fache der Fläche des Peaks der Verunreinigung B im Chromatogramm der Referenzlösung b (0,02 Prozent)

Schwermetalle (2.4.8): höchstens 10 ppm

2,0 g Substanz werden in 12 ml Ethanol 96 % *R* gelöst. Die Lösung wird mit Wasser *R* zu 20 ml verdünnt. 12 ml dieser Lösung müssen der Grenzprüfung B entsprechen. Zur Herstellung der Referenzlösung wird eine Blei-Lösung (1 ppm Pb) verwendet, die durch Verdünnen der Blei-Lösung (100 ppm Pb) *R* mit einer Mischung von 2 Volumteilen Wasser *R* und 3 Volumteilen Ethanol 96 % *R* erhalten wird.

Trocknungsverlust (2.2.32): höchstens 0,5 Prozent, mit 1,000 g Substanz durch Trocknen im Exsikkator im Vakuum über Phosphor(V)-oxid *R* bestimmt

Sulfatasche (2.4.14): höchstens 0,1 Prozent, mit 1,0 g Substanz in einem Platintiegel bestimmt

Gehaltsbestimmung

0,200 g Substanz, in 50 ml wasserfreiem Ethanol *R* gelöst, werden mit Natriumhydroxid-Lösung (0,1 mol · l^{-1}) titriert. Der Endpunkt wird mit Hilfe der Potentiometrie (2.2.20) bestimmt.

1 ml Natriumhydroxid-Lösung (0,1 mol · l^{-1}) entspricht 24,82 mg $C_{10}H_7F_3O_4$.

Lagerung

Dicht verschlossen, bei höchstens 25 °C

Verunreinigungen

Spezifizierte Verunreinigungen:

(Beachten Sie den Hinweis zu den „Verunreinigungen“ zu Anfang des Bands auf Seite B)

B

Andere bestimmbare Verunreinigungen:

A, C, D

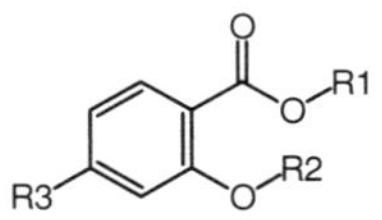

A. R1 = H, R2 = CO–CH_3, R3 = CO_2H:
2-(Acetoxy)benzol-1,4-dicarbonsäure
(2-Acetoxyterephthalsäure)

B. R1 = R2 = H, R3 = CF_3:
2-Hydroxy-4-(trifluormethyl)benzoesäure
(4-Trifluormethylsalicylsäure)

C. R1 = R2 = CO–CH_3, R3 = CF_3:
[2-Acetoxy-4-(trifluormethyl)benzoesäure]essigsäureanhydrid

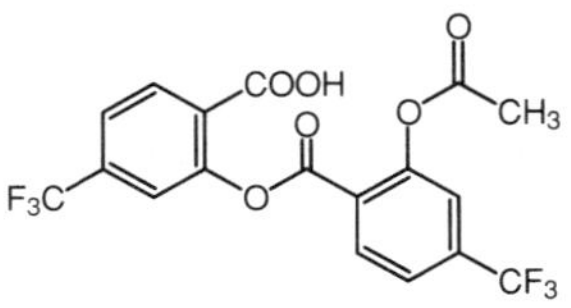

D. 2-[[2-(Acetoxy)-4-(trifluormethyl)benzoyl]oxy]-4-(trifluormethyl)benzoesäure

4.08/1662

Tyrothricin

Tyrothricinum

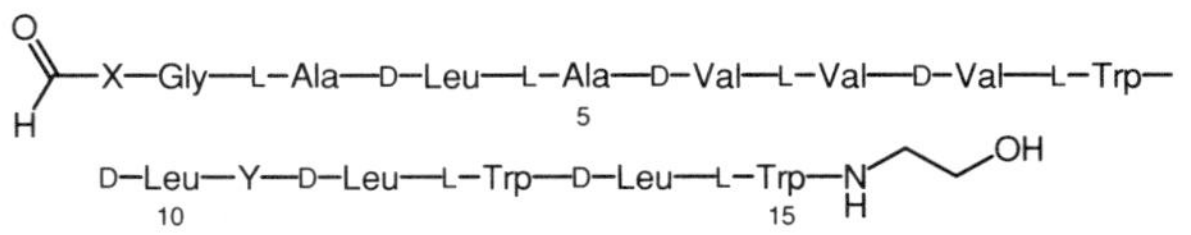

Gramicidin	Summenformel	M_r	X	Y
A1	$C_{99}H_{140}N_{20}O_{17}$	1882	L-Val	L-Trp
A2	$C_{100}H_{142}N_{20}O_{17}$	1896	L-Ile	L-Trp
C1	$C_{97}H_{139}N_{19}O_{18}$	1859	L-Val	L-Tyr
C2	$C_{98}H_{141}N_{19}O_{18}$	1873	L-Ile	L-Tyr

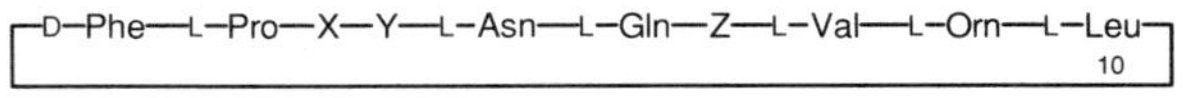

Tyrocidin	Summenformel	M_r	X	Y	Z
A	$C_{66}H_{88}N_{13}O_{13}$	1271	L-Phe	D-Phe	L-Tyr
B	$C_{68}H_{89}N_{14}O_{13}$	1311	L-Trp	D-Phe	L-Tyr
C	$C_{70}H_{90}N_{15}O_{13}$	1350	L-Trp	D-Trp	L-Tyr
D	$C_{72}H_{91}N_{16}O_{12}$	1373	L-Trp	D-Trp	L-Trp
E	$C_{66}H_{88}N_{13}O_{12}$	1255	L-Phe	D-Phe	L-Phe

Definition

Gemisch aus antimikrobiell wirksamen, linearen und zyklischen Polypeptiden, die aus dem Fermentationsmedium von *Bacillus brevis* Dubos isoliert werden. Das Gemisch besteht hauptsächlich aus Gramicidinen und Tyrocidinen wie vorstehend beschrieben; verwandte Bestandteile können in kleineren Anteilen vorhanden sein.

Wirksamkeit: 180 bis 280 I.E. je Milligramm (getrocknete Substanz)

Eigenschaften

Aussehen: weißes bis fast weißes Pulver

Löslichkeit: praktisch unlöslich in Wasser, löslich in Ethanol und Methanol

Prüfung auf Identität

1: B
2: A

A. Dünnschichtchromatographie (2.2.27)

Untersuchungslösung: 5 mg Substanz werden in 4,0 ml Ethanol 96 % *R* gelöst.

Referenzlösung: 5 mg Tyrothricin *CRS* werden in 4,0 ml Ethanol 96 % *R* gelöst.

Platte: DC-Platte mit Kieselgel F_{254} *R*

T

Monographien

Fließmittel: Methanol *R*, 1-Butanol *R*, Wasser *R*, Essigsäure *R*, Butylacetat *R* (2,5:7,5:12:20:40 *V/V/V/V/V*)

Auftragen: 1 µl

Laufstrecke: 2/3 der Platte

Trocknen: im Warmluftstrom

Detektion A: im ultravioletten Licht bei 254 nm

Ergebnis A: Die Hauptflecke oder die Gruppen von Hauptflecken im Chromatogramm der Untersuchungslösung entsprechen in Bezug auf Lage und Größe den Hauptflecken oder den Gruppen von Hauptflecken im Chromatogramm der Referenzlösung. Die obere Gruppe entspricht den Gramicidinen, die untere Gruppe den Tyrocidinen.

Detektion B: Die Platte wird mit Dimethylaminobenzaldehyd-Lösung *R* 2 besprüht und anschließend im Warmluftstrom erhitzt, bis Flecke erscheinen.

Eignungsprüfung: Referenzlösung
- Das Chromatogramm muss deutlich voneinander getrennt 2 Flecke oder Gruppen von Flecken zeigen.

Ergebnis B: Die Hauptflecke oder die Gruppen von Hauptflecken im Chromatogramm der Untersuchungslösung entsprechen in Bezug auf Lage, Farbe und Größe den Hauptflecken oder den Gruppen von Hauptflecken im Chromatogramm der Referenzlösung. Die obere Gruppe entspricht den Gramicidinen, die untere Gruppe den Tyrocidinen.

B. Die Substanz entspricht der Prüfung „Zusammensetzung" (siehe „Prüfung auf Reinheit").

Prüfung auf Reinheit

Zusammensetzung: Flüssigchromatographie (2.2.29) mit Hilfe des Verfahrens „Normalisierung"

Die Lösungen müssen unmittelbar vor Gebrauch hergestellt werden.

Untersuchungslösung: 25 mg Substanz werden in 10 ml Methanol *R* gelöst. Die Lösung wird mit der mobilen Phase zu 25,0 ml verdünnt.

Referenzlösung a: 25 mg Tyrothricin *CRS* werden in 10 ml Methanol *R* gelöst. Die Lösung wird mit der mobilen Phase zu 25,0 ml verdünnt.

Referenzlösung b: 1,0 ml Referenzlösung a wird mit der mobilen Phase zu 50,0 ml verdünnt.

Säule
- Größe: l = 0,25 m, ∅ = 4,6 mm
- Stationäre Phase: octadecylsilyliertes Kieselgel zur Chromatographie *R* (5 µm)
- Temperatur: 60 °C

Mobile Phase: Lösung von Ammoniumsulfat *R* (0,79 g · l^{-1}), Methanol *R* (25:75 *V/V*)

Durchflussrate: 1,2 ml · min^{-1}

Detektion: Spektrometer bei 280 nm

Einspritzen: 25 µl

Chromatographiedauer: 6fache Retentionszeit von Gramicidin A1. Das Chromatogramm der Referenzlösung a und das mitgelieferte Chromatogramm von Tyrothricin *CRS* werden zur Identifizierung der dem Gramicidin A1, dem Gramicidin A2 und den Tyrocidinen entsprechenden Peaks verwendet.

Relative Retention (bezogen auf Gramicidin A1, t_R etwa 10 min)
- Gramicidin C1: etwa 0,8
- Gramicidin C2: etwa 0,9
- Gramicidin A2: etwa 1,1
- Tyrocidine: etwa 1,5 bis 6

Eignungsprüfung: Referenzlösung a
- Auflösung: mindestens 1,5 zwischen den Peaks von Gramicidin A1 und Gramicidin A2

Zusammensetzung
- Summe der Gramicidine: 25 bis 50 Prozent
- Summe der Tyrocidine: 50 bis 70 Prozent
- Gesamtsumme: mindestens 85 Prozent
- Ohne Berücksichtigung bleiben: Peaks, deren Fläche kleiner ist als die Summe der Flächen der den Gramicidinen entsprechenden Peaks im Chromatogramm der Referenzlösung b

Trocknungsverlust (2.2.32): höchstens 4,0 Prozent, mit 1,000 g Substanz durch 3 h langes Trocknen bei 60 °C im Hochvakuum bestimmt

Sulfatasche (2.4.14): höchstens 1,5 Prozent, mit 1,0 g Substanz bestimmt

Wertbestimmung

Die Bestimmung erfolgt nach „Mikrobiologische Wertbestimmung von Antibiotika" (2.7.2) unter Anwendung der turbidimetrischen Methode und mit Gramicidin *CRS* als Referenzsubstanz.

Untersuchungslösung: Eine Lösung von Tyrothricin, die etwa dieselbe Menge Gramicidin enthält wie die entsprechende Lösung von Gramicidin *CRS*, das heißt in 5fach höherer Konzentration, wird hergestellt.

Lagerung

Dicht verschlossen, vor Licht geschützt

V

4.08/0573

Verapamilhydrochlorid

Verapamili hydrochloridum

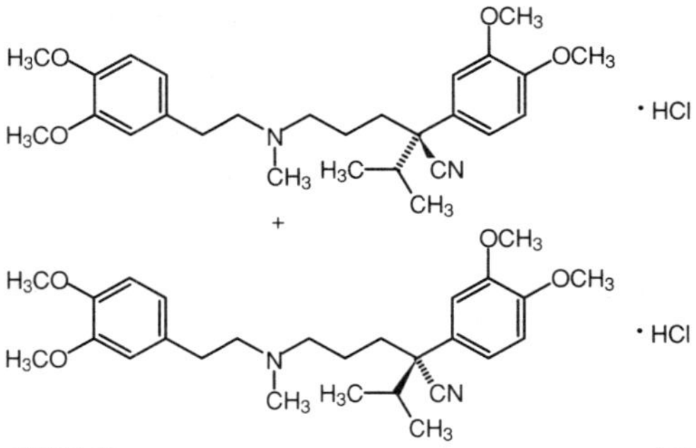

$C_{27}H_{39}ClN_2O_4$ M_r 491,1

Definition

Verapamilhydrochlorid enthält mindestens 99,0 und höchstens 101,0 Prozent (2*RS*)-2-(3,4-Dimethoxyphenyl)-5-[[2-(3,4-dimethoxyphenyl)ethyl](methyl)amino]-2-(1-methylethyl)pentannitril-hydrochlorid, berechnet auf die getrocknete Substanz.

Eigenschaften

Weißes, kristallines Pulver; löslich in Wasser, leicht löslich in Methanol, wenig löslich in Ethanol

Die Substanz schmilzt bei etwa 144 °C.

Prüfung auf Identität

1: B, D
2: A, C, D

A. 20,0 mg Substanz werden in Salzsäure (0,01 mol·l⁻¹) zu 100,0 ml gelöst. 5,0 ml Lösung werden mit Salzsäure (0,01 mol · l⁻¹) zu 50,0 ml verdünnt. Diese Lösung, zwischen 210 und 340 nm gemessen, zeigt Absorptionsmaxima (2.2.25) bei 229 und 278 nm und eine Schulter bei 282 nm. Das Verhältnis der Absorption im Maximum bei 278 nm zu der im Maximum bei 229 nm beträgt 0,35 bis 0,39.

B. Die Prüfung erfolgt mit Hilfe der IR-Spektroskopie (2.2.24) durch Vergleich des Spektrums der Substanz mit dem von Verapamilhydrochlorid *CRS*. Die Prüfung erfolgt mit Hilfe von Presslingen.

C. Die Prüfung erfolgt mit Hilfe der Dünnschichtchromatographie (2.2.27) unter Verwendung einer Schicht eines geeigneten Kieselgels, das einen Fluoreszenzindikator mit intensivster Anregung der Fluoreszenz bei 254 nm enthält.

Untersuchungslösung: 10 mg Substanz werden in Dichlormethan *R* zu 5 ml gelöst.

Referenzlösung a: 20 mg Verapamilhydrochlorid *CRS* werden in Dichlormethan *R* zu 10 ml gelöst.

Referenzlösung b: 5 mg Papaverinhydrochlorid *CRS* werden in Referenzlösung a zu 5 ml gelöst.

Auf die Platte werden 5 µl jeder Lösung aufgetragen. Die Chromatographie erfolgt mit einer Mischung von 15 Volumteilen Diethylamin *R* und 85 Volumteilen Cyclohexan *R* über eine Laufstrecke von 15 cm. Die Platte wird an der Luft trocknen gelassen und im ultravioletten Licht bei 254 nm ausgewertet. Der Hauptfleck im Chromatogramm der Untersuchungslösung entspricht in Bezug auf Lage und Größe dem Hauptfleck im Chromatogramm der Referenzlösung a. Die Prüfung darf nur ausgewertet werden, wenn das Chromatogramm der Referenzlösung b deutlich voneinander getrennt 2 Hauptflecke zeigt.

D. Die Substanz gibt die Identitätsreaktion b auf Chlorid (2.3.1).

Prüfung auf Reinheit

Prüflösung: 1,0 g Substanz wird unter Erwärmen in kohlendioxidfreiem Wasser *R* zu 20,0 ml gelöst.

Aussehen der Lösung: Die Prüflösung muss klar (2.2.1) und farblos (2.2.2, Methode II) sein.

pH-Wert (2.2.3): Der pH-Wert der Prüflösung muss zwischen 4,5 und 6,0 liegen.

Optische Drehung (2.2.7): Der Drehungswinkel, an der Prüflösung bestimmt, muss –0,10 bis +0,10° betragen.

Verwandte Substanzen: Die Prüfung erfolgt mit Hilfe der Flüssigchromatographie (2.2.29).

Untersuchungslösung: 25,0 mg Substanz werden in der mobilen Phase der Anfangszusammensetzung zu 10,0 ml gelöst.

Referenzlösung a: 5 mg Verapamilhydrochlorid *CRS,* 5 mg Verapamil-Verunreinigung I *CRS* und 5 mg Verapamil-Verunreinigung M *CRS* werden in der mobilen Phase der Anfangszusammensetzung zu 20 ml gelöst. 1 ml Lösung wird mit der mobilen Phase der Anfangszusammensetzung zu 10 ml verdünnt.

Referenzlösung b: 1,0 ml Untersuchungslösung wird mit der mobilen Phase der Anfangszusammensetzung zu 100,0 ml verdünnt. 1,0 ml dieser Lösung wird mit der mobilen Phase der Anfangszusammensetzung zu 10,0 ml verdünnt.

Die Chromatographie kann durchgeführt werden mit
– einer Säule aus rostfreiem Stahl von 0,25 m Länge und 4,6 mm innerem Durchmesser, gepackt mit nach-

V

Monographien

silanisiertem, hexadecanoylamidopropylsilyliertem Kieselgel zur Chromatographie *R* (5 µm)

– einer mobilen Phase bei einer Durchflussrate von 1,5 ml je Minute unter Einsatz eines isokratischen Programms in 2 Schritten unter folgenden Bedingungen:

Mobile Phase A: eine Lösung von Kaliummonohydrogenphosphat *R* (6,97 g · l^{-1}), die zuvor mit Phosphorsäure 85 % *R* auf einen pH-Wert von 7,20 eingestellt wurde

Mobile Phase B: Acetonitril *R*

Zeit (min)	Mobile Phase A (% *V/V*)	Mobile Phase B (% *V/V*)	Erläuterungen
0 – 22	63	37	erster isokratischer Schritt
22 – 27	63 → 35	37 → 65	Übergang zum zweiten isokratischen Schritt
27 – 35	35	65	zweiter isokratischer Schritt
35 – 36	35 → 63	65 → 37	Rückkehr zur Anfangszusammensetzung
36 – 50	63	37	Äquilibrierung

– einem Spektrometer als Detektor bei einer Wellenlänge von 278 nm.

Die Säule wird mit der mobilen Phase der Anfangszusammensetzung etwa 60 min lang äquilibriert.

10 µl Referenzlösung a werden eingespritzt. Wird das Chromatogramm unter den vorgeschriebenen Bedingungen aufgezeichnet, so betragen die Retentionszeiten für Verapamil etwa 16 min, für Verunreinigung I etwa 21 min und für Verunreinigung M, die einen Doppelpeak ergibt, etwa 32 min.

Die Prüfung darf nur ausgewertet werden, wenn die Auflösung zwischen den Peaks von Verapamil und Verunreinigung I mindestens 5,0 beträgt und wenn Verunreinigung M von der Säule eluiert worden ist.

Die Empfindlichkeit des Systems wird so eingestellt, dass die Höhe des Hauptpeaks im Chromatogramm mit 10 µl Referenzlösung b mindestens 15 Prozent des maximalen Ausschlags beträgt.

Je 10 µl Untersuchungslösung und Referenzlösung b werden eingespritzt.

Im Chromatogramm der Untersuchungslösung darf keine Peakfläche, mit Ausnahme der des Hauptpeaks, größer sein als die Fläche des Hauptpeaks im Chromatogramm der Referenzlösung b (0,1 Prozent). Im Chromatogramm der Untersuchungslösung darf die Summe aller Peakflächen, mit Ausnahme der des Hauptpeaks, nicht größer sein als das 3fache der Fläche des Hauptpeaks im Chromatogramm der Referenzlösung b (0,3 Prozent). Peaks, deren Fläche kleiner ist als das 0,1fache der Fläche des Hauptpeaks im Chromatogramm der Referenzlösung b, werden nicht berücksichtigt.

Schwermetalle (2.4.8): 1,0 g Substanz muss der Grenzprüfung C entsprechen (10 ppm). Zur Herstellung der Referenzlösung wird 1 ml Blei-Lösung (10 ppm Pb) *R* verwendet.

Trocknungsverlust (2.2.32): höchstens 0,5 Prozent, mit 1,000 g Substanz durch Trocknen im Trockenschrank bei 100 bis 105 °C bestimmt

Sulfatasche (2.4.14): höchstens 0,1 Prozent, mit 1,0 g Substanz bestimmt

Gehaltsbestimmung

0,400 g Substanz, in 50 ml wasserfreiem Ethanol *R* gelöst, werden nach Zusatz von 5,0 ml Salzsäure (0,01 mol · l^{-1}) mit Natriumhydroxid-Lösung (0,1 mol · l^{-1}) titriert. Das zwischen den beiden mit Hilfe der Potentiometrie (2.2.20) bestimmten Wendepunkten zugesetzte Volumen wird abgelesen.

1 ml Natriumhydroxid-Lösung (0,1 mol · l^{-1}) entspricht 49,11 mg $C_{27}H_{39}ClN_2O_4$.

Lagerung

Vor Licht geschützt

Verunreinigungen

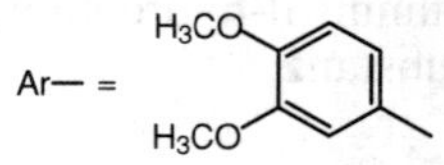

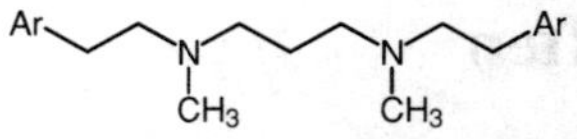

A. *N,N'*-Bis[2-(3,4-dimethoxyphenyl)ethyl]-*N,N'*-dimethylpropan-1,3-diamin

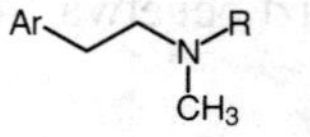

B. R = H:
2-(3,4-Dimethoxyphenyl)-*N*-methylethanamin

C. R = CH_3:
2-(3,4-Dimethoxyphenyl)-*N,N*-dimethylethanamin

D. R = CH_2–CH_2–CH_2–Cl:
3-Chlor-*N*-[2-(3,4-dimethoxyphenyl)ethyl]-*N*-methylpropan-1-amin

E. Ar–CH_2OH:
(3,4-Dimethoxyphenyl)methanol

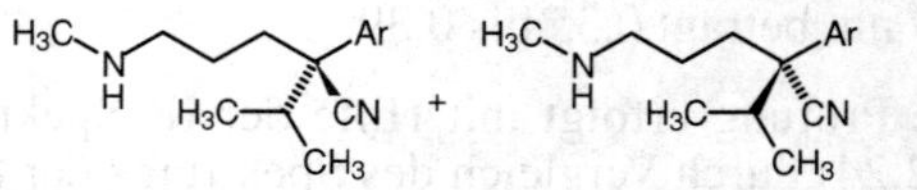

F. (2*RS*)-2-(3,4-Dimethoxyphenyl)-5-(methylamino)-2-(1-methylethyl)pentannitril

G. Ar–CHO:
3,4-Dimethoxybenzaldehyd

Beachten Sie den Hinweis auf „Allgemeine Monographien" zu Anfang des Bands auf Seite B

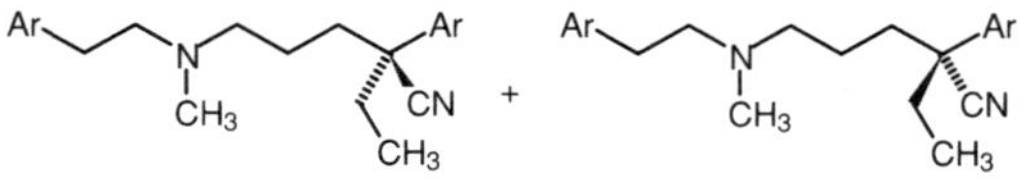

H. (2*RS*)-2-(3,4-Dimethoxyphenyl)-5-[[2-(3,4-dimeth= oxyphenyl)ethyl](methyl)amino]-2-ethylpentannitril

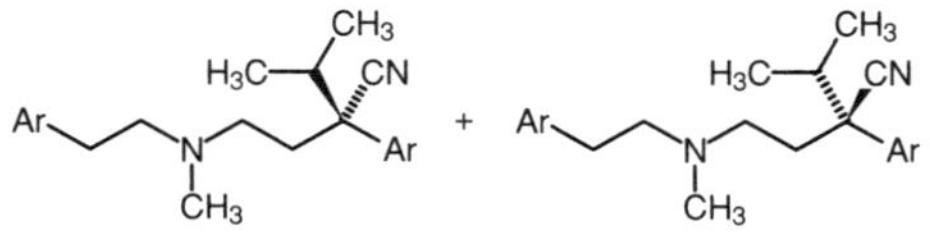

I. (2*RS*)-2-(3,4-Dimethoxyphenyl)-2-[2-[[2-(3,4-di= methoxyphenyl)ethyl](methyl)amino]ethyl]-3-me= thylbutannitril

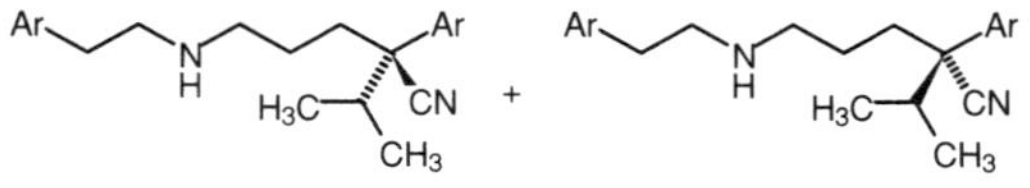

J. (2*RS*)-2-(3,4-Dimethoxyphenyl)-5-[[2-(3,4-dimeth= oxyphenyl)ethyl]amino]-2-(1-methylethyl)pentan= nitril
(*N*-Norverapamil)

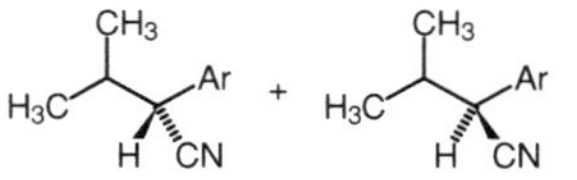

K. (2*RS*)-2-(3,4-Dimethoxyphenyl)-3-methylbutannitril

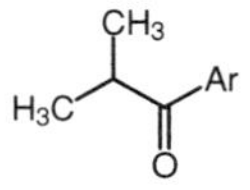

L. 1-(3,4-Dimethoxyphenyl)-2-methylpropan-1-on

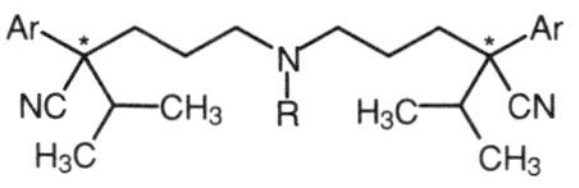

M. R = CH_2–CH_2–Ar:
5,5′-[[2-(3,4-Dimethoxyphenyl)ethyl]imino]bis[2-(3,4-dimethoxyphenyl)-2-(1-methylethyl)pentan= nitril]

N. R = CH_3:
5,5′-(Methylimino)bis[2-(3,4-dimethoxyphenyl)-2-(1-methylethyl)pentannitril]

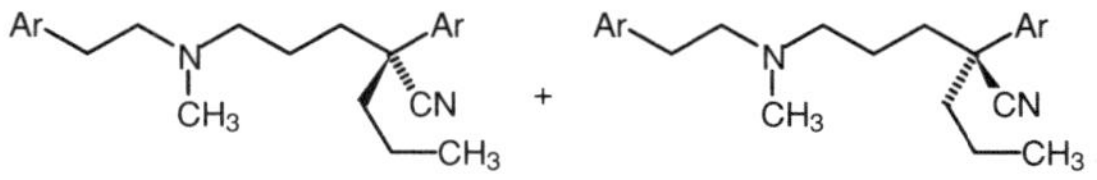

O. (2*RS*)-2-(3,4-Dimethoxyphenyl)-5-[2-[2-(3,4-di= methoxyphenyl)ethyl](methyl)amino]-2-propylpen= tannitril

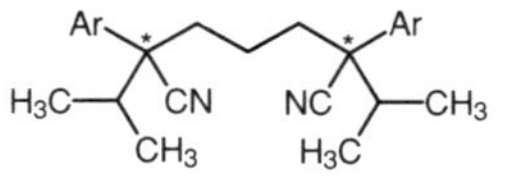

P. 2,6-Bis(3,4-dimethoxyphenyl)-2,6-bis(1-methyl= ethyl)heptan-1,7-dinitril

W

4.08/0008

Gereinigtes Wasser

Aqua purificata

H_2O M_r 18,02

Definition

Gereinigtes Wasser ist, außer in begründeten und zugelassenen Fällen, für die Herstellung von Arzneimitteln bestimmt, die weder steril noch pyrogenfrei sein müssen.

Gereinigtes Wasser als Bulk

Herstellung

Gereinigtes Wasser als Bulk wird aus Wasser, das den von der zuständigen Behörde festgelegten Anforderungen an Trinkwasser entspricht, durch Destillation, unter Verwendung von Ionenaustauschern, durch Umkehrosmose oder nach einer anderen, geeigneten Methode gewonnen.

Während der Gewinnung und Lagerung sind geeignete Maßnahmen zu ergreifen, um die Gesamtanzahl der koloniebildenden, aeroben Keime unter wirksame Kontrolle zu bringen. Grenzwerte für Alarm und Eingreifen werden festgelegt, um jede unerwünschte Entwicklung aufzuspüren. Unter normalen Bedingungen gilt als angemessener Grenzwert zum Eingreifen eine Gesamtanzahl koloniebildender, aerober Keime (2.6.12) von 100 Mikroorganismen je Milliliter, bestimmt durch Membranfiltration und unter Verwendung von Agarmedium S und nach 5-tägiger Inkubation bei 30 bis 35 °C. Das Volumen der Probe wird in Abhängigkeit vom erwarteten Ergebnis gewählt.

Zusätzlich wird die Prüfung „Gesamter organischer Kohlenstoff in Wasser zum pharmazeutischen Gebrauch" (2.2.44) durchgeführt (höchstens 0,5 mg · l^{-1}) oder folgende Prüfung auf oxidierbare Substanzen: Eine Mischung von 100 ml Substanz, 10 ml verdünnter Schwefelsäure *R* und 0,1 ml Kaliumpermanganat-Lösung (0,02 mol · l^{-1}) wird 5 min lang zum Sieden erhitzt. Die Lösung muss schwach rosa gefärbt bleiben.

Leitfähigkeit: Die Leitfähigkeit wird off-line oder in-line unter folgenden Bedingungen bestimmt:

Geräte

Leitfähigkeitsmesszelle

- Elektroden aus geeignetem Material, wie rostfreiem Stahl
- Zellkonstante: Abweichung höchstens 2 Prozent vom angegebenen Wert, mit einer zertifizierten Referenzlösung bestimmt, deren Leitfähigkeit weniger als 1500 µS · cm^{-1} beträgt

Konduktometer: Auflösung im niedrigsten Messbereich 0,1 µS · cm^{-1}

Systemkalibrierung (Messzelle und Konduktometer)

- mit Hilfe einer oder mehrerer geeigneter zertifizierter Kalibrierlösungen
- Toleranz: 3 Prozent der gemessenen Leitfähigkeit plus 0,1 µS · cm^{-1}

Konduktometer-Kalibrierung: Die Kalibrierung erfolgt mit Hilfe von Präzisionswiderständen oder gleichwertiger Ausstattung nach Abtrennen der Messzelle in allen für Messung der Leitfähigkeit oder Kalibrierung der Messzelle genutzten Messbereichen (mit einer Genauigkeit von mindestens ± 0,1 Prozent des angegebenen Werts, zurückverfolgbar auf den offiziellen Standard).

Falls eine in Reihe geschaltete Messzelle nicht abtrennbar ist, kann die Systemkalibrierung gegen eine kalibrierte Messzelle vorgenommen werden, die nahe der zu kalibrierenden Zelle im Wasserfluss platziert wird.

Ausführung

Die Leitfähigkeit wird ohne Temperatur-Kompensation gemessen, wobei die Temperatur simultan aufgezeichnet wird. Messungen mit Temperatur-Kompensation können nach geeigneter Validierung durchgeführt werden.

Die Substanz entspricht den Anforderungen der Prüfung, wenn die gemessene Leitfähigkeit bei der aufgezeichneten Temperatur höchstens dem Wert in Tab. 0008-1 entspricht.

Tab. 0008-1: Temperatur und Leitfähigkeitsanforderungen

Temperatur (°C)	Leitfähigkeit (µS · cm^{-1})
0	2,4
10	3,6
20	4,3
25	5,1
30	5,4
40	6,5
50	7,1
60	8,1
70	9,1
75	9,7
80	9,7
90	9,7
100	10,2

Bei Temperaturen, die nicht in Tab. 0008-1 aufgeführt sind, wird die maximale, erlaubte Leitfähigkeit durch Interpolation zwischen den nächsttieferen und nächsthöheren Werten der Tabelle berechnet.

Gereinigtes Wasser als Bulk wird unter Bedingungen gelagert und verteilt, die das Wachstum von Mikroorganismen verhindern und jede weitere Kontamination vermeiden.

Eigenschaften

Aussehen: klare, farblose Flüssigkeit

Prüfung auf Reinheit

Nitrat: höchstens 0,2 ppm

In einem Reagenzglas, das in eine Eis-Wasser-Mischung eintaucht, werden 5 ml Substanz mit 0,4 ml einer Lösung von Kaliumchlorid *R* (100 g · l^{-1}), 0,1 ml Diphenylamin-Lösung *R* und tropfenweise unter Umschütteln mit 5 ml nitratfreier Schwefelsäure *R* versetzt. Das Reagenzglas wird in ein Wasserbad von 50 °C gestellt. Nach 15 min darf die Lösung nicht stärker blau gefärbt sein als eine gleichzeitig unter gleichen Bedingungen hergestellte Referenzlösung aus einer Mischung von 4,5 ml nitratfreiem Wasser *R* und 0,5 ml Nitrat-Lösung (2 ppm NO_3) *R*.

Aluminium (2.4.17): höchstens 10 ppb, wenn gereinigtes Wasser als Bulk zur Herstellung von Dialyselösungen bestimmt ist

Vorgeschriebene Lösung: 400 ml Substanz werden mit 10 ml Acetat-Pufferlösung pH 6,0 *R* und 100 ml destilliertem Wasser *R* versetzt.

Referenzlösung: 2 ml Aluminium-Lösung (2 ppm Al) *R*, 10 ml Acetat-Pufferlösung pH 6,0 *R* und 98 ml destilliertes Wasser *R* werden gemischt.

Blindlösung: 10 ml Acetat-Pufferlösung pH 6,0 *R* und 100 ml destilliertes Wasser *R* werden gemischt.

Schwermetalle (2.4.8): höchstens 0,1 ppm

200 ml Substanz werden in einer Abdampfschale aus Glas im Wasserbad bis zu einem Volumen von 20 ml eingeengt. 12 ml der eingeengten Flüssigkeit müssen der Grenzprüfung A entsprechen. Zur Herstellung der Referenzlösung wird die Blei-Lösung (1 ppm Pb) *R* verwendet.

Bakterien-Endotoxine (2.6.14): weniger als 0,25 I.E. Bakterien-Endotoxine je Milliliter gereinigtes Wasser als Bulk zur Herstellung von Dialyselösungen, das dabei keinem weiteren geeigneten Verfahren zur Beseitigung von Bakterien-Endotoxinen unterworfen wird

Beschriftung

Die Beschriftung gibt, falls zutreffend, an, dass die Substanz für die Herstellung von Dialyselösungen bestimmt ist.

In Behältnissen abgefülltes gereinigtes Wasser

Definition

In Behältnissen abgefülltes gereinigtes Wasser ist gereinigtes Wasser als Bulk, das in Behältnisse abgefüllt und unter Bedingungen gelagert wird, die die erforderliche mikrobiologische Qualität sicherstellen. Es muss frei von Zusatzstoffen sein.

Eigenschaften

Aussehen: klare, farblose Flüssigkeit

Prüfung auf Reinheit

Die Substanz muss den unter „Gereinigtes Wasser als Bulk“ vorgeschriebenen Prüfungen auf Reinheit und zusätzlich folgenden Prüfungen entsprechen:

Sauer oder alkalisch reagierende Substanzen: 10 ml frisch ausgekochte und in einem Gefäß aus Borosilicatglas abgekühlte Substanz werden mit 0,05 ml Methylrot-Lösung *R* versetzt. Die Lösung darf sich nicht rot färben.

10 ml Substanz werden mit 0,1 ml Bromthymolblau-Lösung *R* 1 versetzt. Die Lösung darf sich nicht blau färben.

Oxidierbare Substanzen: 100 ml Substanz werden 5 min lang mit 10 ml verdünnter Schwefelsäure *R* und 0,1 ml Kaliumpermanganat-Lösung (0,02 mol · l^{-1}) zum Sieden erhitzt. Die Lösung muss schwach rosa gefärbt bleiben.

Chlorid: 10 ml Substanz werden mit 1 ml verdünnter Salpetersäure *R* und 0,2 ml Silbernitrat-Lösung *R* 2 versetzt. Das Aussehen der Lösung darf sich mindestens 15 min lang nicht verändern.

Sulfat: 10 ml Substanz werden mit 0,1 ml verdünnter Salzsäure *R* und 0,1 ml Bariumchlorid-Lösung *R* 1 versetzt. Das Aussehen der Lösung darf sich mindestens 1 h lang nicht verändern.

Ammonium: höchstens 0,2 ppm

20 ml Substanz werden mit 1 ml Neßlers Reagenz *R* versetzt. Nach 5 min wird die Lösung im Reagenzglas in vertikaler Durchsicht geprüft. Die Lösung darf nicht stärker gefärbt sein als eine gleichzeitig hergestellte Referenzlösung von 1 ml Neßlers Reagenz *R* in einer Mischung von 4 ml Ammonium-Lösung (1 ppm NH_4) *R* und 16 ml ammoniumfreiem Wasser *R*.

Calcium, Magnesium: Werden 100 ml Substanz mit 2 ml Ammoniumchlorid-Pufferlösung pH 10,0 *R*, 50 mg Eriochromschwarz-T-Verreibung *R* und 0,5 ml Natriumedetat-Lösung (0,01 mol · l^{-1}) versetzt, muss eine reine Blaufärbung entstehen.

Verdampfungsrückstand: höchstens 0,001 Prozent

100 ml Substanz werden im Wasserbad zur Trockne eingedampft. Die Masse des im Trockenschrank bei 100 bis 105 °C getrockneten Rückstands darf höchstens 1 mg betragen.

Mikrobielle Verunreinigung
Gesamtzahl koloniebildender, aerober Einheiten (2.6.12): höchstens 10^2 Mikroorganismen je Milliliter Substanz, durch Membranfiltration unter Verwendung von Agarmedium B bestimmt

Beschriftung

Die Beschriftung gibt, falls zutreffend, an, dass die Substanz für die Herstellung von Dialyselösungen bestimmt ist.

4.08/1927

Hochgereinigtes Wasser

Aqua valde purificata

H_2O M_r 18,02

Definition

Hochgereinigtes Wasser ist für die Herstellung von Arzneimitteln vorgesehen, für die Wasser von hoher biologischer Qualität benötigt wird, außer wenn **Wasser für Injektionszwecke (Aqua ad iniectabilia)** erforderlich ist.

Herstellung

Hochgereinigtes Wasser wird aus Wasser gewonnen, das den von der zuständigen Behörde festgelegten Anforderungen an Trinkwasser entspricht.

Gegenwärtige Verfahren zur Gewinnung schließen zum Beispiel Doppel-Umkehrosmose in Verbindung mit anderen geeigneten Techniken, wie Ultrafiltration und Entionisierung, ein. Die sachgemäße Bedienung, Wartung und Pflege des Systems müssen gewährleistet sein.

Während der Gewinnung und Lagerung sind geeignete Maßnahmen zu ergreifen, um die Gesamtanzahl der koloniebildenden, aeroben Keime unter wirksame Kontrolle zu bringen. Grenzwerte für Alarm und Eingreifen werden festgelegt, um jede unerwünschte Entwicklung aufzuspüren. Unter normalen Bedingungen gilt als angemessener Grenzwert zum Eingreifen eine Gesamtanzahl koloniebildender, aerober Keime (2.6.12) von 10 Mikroorganismen je 100 ml, bestimmt durch Membranfiltration und unter Verwendung von Agarmedium S, mindestens 200 ml hochgereinigtem Wasser und nach 5-tägiger Inkubation bei 30 bis 35 °C.

Gesamter organischer Kohlenstoff (2.2.44): höchstens 0,5 mg · l^{-1}

Leitfähigkeit: Die Leitfähigkeit wird off-line oder in-line unter folgenden Bedingungen bestimmt:

Geräte

Leitfähigkeitsmesszelle

- Elektroden aus geeignetem Material, wie rostfreiem Stahl
- Zellkonstante: Abweichung höchstens 2 Prozent vom angegebenen Wert, mit einer zertifizierten Referenzlösung bestimmt, deren Leitfähigkeit weniger als 1500 µS · cm^{-1} beträgt

Konduktometer: Auflösung im niedrigsten Messbereich 0,1 µS · cm^{-1}

Systemkalibrierung (Messzelle und Konduktometer)

- mit Hilfe einer oder mehrerer geeigneter zertifizierter Kalibrierlösungen
- Toleranz: 3 Prozent der gemessenen Leitfähigkeit plus 0,1 µS · cm^{-1}

Konduktometer-Kalibrierung: Die Kalibrierung erfolgt mit Hilfe von Präzisionswiderständen oder gleichwertiger Ausstattung nach Abtrennen der Messzelle in allen für Messung der Leitfähigkeit oder Kalibrierung der Messzelle genutzten Messbereichen (mit einer Genauigkeit von mindestens ± 0,1 Prozent des angegebenen Werts, zurückverfolgbar auf den offiziellen Standard).

Falls eine in Reihe geschaltete Messzelle nicht abtrennbar ist, kann die Systemkalibrierung gegen eine kalibrierte Messzelle vorgenommen werden, die nahe der zu kalibrierenden Zelle im Wasserfluss platziert wird.

Ausführung

Stufe 1

1. Die Leitfähigkeit wird ohne Temperatur-Kompensation gemessen, wobei die Temperatur simultan aufgezeichnet wird. Messungen mit Temperatur-Kompensation können nach geeigneter Validierung durchgeführt werden.
2. In Tab. 1927-1 wird der Temperaturwert gesucht, der am nächsten unterhalb der gemessenen Temperatur liegt. Der dazugehörige Leitfähigkeitswert stellt den Grenzwert bei der gemessenen Temperatur dar.
3. Ist die gemessene Leitfähigkeit nicht größer als der Wert in Tab. 1927-1, entspricht die Substanz den Anforderungen der Prüfung. Ist die gemessene Leitfähigkeit größer als der Wert in Tab. 1927-1, wird wie unter Stufe 2 beschrieben weiterverfahren.

Tab. 1927-1: Stufe 1 – Temperatur und Leitfähigkeitsanforderungen (für Leitfähigkeitsmessungen ohne Temperatur-Kompensation)

Temperatur (°C)	Leitfähigkeit (µS · cm^{-1})
0	0,6
5	0,8
10	0,9
15	1,0
20	1,1
25	1,3
30	1,4
35	1,5
40	1,7
45	1,8
50	1,9
55	2,1
60	2,2
65	2,4
70	2,5
75	2,7
80	2,7
85	2,7
90	2,7
95	2,9
100	3,1

Stufe 2

4. Eine ausreichende Menge Substanz (100 ml oder mehr) wird in ein geeignetes Behältnis gebracht und gerührt. Falls erforderlich wird die Temperatur auf 25 ± 1 °C eingestellt und bei diesem Wert gehalten, während die Leitfähigkeit unter kräftigem Rühren der Probe periodisch gemessen wird. Sobald sich die Leitfähigkeit (durch Aufnahme von Kohlendioxid aus der Luft) über eine Dauer von 5 min um weniger als 0,1 µS · cm^{-1} ändert, wird der Wert der Leitfähigkeit notiert.
5. Beträgt die Leitfähigkeit höchstens 2,1 µS · cm^{-1}, erfüllt die Substanz die Anforderungen der Prüfung. Ist die Leitfähigkeit größer als 2,1 µS · cm^{-1}, wird wie unter Stufe 3 beschrieben weiterverfahren.

Stufe 3

6. Die Bestimmung wird innerhalb von etwa 5 min nach Schritt 5 der Stufe 2 durchgeführt, wobei die Temperatur der Probe bei 25 ± 1 °C gehalten wird. Die Probe wird mit einer frisch hergestellten, gesättigten Lösung von Kaliumchlorid *R* (0,3 ml je 100 ml Probe) versetzt und der pH-Wert (2.2.3) mit einer Genauigkeit von 0,1 bestimmt.
7. Mit Hilfe der Tab. 1927-2 wird der Grenzwert für die Leitfähigkeit bei dem in Schritt 6 gemessenen pH-Wert ermittelt. Ist die in Schritt 4 der Stufe 2 gemessene Leitfähigkeit nicht größer als dieser Grenzwert, entspricht die Substanz den Anforderungen der Prüfung. Ist die Leitfähigkeit größer als dieser Grenzwert oder liegt der pH-Wert außerhalb des Bereichs von 5,0 bis 7,0, entspricht die Substanz nicht den Anforderungen der Prüfung.

Tab. 1927-2: Stufe 3 – pH-Wert und Leitfähigkeitsanforderungen (Proben im Gleichgewicht mit der umgebenden Luft und Temperatur)

pH-Wert	Leitfähigkeit (µS · cm^{-1})
5,0	4,7
5,1	4,1
5,2	3,6
5,3	3,3
5,4	3,0
5,5	2,8
5,6	2,6
5,7	2,5
5,8	2,4
5,9	2,4
6,0	2,4
6,1	2,4
6,2	2,5
6,3	2,4
6,4	2,3
6,5	2,2
6,6	2,1
6,7	2,6
6,8	3,1
6,9	3,8
7,0	4,6

Um eine geeignete Qualität des Wassers sicherzustellen, werden validierte Verfahren angewendet und eine In-Prozess-Kontrolle der elektrischen Leitfähigkeit sowie eine regelmäßige mikrobiologische Überwachung durchgeführt.

Hochgereinigtes Wasser als Bulk wird unter Bedingungen gelagert und verteilt, die ein Wachstum von Mikroorganismen verhindern und jede weitere Kontamination ausschließen.

Eigenschaften

Aussehen: klare, farblose Flüssigkeit

Prüfung auf Reinheit

Nitrat: höchstens 0,2 ppm

In einem Reagenzglas, das in eine Eis-Wasser-Mischung eintaucht, werden 5 ml Substanz mit 0,4 ml einer Lösung von Kaliumchlorid *R* (100 g · l^{-1}), 0,1 ml Diphenylamin-Lösung *R* und tropfenweise unter Umschütteln mit 5 ml nitratfreier Schwefelsäure *R* versetzt. Das Reagenzglas wird in ein Wasserbad von 50 °C gestellt. Nach 15 min darf die Lösung nicht stärker blau gefärbt sein als eine gleichzeitig und unter gleichen Bedingungen hergestellte Referenzlösung aus einer Mischung von 4,5 ml nitratfreiem Wasser *R* und 0,5 ml Nitrat-Lösung (2 ppm NO_3) *R*.

Aluminium (2.4.17): höchstens 10 ppb, wenn hochgereinigtes Wasser zur Herstellung von Dialyselösungen bestimmt ist

Vorgeschriebene Lösung: 400 ml Substanz werden mit 10 ml Acetat-Pufferlösung pH 6,0 *R* und 100 ml destilliertem Wasser *R* versetzt.

Referenzlösung: 2 ml Aluminium-Lösung (2 ppm Al) *R*, 10 ml Acetat-Pufferlösung pH 6,0 *R* und 98 ml destilliertes Wasser *R* werden gemischt.

Blindlösung: 10 ml Acetat-Pufferlösung pH 6,0 *R* und 100 ml destilliertes Wasser *R* werden gemischt.

Schwermetalle (2.4.8): höchstens 0,1 ppm

200 ml Substanz werden in einer Abdampfschale aus Glas auf dem Wasserbad bis zu einem Volumen von 20 ml eingeengt. 12 ml der eingeengten Flüssigkeit müssen der Grenzprüfung A entsprechen. Zur Herstellung der Referenzlösung wird die Blei-Lösung (1 ppm Pb) *R* verwendet.

Bakterien-Endotoxine (2.6.14): weniger als 0,25 I.E. Bakterien-Endotoxine je Milliliter hochgereinigtes Wasser

Beschriftung

Die Beschriftung gibt, falls zutreffend, an, dass die Substanz für die Herstellung von Dialyselösungen bestimmt ist.

4.08/0169

Wasser für Injektionszwecke

Aqua ad iniectabilia

H_2O M_r 18,02

Definition

Wasser für Injektionszwecke ist Wasser, das zur Herstellung von Arzneimitteln zur parenteralen Anwendung bestimmt ist, deren Lösungsmittel Wasser ist (Wasser für Injektionszwecke als Bulk), oder das zum Lösen oder Verdünnen von Substanzen oder Zubereitungen zur parenteralen Anwendung dient (sterilisiertes Wasser für Injektionszwecke).

Wasser für Injektionszwecke als Bulk

Herstellung

Wasser für Injektionszwecke als Bulk wird aus Wasser, das den von der zuständigen Behörde festgelegten Anforderungen an Trinkwasser entspricht, oder aus gereinigtem Wasser gewonnen, und zwar durch Destillation in einer Apparatur, bei der die mit dem Wasser in Berührung kommenden Teile aus Neutralglas, Quarzglas oder geeignetem Metall bestehen. Die Apparatur muss so beschaffen sein, dass ein Mitreißen von Wassertröpfchen vermieden wird. Die sachgemäße Wartung und Pflege der Apparatur muss gewährleistet sein. Der erste Anteil des Destillats nach Inbetriebnahme der Apparatur wird verworfen. Anschließend wird das Destillat aufgefangen.

Während der Gewinnung und Lagerung sind geeignete Maßnahmen zu ergreifen, um die Gesamtanzahl der koloniebildenden, aeroben Keime unter wirksame Kontrolle zu bringen. Grenzwerte für Alarm und Eingreifen werden festgelegt, um jede unerwünschte Entwicklung aufzuspüren. Unter normalen Bedingungen gilt als angemessener Grenzwert zum Eingreifen eine Gesamtanzahl koloniebildender, aerober Keime (2.6.12) von 10 Mikroorganismen je 100 ml, bestimmt durch Membranfiltration unter Verwendung von Agarmedium S und mindestens 200 ml Wasser für Injektionszwecke als Bulk und nach 5-tägiger Inkubation bei 30 bis 35 °C. Für unter aseptischen Bedingungen herzustellende Zubereitungen können strengere Grenzwerte für den Alarm notwendig sein.

Gesamter organischer Kohlenstoff (2.2.44): höchstens 0,5 mg · l^{-1}

Leitfähigkeit: Die Leitfähigkeit wird off-line oder inline unter folgenden Bedingungen bestimmt:

Geräte

Leitfähigkeitsmesszelle
- Elektroden aus geeignetem Material, wie rostfreiem Stahl
- Zellkonstante: Abweichung höchstens 2 Prozent vom angegebenen Wert, mit einer zertifizierten Referenzlösung bestimmt, deren Leitfähigkeit weniger als 1500 µS · cm^{-1} beträgt

Konduktometer: Auflösung im niedrigsten Messbereich 0,1 µS · cm^{-1}

Systemkalibrierung (Messzelle und Konduktometer)
- mit Hilfe einer oder mehrerer geeigneter zertifizierter Kalibrierlösungen
- Toleranz: 3 Prozent der gemessenen Leitfähigkeit plus 0,1 µS · cm^{-1}

Konduktometer-Kalibrierung: Die Kalibrierung erfolgt mit Hilfe von Präzisionswiderständen oder gleichwertiger Ausstattung nach Abtrennen der Messzelle in allen für Messung der Leitfähigkeit oder Kalibrierung der Messzelle genutzten Messbereichen (mit einer Genauigkeit von mindestens ± 0,1 Prozent des angegebenen Werts, zurückverfolgbar auf den offiziellen Standard).

Falls eine in Reihe geschaltete Messzelle nicht abtrennbar ist, kann die Systemkalibrierung gegen eine kalibrierte Messzelle vorgenommen werden, die nahe der zu kalibrierenden Zelle im Wasserfluss platziert wird.

Ausführung

Stufe 1

1. Die Leitfähigkeit wird ohne Temperatur-Kompensation gemessen, wobei die Temperatur simultan aufgezeichnet wird. Messungen mit Temperatur-Kompen-

Tab. 0169-1: Stufe 1 – Temperatur und Leitfähigkeitsanforderungen (für Leitfähigkeitsmessungen ohne Temperatur-Kompensation)

Temperatur (°C)	Leitfähigkeit (µS · cm^{-1})
0	0,6
5	0,8
10	0,9
15	1,0
20	1,1
25	1,3
30	1,4
35	1,5
40	1,7
45	1,8
50	1,9
55	2,1
60	2,2
65	2,4
70	2,5
75	2,7
80	2,7
85	2,7
90	2,7
95	2,9
100	3,1

W

Monographien

sation können nach geeigneter Validierung durchgeführt werden.
2. In Tab. 0169-1 wird der Temperaturwert gesucht, der am nächsten unterhalb der gemessenen Temperatur liegt. Der dazugehörige Leitfähigkeitswert stellt den Grenzwert bei der gemessenen Temperatur dar.
3. Ist die gemessene Leitfähigkeit nicht größer als der Wert in Tab. 0169-1, entspricht die Substanz den Anforderungen der Prüfung. Ist die gemessene Leitfähigkeit größer als der Wert in Tab. 0169-1, wird wie unter Stufe 2 beschrieben weiterverfahren.

Stufe 2
4. Eine ausreichende Menge Substanz (100 ml oder mehr) wird in ein geeignetes Behältnis gebracht und gerührt. Falls erforderlich, wird die Temperatur auf 25 ± 1 °C eingestellt und bei diesem Wert gehalten, während die Leitfähigkeit unter kräftigem Rühren der Probe periodisch gemessen wird. Sobald sich die Leitfähigkeit (durch Aufnahme von Kohlendioxid aus der Luft) über eine Dauer von 5 min um weniger als 0,1 $\mu S \cdot cm^{-1}$ ändert, wird der Wert der Leitfähigkeit notiert.
5. Beträgt die Leitfähigkeit höchstens 2,1 $\mu S \cdot cm^{-1}$, erfüllt die Substanz die Anforderungen der Prüfung. Ist die Leitfähigkeit größer als 2,1 $\mu S \cdot cm^{-1}$, wird wie unter Stufe 3 beschrieben weiterverfahren.

Stufe 3
6. Die Bestimmung wird innerhalb von etwa 5 min nach Schritt 5 der Stufe 2 durchgeführt, wobei die Temperatur der Probe bei 25 ± 1 °C gehalten wird. Die Probe wird mit einer frisch hergestellten, gesättigten Lösung von Kaliumchlorid *R* (0,3 ml je 100 ml Probe) versetzt und der pH-Wert (2.2.3) mit einer Genauigkeit von 0,1 bestimmt.

Tab. 0169-2: Stufe 3 – pH-Wert und Leitfähigkeitsanforderungen (Proben im Gleichgewicht mit der umgebenden Luft und Temperatur)

pH-Wert	Leitfähigkeit ($\mu S \cdot cm^{-1}$)
5,0	4,7
5,1	4,1
5,2	3,6
5,3	3,3
5,4	3,0
5,5	2,8
5,6	2,6
5,7	2,5
5,8	2,4
5,9	2,4
6,0	2,4
6,1	2,4
6,2	2,5
6,3	2,4
6,4	2,3
6,5	2,2
6,6	2,1
6,7	2,6
6,8	3,1
6,9	3,8
7,0	4,6

7. Mit Hilfe der Tab. 0169-2 wird der Grenzwert für die Leitfähigkeit bei dem in Schritt 6 gemessenen pH-Wert ermittelt. Ist die in Schritt 4 der Stufe 2 gemessene Leitfähigkeit nicht größer als dieser Grenzwert, entspricht die Substanz den Anforderungen der Prüfung. Ist die Leitfähigkeit größer als dieser Grenzwert oder liegt der pH-Wert außerhalb des Bereichs von 5,0 bis 7,0, entspricht die Substanz nicht den Anforderungen der Prüfung.

Um eine geeignete Qualität des Wassers sicherzustellen, werden validierte Verfahren angewendet und eine In-Prozess-Kontrolle der elektrischen Leitfähigkeit sowie eine regelmäßige mikrobiologische Überwachung durchgeführt.

Wasser für Injektionszwecke als Bulk wird unter Bedingungen gelagert und verteilt, die ein Wachstum von Mikroorganismen verhindern und jede weitere Kontamination ausschließen.

Eigenschaften

Aussehen: klare, farblose Flüssigkeit

Prüfung auf Reinheit

Nitrat: höchstens 0,2 ppm

In einem Reagenzglas, das in eine Eis-Wasser-Mischung eintaucht, werden 5 ml Substanz mit 0,4 ml einer Lösung von Kaliumchlorid *R* (100 $g \cdot l^{-1}$), 0,1 ml Diphenylamin-Lösung *R* und tropfenweise unter Umschütteln mit 5 ml nitratfreier Schwefelsäure *R* versetzt. Das Reagenzglas wird in ein Wasserbad von 50 °C gestellt. Nach 15 min darf die Lösung nicht stärker blau gefärbt sein als eine gleichzeitig und unter gleichen Bedingungen hergestellte Referenzlösung aus einer Mischung von 4,5 ml nitratfreiem Wasser *R* und 0,5 ml Nitrat-Lösung (2 ppm NO_3) *R*.

Aluminium (2.4.17): höchstens 10 ppb, wenn Wasser für Injektionszwecke als Bulk zur Herstellung von Dialyselösungen bestimmt ist

Vorgeschriebene Lösung: 400 ml Substanz werden mit 10 ml Acetat-Pufferlösung pH 6,0 *R* und 100 ml destilliertem Wasser *R* versetzt.

Referenzlösung: 2 ml Aluminium-Lösung (2 ppm Al) *R*, 10 ml Acetat-Pufferlösung pH 6,0 *R* und 98 ml destilliertes Wasser *R* werden gemischt.

Blindlösung: 10 ml Acetat-Pufferlösung pH 6,0 *R* und 100 ml destilliertes Wasser *R* werden gemischt.

Schwermetalle (2.4.8): höchstens 0,1 ppm

200 ml Substanz werden in einer Abdampfschale aus Glas auf dem Wasserbad bis zu einem Volumen von 20 ml eingeengt. 12 ml der eingeengten Flüssigkeit müssen der Grenzprüfung A entsprechen. Zur Herstellung der Referenzlösung wird die Blei-Lösung (1 ppm Pb) *R* verwendet.

Bakterien-Endotoxine (2.6.14): weniger als 0,25 I.E. Bakterien-Endotoxine je Milliliter Wasser für Injektionszwecke als Bulk

Sterilisiertes Wasser für Injektionszwecke

Definition

Sterilisiertes Wasser für Injektionszwecke ist Wasser für Injektionszwecke als Bulk in geeigneten Behältnissen, die verschlossen und durch Hitze sterilisiert werden. Dabei sind Bedingungen einzuhalten, die sicherstellen, dass das Wasser der Prüfung „Bakterien-Endotoxine" entspricht. Die Substanz muss frei von Zusatzstoffen sein.

Unter geeigneten visuellen Bedingungen geprüft, muss die Substanz klar und farblos sein.

Jedes Behältnis muss eine ausreichende Menge Substanz enthalten, um die Entnahme des Nennvolumens zu ermöglichen.

Prüfung auf Reinheit

Sauer oder alkalisch reagierende Substanzen: 20 ml Substanz werden mit 0,05 ml Phenolrot-Lösung *R* versetzt. Wenn die Lösung gelb gefärbt ist, muss der Farbumschlag nach Rot durch Zusatz von 0,1 ml Natriumhydroxid-Lösung ($0{,}01\ mol \cdot l^{-1}$) erfolgen. Wenn die Lösung rot gefärbt ist, muss der Farbumschlag nach Gelb durch Zusatz von 0„15 ml Salzsäure ($0{,}01\ mol \cdot l^{-1}$) erfolgen.

Leitfähigkeit (2.2.38): höchstens $25\ \mu S \cdot cm^{-1}$ bei Behältnissen mit einem Nennvolumen von höchstens 10 ml; höchstens $5\ \mu S \cdot cm^{-1}$ bei Behältnissen mit einem Nennvolumen von über 10 ml

Die unter „Wasser für Injektionszwecke als Bulk" beschriebenen Geräte und Kalibrierverfahren werden verwendet.

Oxidierbare Substanzen: 100 ml Substanz werden mit 10 ml verdünnter Schwefelsäure *R* versetzt und zum Sieden erhitzt. Nach Zusatz von 0,2 ml Kaliumpermanganat-Lösung ($0{,}02\ mol \cdot l^{-1}$) wird die Lösung 5 min lang im Sieden gehalten. Die Lösung muss schwach rosa gefärbt bleiben.

Chlorid (2.4.4): höchstens 0,5 ppm bei Behältnissen mit einem Nennvolumen von höchstens 100 ml

15 ml Substanz müssen der Grenzprüfung auf Chlorid entsprechen. Zur Herstellung der Referenzlösung wird eine Mischung von 1,5 ml Chlorid-Lösung (5 ppm Cl) *R* und 13,5 ml Wasser *R* verwendet. Die Lösungen werden in vertikaler Durchsicht geprüft.

Nitrat: höchstens 0,2 ppm

In einem Reagenzglas, das in eine Eis-Wasser-Mischung eintaucht, werden 5 ml Substanz mit 0,4 ml einer Lösung von Kaliumchlorid *R* ($100\ g \cdot l^{-1}$), 0,1 ml Diphenylamin-Lösung *R* und tropfenweise unter Umschütteln mit 5 ml nitratfreier Schwefelsäure *R* versetzt. Das Reagenzglas wird in ein Wasserbad von 50 °C gestellt. Nach 15 min darf die Lösung nicht stärker blau gefärbt sein als eine gleichzeitig und unter gleichen Bedingungen hergestellte Referenzlösung aus einer Mischung von 4,5 ml nitratfreiem Wasser *R* und 0,5 ml Nitrat-Lösung (2 ppm NO_3) *R*.

Sulfat: 10 ml Substanz werden mit 0,1 ml verdünnter Salzsäure *R* und 0,1 ml Bariumchlorid-Lösung *R* 1 versetzt. Das Aussehen der Lösung darf sich mindestens 1 h lang nicht verändern.

Aluminium (2.4.17): höchstens 10 ppb für sterilisiertes Wasser für Injektionszwecke zur Herstellung von Dialyselösungen

Vorgeschriebene Lösung: 400 ml Substanz werden mit 10 ml Acetat-Pufferlösung pH 6,0 *R* und 100 ml destilliertem Wasser *R* versetzt.

Referenzlösung: 2 ml Aluminium-Lösung (2 ppm Al) *R*, 10 ml Acetat-Pufferlösung pH 6,0 *R* und 98 ml destilliertes Wasser *R* werden gemischt.

Blindlösung: 10 ml Acetat-Pufferlösung pH 6,0 *R* und 100 ml destilliertes Wasser *R* werden gemischt.

Ammonium: höchstens 0,2 ppm

20 ml Substanz werden mit 1 ml Neßlers Reagenz *R* versetzt. Nach 5 min wird die Lösung im Reagenzglas in vertikaler Durchsicht geprüft. Die Lösung darf nicht stärker gefärbt sein als eine gleichzeitig hergestellte Referenzlösung von 1 ml Neßlers Reagenz *R* in einer Mischung von 4 ml Ammonium-Lösung (1 ppm NH_4) *R* und 16 ml ammoniumfreiem Wasser *R*.

Calcium, Magnesium: Werden 100 ml Substanz mit 2 ml Ammoniumchlorid-Pufferlösung pH 10,0 *R*, 50 mg Eriochromschwarz-T-Verreibung *R* und 0,5 ml Natriumedetat-Lösung ($0{,}01\ mol \cdot l^{-1}$) versetzt, muss eine reine Blaufärbung entstehen.

Schwermetalle (2.4.8): höchstens 0,1 ppm

200 ml Substanz werden in einer Abdampfschale aus Glas auf dem Wasserbad bis zu einem Volumen von 20 ml eingeengt. 12 ml der eingeengten Flüssigkeit müssen der Grenzprüfung A entsprechen. Zur Herstellung der Referenzlösung wird die Blei-Lösung (1 ppm Pb) *R* verwendet.

Verdampfungsrückstand: höchstens 4 mg (0,004 Prozent) bei Behältnissen mit einem Nennvolumen von höchstens 10 ml; höchstens 3 mg (0,003 Prozent) bei Behältnissen mit einem Nennvolumen von über 10 ml

100 ml Substanz werden im Wasserbad zur Trockne eingedampft. Der Rückstand wird im Trockenschrank bei 100 bis 105 °C getrocknet.

Partikelkontamination – Nicht sichtbare Partikel (2.9.19): Die Substanz muss Methode 1 beziehungsweise Methode 2 der Prüfung entsprechen.

Sterilität (2.6.1): Die Substanz muss der Prüfung entsprechen.

Bakterien-Endotoxine (2.6.14): weniger als 0,25 I.E. Bakterien-Endotoxine je Milliliter sterilisiertes Wasser für Injektionszwecke

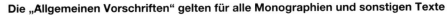

Bakterien-Endotoxine (2.6.14): weniger als 0,25 I.E. Bakterien-Endotoxine je Milliliter Wasser für Injektionszwecke als Bulk

Sterilisiertes Wasser für Injektionszwecke

Definition

Sterilisiertes Wasser für Injektionszwecke ist Wasser für Injektionszwecke als Bulk, in geeigneten Behältnissen, die verschlossen und durch Hitze sterilisiert wurden. Das [illegible] sind Bedingungen einzuhalten, die sicherstellen, dass das Wasser der Prüfung „Bakterien-Endotoxine" entspricht. Die Substanz muss frei von Zusatzstoffen sein.

Unter geeigneten visuellen Bedingungen geprüft, muss die Substanz klar und farblos sein.

Jedes Behältnis muss eine ausreichende Menge Substanz enthalten, um die Entnahme des Nennvolumens zu ermöglichen.

Prüfung auf Reinheit

Sauer oder alkalisch reagierende Substanzen: 20 ml Substanz werden mit 0,05 ml Phenolrot-Lösung R versetzt. Wenn die Lösung gelb gefärbt ist, muss der Farbumschlag nach Rot durch Zusatz von 0,1 ml Natriumhydroxid-Lösung (0,01 mol · l⁻¹) erfolgen. Wenn die Lösung rot gefärbt ist, muss der Farbumschlag nach Gelb durch Zusatz von 0,15 ml Salzsäure (0,01 mol · l⁻¹) erfolgen.

Leitfähigkeit (2.2.38): höchstens 25 µS · cm⁻¹ bei Behältnissen mit einem Nennvolumen von höchstens 10 ml; höchstens 5 µS · cm⁻¹ bei Behältnissen mit einem Nennvolumen von über 10 ml

Die unter „Wasser für Injektionszwecke als Bulk" beschriebenen Lösungen und Kalibriergeräte werden verwendet.

Oxidierbare Substanzen: 100 ml Substanz werden mit 10 ml verdünnter Schwefelsäure R versetzt und zum Sieden erhitzt. Nach Zusatz von 0,2 ml Kaliumpermanganat-Lösung (0,02 mol · l⁻¹) wird die Lösung 5 min lang im Sieden gehalten. Die Lösung muss schwach rosa gefärbt bleiben.

Chlorid (2.4.4): höchstens 0,5 ppm bei Behältnissen mit einem Nennvolumen von höchstens 100 ml

15 ml Substanz müssen der Grenzprüfung auf Chlorid entsprechen. Zur Herstellung der Referenzlösung wird eine Mischung von 1,5 ml Chlorid-Lösung (5 ppm Cl) R und 13,5 ml Wasser R verwendet. Die Lösungen werden in vertikaler Durchsicht geprüft.

Nitrat: höchstens 0,2 ppm

In einem Reagenzglas, das in eine Eis-Wasser-Mischung eingetaucht wird, werden 5 ml Substanz mit 0,4 ml einer Lösung von Kaliumchlorid R (100 g · l⁻¹), 0,1 ml Diphenylamin-Lösung R und tropfenweise unter Umschütteln mit 5 ml nitratfreier Schwefelsäure R versetzt. Das Reagenzglas wird in einem Wasserbad von 50 °C gestellt. Nach 15 min darf die Lösung nicht stärker blau gefärbt sein als eine gleichzeitig und unter gleichen Bedingungen hergestellte Referenzlösung aus einer Mischung von 4,5 ml nitratfreiem Wasser R und 0,5 ml Nitrat-Lösung (2 ppm NO_3) R.

Sulfat: 10 ml Substanz werden mit 0,1 ml verdünnter Salzsäure R und 0,1 ml Bariumchlorid-Lösung R 1 versetzt. Das Aussehen der Lösung darf sich mindestens 1 h lang nicht verändern.

Aluminium (2.4.17): höchstens 10 ppb für sterilisiertes Wasser für Injektionszwecke zur Herstellung von Dialyselösungen

Untersuchungslösung: 400 ml Substanz werden mit 10 ml Acetat-Pufferlösung pH 6,0 R und 100 ml destilliertem Wasser R versetzt.

Referenzlösung: 2 ml Aluminium-Lösung (2 ppm Al) R, 10 ml Acetat-Pufferlösung pH 6,0 R und 98 ml destilliertes Wasser R werden gemischt.

Blindlösung: 10 ml Acetat-Pufferlösung pH 6,0 R und 100 ml destilliertes Wasser R werden gemischt.

Ammonium: höchstens 0,2 ppm

20 ml Substanz werden mit 1 ml Neßlers Reagenz R versetzt. Nach 5 min wird die Lösung im Reagenzglas in vertikaler Durchsicht geprüft. Die Lösung darf nicht stärker gelb gefärbt sein als eine gleichzeitig hergestellte Referenzlösung von 1 ml Neßlers Reagenz R in einer Mischung von 4 ml Ammonium-Lösung (1 ppm NH_4) R und 16 ml ammoniumfreiem Wasser R.

Calcium, Magnesium: Werden 100 ml Substanz mit 2 ml Ammoniumchlorid-Pufferlösung pH 10,0 R, 50 mg Eriochromschwarz-T-Verreibung R und 0,5 ml Natriumedetat-Lösung (0,01 mol · l⁻¹) versetzt, muss eine reine Blaufärbung entstehen.

Schwermetalle (2.4.8): höchstens 0,1 ppm

200 ml Substanz werden in einer Abdampfschale aus Glas auf dem Wasserbad bis zu einem Volumen von 20 ml eingeengt. 12 ml der eingeengten Flüssigkeit müssen der Grenzprüfung A entsprechen. Zur Herstellung der Referenzlösung werden 10 ml Blei-Lösung (1 ppm Pb) R verwendet.

Verdampfungsrückstand: höchstens 4 mg (0,004 Prozent) bei Behältnissen mit einem Nennvolumen von höchstens 10 ml; höchstens 3 mg (0,003 Prozent) bei Behältnissen mit einem Nennvolumen von über 10 ml

100 ml Substanz werden im Wasserbad zur Trockne eingedampft. Der Rückstand wird im Trockenschrank bei 100 bis 105 °C getrocknet.

Partikel-Kontamination – Nicht sichtbare Partikel (2.9.19): Die Substanz muss Methode 1 bei Nennvolumen [illegible] Methode 2 der Prüfung entsprechen.

Sterilität (2.6.1): Die Substanz muss der Prüfung entsprechen.

Bakterien-Endotoxine (2.6.14): weniger als 0,25 I.E. Bakterien-Endotoxine je Milliliter sterilisiertes Wasser für Injektionszwecke

Monographien

W

Gesamtregister

A

Absinthii herba . . . 3158
Acaciae gummi . . . **4.06**-5154
Acaciae gummi dispersione desiccatum . . . **4.06**-5155
Acamprosat-Calcium . . . 1093
Acamprosatum calcicum . . . 1093
Acebutololhydrochlorid . . . **4.06**-5045
Acebutololhydrochlorid *R* . . . **4.07**-5345
Acebutololi hydrochloridum . . . **4.06**-5045
Aceclofenac . . . **4.07**-5651
Aceclofenacum . . . **4.07**-5651
Acesulfam-Kalium . . . 1097
Acesulfamum kalicum . . . 1097
Acetal *R* . . . **4.07**-5345
Acetaldehyd *R* . . . **4.07**-5345
Acetaldehyd-Ammoniak *R* . . . **4.07**-5345
Acetaldehyd-Lösung (100 ppm C_2H_4O) *R* . . . **4.07**-5551
Acetaldehyd-Lösung (100 ppm C_2H_4O) *R* 1 . . . **4.07**-5551
Acetanhydrid *R* . . . **4.07**-5346
Acetanhydrid-Schwefelsäure-Lösung *R* . . . **4.07**-5346
Acetat, Identitätsreaktionen (*siehe* 2.3.1) . . . 95
Acetat-Natriumedetat-Pufferlösung pH 5,5 *R* . . . **4.07**-5558
Acetat-Pufferlösung pH 4,4 *R* . . . **4.07**-5557
Acetat-Pufferlösung pH 4,5 *R* . . . **4.07**-5557
Acetat-Pufferlösung pH 4,6 *R* . . . **4.07**-5558
Acetat-Pufferlösung pH 4,7 *R* . . . **4.07**-5558
Acetat-Pufferlösung pH 5,0 *R* . . . **4.07**-5558
Acetat-Pufferlösung pH 6,0 *R* . . . **4.07**-5558
Acetazolamid . . . 1099
Acetazolamidum . . . 1099
Aceton . . . 1100
Aceton *R* . . . **4.07**-5346
(D_6)Aceton *R* . . . **4.07**-5346
Acetonitril *R* . . . **4.07**-5346
Acetonitril *R* 1 . . . **4.07**-5346
Acetonitril zur Chromatographie *R* . . . **4.07**-5346
Aceton-Lösung, gepufferte *R* . . . **4.07**-5556
Acetonum . . . 1100
Acetyl, Identitätsreaktionen (*siehe* 2.3.1) . . . 95
Acetylacetamid *R* . . . **4.07**-5346
Acetylaceton *R* . . . **4.07**-5346
Acetylaceton-Lösung *R* 1 . . . **4.07**-5347
N-Acetyl-ε-caprolactam *R* . . . **4.07**-5347
Acetylchlorid *R* . . . **4.07**-5347
Acetylcholinchlorid . . . 1101
Acetylcholinchlorid *R* . . . **4.07**-5347
Acetylcholini chloridum . . . 1101
Acetylcystein . . . 1102
Acetylcysteinum . . . 1102
Acetyleugenol *R* . . . **4.07**-5347
N-Acetylglucosamin *R* . . . **4.07**-5347
O-Acetyl-Gruppen in Polysaccharid-Impfstoffen (2.5.19) . . . 133
Acetylierungsgemisch *R* 1 . . . **4.07**-5347
N-Acetylneuraminsäure *R* . . . **4.07**-5347
Acetylsalicylsäure . . . 1104
N-Acetyltryptophan . . . 1106
N-Acetyltryptophan *R* . . . **4.07**-5348
N-Acetyltryptophanum . . . 1106
Acetyltyrosinethylester *R* . . . **4.07**-5348
Acetyltyrosinethylester-Lösung (0,2 mol · l^{-1}) *R* . **4.07**-5348
N-Acetyltyrosin . . . 1108
N-Acetyltyrosinum . . . 1108
Aciclovir . . . 1110
Aciclovirum . . . 1110
Acidum aceticum glaciale . . . 1801
Acidum acetylsalicylicum . . . 1104
Acidum adipicum . . . **4.06**-5048
Acidum alginicum . . . 1131
Acidum amidotrizoicum dihydricum . . . 1163
Acidum 4-aminobenzoicum . . . **4.05**-4654
Acidum aminocaproicum . . . 1171
Acidum ascorbicum . . . **4.03**-3831
Acidum asparticum . . . 1225
Acidum benzoicum . . . 1271
Acidum boricum . . . 1332
Acidum caprylicum . . . 1398
Acidum chenodeoxycholicum . . . 1478
Acidum citricum anhydricum . . . **4.06**-5097
Acidum citricum monohydricum . . . **4.06**-5098
Acidum edeticum . . . **4.08**-5967
Acidum etacrynicum . . . **4.05**-4707
Acidum folicum . . . **4.03**-3911
Acidum fusidicum . . . 1930
Acidum glutamicum . . . 1961
Acidum hydrochloridum concentratum . . . 2835
Acidum hydrochloridum dilutum . . . 2836
Acidum iopanoicum . . . 2118
Acidum iotalamicum . . . 2119
Acidum ioxaglicum . . . **4.01**-3303
Acidum lacticum . . . 2409
Acidum (S)-lacticum . . . 2410
Acidum maleicum . . . 2319
Acidum malicum . . . **4.07**-5653
Acidum mefenamicum . . . 2337
Acidum methacrylicum et ethylis acrylas polymerisatum 1:1 . . . **4.04**-4500
Acidum methacrylicum et ethylis acrylas polymerisatum 1:1 dispersio 30 per centum . . . **4.04**-4501
Acidum methacrylicum et methylis methacrylas polymerisatum 1:1 . . . **4.04**-4503
Acidum methacrylicum et methylis methacrylas polymerisatum 1:2 . . . **4.04**-4504
Acidum nalidixicum . . . 2441
Acidum nicotinicum . . . 2515
Acidum nitricum . . . 2835
Acidum oleicum . . . 2550
Acidum oxolinicum . . . 2582
Acidum palmiticum . . . **4.01**-3343
Acidum phosphoricum concentratum . . . 2670
Acidum phosphoricum dilutum . . . 2670
Acidum pipemidicum trihydricum . . . **4.01**-3354
Acidum salicylicum . . . 2833
Acidum sorbicum . . . 2878
Acidum stearicum . . . **4.01**-3378
Acidum sulfuricum . . . 2843
Acidum tartaricum . . . 3152
Acidum tiaprofenicum . . . 3008
Acidum tolfenamicum . . . **4.01**-3394
Acidum tranexamicum . . . 3047
Acidum trichloraceticum . . . 3058
Acidum undecylenicum . . . 3098
Acidum ursodeoxycholicum . . . 3103
Acidum valproicum . . . 3108
Acitretin . . . **4.03**-3816
Acitretinum . . . **4.03**-3816
Acriflavinii monochloridum . . . **4.06**-5047
Acriflaviniummonochlorid . . . **4.06**-5047
Acrylamid *R* . . . **4.07**-5348
Acrylamid-Bisacrylamid-Lösung (29:1), 30-prozentige *R* . . . **4.07**-5348

Acrylamid-Bisacrylamid-Lösung (36,5:1), 30-prozentige *R* . . . **4.07**-5348
Acrylsäure *R* . . . **4.07**-5348
Acteosid *R* . . . **4.07**-5348
Adenin . . . 1113
Adeninum . . . 1113
Adenosin . . . 1115
Adenosin *R* . . . **4.07**-5349
Adenosinum . . . 1115
Adenovirose-Impfstoff (inaktiviert) für Hunde . . **4.06**-4967
Adenovirose-Lebend-Impfstoff für Hunde . . . **4.01**-3251
Adeps lanae . . . **4.03**-4072
Adeps lanae cum aqua . . . 3167
Adeps lanae hydrogenatus . . . **4.01**-3400
Adeps solidus . . . 2007
Adipinsäure . . . **4.06**-5048
Adipinsäure *R* . . . **4.07**-5349
Adrenalini tartras . . . 1773
Adsorbat-Impfstoffe
– Gehaltsbestimmung von Aluminium (2.5.13) . . . 132
– Gehaltsbestimmung von Calcium (2.5.14) . . . 132
Äpfelsäure . . . **4.07**-5653
Aer medicinalis . . . **4.07**-5763
Aer medicinalis artificiosus . . . **4.03**-3955
Aescin *R* . . . **4.07**-5349
Aesculin *R* . . . **4.07**-5349
Aether . . . 1821
Aether anaestheticus . . . 1822
Ätherische Öle
– Anisöl . . . **4.08**-5928
– Bitterfenchelöl . . . **4.04**-4397
– Bitterorangenblütenöl . . . 1318
– Cassiaöl . . . 1427
– Citronellöl . . . 1547
– Citronenöl . . . **4.01**-3276
– Eucalyptusöl . . . **4.06**-5132
– Kamillenöl . . . **4.05**-4758
– Lavendelöl . . . **4.01**-3321
– Minzöl . . . **4.01**-3331
– Muskatellersalbeiöl . . . **4.01**-3333
– Muskatöl . . . 2427
– Nelkenöl . . . 2499
– Pfefferminzöl . . . **4.06**-5231
– Rosmarinöl . . . **4.03**-4032
– Sternanisöl . . . **4.08**-6061
– Süßorangenschalenöl . . . **4.06**-5265
– Teebaumöl . . . **4.01**-3385
– Terpentinöl vom Strandkiefer-Typ . . . **4.06**-5277
– Thymianöl . . . **4.07**-5858
– Wacholderöl . . . **4.01**-3399
– Zimtblätteröl . . . 3185
– Zimtöl . . . 3186
Ätherische Öle
– fette Öle, verharzte ätherische Öle in (2.8.7) . . . 226
– fremde Ester in (2.8.6) . . . 226
– Gehaltsbestimmung von 1,8-Cineol (2.8.11) . . . 227
– Geruch und Geschmack (2.8.8) . . . 226
– Löslichkeit in Ethanol (2.8.10) . . . 226
– Verdampfungsrückstand (2.8.9) . . . 226
– Wasser in (2.8.5) . . . 226
Ätherisches Öl in Drogen, Gehaltsbestimmung (2.8.12) . . . 227
Aetherolea
– *Anisi aetheroleum* . . . **4.08**-5928
– *Anisi stellati aetheroleum* . . . **4.08**-6061
– *Aurantii amari floris aetheroleum* . . . 1318
– *Aurantii dulcis aetheroleum* . . . **4.06**-5265
– *Caryophylli floris aetheroleum* . . . 2499
– *Cinnamomi cassiae aetheroleum* . . . 1427
– *Cinnamomi zeylanici folii aetheroleum* . . . 3185
– *Cinnamomi zeylanicii corticis aetheroleum* . . . 3186
– *Citronellae aetheroleum* . . . 1547
– *Eucalypti aetheroleum* . . . **4.06**-5132
– *Foeniculi amari fructus aetheroleum* . . . **4.04**-4397
– *Juniperi aetheroleum* . . . **4.01**-3399
– *Lavandulae aetheroleum* . . . **4.01**-3321
– *Limonis aetheroleum* . . . **4.01**-3276
– *Matricariae aetheroleum* . . . **4.05**-4758
– *Melaleucae aetheroleum* . . . **4.01**-3385
– *Menthae arvensis aetheroleum partim mentholi privum* . . . **4.01**-3331
– *Menthae piperitae aetheroleum* . . . **4.06**-5231
– *Myristicae fragrantis aetheroleum* . . . 2427
– *Rosmarini aetheroleum* . . . **4.03**-4032
– *Salviae sclareae aetheroleum* . . . **4.01**-3333
– *Terebinthinae aetheroleum ab pino pinastro* **4.06**-5277
– *Thymi aetheroleum* . . . **4.07**-5858
Agar . . . 1117
Agar . . . 1117
Agarose zur Chromatographie *R* . . . **4.07**-5349
Agarose zur Chromatographie, quer vernetzte *R* . . . **4.07**-5349
Agarose zur Chromatographie, quer vernetzte *R* 1 . . . **4.07**-5349
Agarose zur Elektrophorese *R* . . . **4.07**-5349
Agarose-Polyacrylamid *R* . . . **4.07**-5350
Agrimoniae herba . . . 2549
Aktinobazillose-Impfstoff (inaktiviert) für Schweine . . . **4.06**-4968
Aktivierte Blutgerinnungsfaktoren (2.6.22) . . . 194
Aktivkohle *R* . . . **4.07**-5350
Alanin . . . 1118
Alanin *R* . . . **4.07**-5350
β-Alanin *R* . . . **4.07**-5350
Alaninum . . . 1118
Albendazol . . . **4.05**-4651
Albendazolum . . . **4.05**-4651
Albumin vom Menschen *R* . . . **4.07**-5350
Albumini humani solutio . . . **4.06**-5050
[^{125}I]Albumin-Injektionslösung vom Menschen . **4.02**-3475
Albuminlösung vom Menschen . . . **4.06**-5050
Albuminlösung vom Menschen *R* . . . **4.07**-5350
Albuminlösung vom Menschen *R* 1 . . . **4.07**-5350
Alchemillae herba . . . **4.05**-4727
Alcohol benzylicus . . . **4.04**-4395
Alcohol cetylicus . . . **4.07**-5698
Alcohol cetylicus et stearylicus . . . **4.06**-5083
Alcohol cetylicus et stearylicus emulsificans A . . . **4.06**-5083
Alcohol cetylicus et stearylicus emulsificans B . . . **4.06**-5085
Alcohol isopropylicus . . . **4.01**-3360
Alcohol stearylicus . . . **4.06**-5261
Alcoholes adipis lanae . . . **4.03**-4077
Alcuronii chloridum . . . 1122
Alcuroniumchlorid . . . 1122
Aldehyddehydrogenase *R* . . . **4.07**-5350
Aldehyddehydrogenase-Lösung *R* . . . **4.07**-5350
Aldrin *R* . . . **4.07**-5350
Aleuritinsäure *R* . . . **4.07**-5350
Alfacalcidol . . . **4.02**-3485
Alfacalcidolum . . . **4.02**-3485
Alfadex . . . **4.06**-5052
Alfadexum . . . **4.06**-5052
Alfentanilhydrochlorid . . . 1128
Alfentanili hydrochloridum . . . 1128
Alfuzosinhydrochlorid . . . 1129
Alfuzosini hydrochloridum . . . 1129
Alginsäure . . . 1131
Alizarin S *R* . . . **4.07**-5350
Alizarin-S-Lösung *R* . . . **4.07**-5350
Alkalisch reagierende Substanzen in fetten Ölen, Grenzprüfung (2.4.19) . . . 109
Alkaloide, Identitätsreaktion (*siehe* 2.3.1) . . . 95
Allantoin . . . 1132
Allantoinum . . . 1132
Allergenzubereitungen . . . 705
Allgemeine Abkürzungen und Symbole (1.5) . . . **4.03**-3701
Allgemeine Kapitel (1.3) . . . **4.03**-3697

Allgemeine Methoden (2) 15
Allgemeine Monographien
– Allergenzubereitungen 705
– DNA-rekombinationstechnisch hergestellte Produkte 707
– Extrakte **4.03**-3765
– Fermentationsprodukte 712
– Immunsera für Tiere 715
– Immunsera von Tieren zur Anwendung am Menschen **4.03**-3768
– Impfstoffe für Menschen **4.02**-3447
– Impfstoffe für Tiere **4.06**-4941
– Pflanzliche Drogen 724
– Pflanzliche Drogen zur Teebereitung 726
– Pflanzliche fette Öle 726
– Produkte mit dem Risiko der Übertragung von Erregern der spongiformen Enzephalopathie tierischen Ursprungs 729
– Radioaktive Arzneimittel 729
– Substanzen zur pharmazeutischen Verwendung **4.06**-4948
– Zubereitungen aus pflanzlichen Drogen 725
Allgemeine Texte (5) 589
Allgemeine Texte zu Impfstoffen (5.2) 601
Allgemeine Texte zur Sterilität und mikrobiologischen Qualität (5.1) . 591 und **4.03**-3757 und **4.04**-4349
Allgemeine Vorschriften (1) **4.03**-3693
Allgemeines (1.1) **4.03**-3695
Allii sativi bulbi pulvis 2189
Allium sativum ad praeparationes homoeopathicas **4.05**-4645
Allopurinol **4.08**-5925
Allopurinolum **4.08**-5925
Almagat **4.05**-4652
Almagatum **4.05**-4652
Aloe barbadensis 1135
Aloe capensis 1136
Aloe, Curaçao- 1135
Aloe, Kap- 1136
Aloes extractum siccum normatum 1137
Aloetrockenextrakt, eingestellter 1137
Aloin *R* **4.07**-5351
Alphacyclodextrin (*siehe* Alfadex) **4.06**-5052
Alprazolam 1138
Alprazolamum 1138
Alprenololhydrochlorid 1140
Alprenololi hydrochloridum 1140
Alprostadil 1142
Alprostadilum 1142
Alteplase zur Injektion 1146
Alteplasum ad iniectabile 1146
Althaeae folium 1751
Althaeae radix 1752
Alttuberkulin zur Anwendung am Menschen 1151
Alumen 1154
Aluminii chloridum hexahydricum 1153
Aluminii hydroxidum hydricum ad adsorptionem **4.08**-5927
Aluminii magnesii silicas **4.03**-3817
Aluminii oxidum hydricum 1156
Aluminii phosphas hydricus 1157
Aluminii sulfas 1158
Aluminium
– Grenzprüfung (2.4.17) 109
– Identitätsreaktion (*siehe* 2.3.1) 95
– komplexometrische Titration (*siehe* 2.5.11) 130
Aluminium *R* **4.07**-5351
Aluminium in Adsorbat-Impfstoffen (2.5.13) 132
Aluminiumchlorid *R* **4.07**-5351
Aluminiumchlorid-Hexahydrat 1153
Aluminiumchlorid-Lösung *R* **4.07**-5351
Aluminiumchlorid-Reagenz *R* **4.07**-5351
Aluminiumhydroxid zur Adsorption, wasserhaltiges **4.08**-5927
Aluminiumkaliumsulfat 1154
Aluminiumkaliumsulfat *R* **4.07**-5351
Aluminium-Lösung (200 ppm Al) *R* **4.07**-5551
Aluminium-Lösung (100 ppm Al) *R* **4.07**-5551
Aluminium-Lösung (10 ppm Al) *R* **4.07**-5551
Aluminium-Lösung (2 ppm Al) *R* **4.07**-5551
Aluminium-Magnesium-Silicat **4.03**-3817
Aluminiumnitrat *R* **4.07**-5351
Aluminiumoxid, Algeldrat, wasserhaltiges 1156
Aluminiumoxid, basisches *R* **4.07**-5351
Aluminiumoxid, neutrales *R* **4.07**-5351
Aluminiumoxid, wasserfreies *R* **4.07**-5351
Aluminiumphosphat, wasserhaltiges 1157
Aluminiumsulfat 1158
Amantadinhydrochlorid 1159
Amantadini hydrochloridum 1159
Ambroxolhydrochlorid 1160
Ambroxoli hydrochloridum 1160
Ameisensäure, wasserfreie *R* **4.07**-5351
Amfetaminsulfat 1162
Amidoschwarz 10B *R* **4.07**-5352
Amidoschwarz-10B-Lösung *R* **4.07**-5352
Amidotrizoesäure-Dihydrat 1163
Amikacin 1164
Amikacini sulfas 1167
Amikacinsulfat 1167
Amikacinum 1164
Amiloridhydrochlorid 1169
Amiloridi hydrochloridum 1169
Amine, primäre aromatische, Identitätsreaktion (*siehe* 2.3.1) 95
Aminoazobenzol *R* **4.07**-5352
Aminobenzoesäure *R* **4.07**-5352
2-Aminobenzoesäure *R* **4.07**-5352
3-Aminobenzoesäure *R* **4.07**-5352
4-Aminobenzoesäure **4.05**-4654
Aminobenzoesäure-Lösung *R* **4.07**-5352
N-(4-Aminobenzoyl)-L-glutaminsäure *R* **4.07**-5352
Aminobutanol *R* **4.07**-5352
4-Aminobutansäure *R* **4.07**-5353
Aminocapronsäure 1171
Aminochlorbenzophenon *R* **4.07**-5353
Aminoethanol *R* **4.07**-5353
Aminoglutethimid 1172
Aminoglutethimidum 1172
6-Aminohexansäure *R* **4.07**-5353
Aminohippursäure *R* **4.07**-5353
Aminohippursäure-Reagenz *R* **4.07**-5353
Aminohydroxynaphthalinsulfonsäure *R* **4.07**-5353
Aminohydroxynaphthalinsulfonsäure-Lösung *R* . **4.07**-5353
Aminomethylalizarindiessigsäure *R* **4.07**-5353
Aminomethylalizarindiessigsäure-Lösung *R* **4.07**-5354
Aminomethylalizarindiessigsäure-Reagenz *R* . . . **4.07**-5354
Aminonitrobenzophenon *R* **4.07**-5354
Aminophenazon *R* **4.07**-5354
2-Aminophenol *R* **4.07**-5354
3-Aminophenol *R* **4.07**-5354
4-Aminophenol *R* **4.07**-5354
Aminopolyether *R* **4.07**-5355
Aminopropanol *R* **4.07**-5355
3-Aminopropionsäure *R* **4.07**-5355
Aminopyrazolon *R* **4.07**-5355
Aminopyrazolon-Lösung *R* **4.07**-5355
Aminosäurenanalyse (2.2.56) **4.06**-4857
Amiodaronhydrochlorid **4.03**-3821
Amiodaroni hydrochloridum **4.03**-3821
Amisulprid **4.05**-4656
Amisulpridum **4.05**-4656
Amitriptylinhydrochlorid 1177
Amitriptylini hydrochloridum 1177
Amlodipinbesilat **4.02**-3486
Amlodipini besilas **4.02**-3486
Ammoniae solutio concentrata 1181
Ammoniae[^{13}N] solutio iniectabilis 995
[^{13}N]Ammoniak-Injektionslösung 995

Ammoniak-Lösung *R* 4.07-5355
Ammoniak-Lösung, bleifreie *R* 4.07-5355
Ammoniak-Lösung, konzentrierte 1181
Ammoniak-Lösung, konzentrierte *R* 4.07-5355
Ammoniak-Lösung, konzentrierte *R* 1 . . . . 4.07-5355
Ammoniak-Lösung, verdünnte *R* 1 . . . . 4.07-5355
Ammoniak-Lösung, verdünnte *R* 2 . . . . 4.07-5355
Ammoniak-Lösung, verdünnte *R* 3 . . . . 4.07-5356
Ammonii bromidum 4.02-3488
Ammonii chloridum 1184
Ammonii glycyrrhizas 4.05-4657
Ammonii hydrogenocarbonas 1184
Ammonio methacrylatis copolymerum A 4.07-5655
Ammonio methacrylatis copolymerum B 4.07-5656
Ammonium, Grenzprüfung (2.4.1) 103
Ammoniumacetat *R* 4.07-5356
Ammoniumacetat-Lösung *R* 4.07-5356
Ammoniumbituminosulfonat 1182
Ammoniumbromid 4.02-3488
(1*R*)-(–)-Ammoniumcampher-10-sulfonat *R* 4.07-5356
Ammoniumcarbonat *R* 4.07-5356
Ammoniumcarbonat-Lösung *R* 4.07-5356
Ammoniumcarbonat-Pufferlösung pH 10,3 (0,1 mol · l^{-1}) *R* 4.07-5563
Ammoniumcer(IV)-nitrat *R* 4.07-5356
Ammoniumcer(IV)-nitrat-Lösung (0,1 mol · l^{-1}) . 4.07-5565
Ammoniumcer(IV)-nitrat-Lösung (0,01 mol · l^{-1}) 4.07-5565
Ammoniumcer(IV)-sulfat *R* 4.07-5356
Ammoniumcer(IV)-sulfat-Lösung (0,1 mol · l^{-1}) . 4.07-5565
Ammoniumcer(IV)-sulfat-Lösung (0,01 mol · l^{-1}) 4.07-5565
Ammoniumchlorid 1184
Ammoniumchlorid *R* 4.07-5356
Ammoniumchlorid-Lösung *R* 4.07-5356
Ammoniumchlorid-Pufferlösung pH 9,5 *R* 4.07-5563
Ammoniumchlorid-Pufferlösung pH 10,0 *R* 4.07-5563
Ammoniumchlorid-Pufferlösung pH 10,4 *R* 4.07-5563
Ammoniumcitrat *R* 4.07-5356
Ammoniumdihydrogenphosphat *R* 4.07-5356
Ammoniumeisen(II)-sulfat *R* 4.07-5356
Ammoniumeisen(III)-sulfat *R* 4.07-5357
Ammoniumeisen(III)-sulfat-Lösung *R* 2 . . . . 4.07-5357
Ammoniumeisen(III)-sulfat-Lösung *R* 5 . . . . 4.07-5357
Ammoniumeisen(III)-sulfat-Lösung *R* 6 . . . . 4.07-5357
Ammoniumeisen(III)-sulfat-Lösung (0,1 mol · l^{-1}) 4.07-5565
Ammoniumformiat *R* 4.07-5357
Ammoniumglycyrrhizat 4.05-4657
Ammoniumhexafluorogermanat(IV) *R* 4.07-5357
Ammoniumhydrogencarbonat 1184
Ammoniumhydrogencarbonat *R* 4.07-5357
Ammonium-Lösung (100 ppm NH_4) *R* 4.07-5551
Ammonium-Lösung (2,5 ppm NH_4) *R* 4.07-5551
Ammonium-Lösung (1 ppm NH_4) *R* 4.07-5551
Ammoniummethacrylat-Copolymer (Typ A) . . . 4.07-5655
Ammoniummethacrylat-Copolymer (Typ B) . . . 4.07-5656
Ammoniummolybdat *R* 4.07-5357
Ammoniummolybdat-Lösung *R* 4.07-5357
Ammoniummolybdat-Lösung *R* 2 . . . . 4.07-5357
Ammoniummolybdat-Lösung *R* 3 . . . . 4.07-5357
Ammoniummolybdat-Lösung *R* 4 . . . . 4.07-5357
Ammoniummolybdat-Lösung *R* 5 . . . . 4.07-5357
Ammoniummolybdat-Reagenz *R* 4.07-5357
Ammoniummolybdat-Reagenz *R* 1 . . . . 4.07-5357
Ammoniummolybdat-Reagenz *R* 2 . . . . 4.07-5358
Ammoniummonohydrogenphosphat *R* 4.07-5358
Ammoniumnitrat *R* 4.07-5358
Ammoniumnitrat *R* 1 . . . . 4.07-5358
Ammoniumoxalat *R* 4.07-5358
Ammoniumoxalat-Lösung *R* 4.07-5358
Ammoniumpersulfat *R* 4.07-5358
Ammoniumpyrrolidincarbodithioat *R* 4.07-5358
Ammoniumsalze, Identitätsreaktion (*siehe* 2.3.1) 95
Ammoniumsalze und Salze flüchtiger Basen, Identitätsreaktion (*siehe* 2.3.1) 95
Ammoniumsulfamat *R* 4.07-5358
Ammoniumsulfat *R* 4.07-5358
Ammoniumsulfid-Lösung *R* 4.07-5358
Ammoniumthiocyanat *R* 4.07-5358
Ammoniumthiocyanat-Lösung *R* 4.07-5359
Ammoniumthiocyanat-Lösung (0,1 mol · l^{-1}) . . . 4.07-5565
Ammoniumvanadat *R* 4.07-5359
Ammoniumvanadat-Lösung *R* 4.07-5359
Amobarbital 1185
Amobarbital-Natrium 1186
Amobarbitalum 1185
Amobarbitalum natricum 1186
Amoxicillin-Natrium 4.07-5658
Amoxicillin-Trihydrat 4.07-5661
Amoxicillin-Trihydrat *R* 4.07-5359
Amoxicillinum natricum 4.07-5658
Amoxicillinum trihydricum 4.07-5661
Amperometrie (2.2.19) 36
Amphetamini sulfas 1162
Amphotericin B 4.03-3828
Amphotericinum B 4.03-3828
Ampicillin, wasserfreies 1201
Ampicillin-Natrium 1195
Ampicillin-Trihydrat 1198
Ampicillinum anhydricum 1201
Ampicillinum natricum 1195
Ampicillinum trihydricum 1198
Amplifikation von Nukleinsäuren, Verfahren (2.6.21) 190
Amygdalae oleum raffinatum 2327
Amygdalae oleum virginale 2326
Amyla
– *Maydis amylum* 4.03-3959
– *Oryzae amylum* 2795
– *Solani amylum* 4.03-3944
– *Tritici amylum* 4.03-4071
tert-Amylalkohol *R* 4.07-5359
α-Amylase *R* 4.07-5359
α-Amylase-Lösung *R* 4.07-5359
Amylum pregelificatum 4.01-3377
β-Amyrin *R* 4.07-5359
Anethol *R* 4.07-5359
cis-Anethol *R* 4.07-5359
Angelicae radix 4.02-3491
Angelikawurzel 4.02-3491
Anilin *R* 4.07-5360
Anilinhydrochlorid *R* 4.07-5360
Anionenaustauscher *R* 4.07-5360
Anionenaustauscher *R* 1 . . . . 4.07-5360
Anionenaustauscher *R* 2 . . . . 4.07-5360
Anionenaustauscher, schwacher *R* 4.07-5360
Anionenaustauscher, stark basischer *R* 4.07-5360
Anionenaustauscher zur Chromatographie, stark basischer *R* 4.07-5360
Anis 1205
Anisaldehyd *R* 4.07-5360
Anisaldehyd-Reagenz *R* 4.07-5360
Anisaldehyd-Reagenz *R* 1 . . . . 4.07-5361
Anisi aetheroleum 4.08-5928
Anisi fructus 1205
Anisi stellati aetheroleum 4.08-6061
Anisi stellati fructus 2903
p-Anisidin *R* 4.07-5361
Anisidinzahl (2.5.36) 4.04-4097
Anisöl 4.08-5928
Anolytlösung zur isoelektrischen Fokussierung pH 3 bis 5 *R* 4.07-5361
Anomale Toxizität
– Prüfung (2.6.9) 160
– Prüfung von Sera und Impfstoffen für Menschen (*siehe* 2.6.9) 161
– Prüfung von Sera und Impfstoffen für Tiere (*siehe* 2.6.9) 161
Antazolinhydrochlorid 1208

Antazolini hydrochloridum 1208
Anthracen *R* **4.07**-5361
Anthranilsäure *R* **4.07**-5361
Anthron *R* **4.07**-5361
Anti-A- und Anti-B-Hämagglutinine (indirekte Methode) (2.6.20) 190
Anti-A-Hämagglutinine (2.6.20) 190
Anti-B-Hämagglutinine (2.6.20) 190
Antibiotika, mikrobiologische Wertbestimmung (2.7.2) **4.08**-5893
Anti-D-Immunglobulin vom Menschen **4.06**-5053
Anti-D-Immunglobulin vom Menschen, Bestimmung der Wirksamkeit (2.7.13) **4.06**-4898
Anti-D-Immunglobulin vom Menschen zur intravenösen Anwendung **4.06**-5054
Antimon, Identitätsreaktion (*siehe* 2.3.1) 95
Antimon(III)-chlorid *R* **4.07**-5361
Antimon(III)-chlorid-Lösung *R* **4.07**-5361
Antimon(III)-chlorid-Lösung *R* 1 . . . . . . **4.07**-5361
Antimon-Lösung (100 ppm Sb) *R* **4.07**-5551
Antimon-Lösung (1 ppm Sb) *R* **4.07**-5551
Antithrombin III *R* **4.07**-5362
Antithrombin III vom Menschen, Wertbestimmung (2.7.17) 219
Antithrombin-III-Konzentrat vom Menschen . . . **4.06**-5055
Antithrombin-III-Lösung *R* 1 . . . . . . **4.07**-5362
Antithrombin-III-Lösung *R* 2 . . . . . . **4.07**-5362
Antithrombinum III humanum densatum **4.06**-5055
Anti-T-Lymphozyten-Immunglobulin vom Tier zur Anwendung am Menschen **4.08**-5931
Anwendung des F_0-Konzepts auf die Dampfsterilisation von wässrigen Zubereitungen (5.1.5) 599
Apigenin *R* **4.07**-5362
Apigenin-7-glucosid *R* **4.07**-5362
Apis mellifera ad praeparationes homoeopathicas **4.07**-5645
Apomorphinhydrochlorid **4.03**-3829
Apomorphini hydrochloridum **4.03**-3829
Aprotinin **4.04**-4385
Aprotinin *R* **4.07**-5362
Aprotinini solutio concentrata **4.04**-4387
Aprotinin-Lösung, konzentrierte **4.04**-4387
Aprotininum **4.04**-4385
Aqua ad dilutionem solutionium concentratarum ad haemodialysim **4.03**-4068
Aqua ad iniectabilia **4.08**-6089
Aqua purificata **4.08**-6085
Aqua valde purificata **4.08**-6087
Aquae tritiatae[^{3}H] solutio iniectabilis 1058
Aquae[^{15}O] solutio iniectabilis 1056
Arabinose *R* **4.07**-5362
Arachidis oleum hydrogenatum 1777
Arachidis oleum raffinatum 1778
Arbeitssaatgut (*siehe* 5.2.1) 603
Arbeitssaatzellgut (*siehe* 5.2.1) 603
Arbeitszellbank (*siehe* 5.2.1) 603
Arbutin *R* **4.07**-5362
Argenti nitras 2858
Arginin 1217
Arginin *R* **4.07**-5363
Argininaspartat **4.08**-5936
Argininhydrochlorid 1219
Arginini aspartas **4.08**-5936
Arginini hydrochloridum 1219
Argininum 1217
Argon *R* **4.07**-5363
Arnicae flos **4.07**-5663
Arnikablüten **4.07**-5663
Aromadendren *R* **4.04**-4146
Arsen
– Grenzprüfung (2.4.2) 103
– Identitätsreaktion (*siehe* 2.3.1) 96
Arsenii trioxidum ad praeparationes homoeopathicae 1084
Arsen-Lösung (10 ppm As) *R* **4.07**-5551
Arsen-Lösung (1 ppm As) *R* **4.07**-5551
Arsen-Lösung (0,1 ppm As) *R* **4.07**-5551
Arsen(III)-oxid *R* **4.07**-5363
Arsen(III)-oxid *RV* **4.07**-5564
Arsen(III)-oxid für homöopathische Zubereitungen 1084
Articainhydrochlorid **4.01**-3266
Articaini hydrochloridum **4.01**-3266
Arzneimittel-Vormischungen zur veterinärmedizinischen Anwendung **4.03**-3775
Arzneiträger (*siehe* Homöopathische Zubereitungen) **4.04**-4379
Asche
– Grenzprüfung (2.4.16) 109
– salzsäureunlösliche (2.8.1) 225
Ascorbinsäure **4.03**-3831
Ascorbinsäure *R* **4.07**-5363
Ascorbinsäure-Lösung *R* **4.07**-5363
Ascorbylis palmitas 2601
Asiaticosid *R* **4.07**-5363
Asparagin-Monohydrat **4.08**-5937
Asparaginum monohydricum **4.08**-5937
Aspartam 1223
Aspartamum 1223
Aspartinsäure 1225
Aspartinsäure *R* **4.07**-5364
L-Aspartyl-L-phenylalanin *R* **4.07**-5364
Astemizol 1226
Astemizolum 1226
Atenolol 1228
Atenololum 1228
Atomabsorptionsspektroskopie (2.2.23) 38
Atomemissionsspektroskopie (einschließlich Flammenphotometrie) (2.2.22) 37
Atommasse, relative (*siehe* 1.4) **4.03**-3698
Atropin **4.06**-5057
Atropini sulfas 1230
Atropinsulfat 1230
Atropinum **4.06**-5057
Aucubin *R* **4.07**-5364
Augenbäder (*siehe* Zubereitungen zur Anwendung am Auge) **4.04**-4364
Augeninserte (*siehe* Zubereitungen zur Anwendung am Auge) **4.04**-4365
Augentropfen (*siehe* Zubereitungen zur Anwendung am Auge) **4.04**-4364
Aujeszky'sche-Krankheit-Impfstoff (inaktiviert) für Schweine 880
Aujeszky'sche-Krankheit-Lebend-Impfstoff zur parenteralen Anwendung (gefriergetrocknet) für Schweine 882
Aurantii amari epicarpii et mesocarpii tinctura 1321
Aurantii amari epicarpium et mesocarpium 1320
Aurantii amari floris aetheroleum 1318
Aurantii amari flos **4.06**-5066
Aurantii dulcis aetheroleum **4.06**-5265
Auricularia 773
Ausgangsstoffe (*siehe* Homöopathische Zubereitungen) **4.04**-4379
Ausschlusschromatographie (2.2.30) 49
Aviäre-Enzephalomyelitis-Lebend-Impfstoff für Geflügel, Infektiöse- 885
Aviäre-Laryngotracheitis-Lebend-Impfstoff für Hühner, Infektiöse- 887
Aviäres-Paramyxovirus-3-Impfstoff (inaktiviert) 888
Aviäres-Tuberkulin, gereinigtes (*siehe* Tuberkulin aus *Mycobacterium avium*, gereinigtes) 3082
Azaperon für Tiere 1231
Azaperonum ad usum veterinarium 1231
Azathioprin 1233
Azathioprinum 1233
Azelastinhydrochlorid **4.08**-5938
Azelastini hydrochloridum **4.08**-5938

Azithromycin **4.07**-5666
Azithromycinum **4.07**-5666
Azomethin H *R* **4.07**-5364
Azomethin-H-Lösung *R* **4.07**-5364

B

Bacampicillinhydrochlorid **4.04**-4393
Bacampicillini hydrochloridum **4.04**-4393
Bacitracin **4.05**-4663
Bacitracinum **4.05**-4663
Bacitracinum zincum **4.05**-4666
Bacitracin-Zink **4.05**-4666
Baclofen 1242
Baclofenum 1242
Bärentraubenblätter 1243
Bakterielle Impfstoffe (*siehe* Impfstoffe für Tiere) **4.06**-4941
Bakterielle Toxoide (*siehe* Impfstoffe für Tiere) . **4.06**-4941
Bakterien-Endotoxine
– Nachweis mit Gelbildungsmethoden (*siehe* 2.6.14) 173
– Nachweis mit photometrischen Methoden (*siehe* 2.6.14) 175
– Prüfung (2.6.14) 172
Baldrianwurzel 1245
Ballotae nigrae herba **4.02**-3646
Balsamum peruvianum 2637
Balsamum tolutanum **4.06**-5284
Bambuterolhydrochlorid 1247
Bambuteroli hydrochloridum 1247
Barbaloin *R* **4.07**-5364
Barbital 1248
Barbital *R* **4.07**-5364
Barbital-Natrium *R* **4.07**-5364
Barbital-Pufferlösung pH 7,4 *R* **4.07**-5561
Barbital-Pufferlösung pH 8,4 *R* **4.07**-5562
Barbital-Pufferlösung pH 8,6 *R* 1 . . . . **4.07**-5562
Barbitalum 1248
Barbiturate, nicht am Stickstoff substituierte, Identitätsreaktion (*siehe* 2.3.1) 96
Barbitursäure *R* **4.07**-5364
Barii sulfas 1249
Bariumcarbonat *R* **4.07**-5364
Bariumchlorid *R* **4.07**-5365
Bariumchlorid-Lösung *R* 1 . . . . **4.07**-5365
Bariumchlorid-Lösung *R* 2 . . . . **4.04**-4148
Bariumchlorid-Lösung (0,1 mol · l^{-1}) **4.07**-5565
Bariumhydroxid *R* **4.07**-5365
Bariumhydroxid-Lösung *R* **4.07**-5365
Barium-Lösung (50 ppm Ba) *R* **4.07**-5551
Bariumperchlorat-Lösung (0,05 mol · l^{-1}) **4.07**-5565
Bariumperchlorat-Lösung (0,025 mol · l^{-1}) **4.07**-5565
Bariumsulfat 1249
Bariumsulfat *R* **4.07**-5365
Baumwollsamenöl, gehärtetes (*siehe* Baumwollsamenöl, hydriertes) 1250
Baumwollsamenöl, hydriertes 1250
BCA, bicinchonic acid (*siehe* 2.5.33) 142
BCA-Methode (*siehe* 2.5.33) 142
BCG ad immunocurationem **4.06**-4959
BCG zur Immuntherapie **4.06**-4959
BCG-Impfstoff (gefriergetrocknet) 791
Beclometasondipropionat 1251
Beclometasoni dipropionas 1251
Begriffe in allgemeinen Kapiteln und Monographien sowie Erläuterungen (1.2) **4.03**-3696
Behältnisse (3.2) 329
– Allgemeines (3.2) 331
– Allgemeines Kapitel (*siehe* 1.3) **4.03**-3697
Belladonnablätter 1253
Belladonnablättertrockenextrakt, eingestellter 1255
Belladonnae folii extractum siccum normatum 1255
Belladonnae folii tinctura normata **4.06**-5065
Belladonnae folium 1253
Belladonnae pulvis normatus 1257
Belladonnapulver, eingestelltes 1257
Belladonnatinktur, eingestellte **4.06**-5065
Bendroflumethiazid 1259
Bendroflumethiazidum 1259
Benfluorexhydrochlorid 1260
Benfluorexi hydrochloridum 1260
Benperidol 1261
Benperidolum 1261
Benserazidhydrochlorid 1263
Benserazidi hydrochloridum 1263
Bentonit 1265
Bentonitum 1265
Benzaldehyd *R* **4.07**-5365
Benzalkonii chloridi solutio 1267
Benzalkonii chloridum 1266
Benzalkoniumchlorid 1266
Benzalkoniumchlorid-Lösung 1267
Benzbromaron 1268
Benzbromaronum 1268
Benzethonii chloridum 1269
Benzethoniumchlorid 1269
Benzethoniumchlorid *R* **4.07**-5365
Benzethoniumchlorid-Lösung (0,004 mol · l^{-1}) **4.07**-5565
Benzidin *R* **4.07**-5365
Benzil *R* **4.07**-5365
Benzoat, Identitätsreaktion (*siehe* 2.3.1) 96
Benzocain 1271
Benzocain *R* **4.07**-5365
Benzocainum 1271
1,4-Benzochinon *R* **4.07**-5365
Benzoesäure 1271
Benzoesäure *R* **4.07**-5366
Benzoesäure *RV* **4.07**-5564
Benzoin *R* **4.07**-5366
Benzol *R* **4.07**-5366
Benzophenon *R* **4.07**-5366
Benzoylargininethylesterhydrochlorid *R* **4.07**-5366
Benzoylchlorid *R* **4.07**-5366
Benzoylis peroxidum cum aqua 1272
Benzoylperoxid, wasserhaltiges 1272
N-Benzoyl-L-prolyl-L-phenylalanyl-L-arginin-(4-nitroanilid)-acetat *R* **4.07**-5366
2-Benzoylpyridin *R* **4.07**-5366
Benzylalkohol **4.04**-4395
Benzylalkohol *R* **4.07**-5366
Benzylbenzoat 1276
Benzylbenzoat *R* **4.07**-5366
Benzylcinnamat *R* **4.07**-5367
Benzylether *R* **4.07**-5367
Benzylis benzoas 1276
Benzylpenicillin-Benzathin 1277
Benzylpenicillin-Kalium **4.05**-4669
Benzylpenicillin-Natrium **4.05**-4671
Benzylpenicillin-Natrium *R* **4.07**-5367
Benzylpenicillin-Procain **4.07**-5671
Benzylpenicillinum benzathinum 1277
Benzylpenicillinum kalicum **4.05**-4669
Benzylpenicillinum natricum **4.05**-4671
Benzylpenicillinum procainum **4.07**-5671
2-Benzylpyridin *R* **4.07**-5367
Berberinchlorid *R* **4.08**-5909
Bergapten *R* **4.07**-5367
Bernsteinsäure *R* **4.07**-5367
Beschriftung (*siehe* 1.4) **4.03**-3699
Bestimmung der Aktivität von Interferonen (5.6) 681
Bestimmung der antikomplementären Aktivität von Immunglobulin (2.6.17) 185
Bestimmung der Dichte von Feststoffen mit Hilfe von Pyknometern (2.9.23) 273

Bestimmung der Fettsäurenzusammensetzung von Omega-3-Säuren-reichen Ölen (2.4.29) **4.05**-4604
Bestimmung der Ionenkonzentration unter Verwendung ionenselektiver Elektroden (2.2.36) 60
Bestimmung der spezifischen Oberfläche durch Gasadsorption (2.9.26) 276
Bestimmung der spezifischen Oberfläche durch Luftpermeabilität (2.9.14) 252
Bestimmung der Teilchengröße durch Mikroskopie (2.9.13) 252
Bestimmung der Wirksamkeit von Anti-D-Immunglobulin vom Menschen (2.7.13) **4.06**-4898
Bestimmung der Wirksamkeit von Diphtherie-Adsorbat-Impfstoff (2.7.6) **4.02**-3421
Bestimmung der Wirksamkeit von Hepatitis-A-Impfstoff (2.7.14) 217
Bestimmung der Wirksamkeit von Hepatitis-B-Impfstoff (rDNA) (2.7.15) 218
Bestimmung der Wirksamkeit von Pertussis-Impfstoff (2.7.7) 210
Bestimmung der Wirksamkeit von Pertussis-Impfstoff (azellulär) (2.7.16) 219
Bestimmung der Wirksamkeit von Tetanus-Adsorbat-Impfstoff (2.7.8) **4.07**-5317
Bestimmung des entnehmbaren Volumens von Parenteralia (2.9.17) 256
- Einzeldosisbehältnisse (2.9.17) 256
- Infusionszubereitungen (2.9.17) 256
- Mehrdosenbehältnisse (2.9.17) 256
- Spritzampullen und vorgefüllte Einmalspritzen (2.9.17) 256
Bestimmung des Gerbstoffgehalts pflanzlicher Drogen (2.8.14) 232
Bestimmung von Wasser durch Destillation (2.2.13) 33
Betacarotenum 1285
Betacarotin 1285
Betacyclodextrin (*siehe* Betadex) 1286
Betadex 1286
Betadexum 1286
Betahistindimesilat **4.07**-5673
Betahistini mesilas **4.07**-5673
Betamethason 1290
Betamethasonacetat 1292
Betamethasondihydrogenphosphat-Dinatrium 1294
Betamethasondipropionat 1296
Betamethasoni acetas 1292
Betamethasoni dipropionas 1296
Betamethasoni natrii phosphas 1294
Betamethasoni valeras **4.05**-4674
Betamethasonum 1290
Betamethasonvalerat **4.05**-4674
Betaxololhydrochlorid 1300
Betaxololi hydrochloridum 1300
Betulae folium 1308
Betulin *R* **4.07**-5367
Bewertung der Unschädlichkeit von Impfstoffen für Tiere (5.2.6) 613
Bewertung der Wirksamkeit von Impfstoffen für Tiere (5.2.7) 615
Bezafibrat 1302
Bezafibratum 1302
Bibenzyl *R* **4.07**-5367
Bicinchoninsäure-Methode (*siehe* 2.5.33) 142
Bifonazol **4.05**-4676
Bifonazolum **4.05**-4676
Bioindikatoren zur Überprüfung der Sterilisationsmethoden (5.1.2) **4.03**-3759
Biologische Wertbestimmungsmethoden (2.7) . . . . 195 und **4.01**-3205 und **4.02**-3413 und **4.03**-3723 und **4.06**-4891 und **4.07**-5315 und **4.08**-5891
Biotin 1305
Biotinum 1305
Biperidenhydrochlorid **4.07**-5674
Biperideni hydrochloridum **4.07**-5674
4-Biphenylol *R* **4.07**-5368
Birkenblätter 1308
Bisacodyl 1310
Bisacodylum 1310
Bisbenzimid *R* **4.07**-5368
Bisbenzimid-Lösung *R* **4.07**-5368
Bisbenzimid-Stammlösung *R* **4.07**-5368
Bismut
- Identitätsreaktion (*siehe* 2.3.1) 96
- komplexometrische Titration (*siehe* 2.5.11) 130
Bismutcarbonat, basisches 1311
Bismutgallat, basisches **4.07**-5676
Bismuthi subcarbonas 1311
Bismuthi subgallas **4.07**-5676
Bismuthi subnitras ponderosum 1313
Bismuthi subsalicylas **4.07**-5677
Bismut-Lösung (100 ppm Bi) *R* **4.07**-5551
Bismutnitrat, basisches *R* **4.04**-4151
Bismutnitrat, basisches *R* 1 . . . . . **4.07**-5368
Bismutnitrat, schweres, basisches 1313
Bismutnitrat-Lösung *R* **4.07**-5368
Bismutsalicylat, basisches **4.07**-5677
N,O-Bis(trimethylsilyl)acetamid *R* **4.07**-5368
N,O-Bis(trimethylsilyl)trifluoracetamid *R* **4.07**-5368
Bitterfenchelöl **4.04**-4397
Bitterkleeblätter 1316
Bitterorangenblüten **4.06**-5066
Bitterorangenblütenöl 1318
Bitterorangenschale 1320
Bitterorangenschalentinktur 1321
Bitterwert (2.8.15) 232
Biuret *R* **4.07**-5368
Biuret-Methode (*siehe* 2.5.33) 143
Biuret-Reagenz *R* **4.07**-5368
Blattdrogen
- Bärentraubenblätter 1243
- Belladonnablätter 1253
- Belladonnapulver, eingestelltes 1257
- Birkenblätter 1308
- Bitterkleeblätter 1316
- Boldoblätter 1330
- Digitalis-purpurea-Blätter 1681
- Eibischblätter 1751
- Eschenblätter 1800
- Eucalyptusblätter 1846
- Ginkgoblätter 1944
- Hamamelisblätter 2005
- Melissenblätter 2342
- Ölbaumblätter **4.07**-5803
- Orthosiphonblätter 2578
- Pfefferminzblätter 2640
- Rosmarinblätter 2814
- Salbei, dreilappiger 2825
- Salbeiblätter **4.01**-3373
- Sennesblätter 2848
- Spitzwegerichblätter **4.08**-6060
- Stramoniumblätter **4.06**-5261
- Stramoniumpulver, eingestelltes 2910
- Weißdornblätter mit Blüten **4.07**-5875
Blei
- Identitätsreaktionen (*siehe* 2.3.1) 96
- komplexometrische Titration (2.5.11) 131
Blei in Zuckern, Grenzprüfung (2.4.10) **4.05**-4603
Blei(II)-acetat *R* **4.07**-5369
Blei(II)-acetat-Lösung *R* **4.07**-5369
Blei(II)-acetat-Lösung, basische *R* **4.07**-5369
Blei(II)-acetat-Papier *R* **4.07**-5369
Blei(II)-acetat-Watte *R* **4.07**-5369
Blei-Lösung (0,1 % Pb) *R* **4.07**-5551
Blei-Lösung (0,1 % Pb) *R* 1 . . . . . **4.08**-5911
Blei-Lösung (100 ppm Pb) *R* **4.07**-5551
Blei-Lösung (10 ppm Pb) *R* **4.07**-5552

Blei-Lösung (10 ppm Pb) *R* 1 . . . . **4.07**-5552
Blei-Lösung (10 ppm Pb) *R* 2 . . . . **4.08**-5911
Blei-Lösung (2 ppm Pb) *R* **4.07**-5552
Blei-Lösung (1 ppm Pb) *R* **4.07**-5552
Blei-Lösung (0,1 ppm Pb) *R* **4.07**-5552
Blei-Lösung (0,5 ppm Pb) *R* 1 . . . . **4.08**-5911
Blei-Lösung (1000 ppm Pb), ölige *R* **4.07**-5552
Blei(II)-nitrat *R* **4.07**-5369
Blei(II)-nitrat-Lösung *R* **4.07**-5369
Blei(II)-nitrat-Lösung (0,1 mol · l^{-1}) **4.07**-5565
Blei(II)-nitrat-Lösung (0,05 mol · l^{-1}) **4.07**-5566
Blei(IV)-oxid *R* **4.07**-5369
Bleomycini sulfas 1321
Bleomycinsulfat 1321
Blockier-Lösung *R* **4.07**-5369
Blütendrogen
– Arnikablüten **4.07**-5663
– Bitterorangenblüten **4.06**-5066
– Gewürznelken 1943
– Hibiscusblüten 2026
– Holunderblüten 2032
– Hopfenzapfen 2035
– Kamille, römische **4.03**-3943
– Kamillenblüten **4.06**-5183
– Klatschmohnblüten **4.02**-3586
– Königskerzenblüten, Wollblumen 2190
– Lavendelblüten 2216
– Lindenblüten 2254
– Malvenblüten 2325
– Ringelblumenblüten 2807
Blutdrucksenkende Substanzen, Prüfung (2.6.11) 162
Blutgerinnungsfaktor II vom Menschen, Wertbestimmung (2.7.18) 220
Blutgerinnungsfaktor VII vom Menschen **4.06**-5068
Blutgerinnungsfaktor VII vom Menschen, Wertbestimmung (2.7.10) 214
Blutgerinnungsfaktor VIII vom Menschen **4.06**-5069
Blutgerinnungsfaktor VIII, Wertbestimmung (2.7.4) 205
Blutgerinnungsfaktor IX vom Menschen **4.06**-5071
Blutgerinnungsfaktor IX vom Menschen, Wertbestimmung (2.7.11) 215
Blutgerinnungsfaktor X vom Menschen, Wertbestimmung (2.7.19) **4.03**-3725
Blutgerinnungsfaktor Xa *R* **4.07**-5369
Blutgerinnungsfaktor Xa-Lösung *R* **4.07**-5369
Blutgerinnungsfaktor XI vom Menschen **4.02**-3500
Blutgerinnungsfaktor XI vom Menschen, Wertbestimmung (2.7.22) **4.02**-3424
Blutgerinnungsfaktoren, aktivierte (2.6.22) 194
Blutgerinnungsfaktoren, Wertbestimmung von Heparin (2.7.12) **4.03**-3725
Blutplättchen-Ersatz *R* **4.07**-5369
Blutweiderichkraut 1328
BMP-Mischindikator-Lösung *R* **4.07**-5370
Bockshornsamen 1329
Boldi folium 1330
Boldin *R* **4.07**-5370
Boldoblätter 1330
Borat-Pufferlösung pH 7,5 *R* **4.07**-5561
Borat-Pufferlösung pH 8,0 (0,0015 mol · l^{-1}) *R* . . **4.07**-5562
Borat-Pufferlösung pH 10,4 *R* **4.07**-5563
Borax 2496
Borneol *R* **4.07**-5370
Bornylacetat *R* **4.07**-5370
Borsäure 1332
Borsäure *R* **4.07**-5370
Borsäure-Lösung, gesättigte, kalte *R* **4.08**-5909
Bortrichlorid *R* **4.07**-5370
Bortrichlorid-Lösung, methanolische *R* **4.07**-5370
Bortrifluorid *R* **4.07**-5371
Bortrifluorid-Lösung, methanolische *R* **4.07**-5371
Botulismus-Antitoxin 973
Botulismus-Impfstoff für Tiere **4.06**-4970
Bovine-Rhinotracheitis-Lebend-Impfstoff (gefriergetrocknet) für Rinder, Infektiöse- . . . **4.06**-4971
Bovines-Tuberkulin, gereinigtes (*siehe* Tuberkulin aus *Mycobacterium bovis*, gereinigtes) 3083
Bradford-Methode (*siehe* 2.5.33) 142
Brausegranulate (*siehe* Granulate) **4.04**-4361
Brausepulver (*siehe* Pulver zum Einnehmen) . . . **4.04**-4363
Brausetabletten (*siehe* Tabletten) **4.01**-3225
Brechungsindex (2.2.6) **4.03**-3709
Brennnessel für homöopathische Zubereitungen . **4.05**-4644
Brenzcatechin *R* **4.07**-5371
Brenztraubensäure *R* **4.07**-5371
Brillantblau *R* **4.07**-5371
Brom *R* **4.07**-5371
Bromazepam 1332
Bromazepamum 1332
Bromcresolgrün *R* **4.07**-5371
Bromcresolgrün-Lösung *R* **4.07**-5371
Bromcresolgrün-Methylrot-Mischindikator-Lösung *R* **4.07**-5371
Bromcresolpurpur *R* **4.07**-5371
Bromcresolpurpur-Lösung *R* **4.07**-5372
Bromcyan-Lösung *R* **4.07**-5372
Bromdesoxyuridin *R* **4.07**-5372
Bromelain *R* **4.07**-5372
Bromelain-Lösung *R* **4.07**-5372
Bromhexinhydrochlorid **4.08**-5943
Bromhexini hydrochloridum **4.08**-5943
Bromid, Identitätsreaktionen (*siehe* 2.3.1) 96
Bromid-Bromat-Lösung (0,0167 mol · l^{-1}) **4.07**-5566
Brom-Lösung *R* **4.07**-5371
Bromocriptini mesilas **4.07**-5679
Bromocriptinmesilat **4.07**-5679
Bromophos *R* **4.07**-5372
Bromophos-ethyl *R* **4.07**-5372
Bromperidol 1337
Bromperidoldecanoat 1339
Bromperidoli decanoas 1339
Bromperidolum 1337
Brompheniramini maleas 1341
Brompheniraminmaleat 1341
Bromphenolblau *R* **4.07**-5372
Bromphenolblau-Lösung *R* **4.07**-5372
Bromphenolblau-Lösung *R* 1 . . . . **4.07**-5373
Bromphenolblau-Lösung *R* 2 . . . . **4.07**-5373
Bromthymolblau *R* **4.07**-5373
Bromthymolblau-Lösung *R* 1 . . . . **4.07**-5373
Bromthymolblau-Lösung *R* 2 . . . . **4.07**-5373
Bromthymolblau-Lösung *R* 3 . . . . **4.07**-5373
Bromwasser *R* **4.07**-5373
Bromwasser *R* 1 . . . . **4.07**-5373
Bromwasserstoffsäure 47 % *R* **4.07**-5373
Bromwasserstoffsäure 30 % *R* **4.07**-5373
Bromwasserstoffsäure, verdünnte *R* **4.07**-5373
Bromwasserstoffsäure, verdünnte *R* 1 . . . . **4.07**-5373
Bronchitis-Impfstoff (inaktiviert) für Geflügel, Infektiöse- 892
Bronchitis-Lebend-Impfstoff (gefriergetrocknet) für Geflügel, Infektiöse- 894
Brucellose-Lebend-Impfstoff (gefriergetrocknet) für Tiere **4.06**-4972
Bruchfestigkeit von Suppositorien und Vaginalzäpfchen (2.9.24) 274
Bruchfestigkeit von Tabletten (2.9.8) 248
Brucin *R* **4.07**-5374
Buccaltabletten (*siehe* Zubereitungen zur Anwendung in der Mundhöhle) **4.01**-3230
Budesonid 1343
Budesonidum 1343
Bufexamac 1345
Bufexamacum 1345
Buflomedilhydrochlorid **4.05**-4677
Buflomedili hydrochloridum **4.05**-4677
Bumetanid **4.07**-5681

Bumetanidum 4.07-5681
Bupivacainhydrochlorid 1349
Bupivacaini hydrochloridum 1349
Buprenorphin 1352
Buprenorphinhydrochlorid 1353
Buprenorphini hydrochloridum 1353
Buprenorphinum 1352
Bursitis-Impfstoff (inaktiviert) für Geflügel, Infektiöse- 897
Bursitis-Lebend-Impfstoff (gefriergetrocknet) für Geflügel, Infektiöse- 899
Buserelin 1354
Buserelinum 1354
Busulfan 1356
Busulfanum 1356
Butanal *R* **4.07**-5374
1-Butanol *R* **4.07**-5374
2-Butanol *R* 1 . . . . **4.07**-5374
tert-Butanol *R* **4.07**-5374
Butano-4-lacton *R* **4.07**-5374
Buttersäure *R* **4.07**-5374
Butylacetat *R* **4.07**-5374
Butylacetat *R* 1 . . . . **4.07**-5375
Butylamin *R* **4.07**-5375
tert-Butylamini perindoprilum **4.06**-5228
Butyldihydroxyboran *R* **4.07**-5375
tert-Butylhydroperoxid *R* **4.07**-5375
Butylhydroxyanisol 1358
Butylhydroxyanisolum 1358
Butyl-4-hydroxybenzoat **4.02**-3502
Butyl-4-hydroxybenzoat *R* **4.07**-5375
Butylhydroxytoluenum 1359
Butylhydroxytoluol 1359
Butylhydroxytoluol *R* **4.07**-5375
Butylis parahydroxybenzoas **4.02**-3502
Butylmethacrylat *R* **4.07**-5375
Butylmethacrylat-Copolymer, basisches **4.04**-4401
tert-Butylmethylether *R* **4.07**-5375
tert-Butylmethylether *R* 1 . . . . **4.07**-5375
Butylscopolaminiumbromid 1360

C

Cadmium *R* **4.07**-5375
Cadmium-Lösung (0,1 % Cd) *R* **4.07**-5552
Cadmium-Lösung (10 ppm Cd) *R* **4.07**-5552
Caesiumchlorid *R* **4.07**-5376
Calcifediol 1365
Calcifediolum 1365
Calcii ascorbas 1370
Calcii carbonas 1371
Calcii chloridum dihydricum **4.03**-3835
Calcii chloridum hexahydricum 1373
Calcii dobesilas monohydricum 1374
Calcii folinas **4.03**-3836
Calcii glucoheptonas 1377
Calcii gluconas 1379
Calcii gluconas ad iniectabile 1380
Calcii glycerophosphas 1382
Calcii hydrogenophosphas anhydricus **4.01**-3271
Calcii hydrogenophosphas dihydricus **4.01**-3272
Calcii hydroxidum 1385
Calcii lactas pentahydricus 1386
Calcii lactas trihydricus 1387
Calcii laevulinas dihydricum 1388
Calcii levofolinas pentahydricus 1389
Calcii pantothenas 1392
Calcii stearas 1393
Calcii sulfas dihydricus 1395
Calcitonin vom Lachs 1366
Calcitoninum salmonis 1366
Calcitriol 1368
Calcitriolum 1368
Calcium
– Grenzprüfung (2.4.3) 104
– Identitätsreaktionen (*siehe* 2.3.1) 96
– komplexometrische Titration (*siehe* 2.5.11) 131
Calcium in Adsorbat-Impfstoffen (2.5.14) 132
Calciumascorbat 1370
Calciumcarbonat 1371
Calciumcarbonat *R* **4.07**-5376
Calciumcarbonat *R* 1 . . . . **4.07**-5376
Calciumchlorid *R* **4.07**-5376
Calciumchlorid *R* 1 . . . . **4.07**-5376
Calciumchlorid, wasserfreies *R* **4.07**-5376
Calciumchlorid-Dihydrat **4.03**-3835
Calciumchlorid-Hexahydrat 1373
Calciumchlorid-Lösung *R* **4.07**-5376
Calciumchlorid-Lösung (0,02 mol · l^{-1}) *R* **4.07**-5376
Calciumchlorid-Lösung (0,01 mol · l^{-1}) *R* **4.07**-5376
Calciumdobesilat-Monohydrat 1374
Calciumfolinat **4.03**-3836
Calciumglucoheptonat 1377
Calciumgluconat 1379
Calciumgluconat zur Herstellung von Parenteralia 1380
Calciumglycerophosphat 1382
Calciumhydrogenphosphat, wasserfreies **4.01**-3271
Calciumhydrogenphosphat-Dihydrat **4.01**-3272
Calciumhydroxid 1385
Calciumhydroxid *R* **4.07**-5376
Calciumhydroxid-Lösung *R* **4.07**-5376
Calciumlactat *R* **4.07**-5376
Calciumlactat-Pentahydrat 1386
Calciumlactat-Trihydrat 1387
Calciumlävulinat-Dihydrat 1388
Calciumlevofolinat-Pentahydrat 1389
Calcium-Lösung (400 ppm Ca) *R* **4.07**-5552
Calcium-Lösung (100 ppm Ca) *R* **4.07**-5552
Calcium-Lösung (100 ppm Ca) *R* 1 . . . . **4.07**-5552
Calcium-Lösung (10 ppm Ca) *R* **4.07**-5552
Calcium-Lösung (100 ppm Ca), ethanolische *R* . . **4.07**-5552
Calciumpantothenat 1392
Calciumstearat 1393
Calciumsulfat-Dihydrat 1395
Calciumsulfat-Hemihydrat *R* **4.07**-5376
Calciumsulfat-Lösung *R* **4.07**-5376
Calconcarbonsäure *R* **4.07**-5377
Calconcarbonsäure-Verreibung *R* **4.07**-5377
Calendulae flos 2807
Calicivirosis-Impfstoff (inaktiviert) für Katzen . . **4.06**-4974
Calicivirosis-Lebend-Impfstoff (gefriergetrocknet) für Katzen **4.06**-4975
Camphen *R* **4.07**-5377
Campher *R* **4.07**-5377
D-Campher **4.01**-3273
Campher, racemischer 1397
(1*S*)-(+)-10-Camphersulfonsäure *R* **4.07**-5377
D-Camphora **4.01**-3273
Camphora racemica 1397
Caprinalkohol *R* **4.07**-5377
ε-Caprolactam *R* **4.07**-5377
Caprylsäure 1398
Capsaicin *R* **4.07**-5378
Capsici fructus **4.05**-4684
Capsulae 754
Captopril 1399
Captoprilum 1399
Carbachol 1400
Carbacholum 1400
Carbamazepin 1401
Carbamazepinum 1401
Carbasalat-Calcium 1403
Carbasalatum calcicum 1403
Carbazol *R* **4.07**-5378
Carbenicillin-Dinatrium 1404

Carbenicillinum natricum . . . 1404
Carbidopa-Monohydrat . . . 1407
Carbidopum . . . 1407
Carbimazol . . . 1408
Carbimazolum . . . 1408
Carbo activatus . . . 2192
Carbocistein . . . 1409
Carbocisteinum . . . 1409
Carbomer *R* . . . **4.07**-5378
Carbomera . . . **4.02**-3507
Carbomere . . . **4.02**-3507
Carbonat, Identitätsreaktion (*siehe* 2.3.1) . . . 97
Carbonei dioxidum . . . 2193
Carbonei monoxidum[^{15}O] . . . 1016
Carbophenothion *R* . . . **4.07**-5378
Carboplatin . . . **4.07**-5687
Carboplatinum . . . **4.07**-5687
Carboxymethylamylum natricum A . . . 1414
Carboxymethylamylum natricum B . . . 1415
Carboxymethylamylum natricum C . . . 1417
Carboxymethylstärke-Natrium (Typ A) . . . 1414
Carboxymethylstärke-Natrium (Typ B) . . . 1415
Carboxymethylstärke-Natrium (Typ C) . . . 1417
Car-3-en *R* . . . **4.07**-5378
Carisoprodol . . . **4.05**-4683
Carisoprodolum . . . **4.05**-4683
Carmellose-Calcium . . . **4.07**-5688
Carmellose-Natrium . . . 1421
Carmellose-Natrium, niedrig substituiertes . . . 1422
Carmellosum calcicum . . . **4.07**-5688
Carmellosum natricum . . . 1421
Carmellosum natricum conexum . . . 1605
Carmellosum natricum, substitutum humile . . . 1422
Carmustin . . . 1423
Carmustinum . . . 1423
Carnaubawachs . . . **4.04**-4405
Carteololhydrochlorid . . . **4.02**-3510
Carteololi hydrochloridum . . . **4.02**-3510
Carthami oleum raffinatum . . . **4.08**-5975
Carvacrol *R* . . . **4.07**-5378
Carvedilol . . . **4.01**-3274
Carvedilolum . . . **4.01**-3274
Carvi fructus . . . 2199
(+)-Carvon *R* . . . **4.07**-5379
β-Caryophyllen *R* . . . **4.07**-5379
Caryophyllenoxid *R* . . . **4.07**-5379
Caryophylli floris aetheroleum . . . 2499
Caryophylli flos . . . 1943
Cascararinde . . . 1425
Casein *R* . . . **4.07**-5379
Cassiaöl . . . 1427
Catalpol *R* . . . **4.07**-5379
Catechin *R* . . . **4.07**-5380
Catgut im Fadenspender für Tiere, steriles, resorbierbares . . . 1075
Catgut, steriles . . . 1063
Cayennepfeffer . . . **4.05**-4684
Cefaclor-Monohydrat . . . 1429
Cefaclorum . . . 1429
Cefadroxil-Monohydrat . . . **4.04**-4406
Cefadroxilum monohydricum . . . **4.04**-4406
Cefalexin-Monohydrat . . . **4.03**-3838
Cefalexinum monohydricum . . . **4.03**-3838
Cefalotin-Natrium . . . **4.06**-5077
Cefalotinum natricum . . . **4.06**-5077
Cefamandoli nafas . . . **4.03**-3840
Cefamandolnafat . . . **4.03**-3840
Cefapirin-Natrium . . . **4.04**-4408
Cefapirinum natricum . . . **4.04**-4408
Cefatrizin-Propylenglycol . . . 1438
Cefatrizinum propylen glycolum . . . 1438
Cefazolin-Natrium . . . **4.04**-4410
Cefazolinum natricum . . . **4.04**-4410
Cefixim . . . **4.03**-3843
Cefiximum . . . **4.03**-3843
Cefoperazon-Natrium . . . 1444
Cefoperazonum natricum . . . 1444
Cefotaxim-Natrium . . . 1446
Cefotaximum natricum . . . 1446
Cefoxitin-Natrium . . . **4.02**-3517
Cefoxitinum natricum . . . **4.02**-3517
Cefradin . . . **4.03**-3845
Cefradinum . . . **4.03**-3845
Ceftazidim . . . **4.02**-3519
Ceftazidimum . . . **4.02**-3519
Ceftriaxon-Dinatrium . . . 1455
Ceftriaxonum natricum . . . 1455
Cefuroximaxetil . . . **4.03**-3847
Cefuroxim-Natrium . . . **4.06**-5078
Cefuroximum axetili . . . **4.03**-3847
Cefuroximum natricum . . . **4.06**-5078
Celiprololhydrochlorid . . . **4.08**-5947
Celiprololi hydrochloridum . . . **4.08**-5947
Cellulose, mikrokristalline . . . **4.07**-5689
Cellulose zur Chromatographie *R* . . . **4.07**-5380
Cellulose zur Chromatographie *R* 1 . . . **4.07**-5380
Cellulose zur Chromatographie F_{254} *R* . . . **4.07**-5380
Celluloseacetat . . . **4.07**-5692
Celluloseacetatbutyrat . . . 1462
Celluloseacetatphthalat . . . **4.03**-3850
Cellulosepulver . . . **4.07**-5693
Cellulosi acetas . . . **4.07**-5692
Cellulosi acetas butyras . . . 1462
Cellulosi acetas phthalas . . . **4.03**-3850
Cellulosi pulvis . . . **4.07**-5693
Cellulosum microcristallinum . . . **4.07**-5689
Centaurii herba . . . 2962
Centellae asiaticae herba . . . 3146
Cephalin-Reagenz *R* . . . **4.07**-5380
Cera alba . . . **4.05**-4833
Cera carnauba . . . **4.04**-4405
Cera flava . . . **4.05**-4834
Cer(III)-nitrat *R* . . . **4.07**-5380
Cer(IV)-sulfat *R* . . . **4.07**-5380
Cer(IV)-sulfat-Lösung (0,1 mol · l^{-1}) . . . **4.07**-5566
Cetirizindihydrochlorid . . . **4.07**-5696
Cetirizini dihydrochloridum . . . **4.07**-5696
Cetobemidoni hydrochloridum . . . **4.08**-5997
Cetostearylis isononanoas . . . 1477
Cetrimid . . . **4.03**-3851
Cetrimid *R* . . . **4.07**-5380
Cetrimidum . . . **4.03**-3851
Cetrimoniumbromid *R* . . . **4.07**-5380
Cetylalkohol . . . **4.07**-5698
Cetylis palmitas . . . **4.02**-3527
Cetylpalmitat . . . **4.02**-3527
Cetylpyridinii chloridum . . . 1471
Cetylpyridiniumchlorid . . . 1471
Cetylstearylalkohol . . . **4.06**-5083
Cetylstearylalkohol *R* . . . **4.07**-5381
Cetylstearylalkohol (Typ A), emulgierender . . . **4.06**-5083
Cetylstearylalkohol (Typ B), emulgierender . . . **4.06**-5085
Cetylstearylisononanoat . . . 1477
Chamazulen *R* . . . **4.07**-5381
Chamomillae romanae flos . . . **4.03**-3943
Charge (*siehe* 5.2.1) . . . 603
Chelidonii herba . . . **4.08**-6057
Chemische Referenzsubstanzen (*CRS*), Biologische Referenzsubstanzen (*BRS*), Referenzspektren (4.3) . . . 575 und **4.01**-3219 und **4.02**-3443 und **4.03**-3755 und **4.04**-4347 und **4.05**-4630 und **4.06**-4922 und **4.07**-5571 und **4.08**-5912
Chenodesoxycholsäure . . . 1478
Chinaldinrot *R* . . . **4.07**-5381
Chinaldinrot-Lösung *R* . . . **4.07**-5381
Chinarinde . . . **4.02**-3528

Chinhydron *R* **4.07**-5381
Chinidin *R* **4.07**-5381
Chinidini sulfas 1481
Chinidinsulfat 1481
Chinidinsulfat *R* **4.07**-5381
Chinin *R* **4.07**-5381
Chininhydrochlorid 1483
Chininhydrochlorid *R* **4.07**-5382
Chinini hydrochloridum 1483
Chinini sulfas 1485
Chininsulfat 1485
Chininsulfat *R* **4.07**-5382
Chitosanhydrochlorid 1486
Chitosani hydrochloridum 1486
Chloracetanilid *R* **4.07**-5382
Chloralhydrat 1488
Chloralhydrat *R* **4.07**-5382
Chloralhydrat-Lösung *R* **4.07**-5382
Chlorali hydras 1488
Chlorambucil 1489
Chlorambucilum 1489
Chloramin T *R* **4.07**-5382
Chloramin-T-Lösung *R* **4.07**-5382
Chloramin-T-Lösung *R* 1 . . . . . **4.07**-5382
Chloramin-T-Lösung *R* 2 . . . . . **4.07**-5382
Chloraminum 3043
Chloramphenicol 1490
Chloramphenicolhydrogensuccinat-Natrium 1491
Chloramphenicoli natrii succinas 1491
Chloramphenicoli palmitas 1492
Chloramphenicolpalmitat 1492
Chloramphenicolum 1490
Chloranilin *R* **4.07**-5382
2-Chlorbenzoesäure *R* **4.07**-5382
4-Chlorbenzolsulfonamid *R* **4.07**-5382
Chlorcyclizinhydrochlorid 1494
Chlorcyclizini hydrochloridum 1494
Chlordan *R* **4.07**-5383
2-Chlor-2-desoxy-D-glucose *R* **4.07**-5383
Chlordiazepoxid **4.06**-5087
Chlordiazepoxid *R* **4.07**-5383
Chlordiazepoxidhydrochlorid **4.06**-5089
Chlordiazepoxidi hydrochloridum **4.06**-5089
Chlordiazepoxidum **4.06**-5087
Chloressigsäure *R* **4.07**-5383
2-Chlorethanol *R* **4.07**-5383
2-Chlorethanol-Lösung *R* **4.07**-5383
Chlorethylaminhydrochlorid *R* **4.07**-5383
Chlorfenvinphos *R* **4.07**-5383
Chlorhexidindiacetat 1498
Chlorhexidindigluconat-Lösung 1499
Chlorhexidindihydrochlorid 1501
Chlorhexidini diacetas 1498
Chlorhexidini digluconatis solutio 1499
Chlorhexidini dihydrochloridum 1501
Chlorid
– Grenzprüfung (2.4.4) 104
– Identitätsreaktionen (*siehe* 2.3.1) 97
Chlorid-Lösung (50 ppm Cl) *R* **4.07**-5552
Chlorid-Lösung (8 ppm Cl) *R* **4.07**-5552
Chlorid-Lösung (5 ppm Cl) *R* **4.07**-5552
3-Chlor-2-methylanilin *R* **4.04**-4166
Chlornitroanilin *R* **4.07**-5383
Chlorobutanol *R* **4.07**-5384
Chlorobutanol, wasserfreies **4.07**-5698
Chlorobutanol-Hemihydrat **4.07**-5699
Chlorobutanolum anhydricum **4.07**-5698
Chlorobutanolum hemihydricum **4.07**-5699
Chlorocresol 1504
Chlorocresolum 1504
Chloroform *R* **4.07**-5384
(D)Chloroform *R* **4.07**-5384
Chloroform, angesäuertes *R* **4.07**-5384
Chloroform, ethanolfreies *R* **4.07**-5384
Chloroform, ethanolfreies *R* 1 . . . . . **4.07**-5384
Chlorogensäure *R* **4.07**-5384
Chloroquini phosphas **4.05**-4686
Chloroquini sulfas 1507
Chloroquinphosphat **4.05**-4686
Chloroquinsulfat 1507
Chlorothiazid **4.06**-5090
Chlorothiazid *R* **4.07**-5384
Chlorothiazidum **4.06**-5090
Chlorphenamini maleas 1509
Chlorphenaminmaleat 1509
Chlorphenol *R* **4.07**-5385
Chlorpromazinhydrochlorid 1510
Chlorpromazini hydrochloridum 1510
Chlorpropamid 1511
Chlorpropamidum 1511
3-Chlorpropan-1,2-diol *R* **4.07**-5385
Chlorprothixenhydrochlorid **4.03**-3852
Chlorprothixeni hydrochloridum **4.03**-3852
Chlorpyriphos *R* **4.07**-5385
Chlorpyriphos-methyl *R* **4.07**-5385
Chlorsalicylsäure *R* **4.07**-5385
Chlortalidon **4.07**-5700
Chlortalidonum **4.07**-5700
Chlortetracyclinhydrochlorid **4.04**-4413
Chlortetracyclinhydrochlorid *R* **4.07**-5385
Chlortetracyclini hydrochloridum **4.04**-4413
Chlortriethylaminhydrochlorid *R* **4.07**-5385
Chlortrimethylsilan *R* **4.07**-5385
Cholecalciferoli pulvis 1592
Cholecalciferolum 1586
Cholecalciferolum densatum oleosum 1587
Cholecalciferolum in aqua dispergibile 1590
Cholera-Impfstoff 793
Cholera-Impfstoff (gefriergetrocknet) 794
Cholesterol **4.04**-4415
Cholesterol *R* **4.07**-5385
Cholesterolum **4.04**-4415
Cholinchlorid *R* **4.07**-5386
Chorda resorbilis sterilis 1063
Chorda resorbilis sterilis in fuso ad usum veterinarium 1075
Choriongonadotropin 1520
Choriongonadotropin *R* **4.07**-5386
Chromatographische Trennmethoden (2.2.46) 75
Chromazurol *R* **4.07**-5386
Chromazurol S *R* **4.07**-5386
Chrom(III)-chlorid-Hexahydrat *R* **4.07**-5386
[^{51}Cr]Chromedetat-Injektionslösung 996
Chromii[^{51}Cr] edetatis solutio iniectabilis 996
Chrom(III)-kaliumsulfat *R* **4.07**-5386
Chrom-Lösung (0,1 % Cr) *R* **4.07**-5552
Chrom-Lösung (100 ppm Cr) *R* **4.07**-5552
Chrom-Lösung (0,1 ppm Cr) *R* **4.07**-5552
Chrom-Lösung (1000 ppm Cr), ölige *R* **4.07**-5552
Chromophorsubstrat *R* 1 . . . . . **4.07**-5386
Chromophorsubstrat *R* 2 . . . . . **4.07**-5386
Chromophorsubstrat *R* 3 . . . . . **4.07**-5386
Chromosomale Charakterisierung (*siehe* 5.2.3) 608
Chromotrop 2B *R* **4.07**-5386
Chromotrop-2B-Lösung *R* **4.07**-5386
Chromotropsäure-Natrium *R* **4.07**-5386
Chromotropsäure-Natrium-Lösung *R* **4.07**-5387
Chrom(VI)-oxid *R* **4.07**-5387
Chromschwefelsäure *R* **4.07**-5387
Chrysanthemin *R* **4.07**-5387
Chymotrypsin 1521
α-Chymotrypsin zur Peptidmustercharakterisierung *R* **4.07**-5387
Chymotrypsinum 1521
Ciclopirox 1522
Ciclopirox olaminum 1524
Ciclopirox-Olamin 1524
Ciclopiroxum 1522

Ciclosporin . . . **4.08**-5949
Ciclosporinum . . . **4.08**-5949
Cilastatin-Natrium . . . 1528
Cilastatinum natricum . . . 1528
Cilazapril . . . **4.07**-5702
Cilazaprilum . . . **4.07**-5702
Cimetidin . . . **4.06**-5091
Cimetidinhydrochlorid . . . 1533
Cimetidini hydrochloridum . . . 1533
Cimetidinum . . . **4.06**-5091
Cinchocainhydrochlorid . . . 1535
Cinchocaini hydrochloridum . . . 1535
Cinchonae cortex . . . **4.02**-3528
Cinchonidin *R* . . . **4.07**-5387
Cinchonin *R* . . . **4.07**-5387
Cineol . . . **4.03**-3854
Cineol *R* . . . **4.07**-5387
1,4-Cineol *R* . . . **4.07**-5388
1,8-Cineol in ätherischen Ölen, Gehaltsbestimmung (2.8.11) . . . 227
Cineolum . . . **4.03**-3854
Cinnamomi cassiae aetheroleum . . . 1427
Cinnamomi cortex . . . 3188
Cinnamomi corticis tinctura . . . **4.02**-3691
Cinnamomi zeylanici folii aetheroleum . . . 3185
Cinnamomi zeylanicii corticis aetheroleum . . . 3186
Cinnamylacetat *R* . . . **4.07**-5388
Cinnarizin . . . 1536
Cinnarizinum . . . 1536
Ciprofloxacin . . . **4.06**-5093
Ciprofloxacinhydrochlorid . . . **4.06**-5095
Ciprofloxacini hydrochloridum . . . **4.06**-5095
Ciprofloxacinum . . . **4.06**-5093
Cisapridi tartras . . . 1544
Cisaprid-Monohydrat . . . 1542
Cisapridtartrat . . . 1544
Cisapridum monohydricum . . . 1542
Cisplatin . . . 1546
Cisplatinum . . . 1546
Citral *R* . . . **4.07**-5388
Citrat, Identitätsreaktion (*siehe* 2.3.1) . . . 97
Citrat-Pufferlösung pH 5,0 *R* . . . **4.07**-5558
Citronellae aetheroleum . . . 1547
Citronellal *R* . . . **4.07**-5388
Citronellöl . . . 1547
Citronellol *R* . . . **4.07**-5389
Citronellylacetat *R* . . . **4.07**-5389
Citronenöl . . . **4.01**-3276
Citronenöl *R* . . . **4.07**-5389
Citronensäure *R* . . . **4.07**-5389
Citronensäure, wasserfreie . . . **4.06**-5097
Citronensäure, wasserfreie *R* . . . **4.07**-5389
Citronensäure-Monohydrat . . . **4.06**-5098
Citropten *R* . . . **4.07**-5389
Clarithromycin . . . **4.06**-5099
Clarithromycinum . . . **4.06**-5099
Clazuril für Tiere . . . **4.06**-5102
Clazurilum ad usum veterinarium . . . **4.06**-5102
Clebopridi malas . . . 1552
Clebopridmalat . . . 1552
Clemastinfumarat . . . 1554
Clemastini fumaras . . . 1554
Clenbuterolhydrochlorid . . . 1556
Clenbuteroli hydrochloridum . . . 1556
Clindamycin-2-dihydrogenphosphat . . . 1558
Clindamycinhydrochlorid . . . **4.02**-3531
Clindamycini hydrochloridum . . . **4.02**-3531
Clindamycini phosphas . . . 1558
Clobazam . . . **4.05**-4687
Clobazamum . . . **4.05**-4687
Clobetasolpropionat *R* . . . **4.07**-5389
Clobetasonbutyrat . . . 1561
Clobetasoni butyras . . . 1561
Clofibrat . . . 1563
Clofibratum . . . 1563
Clomifencitrat . . . 1564
Clomifeni citras . . . 1564
Clomipraminhydrochlorid . . . **4.01**-3279
Clomipramini hydrochloridum . . . **4.01**-3279
Clonazepam . . . **4.08**-5950
Clonazepamum . . . **4.08**-5950
Clonidinhydrochlorid . . . 1569
Clonidini hydrochloridum . . . 1569
Clostridien, Nachweis (*siehe* 2.6.13) . . . **4.07**-5308
Clostridium-chauvoei-Impfstoff für Tiere . . . **4.06**-4977
Clostridium-novyi-Alpha-Antitoxin für Tiere . . . 985
Clostridium-novyi-(Typ B)-Impfstoff für Tiere . . **4.06**-4977
Clostridium-perfringens-Beta-Antitoxin für Tiere . . . 986
Clostridium-perfringens-Epsilon-Antitoxin für Tiere . . . 987
Clostridium-perfringens-Impfstoff für Tiere . . . **4.06**-4979
Clostridium-septicum-Impfstoff für Tiere . . . **4.06**-4982
Clotrimazol . . . 1570
Clotrimazolum . . . 1570
Cloxacillin-Natrium . . . **4.03**-3855
Cloxacillinum natricum . . . **4.03**-3855
Clozapin . . . 1573
Clozapinum . . . 1573
Cobalt(II)-chlorid *R* . . . **4.07**-5390
Cobalt-Lösung (100 ppm Co) *R* . . . **4.07**-5553
Cobalt(II)-nitrat *R* . . . **4.07**-5390
Cocainhydrochlorid . . . 1574
Cocaini hydrochloridum . . . 1574
Cocois oleum raffinatum . . . **4.03**-3946
Cocoylcaprylocaprat . . . 1576
Cocoylis caprylocapras . . . 1576
Codein . . . **4.08**-5952
Codein *R* . . . **4.07**-5390
Codeinhydrochlorid-Dihydrat . . . **4.08**-5954
Codeini hydrochloridum dihydricum . . . **4.08**-5954
Codeini phosphas hemihydricus . . . **4.08**-5956
Codeini phosphas sesquihydricus . . . **4.08**-5958
Codeinphosphat *R* . . . **4.07**-5390
Codeinphosphat-Hemihydrat . . . **4.08**-5956
Codeinphosphat-Sesquihydrat . . . **4.08**-5958
Codeinum . . . **4.08**-5952
Codergocrini mesilas . . . **4.06**-5103
Codergocrinmesilat . . . **4.06**-5103
Coffein . . . **4.06**-5105
Coffein *R* . . . **4.07**-5390
Coffein-Monohydrat . . . **4.06**-5107
Coffeinum . . . **4.06**-5105
Coffeinum monohydricum . . . **4.06**-5107
Colae semen . . . 2196
Colchicin . . . **4.04**-4416
Colchicinum . . . **4.04**-4416
Colecalciferol . . . 1586
Colecalciferol, ölige Lösungen von . . . 1587
Colecalciferol-Konzentrat, wasserdispergierbares . . . 1590
Colecalciferol-Trockenkonzentrat . . . 1592
Colibacillosis-Impfstoff (inaktiviert) für neugeborene Ferkel . . . **4.06**-4984
Colibacillosis-Impfstoff (inaktiviert) für neugeborene Wiederkäuer . . . **4.06**-4986
Colistimethat-Natrium . . . **4.03**-3857
Colistimethatum natricum . . . **4.03**-3857
Colistini sulfas . . . **4.06**-5108
Colistinsulfat . . . **4.06**-5108
Colophonium . . . **4.04**-4476
Compressi . . . **4.01**-3223
Coomassie-Färbelösung *R* . . . **4.07**-5390
Copolymerum methacrylatis butylati basicum . . . **4.04**-4401
Copovidon . . . **4.04**-4418
Copovidonum . . . **4.04**-4418
Coriandri fructus . . . 2198
Coronavirusdiarrhö-Impfstoff (inaktiviert) für Kälber . . . **4.06**-4989
Corpora ad usum pharmaceuticum . . . **4.06**-4948

Cortices
– *Cinchonae cortex* **4.02**-3528
– *Cinnamomi cortex* 3188
– *Frangulae cortex* 1856
– *Pruni africanae cortex* **4.02**-3627
– *Quercus cortex* 1753
– *Rhamni purshianae cortex* 1425
– *Salicis cortex* 3149
Cortisonacetat 1603
Cortisonacetat *R* **4.07**-5390
Cortisoni acetas 1603
Coulometrische Titration – Mikrobestimmung von Wasser (2.5.32) 139
Coumaphos *R* **4.07**-5390
Counter-Immunelektrophorese (*siehe* 2.7.1) 198
Crataegi folii cum flore extractum siccum **4.03**-4070
Crataegi folium cum flore **4.07**-5875
Crataegi fructus 3154
Cremes (*siehe* Halbfeste Zubereitungen zur kutanen Anwendung) **4.03**-3777
– hydrophile (*siehe* Halbfeste Zubereitungen zur kutanen Anwendung) **4.03**-3777
– lipophile (*siehe* Halbfeste Zubereitungen zur kutanen Anwendung) **4.03**-3777
o-Cresol *R* **4.07**-5390
p-Cresol *R* **4.07**-5390
m-Cresolpurpur *R* **4.07**-5391
m-Cresolpurpur-Lösung *R* **4.07**-5391
Cresolrot *R* **4.07**-5391
Cresolrot-Lösung *R* **4.07**-5391
Cresolum crudum **4.03**-4032
Croci stigma ad praeparationes homoeopathicae 1085
Crocus für homöopathische Zubereitungen 1085
Croscarmellose-Natrium 1605
Crospovidon **4.04**-4420
Crospovidonum **4.04**-4420
Crotamiton **4.02**-3533
Crotamitonum **4.02**-3533
Cumarin *R* **4.07**-5391
Cupri sulfas anhydricus 2200
Cupri sulfas pentahydricus 2201
Cuprum ad praeparationes homoeopathicae 1087
Curcumae xanthorrhizae rhizoma 1940
Curcumin *R* **4.07**-5391
Cyamopsidis seminis pulvis 1982
Cyanessigsäure *R* **4.07**-5391
Cyanessigsäureethylester *R* **4.07**-5391
Cyanguanidin *R* **4.07**-5392
Cyanocobalamin **4.02**-3535
Cyanocobalamin *R* **4.07**-5392
Cyanocobalamini[^{57}Co] capsulae 997
Cyanocobalamini[^{58}Co] capsulae 999
Cyanocobalamini[^{57}Co] solutio 998
Cyanocobalamini[^{58}Co] solutio 1000
[^{57}Co]Cyanocobalamin-Kapseln 997
[^{58}Co]Cyanocobalamin-Kapseln 999
[^{57}Co]Cyanocobalamin-Lösung 998
[^{58}Co]Cyanocobalamin-Lösung 1000
Cyanocobalaminum **4.02**-3535
Cyanoferrat(II)-Lösung (100 ppm $Fe(CN)_6$) *R* **4.07**-5553
Cyanoferrat(III)-Lösung (50 ppm $Fe(CN)_6$) *R* **4.07**-5553
Cyclizinhydrochlorid 1612
Cyclizini hydrochloridum 1612
Cyclohexan *R* **4.07**-5392
Cyclohexan *R* 1 . . . . **4.07**-5392
1,2-Cyclohexandinitrilotetraessigsäure *R* **4.07**-5392
Cyclohexylamin *R* **4.07**-5392
Cyclohexylmethanol *R* **4.07**-5392
3-Cyclohexylpropansäure *R* **4.07**-5392
Cyclopentolathydrochlorid 1613
Cyclopentolati hydrochloridum 1613
Cyclophosphamid 1614
Cyclophosphamidum 1614
Cyhalothrin *R* **4.07**-5393
p-Cymen *R* **4.07**-5393
Cypermethrin *R* **4.07**-5393
Cyproheptadinhydrochlorid **4.03**-3859
Cyproheptadini hydrochloridum **4.03**-3859
Cyproteronacetat 1616
Cyproteroni acetas 1616
L-Cystein *R* **4.07**-5393
Cysteinhydrochlorid *R* **4.07**-5393
Cysteinhydrochlorid-Monohydrat **4.03**-3860
Cysteini hydrochloridum monohydricum **4.03**-3860
Cystin 1619
L-Cystin *R* **4.07**-5393
Cystinum 1619
Cytarabin 1620
Cytarabinum 1620

D

Dalteparin-Natrium 1625
Dalteparinum natricum 1625
Dampfraumanalyse (*siehe* 2.2.28) 46
Dampfsterilisation (*siehe* 5.1.1) 594
– von wässrigen Zubereitungen, Anwendung des F_0-Konzepts (*siehe* 5.1.5) 599
Dansylchlorid *R* **4.07**-5393
Dantron *R* **4.07**-5393
Dapson 1626
Dapsonum 1626
Darreichungsformen (*siehe* Homöopathische Zubereitungen) **4.04**-4380
Daunorubicinhydrochlorid 1627
Daunorubicini hydrochloridum 1627
DC-Platte mit Kieselgel *R* **4.07**-5394
DC-Platte mit Kieselgel F_{254} *R* **4.07**-5394
DC-Platte mit Kieselgel G *R* **4.07**-5394
DC-Platte mit Kieselgel GF_{254} *R* **4.07**-5394
DC-Platte mit octadecylsilyliertem Kieselgel *R* **4.07**-5394
DC-Platte mit octadecylsilyliertem Kieselgel F_{254} *R* **4.07**-5394
DC-Platte mit octadecylsilyliertem Kieselgel zur Trennung chiraler Komponenten *R* **4.07**-5394
DC-Platte mit silanisiertem Kieselgel *R* **4.07**-5395
DC-Platte mit silanisiertem Kieselgel F_{254} *R* **4.07**-5395
o,p′-DDD *R* **4.07**-5395
p,p′-DDD *R* **4.07**-5395
o,p′-DDE *R* **4.07**-5395
p,p′-DDE *R* **4.07**-5395
o,p′-DDT *R* **4.07**-5395
p,p′-DDT *R* **4.07**-5396
Decan *R* **4.07**-5396
Decanal *R* **4.07**-5396
Decanol *R* **4.07**-5396
Decansäure *R* **4.07**-5396
Decylalkohol *R* **4.07**-5396
Decylis oleas 1629
Decyloleat 1629
Deferoxamini mesilas **4.07**-5707
Deferoxaminmesilat **4.07**-5707
Definition, Erläuterung (*siehe* 1.4) **4.03**-3698
Deltamethrin *R* **4.07**-5396
Demeclocyclinhydrochlorid **4.04**-4425
Demeclocyclinhydrochlorid *R* **4.07**-5397
Demeclocyclini hydrochloridum **4.04**-4425
Demethylflumazenil *R* **4.07**-5397
Deptropincitrat 1633
Deptropini citras 1633
Dequalinii chloridum 1635
Dequaliniumchlorid 1635
Desipraminhydrochlorid 1636
Desipramini hydrochloridum 1636
Deslanosid 1638
Deslanosidum 1638

Desmopressin . . . 1639
Desmopressinum . . . 1639
Desoxycortonacetat . . . 1641
Desoxycortoni acetas . . . 1641
Desoxyribonukleinsäure, Natriumsalz *R* . . . **4.07**-5397
Desoxyuridin *R* . . . **4.07**-5397
Destillationsbereich (2.2.11) . . . 32
Detomidinhydrochlorid für Tiere . . . 1642
Detomidini hydrochloridum ad usum veterinarium . . . 1642
Dexamethason . . . **4.04**-4426
Dexamethasonacetat . . . 1645
Dexamethasondihydrogenphosphat-Dinatrium . . . 1647
Dexamethasoni acetas . . . 1645
Dexamethasoni natrii phosphas . . . 1647
Dexamethasonum . . . **4.04**-4426
Dexchlorpheniramini maleas . . . 1649
Dexchlorpheniraminmaleat . . . 1649
Dexpanthenol . . . 1651
Dexpanthenolum . . . 1651
Dextran zur Chromatographie, quer vernetztes *R* 2 . . . **4.07**-5397
Dextran zur Chromatographie, quer vernetztes *R* 3 . . . **4.07**-5397
Dextran 1 zur Herstellung von Parenteralia . . . 1652
Dextran 40 zur Herstellung von Parenteralia . . . 1654
Dextran 60 zur Herstellung von Parenteralia . . . 1655
Dextran 70 zur Herstellung von Parenteralia . . . 1656
Dextranblau 2000 *R* . . . **4.07**-5397
Dextrane, Molekülmassenverteilung (2.2.39) . . . 63
Dextranum 1 ad iniectabile . . . 1652
Dextranum 40 ad iniectabile . . . 1654
Dextranum 60 ad iniectabile . . . 1655
Dextranum 70 ad iniectabile . . . 1656
Dextrin . . . **4.04**-4428
Dextrinum . . . **4.04**-4428
Dextromethorphanhydrobromid . . . **4.05**-4691
Dextromethorphani hydrobromidum . . . **4.05**-4691
Dextromoramidhydrogentartrat . . . 1660
Dextromoramidi tartras . . . 1660
Dextropropoxyphenhydrochlorid . . . **4.05**-4692
Dextropropoxypheni hydrochloridum . . . **4.05**-4692
3,3′-Diaminobenzidin-tetrahydrochlorid *R* . . . **4.07**-5397
Diammonium-2,2′-azinobis(3-ethylbenzothiazolin-6-sulfonat) *R* . . . **4.07**-5398
Diazepam . . . 1662
Diazepamum . . . 1662
Diazinon *R* . . . **4.07**-5398
Diazobenzolsulfonsäure-Lösung *R* 1 . . . **4.07**-5398
Diazoxid . . . 1663
Diazoxidum . . . 1663
Dibutylamin *R* . . . **4.07**-5398
Dibutylether *R* . . . **4.07**-5398
Dibutylis phthalas . . . 1664
Dibutylphthalat . . . 1664
Dibutylphthalat *R* . . . **4.07**-5398
Dicarboxidindihydrochlorid *R* . . . **4.07**-5398
Dichlofenthion *R* . . . **4.07**-5398
Dichlorbenzol *R* . . . **4.07**-5399
Dichlorchinonchlorimid *R* . . . **4.07**-5399
2,3-Dichlor-5,6-dicyanbenzochinon *R* . . . **4.08**-5909
(*S*)-3,5-Dichlor-2,6-dihydroxy-*N*-[(1-ethylpyrrolidin-2-yl)methyl]benzamidhydrobromid *R* . . . **4.07**-5399
Dichloressigsäure *R* . . . **4.07**-5399
Dichloressigsäure-Reagenz *R* . . . **4.07**-5399
Dichlorethan *R* . . . **4.07**-5399
Dichlorfluorescein *R* . . . **4.07**-5399
Dichlormethan . . . 1665
Dichlormethan *R* . . . **4.07**-5399
Dichlormethan *R* 1 . . . **4.07**-5399
Dichlorphenolindophenol *R* . . . **4.07**-5400
Dichlorphenolindophenol-Lösung, eingestellte *R* . . . **4.07**-5400
Dichlorvos *R* . . . **4.07**-5400
Dichte, relative (2.2.5) . . . 29
Dichte von Feststoffen (2.2.42) . . . 68
– Bestimmung mit Hilfe von Pyknometern (2.9.23) . . . 273
– Kristalldichte (2.2.42) . . . 68
– Partikeldichte (2.2.42) . . . 68
– Schüttdichte (2.2.42) . . . 68
Dickextrakte (*siehe* Extrakte) . . . **4.03**-3767
Diclazuril für Tiere . . . **4.05**-4694
Diclazurilum ad usum veterinarium . . . **4.05**-4694
Diclofenac-Kalium . . . 1667
Diclofenac-Natrium . . . 1668
Diclofenacum kalicum . . . 1667
Diclofenacum natricum . . . 1668
Dicloxacillin-Natrium . . . 1670
Dicloxacillinum natricum . . . 1670
Dicyclohexyl *R* . . . **4.07**-5400
Dicyclohexylamin *R* . . . **4.07**-5400
Dicyclohexylharnstoff *R* . . . **4.07**-5400
Dicycloverinhydrochlorid . . . 1672
Dicycloverini hydrochloridum . . . 1672
Didocosahexaenoin *R* . . . **4.07**-5400
Didodecyl(3,3′-thiodipropionat) *R* . . . **4.07**-5400
Dieldrin *R* . . . **4.07**-5401
Dienestrol . . . 1673
Dienestrolum . . . 1673
Diethanolamin *R* . . . **4.07**-5401
Diethanolamin-Pufferlösung pH 10,0 *R* . . . **4.07**-5563
1,1-Diethoxyethan *R* . . . **4.07**-5401
Diethoxytetrahydrofuran *R* . . . **4.07**-5401
Diethylamin *R* . . . **4.07**-5401
Diethylaminoethyldextran *R* . . . **4.07**-5401
Diethylammoniumphosphat-Pufferlösung pH 6,0 *R* . . . **4.07**-5558
N,N-Diethylanilin *R* . . . **4.07**-5402
Diethylcarbamazindihydrogencitrat . . . 1674
Diethylcarbamazini citras . . . 1674
Diethylenglycol *R* . . . **4.07**-5402
Diethylenglycoli monoethylicum aetherum . . . **4.03**-3866
Diethylenglycoli monopalmitostearas . . . 1676
Diethylenglycolmonoethylether . . . **4.03**-3866
Diethylenglycolmonopalmitostearat . . . 1676
Diethylethylendiamin *R* . . . **4.07**-5402
Diethylhexylphthalat *R* . . . **4.07**-5402
Diethylis phthalas . . . 1677
Diethylphenylendiaminsulfat *R* . . . **4.07**-5402
Diethylphenylendiaminsulfat-Lösung *R* . . . **4.07**-5402
Diethylphthalat . . . 1677
Diethylstilbestrol . . . 1678
Diethylstilbestrolum . . . 1678
Differenzial-Spektroskopie (*siehe* 2.2.25) . . . 42
Diflunisal . . . 1680
Diflunisalum . . . 1680
Digitalis purpureae folium . . . 1681
Digitalis-purpurea-Blätter . . . 1681
Digitonin *R* . . . **4.07**-5402
Digitoxin . . . 1683
Digitoxin *R* . . . **4.07**-5402
Digitoxinum . . . 1683
Digoxin . . . 1684
Digoxinum . . . 1684
Dihydralazini sulfas hydricus . . . **4.07**-5708
Dihydralazinsulfat, wasserhaltiges . . . **4.07**-5708
Dihydrocapsaicin *R* . . . **4.07**-5403
10,11-Dihydrocarbamazepin *R* . . . **4.07**-5403
Dihydrocodeini hydrogenotartras . . . **4.03**-3869
Dihydrocodein[(*R*,*R*)-tartrat] . . . **4.03**-3869
Dihydroergocristini mesilas . . . **4.07**-5710
Dihydroergocristinmesilat . . . **4.07**-5710
Dihydroergotamini mesilas . . . **4.07**-5713
Dihydroergotamini tartras . . . 1692
Dihydroergotaminmesilat . . . **4.07**-5713
Dihydroergotamintartrat . . . 1692

Dihydrostreptomycini sulfas ad usum veterinarium 1693
Dihydrostreptomycinsulfat für Tiere 1693
2,5-Dihydroxybenzoesäure *R* **4.07**-5403
5,7-Dihydroxy-4-methylcumarin *R* **4.07**-5403
Dihydroxynaphthalin *R* **4.07**-5403
2,7-Dihydroxynaphthalin *R* **4.07**-5403
2,7-Dihydroxynaphthalin-Lösung *R* **4.07**-5403
Diisobutylketon *R* **4.07**-5403
Diisopropylether *R* **4.07**-5403
N,N-Diisopropylethylendiamin *R* **4.07**-5404
Dikalii clorazepas **4.07**-5715
Dikalii phosphas 2171
Dikaliumclorazepat **4.07**-5715
Diltiazemhydrochlorid 1697
Diltiazemi hydrochloridum 1697
Dimenhydrinat 1699
Dimenhydrinatum 1699
Dimercaprol 1700
Dimercaprolum 1700
4,4′-Dimethoxybenzophenon *R* **4.07**-5404
Dimethoxypropan *R* **4.07**-5404
Dimethylacetamid **4.06**-5113
Dimethylacetamid *R* **4.07**-5404
Dimethylacetamidum **4.06**-5113
Dimethylaminobenzaldehyd *R* **4.07**-5404
Dimethylaminobenzaldehyd-Lösung *R* 1 **4.07**-5404
Dimethylaminobenzaldehyd-Lösung *R* 2 **4.07**-5404
Dimethylaminobenzaldehyd-Lösung *R* 6 **4.07**-5404
Dimethylaminobenzaldehyd-Lösung *R* 7 **4.07**-5405
Dimethylaminobenzaldehyd-Lösung *R* 8 **4.07**-5405
(2-Dimethylaminoethyl)methacrylat *R* **4.07**-5405
Dimethylaminozimtaldehyd *R* **4.07**-5405
Dimethylaminozimtaldehyd-Lösung *R* **4.07**-5405
N,N-Dimethylanilin *R* **4.07**-5405
N,N-Dimethylanilin, Grenzprüfung (2.4.26) 121
2,3-Dimethylanilin *R* **4.07**-5405
2,6-Dimethylanilin *R* **4.07**-5405
2,4-Dimethyl-6-*tert*-butylphenol *R* **4.07**-5405
Dimethylcarbonat *R* **4.07**-5406
Dimethyldecylamin *R* **4.07**-5406
1,1-Dimethylethylamin *R* **4.07**-5406
Dimethylformamid *R* **4.07**-5406
Dimethylformamiddiethylacetal *R* **4.07**-5406
N,N-Dimethylformamiddimethylacetal *R* **4.07**-5406
Dimethylglyoxim *R* **4.07**-5406
1,3-Dimethyl-2-imidazolidinon *R* **4.07**-5406
Dimethylis sulfoxidum 1701
Dimethyloctylamin *R* **4.07**-5407
2,6-Dimethylphenol *R* **4.07**-5407
3,4-Dimethylphenol *R* **4.07**-5407
Dimethylpiperazin *R* **4.07**-5407
Dimethylstearamid *R* **4.07**-5407
Dimethylsulfon *R* **4.07**-5407
Dimethylsulfoxid 1701
Dimethylsulfoxid *R* **4.07**-5407
Dimethylsulfoxid *R* 1 **4.07**-5407
(D_6)Dimethylsulfoxid *R* **4.07**-5407
Dimeticon **4.05**-4695
Dimeticon *R* **4.07**-5408
Dimeticonum **4.05**-4695
Dimetindeni maleas 1703
Dimetindenmaleat 1703
Dimidiumbromid *R* **4.07**-5408
Dimidiumbromid-Sulfanblau-Reagenz *R* **4.07**-5408
Dinatrii edetas **4.08**-6026
Dinatrii phosphas anhydricus **4.04**-4510
Dinatrii phosphas dihydricus 2485
Dinatrii phosphas dodecahydricus 2486
Dinatriumbicinchoninat *R* **4.07**-5408
Dinitrobenzoesäure *R* **4.07**-5408
Dinitrobenzoesäure-Lösung *R* **4.07**-5408
Dinitrobenzol *R* **4.07**-5408
Dinitrobenzol-Lösung *R* **4.07**-5408
Dinitrobenzoylchlorid *R* **4.07**-5408
3,5-Dinitrobenzoylchlorid *R* **4.07**-5408
Dinitrogenii oxidum 1719
Dinitrophenylhydrazin *R* **4.07**-5409
Dinitrophenylhydrazinhydrochlorid-Lösung *R* **4.07**-5409
Dinitrophenylhydrazin-Reagenz *R* **4.07**-5409
Dinitrophenylhydrazin-Schwefelsäure *R* **4.07**-5409
Dinonylphthalat *R* **4.07**-5409
Dinoproston 1704
Dinoprostonum 1704
Dinoprost-Trometamol 1706
Dinoprostum trometamoli 1706
Dioctadecyldisulfid *R* **4.07**-5409
Dioctadecyl(3,3′-thiodipropionat) *R* **4.07**-5409
Diosmin **4.06**-5114
Diosminum **4.06**-5114
Dioxan *R* **4.07**-5409
Dioxan- und Ethylenoxid-Rückstände, Grenzprüfung (2.4.25) **4.07**-5303
Dioxan-Lösung *R* **4.07**-5409
Dioxan-Lösung *R* 1 **4.07**-5410
Dioxan-Stammlösung *R* **4.07**-5410
Dioxaphosphan *R* **4.07**-5410
Diphenhydraminhydrochlorid **4.04**-4431
Diphenhydramini hydrochloridum **4.04**-4431
Diphenoxylathydrochlorid 1711
Diphenoxylati hydrochloridum 1711
Diphenylamin *R* **4.07**-5410
Diphenylamin-Lösung *R* **4.07**-5410
Diphenylamin-Lösung *R* 1 **4.07**-5410
Diphenylamin-Lösung *R* 2 **4.07**-5410
Diphenylanthracen *R* **4.07**-5410
Diphenylbenzidin *R* **4.07**-5410
Diphenylboryloxyethylamin *R* **4.07**-5410
Diphenylcarbazid *R* **4.07**-5411
Diphenylcarbazid-Lösung *R* **4.07**-5411
Diphenylcarbazon *R* **4.07**-5411
Diphenylcarbazon-Quecksilber(II)-chlorid-Reagenz *R* **4.07**-5411
1,2-Diphenylhydrazin *R* **4.07**-5411
Diphenylmethanol *R* **4.07**-5411
Diphenyloxazol *R* **4.07**-5411
Diphenylphenylenoxid-Polymer *R* **4.07**-5411
Diphtherie-Adsorbat-Impfstoff **4.02**-3453
Diphtherie-Adsorbat-Impfstoff, Bestimmung der Wirksamkeit (2.7.6) **4.02**-3421
Diphtherie-Adsorbat-Impfstoff für Erwachsene und Heranwachsende **4.02**-3455
Diphtherie-Antitoxin 974
Diphtherie-Tetanus-Adsorbat-Impfstoff **4.02**-3456
Diphtherie-Tetanus-Adsorbat-Impfstoff für Erwachsene und Heranwachsende **4.02**-3458
Diphtherie-Tetanus-Hepatitis-B(rDNA)-Adsorbat-Impfstoff **4.03**-3781
Diphtherie-Tetanus-Pertussis-Adsorbat-Impfstoff **4.02**-3459
Diphtherie-Tetanus-Pertussis(azellulär, aus Komponenten)-Adsorbat-Impfstoff **4.01**-3233
Diphtherie-Tetanus-Pertussis(azellulär, aus Komponenten)-Haemophilus-Typ-B-Adsorbat-Impfstoff **4.01**-3235
Diphtherie-Tetanus-Pertussis(azellulär, aus Komponenten)-Hepatitis-B(rDNA)-Adsorbat-Impfstoff **4.01**-3238
Diphtherie-Tetanus-Pertussis(azellulär, aus Komponenten)-Hepatitis-B(rDNA)-Poliomyelitis(inaktiviert)-Haemophilus-Typ-B (konjugiert)-Adsorbat-Impfstoff **4.07**-5615
Diphtherie-Tetanus-Pertussis(azellulär, aus Komponenten)-Poliomyelitis(inaktiviert)-Adsorbat-Impfstoff **4.01**-3241
Diphtherie-Tetanus-Pertussis-Poliomyelitis(inaktiviert)-Adsorbat- Impfstoff **4.03**-3786

Diphtherie-Tetanus-Pertussis-Poliomyelitis(inaktiviert)-Haemophilus-Typ-B(konjugiert)-Adsorbat-Impfstoff **4.03**-3789
Diploide Zellen für die Herstellung von Impfstoffen für Menschen (5.2.3) (*siehe* Zellkulturen für die Herstellung von Impfstoffen für Menschen (5.2.3)) . . 606
Diploide Zelllinien (*siehe* 5.2.3) 607
Diprophyllin 1712
Diprophyllinum 1712
Dipyridamol **4.06**-5116
Dipyridamolum **4.06**-5116
Direktbeschickungsmethode (*siehe* 2.6.1) **4.06**-4880
Dirithromycin 1715
Dirithromycinum 1715
Disopyramid 1717
Disopyramidi phosphas 1718
Disopyramidphosphat 1718
Disopyramidum 1717
Distickstoffmonoxid 1719
Distickstoffmonoxid *R* **4.07**-5411
Distickstoffmonoxid in Gasen (2.5.35) **4.05**-4609
Disulfiram 1721
Disulfiramum 1721
Ditalimphos *R* **4.07**-5412
5,5′-Dithiobis(2-nitrobenzoesäure) *R* **4.07**-5412
Dithiol *R* **4.07**-5412
Dithiol-Reagenz *R* **4.07**-5412
Dithiothreitol *R* **4.07**-5412
Dithizon *R* **4.07**-5412
Dithizon *R* 1 . . . . . **4.07**-5412
Dithizon-Lösung *R* **4.07**-5412
Dithizon-Lösung *R* 2 . . . . . **4.07**-5412
Dithranol **4.08**-5963
Dithranolum **4.08**-5963
DNA-rekombinationstechnisch hergestellte Produkte 707
Dobutaminhydrochlorid 1724
Dobutamini hydrochloridum 1724
Docosahexaensäuremethylester *R* **4.07**-5413
Docusat-Natrium **4.03**-3870
Docusat-Natrium *R* **4.07**-5413
Dodecyltrimethylammoniumbromid *R* **4.07**-5413
Domperidon 1727
Domperidoni maleas 1729
Domperidonmaleat 1729
Domperidonum 1727
Dopaminhydrochlorid 1731
Dopamini hydrochloridum 1731
Dostenkraut **4.06**-5117
Dosulepinhydrochlorid **4.05**-4698
Dosulepini hydrochloridum **4.05**-4698
Dotriacontan *R* **4.07**-5413
Doxapramhydrochlorid 1734
Doxaprami hydrochloridum 1734
Doxepinhydrochlorid **4.06**-5119
Doxepini hydrochloridum **4.06**-5119
Doxorubicinhydrochlorid 1737
Doxorubicini hydrochloridum 1737
Doxycyclin *R* **4.07**-5413
Doxycyclinhyclat **4.04**-4435
Doxycyclini hyclas **4.04**-4435
Doxycyclin-Monohydrat **4.04**-4433
Doxycyclinum monohydricum **4.04**-4433
Doxylaminhydrogensuccinat 1743
Doxylamini hydrogenosuccinas 1743
Dragendorffs Reagenz *R* **4.07**-5413
Dragendorffs Reagenz *R* 1 . . . . . **4.07**-5413
Dragendorffs Reagenz *R* 2 . . . . . **4.07**-5413
Dragendorffs Reagenz *R* 3 . . . . . **4.07**-5413
Dragendorffs Reagenz *R* 4 . . . . . **4.07**-5413
Dragendorffs Reagenz, verdünntes *R* **4.07**-5413
Drehung
– optische (2.2.7) 29
– spezifische (*siehe* 2.2.7) 29
Droperidol **4.03**-3872
Droperidolum **4.03**-3872
Dünnschichtchromatographie (2.2.27) 43
– Identifizierung fetter Öle (2.3.2) **4.08**-5889
– Identifizierung von Phenothiazinen (2.3.3) 100
Dynamische Viskosität (*siehe* 2.2.8) 30

E

Ebastin **4.07**-5719
Ebastinum **4.07**-5719
Echtblausalz B *R* **4.07**-5414
Echtrotsalz B *R* **4.07**-5414
Econazol **4.05**-4704
Econazoli nitras **4.05**-4705
Econazolnitrat **4.05**-4705
Econazolum **4.05**-4704
Edetinsäure **4.08**-5967
Egg-Drop-Syndrom-Impfstoff (inaktiviert) **4.06**-4990
Eibischblätter 1751
Eibischwurzel 1752
Eichenrinde 1753
Eigenschaften
– Erläuterung (*siehe* 1.4) **4.03**-3698
– funktionalitätsbezogene (*siehe* 1.4) **4.03**-3700
Einheitensystem, internationales (SI) (*siehe* 1.6) **4.03**-3702
Einzeldosierte Arzneiformen
– Gleichförmigkeit der Masse (2.9.5) **4.04**-4104
– Gleichförmigkeit des Gehalts (2.9.6) **4.04**-4105
Einzelernte (*siehe* 5.2.1) 603
Einzelmonographien zu Darreichungsformen
– Arzneimittel-Vormischungen zur veterinärmedizinischen Anwendung **4.03**-3775
– Flüssige Zubereitungen zum Einnehmen . . **4.04**-4357
– Flüssige Zubereitungen zur kutanen Anwendung **4.04**-4359
– Flüssige Zubereitungen zur kutanen Anwendung am Tier 748
– Glossar (Darreichungsformen) **4.06**-4953
– Granulate **4.04**-4360
– Halbfeste Zubereitungen zur kutanen Anwendung **4.03**-3775
– Kapseln 754
– Parenteralia **4.06**-4954
– Pulver zum Einnehmen **4.04**-4362
– Pulver zur kutanen Anwendung 761
– Stifte und Stäbchen 763
– Tabletten **4.01**-3223
– Transdermale Pflaster 767
– Wirkstoffhaltige Kaugummis 756
– Wirkstoffhaltige Schäume 761
– Wirkstoffhaltige Tampons 766
– Zubereitungen für Wiederkäuer 768
– Zubereitungen in Druckbehältnissen 769
– Zubereitungen zum Spülen 769
– Zubereitungen zur Anwendung am Auge . . **4.04**-4363
– Zubereitungen zur Anwendung am Ohr 773
– Zubereitungen zur Inhalation **4.04**-4366
– Zubereitungen zur intramammären Anwendung für Tiere 780
– Zubereitungen zur nasalen Anwendung 781
– Zubereitungen zur rektalen Anwendung 783
– Zubereitungen zur vaginalen Anwendung 786
Eisen
– Grenzprüfung (2.4.9) 107
– Identitätsreaktionen (*siehe* 2.3.1) 97
Eisen *R* **4.07**-5414
Eisen für homöopathische Zubereitungen **4.01**-3257
Eisen(III)-chlorid *R* **4.07**-5414
Eisen(III)-chlorid-Hexahydrat **4.06**-5126
Eisen(III)-chlorid-Kaliumperiodat-Lösung *R* . . . **4.07**-5414

Eisen(III)-chlorid-Lösung *R* 1 . . . . **4.07**-5414
Eisen(III)-chlorid-Lösung *R* 2 . . . . **4.07**-5414
Eisen(III)-chlorid-Lösung *R* 3 . . . . **4.07**-5414
Eisen(III)-chlorid-Sulfaminsäure-Reagenz *R* . . . **4.07**-5414
Eisen(II)-fumarat 1753
Eisen(II)-gluconat **4.03**-3877
Eisen-Lösung (1 g · l^{-1} Fe) *R* **4.07**-5553
Eisen-Lösung (250 ppm Fe) *R* **4.07**-5553
Eisen-Lösung (20 ppm Fe) *R* **4.07**-5553
Eisen-Lösung (10 ppm Fe) *R* **4.07**-5553
Eisen-Lösung (8 ppm Fe) *R* **4.07**-5553
Eisen-Lösung (2 ppm Fe) *R* **4.07**-5553
Eisen-Lösung (1 ppm Fe) *R* **4.07**-5553
Eisen(III)-nitrat *R* **4.07**-5414
Eisen(III)-salicylat-Lösung *R* **4.07**-5414
Eisen(III)-sulfat *R* **4.07**-5415
Eisen(II)-sulfat *R* **4.07**-5414
Eisen(II)-sulfat-Heptahydrat **4.03**-3878
Eisen(II)-sulfat-Lösung *R* 2 . . . . **4.07**-5415
Eisen(II)-sulfat-Lösung (0,1 mol · l^{-1}) **4.07**-5566
Eisen(III)-sulfat-Pentahydrat *R* **4.08**-5909
Elektroimmunassay (*siehe* 2.7.1) 198
Elektrolyt-Reagenz zur Mikrobestimmung von Wasser *R* **4.07**-5415
Elektrophorese (2.2.31) 50
– auf Trägermaterial (2.2.31) 51
– trägerfreie (2.2.31) 50
Element-Lösung zur Atomspektroskopie (1,000 g · l^{-1}) *R* **4.07**-5553
Eleutherococci radix **4.06**-5273
ELISA (*siehe* 2.7.15) 218
Emetindihydrochlorid *R* **4.07**-5415
Emetindihydrochlorid-Heptahydrat 1759
Emetindihydrochlorid-Pentahydrat 1760
Emetini hydrochloridum heptahydricum 1759
Emetini hydrochloridum pentahydricum 1760
Emodin *R* **4.07**-5415
Empfehlungen zur Durchführung der Prüfung auf Bakterien-Endotoxine (*siehe* 2.6.14) 178
Empfehlungen zur Validierung von Nukleinsäuren-Amplifikationstechniken (NAT) für den Nachweis von Hepatitis-C-Virus(HCV)-RNA in Plasmapools (*siehe* 2.6.21) 192
Empfohlene Lösungen und Nährmedien für den Nachweis spezifizierter Mikroorganismen (*siehe* 2.6.13) **4.07**-5310
Emplastra transcutanea 767
Emulsionen zum Einnehmen (*siehe* Flüssige Zubereitungen zum Einnehmen) **4.04**-4358
Enalaprili maleas **4.04**-4439
Enalaprilmaleat **4.04**-4439
α-Endosulfan *R* **4.07**-5415
β-Endosulfan *R* **4.07**-5415
Endrin *R* **4.07**-5415
Enilconazol für Tiere **4.02**-3543
Enilconazolum ad usum veterinarium **4.02**-3543
Enoxaparin-Natrium 1764
Enoxaparinum natricum 1764
Enoxolon 1765
Enoxolonum 1765
Entfärber-Lösung *R* **4.07**-5415
Entwickler-Lösung *R* **4.07**-5415
Enziantinktur **4.06**-5127
Enzianwurzel **4.06**-5128
Enzymgebundene Immunpräzipationsmethode (*siehe* 2.7.15) 218
Ephedrin, wasserfreies 1769
Ephedrin-Hemihydrat 1770
Ephedrinhydrochlorid **4.07**-5720
Ephedrinhydrochlorid, racemisches 1772
Ephedrini hydrochloridum **4.07**-5720
Ephedrini racemici hydrochloridum 1772
Ephedrinum anhydricum 1769
Ephedrinum hemihydricum 1770
Epinephrinhydrogentartrat 1773
Epirubicinhydrochlorid 1775
Epirubicini hydrochloridum 1775
Equiseti herba **4.02**-3645
Erdalkalimetalle, Magnesium, Grenzprüfung (2.4.7) 105
Erdnussöl, gehärtetes (*siehe* Erdnussöl, hydriertes) 1777
Erdnussöl, hydriertes 1777
Erdnussöl, raffiniertes 1778
Ergocalciferol 1779
Ergocalciferolum 1779
Ergometrini maleas **4.08**-5968
Ergometrinmaleat **4.08**-5968
Ergotamini tartras 1783
Ergotamintartrat 1783
Eriochromschwarz *R* **4.07**-5416
Eriochromschwarz T *R* **4.04**-4198
Eriochromschwarz-T-Verreibung *R* **4.07**-5416
Erstarrungstemperatur (2.2.18) 35
Erucamid *R* **4.07**-5416
Erweichungszeit von lipophilen Suppositorien (2.9.22) **4.03**-3732
Erythritol **4.03**-3881
Erythritol *R* **4.07**-5416
Erythritolum **4.03**-3732
Erythromycin **4.06**-5129
Erythromycinestolat 1787
Erythromycinethylsuccinat **4.03**-3883
Erythromycini estolas 1787
Erythromycini ethylsuccinas **4.03**-3883
Erythromycini lactobionas 1789
Erythromycini stearas **4.02**-3547
Erythromycinlactobionat 1789
Erythromycinstearat **4.02**-3547
Erythromycinum **4.06**-5129
Erythropoetin-Lösung, konzentrierte 1794
Erythropoietini solutio concentrata 1794
Erythrozyten-Suspension vom Kaninchen *R* **4.07**-5416
Eschenblätter 1800
Escherichia coli, Nachweis (*siehe* 2.6.13) **4.07**-5307
Esketaminhydrochlorid **4.07**-5722
Esketamini hydrochloridum **4.07**-5722
Essigsäure *R* **4.07**-5416
(D_4)Essigsäure *R* **4.07**-5417
Essigsäure in synthetischen Peptiden (2.5.34) 145
Essigsäure 99 % 1801
Essigsäure 99 % *R* **4.07**-5416
Essigsäure (0,1 mol · l^{-1}) **4.07**-5566
Essigsäure, verdünnte *R* **4.07**-5416
Essigsäure, wasserfreie *R* **4.07**-5416
Ester, Identitätsreaktion (*siehe* 2.3.1) 97
Esterzahl (2.5.2) 127
Estradiol *R* **4.07**-5417
17α-Estradiol *R* **4.07**-5417
Estradiolbenzoat **4.04**-4441
Estradiol-Hemihydrat **4.08**-5969
Estradioli benzoas **4.04**-4441
Estradioli valeras 1805
Estradiolum hemihydricum **4.08**-5969
Estradiolvalerat 1805
Estragol *R* **4.07**-5417
Estriol **4.04**-4442
Estriolum **4.04**-4442
Estrogene, konjugierte **4.07**-5724
Estrogeni coniuncti **4.07**-5724
Etacrynsäure **4.05**-4707
Etamsylat 1812
Etamsylatum 1812
Ethacridini lactas monohydricus 1813
Ethacridinlactat-Monohydrat 1813
Ethambutoldihydrochlorid 1814
Ethambutoli hydrochloridum 1814
Ethanol x % *R* **4.07**-5417

Ethanol 96 % 4.03-3888
Ethanol 96 % *R* 4.07-5417
Ethanol 96 %, aldehydfreies *R* 4.07-5417
Ethanol, wasserfreies 4.07-5417
Ethanol, wasserfreies *R* 4.07-5417
Ethanol, wasserfreies *R* 1 4.07-5417
Ethanolgehalt und Ethanolgehaltstabelle (2.9.10) 250
Ethanoltabelle (5.5) 669
Ethanolum anhydricum 4.03-3885
Ethanolum (96 per centum) 4.03-3888
Ether 1821
Ether *R* 4.07-5418
Ether, peroxidfreier *R* 4.07-5418
Ether zur Narkose 1822
Ethinylestradiol 4.05-4708
Ethinylestradiolum 4.05-4708
Ethion *R* 4.04-4200
Ethionamid 1824
Ethionamidum 1824
Ethosuximid 4.04-4444
Ethosuximidum 4.04-4444
Ethoxychrysoidinhydrochlorid *R* 4.07-5418
Ethoxychrysoidinhydrochlorid-Lösung *R* 4.07-5418
Ethylacetat 1827
Ethylacetat *R* 4.07-5418
Ethylacetat-Sulfaminsäure-Reagenz *R* 4.07-5418
Ethylacrylat *R* 4.07-5418
4-[(Ethylamino)methyl]pyridin *R* 4.07-5419
Ethylbenzoat *R* 4.07-5419
Ethylbenzol *R* 4.07-5419
Ethyl-5-bromvalerat *R* 4.07-5419
Ethylcellulose 4.04-4446
Ethylcellulosum 4.04-4446
Ethylendiamin 1830
Ethylendiamin *R* 4.07-5419
Ethylendiaminum 1830
(Ethylendinitrilo)tetraessigsäure *R* 4.07-5419
Ethylenglycol *R* 4.07-5419
Ethylenglycoli monopalmitostearas 1831
Ethylenglycolmonoethylether *R* 4.07-5419
Ethylenglycolmonomethylether *R* 4.07-5420
Ethylenglycolmonopalmitostearat 1831
Ethylenoxid *R* 4.07-5420
Ethylenoxid- und Dioxan-Rückstände, Grenzprüfung (2.4.25) 4.07-5303
Ethylenoxid-Lösung *R* 4.07-5420
Ethylenoxid-Lösung *R* 1 4.07-5420
Ethylenoxid-Lösung *R* 2 4.07-5420
Ethylenoxid-Lösung *R* 3 4.07-5420
Ethylenoxid-Lösung *R* 4 4.07-5420
Ethylenoxid-Lösung *R* 5 4.07-5420
Ethylenoxid-Stammlösung *R* 4.07-5421
Ethylenoxid-Stammlösung *R* 1 4.07-5421
Ethylen-Vinylacetat-Copolymer für Behältnisse und Schläuche für Infusionslösungen zur parenteralen Ernährung (3.1.7) (*siehe* Poly(ethylen-vinylacetat) für Behältnisse und Schläuche für Infusionslösungen zur totalen parenteralen Ernährung (3.1.7)) 308
Ethylformiat *R* 4.07-5421
Ethylhexandiol *R* 4.07-5421
2-Ethylhexansäure *R* 4.07-5421
2-Ethylhexansäure, Grenzprüfung (2.4.28) 4.07-5304
Ethyl-4-hydroxybenzoat 4.02-3550
Ethyl-4-hydroxybenzoat *R* 4.07-5422
Ethylis acetas 1827
Ethylis oleas 1833
Ethylis parahydroxybenzoas 4.02-3550
Ethylmaleinimid *R* 4.07-5422
2-Ethyl-2-methylbernsteinsäure *R* 4.07-5422
Ethylmethylketon *R* 4.07-5422
Ethylmorphinhydrochlorid 4.07-5727
Ethylmorphini hydrochloridum 4.07-5727
Ethyloleat 1833
2-Ethylpyridin *R* 4.07-5422
Ethylvinylbenzol-Divinylbenzol-Copolymer *R* 4.07-5422
Ethylvinylbenzol-Divinylbenzol-Copolymer *R* 1 4.07-5422
Etilefrinhydrochlorid 4.07-5728
Etilefrini hydrochloridum 4.07-5728
Etodolac 1835
Etodolacum 1835
Etofenamat 1837
Etofenamatum 1837
Etofyllin 1839
Etofyllinum 1839
Etomidat 1840
Etomidatum 1840
Etoposid 4.03-3891
Etoposidum 4.03-3891
Eucalypti aetheroleum 4.06-5132
Eucalypti folium 1846
Eucalyptusblätter 1846
Eucalyptusöl 4.06-5132
Eugenol 1849
Eugenol *R* 4.07-5422
Eugenolum 1849
Euglobulin vom Menschen *R* 4.07-5422
Euglobulin vom Rind *R* 4.07-5423
Euterwaschmittel (*siehe* Flüssige Zubereitungen zur kutanen Anwendung am Tier) 749
Externer-Standard-Methode (*siehe* 2.2.46) 80
Extracta 4.03-3765
Extracta fluida (*siehe* Extrakte) 4.03-3766
Extracta fluida
– *Ipecacuanhae extractum fluidum normatum* 4.06-5176
– *Liquiritiae extractum fluidum ethanolicum normatum* 2919
– *Liquiritiae extractum fluidum ethanolicum normatum* 4.07-5848
– *Matricariae extractum fluidum* 4.05-4757
Extracta sicca (*siehe* Extrakte) 4.03-3767
Extracta sicca normata
– *Aloes extractum siccum normatum* 1137
– *Belladonnae folii extractum siccum normatum* 1255
– *Crataegi folii cum flore extractum siccum* 4.03-4070
– *Frangulae corticis extractum siccum normatum* 1858
– *Sennae folii extractum siccum normatum* 2850
Extracta spissa (*siehe* Extrakte) 4.03-3767
Extrakte 4.03-3765
– Trockenrückstand (2.8.16) 233
– Trocknungsverlust (2.8.17) 233
EZ, Esterzahl (*siehe* 2.5.2) 127

F

Factor VII coagulationis humanus 4.06-5068
Factor VIII coagulationis humanus 4.06-5069
Factor IX coagulationis humanus 4.06-5071
Factor XI coagulationis humanus 4.02-3500
Fäden im Fadenspender für Tiere, sterile, nicht resorbierbare 1076
Fäden, sterile, nicht resorbierbare 4.06-5031
Fäden, sterile, resorbierbare, synthetische 1069
Fäden, sterile, resorbierbare, synthetische, geflochtene 1070
Färberdistelöl, raffiniertes 4.08-5975
Färbung von Flüssigkeiten (2.2.2) 25
Famotidin 1855
Famotidinum 1855
Farbreferenzlösungen (*siehe* 2.2.2) 26
Farbvergleichslösungen (*siehe* 2.2.2) 26
Faulbaumrinde 1856
Faulbaumrindentrockenextrakt, eingestellter 1858
Fc-Funktion von Immunglobulin (2.7.9) 212

Fehling'sche Lösung *R* 4.07-5423
Fehling'sche Lösung *R* 2 . . . . 4.07-5424
Fehling'sche Lösung *R* 3 . . . . 4.07-5424
Fehling'sche Lösung *R* 4 . . . . 4.07-5424
Felodipin 1859
Felodipinum 1859
Fenbendazol für Tiere 1861
Fenbendazolum ad usum veterinarium 1861
Fenbufen 1862
Fenbufenum 1862
Fenchel, bitterer 1863
Fenchel, süßer 1865
Fenchlorphos *R* 4.07-5424
D-Fenchon *R* 4.07-5424
Fenofibrat 1866
Fenofibratum 1866
Fenoterolhydrobromid 4.03-3899
Fenoteroli hydrobromidum 4.03-3899
Fentanyl 4.03-3900
Fentanylcitrat 4.03-3902
Fentanyli citras 4.03-3902
Fentanylum 4.03-3900
Fenticonazoli nitras 1872
Fenticonazolnitrat 1872
Fenvalerat *R* 4.07-5424
Fermentationsprodukte 712
Ferri chloridum hexahydricum 4.06-5126
Ferrocyphen *R* 4.07-5424
Ferroin-Lösung *R* 4.07-5424
Ferrosi fumaras 1753
Ferrosi gluconas 4.03-3877
Ferrosi sulfas heptahydricus 4.03-3878
Ferrum ad praeparationes homoeopathicae 4.01-3257
Fertiger Impfstoff als Bulk (*siehe* 5.2.1) 603
Fertigzubereitung (*siehe* 5.2.1) 603
Ferulasäure *R* 4.07-5425
Feste Arzneiformen, Wirkstofffreisetzung (2.9.3) 4.04-4101
Feststoffe, Dichte (2.2.42) 68
Fette Öle
– Baumwollsamenöl, hydriertes 1250
– Erdnussöl, hydriertes 1777
– Erdnussöl, raffiniertes 1778
– Färberdistelöl, raffiniertes 4.08-5975
– Kokosfett, raffiniertes 4.03-3946
– Leinöl, natives 4.04-4489
– Maisöl, raffiniertes 2317
– Mandelöl, natives 2326
– Mandelöl, raffiniertes 2327
– Olivenöl, natives 4.06-5219
– Olivenöl, raffiniertes 5554
– Rapsöl, raffiniertes 2794
– Rizinusöl, hydriertes 4.04-4558
– Rizinusöl, natives 4.07-5838
– Sesamöl, raffiniertes 2856
– Sojaöl, hydriertes 2865
– Sojaöl, raffiniertes 2866
– Sonnenblumenöl, raffiniertes 2878
– Weizenkeimöl, natives 3155
– Weizenkeimöl, raffiniertes 4.04-4597
Fette Öle
– alkalisch reagierende Substanzen, Grenzprüfung (2.4.19) 109
– Identifizierung durch Dünnschichtchromatographie (2.3.2) 4.08-5889
– Schwermetalle, Grenzprüfung (2.4.27) 4.04-4093
– Sterole, Grenzprüfung (2.4.23) 113
– verharzte ätherische Öle in ätherischen Ölen (2.8.7) 226
Fettsäurenzusammensetzung, Prüfung durch Gaschromatographie 4.04-4091
Fibrinblau *R* 4.07-5425
Fibrini glutinum 4.06-5137
Fibrin-Kleber 4.06-5137
Fibrinogen *R* 4.07-5425
Fibrinogen vom Menschen 4.06-5139
Fibrinogenum humanum 4.06-5139
Fila non resorbilia sterilia 4.06-5031
Fila non resorbilia sterilia in fuso ad usum veterinarium 1076
Fila resorbilia synthetica monofilamenta sterilia 1069
Fila resorbilia synthetica torta sterilia 1070
Filipendulae ulmariae herba 4.04-4495
Filter, Bakterien zurückhaltende (*siehe* 5.1.1) 595
Filum bombycis tortum sterile in fuso ad usum veterinarium 1080
Filum ethyleni polyterephthalici sterile in fuso ad usum veterinarium 1080
Filum lini sterile in fuso ad usum veterinarium 1078
Filum polyamidicum-6 sterile in fuso ad usum veterinarium 1078
Filum polyamidicum-6/6 sterile in fuso ad usum veterinarium 1079
Finasterid 1878
Finasteridum 1878
Fischöl, Omega-3-Säuren-reiches 4.03-3988
Fixier-Lösung *R* 4.07-5425
Fixierlösung zur IEF auf Polyacrylamidgel *R* 4.07-5425
F_0-Konzept, Anwendung auf die Dampfsterilisation von wässrigen Zubereitungen (5.1.5) 599
Flammenphotometrie, Atomemissionsspektroskopie (2.2.22) 37
Flecainidacetat 1879
Flecainidi acetas 1879
Fließverhalten (2.9.16) 255
Flohsamen 1881
Flohsamen, indische 1881
Flohsamenschalen, indische 1882
Flores
– *Arnicae flos* 4.07-5663
– *Aurantii amari flos* 4.06-5066
– *Calendulae flos* 2807
– *Caryophylli flos* 1943
– *Chamomillae romanae flos* 4.02-3943
– *Hibisci sabdariffae flos* 2026
– *Lavandulae flos* 2216
– *Lupuli flos* 2035
– *Malvae sylvestris flos* 2325
– *Matricariae flos* 4.06-5183
– *Papaveris rhoeados flos* 4.02-3586
– *Sambuci flos* 2032
– *Tiliae flos* 2254
– *Verbasci flos* 2190
Flubendazol 4.03-3903
Flubendazolum 4.03-3903
Flucloxacillin-Natrium 4.03-3905
Flucloxacillinum natricum 4.03-3905
Flucytosin 1885
Flucytosinum 1885
Fludeoxyglucosi[^{18}F] solutio iniectabilis 1003
[^{18}F]Fludesoxyglucose-Injektionslösung 1003
Fludrocortisonacetat 1887
Fludrocortisoni acetas 1887
Flüssigchromatographie (2.2.29) 47
Flüssigchromatographie mit superkritischen Phasen (2.2.45) 74
Flüssige Nasensprays (*siehe* Zubereitungen zur nasalen Anwendung) 782
Flüssige Zubereitungen, Prüfung der entnehmbaren Masse (2.9.28) 280
Flüssige Zubereitungen zum Einnehmen 4.04-4357
Flüssige Zubereitungen zur Inhalation (*siehe* Zubereitungen zur Inhalation) 4.04-4366
Flüssige Zubereitungen zur kutanen Anwendung 4.04-4359
Flüssige Zubereitungen zur kutanen Anwendung am Tier 748
Flüssige Zubereitungen zur Zerstäubung (*siehe* Zubereitungen zur Inhalation) 4.04-4367

Flüssigkeiten, Färbung (2.2.2) 25
Flufenaminsäure *R* **4.07**-5425
Fluidextrakte (*siehe* Extrakte) **4.03**-3766
Fluidextrakte
– Ipecacuanhafluidextrakt, eingestellter **4.06**-5176
– Kamillenfluidextrakt **4.05**-4757
– Süßholzwurzelfluidextrakt, eingestellter, ethanolischer **4.07**-5848
Flumazenil **4.08**-5976
Flumazenil *R* **4.07**-5425
Flumazenil (N-[^{11}C]methyl) solutio iniectabilis . . . **4.07**-5639
Flumazenilum **4.08**-5976
Flumequin 1890
Flumequinum 1890
Flumetasoni pivalas 1891
Flumetasonpivalat 1891
Flunarizindihydrochlorid **4.07**-5733
Flunarizini dihydrochloridum **4.07**-5733
Flunitrazepam **4.08**-5977
Flunitrazepam *R* **4.08**-5909
Flunitrazepamum **4.08**-5977
Fluocinolonacetonid **4.06**-5140
Fluocinoloni acetonidum **4.06**-5140
Fluocortoloni pivalas 1896
Fluocortolonpivalat 1896
Fluoranthen *R* **4.07**-5425
2-Fluor-2-desoxy-D-glucose *R* **4.07**-5425
Fluordinitrobenzol *R* **4.07**-5425
Fluoren *R* **4.07**-5426
Fluorescamin *R* **4.07**-5426
Fluorescein *R* **4.07**-5426
Fluorescein-Natrium 1897
Fluorescein-Natrium *R* **4.07**-5426
Fluoresceinum natricum 1897
Fluorid, Grenzprüfung (2.4.5) 104
Fluorid-Lösung (10 ppm F) *R* **4.07**-5553
Fluorid-Lösung (1 ppm F) *R* **4.07**-5553
Fluorimetrie (2.2.21) 36
1-Fluor-2-nitro-4-(trifluormethyl)benzol *R* **4.07**-5426
Fluorouracil 1899
Fluorouracilum 1899
Fluoxetinhydrochlorid 1900
Fluoxetini hydrochloridum 1900
Flupentixoldihydrochlorid **4.05**-4717
Flupentixoli dihydrochloridum **4.05**-4717
Fluphenazindecanoat **4.05**-4719
Fluphenazindihydrochlorid 1906
Fluphenazinenantat **4.05**-4721
Fluphenazini decanoas **4.05**-4719
Fluphenazini enantas **4.05**-4721
Fluphenazini hydrochloridum 1906
Flurazepamhydrochlorid **4.05**-4723
Flurazepami monohydrochloridum **4.05**-4723
Flurbiprofen 1911
Flurbiprofenum 1911
Fluspirilen **4.06**-5141
Fluspirilenum **4.06**-5141
Flusssäure *R* **4.07**-5426
Flutamid 1912
Flutamidum 1912
Fluticasoni propionas **4.05**-4724
Fluticasonpropionat **4.05**-4724
Flutrimazol 1913
Flutrimazolum 1913
Foeniculi amari fructus 1863
Foeniculi amari fructus aetheroleum **4.04**-4397
Foeniculi dulcis fructus 1865
Fokussierung, isoelektrische (2.2.54) **4.06**-4850
Folia
– *Althaeae folium* 1751
– *Belladonnae folium* 1253
– *Belladonnae pulvis normatus* 1257
– *Betulae folium* 1308
– *Boldi folium* 1330
– *Crataegi folium cum flore* **4.07**-5875
– *Digitalis purpureae folium* 1681
– *Eucalypti folium* 1846
– *Fraxini folium* 1800
– *Ginkgo folium* 1944
– *Hamamelidis folium* 2005
– *Melissae folium* 2342
– *Menthae piperitae folium* 2640
– *Menyanthidis trifoliatae folium* 1316
– *Oleae folium* **4.07**-5803
– *Orthosiphonis folium* 2578
– *Plantaginis lanceolatae folium* **4.08**-6060
– *Rosmarini folium* 2814
– *Salviae officinalis folium* **4.01**-3373
– *Salviae trilobae folium* 2825
– *Sennae folium* 2848
– *Stramonii folium* **4.06**-5261
– *Stramonii pulvis normatus* 2910
– *Uvae ursi folium* 1243
Folsäure **4.03**-3911
Folsäure *R* **4.07**-5426
Formaldehyd, freier, Grenzprüfung (2.4.18) **4.05**-4603
Formaldehydi solutio (35 per centum) 1916
Formaldehyd-Lösung *R* **4.07**-5426
Formaldehyd-Lösung 35 % 1916
Formaldehyd-Lösung (5 ppm CH_2O) *R* **4.07**-5553
Formaldehyd-Schwefelsäure *R* **4.07**-5426
Formamid *R* **4.07**-5426
Formamid *R* 1 . . . . **4.07**-5427
Formamid-Sulfaminsäure-Reagenz *R* **4.07**-5427
Foscarnet-Natrium-Hexahydrat 1917
Foscarnetum natricum hexahydricum 1917
Fosfomycin-Calcium 1919
Fosfomycin-Natrium 1921
Fosfomycin-Trometamol 1922
Fosfomycinum calcicum 1919
Fosfomycinum natricum 1921
Fosfomycinum trometamol 1922
Framycetini sulfas **4.04**-4451
Framycetinsulfat **4.04**-4451
Frangulae cortex 1856
Frangulae corticis extractum siccum normatum 1858
Frauenmantelkraut **4.05**-4727
Fraxini folium 1800
Freier Formaldehyd, Grenzprüfung (2.4.18) **4.05**-4603
Fremde Agenzien, Prüfung unter Verwendung von Küken (2.6.6) 155
Fremde Bestandteile in pflanzlichen Drogen (2.8.2) 225
Fremde Ester in ätherischen Ölen (2.8.6) 226
Fremde Öle in fetten Ölen, Prüfung durch DC, Grenzprüfung (2.4.21) 110
Fremdviren
– Prüfung unter Verwendung von Bruteiern (2.6.3) 154
– Prüfung unter Verwendung von Zellkulturen (2.6.5) 155
Friabilität von nicht überzogenen Tabletten (2.9.7) 247
Fruchtdrogen
– Anis 1205
– Bitterorangenschale 1320
– Cayennepfeffer **4.05**-4684
– Fenchel, bitterer 1863
– Fenchel, süßer 1865
– Hagebuttenschalen **4.06**-5159
– Heidelbeeren, frische 2010
– Heidelbeeren, getrocknete 2011
– Koriander 2198
– Kümmel 2199
– Mariendistelfrüchte **4.06**-5200
– Sägepalmenfrüchte **4.03**-4042
– Sennesfrüchte, Alexandriner- 2851
– Sennesfrüchte, Tinnevelly- 2852

– Sternanis 2903
– Wacholderbeeren 3135
– Weißdornfrüchte 3154
Fructose 1927
Fructose *R* **4.07**-5427
Fructosum 1927
Fructus
– *Anisi fructus* 1205
– *Anisi stellati fructus* 2903
– *Aurantii amari epicarpium et mesocarpium* 1320
– *Capsici fructus* **4.05**-4684
– *Carvi fructus* 2199
– *Coriandri fructus* 2198
– *Crataegi fructus* 3154
– *Foeniculi amari fructus* 1863
– *Foeniculi dulcis fructus* 1865
– *Juniperi pseudo-fructus* 3135
– *Myrtilli fructus recens* 2010
– *Myrtilli fructus siccus* 2011
– *Rosae pseudo-fructus* **4.06**-5159
– *Sabalis serrulatae fructus* **4.03**-4042
– *Sennae fructus acutifoliae* 2851
– *Sennae fructus angustifoliae* 2852
– *Silybi mariani fructus* **4.06**-5200
FSME-Impfstoff (inaktiviert) 806
Fuchsin *R* **4.07**-5427
Fucose *R* **4.07**-5427
Fucus vel Ascophyllum **4.06**-5276
Fumarsäure *R* **4.07**-5427
Funktionalitätsbezogene Eigenschaften (*siehe* 1.4) **4.03**-3700
Funktionelle Gruppen, Identitätsreaktionen (2.3.1) 95
Furfural *R* **4.07**-5427
Furosemid 1929
Furosemidum 1929
Furunkulose-Impfstoff (inaktiviert, injizierbar, mit öligem Adjuvans) für Salmoniden **4.06**-4992
Fusidinsäure 1930

G

Galactose 1935
Galactose *R* **4.07**-5427
Galactosum 1935
Gallamini triethiodidum 1936
Gallamintriethiodid 1936
Gallii[^{67}Ga] citratis solutio iniectabilis 1006
[^{67}Ga]Galliumcitrat-Injektionslösung 1006
Gallussäure *R* **4.07**-5428
Gasbrand-Antitoxin *(Clostridium novyi)* 975
Gasbrand-Antitoxin *(Clostridium perfringens)* 976
Gasbrand-Antitoxin *(Clostridium septicum)* 977
Gasbrand-Antitoxin (polyvalent) 978
Gaschromatographie
– Grenzprüfung der Fettsäurenzusammensetzung (2.4.22) **4.04**-4091
– statische Head-space-GC (2.2.28) 45
Gasprüfröhrchen (2.1.6) 21
Gassterilisation (*siehe* 5.1.1) 594
GC, Gaschromatographie (*siehe* 2.2.28) 45
Geflügelpocken-Lebend-Impfstoff (gefriergetrocknet) 917
Gehaltsbestimmung des ätherischen Öls in Drogen (2.8.12) 227
Gehaltsbestimmung, Prüfung (*siehe* 1.4) **4.03**-3699
Gehaltsbestimmung von 1,8-Cineol in ätherischen Ölen (2.8.11) 227
Gehaltsbestimmungsmethoden (2.5) 125 und **4.03**-3719 und **4.04**-4095 und **4.05**-4607 und **4.06**-4871
Gekreuzte Immunelektrophorese (*siehe* 2.7.1) 198
Gelatina **4.05**-4731
Gelatine **4.05**-4731
Gelatine *R* **4.07**-5428
Gelatine, hydrolysierte *R* **4.07**-5428
Gelbfieber-Lebend-Impfstoff 809
Gelbwurz, javanische 1940
Gelbwurz, kanadische **4.08**-5981
Gele (*siehe* Halbfeste Zubereitungen zur kutanen Anwendung) **4.03**-3777
– hydrophile (*siehe* Halbfeste Zubereitungen zur kutanen Anwendung) **4.03**-3777
– lipophile (*siehe* Halbfeste Zubereitungen zur kutanen Anwendung) **4.03**-3777
Gentamicini sulfas **4.08**-5982
Gentamicinsulfat **4.08**-5982
Gentianae radix **4.06**-5128
Gentianae tinctura **4.06**-5127
Geräte (2.1) 17
Geräte und Verfahren, Anforderungen (*siehe* 1.2) **4.03**-3696
Geraniol *R* **4.07**-5428
Geranylacetat *R* **4.07**-5428
Germanium-Lösung (100 ppm Ge) *R* **4.07**-5553
Geruch (2.3.4) 100
Geruch und Geschmack von ätherischen Ölen (2.8.8) 226
Gesamter organischer Kohlenstoff in Wasser zum pharmazeutischen Gebrauch (2.2.44) 73
Gesamtprotein (2.5.33) 140
Gewürznelken 1943
Ginkgo folium 1944
Ginkgoblätter 1944
Ginseng radix 1947
Ginsengwurzel 1947
Ginsenosid Rb_1 *R* **4.07**-5428
Ginsenosid Rf *R* **4.07**-5429
Ginsenosid Rg_1 *R* **4.07**-5429
Gitoxin *R* **4.07**-5429
Glasbehältnisse zur pharmazeutischen Verwendung (3.2.1) 331
– Ampullen (3.2.1) 331
– Behältnisse zur Aufnahme von Blut und Blutprodukten (3.2.1) 331
– Flaschen, Spritzen und Spritzampullen (3.2.1) 331
– Hydrolytische Resistenz (3.2.1) 331
– Qualität des Glases (3.2.1) 331
Glassintertiegel, Porosität, Vergleichstabelle (2.1.2) 19
Gleichförmigkeit der Masse der abgegebenen Dosen aus Mehrdosenbehältnissen (2.9.27) **4.08**-5905
Gleichförmigkeit der Masse einzeldosierter Arzneiformen (2.9.5) **4.04**-4104
Gleichförmigkeit des Gehalts einzeldosierter Arzneiformen (2.9.6) **4.04**-4105
Glibenclamid **4.05**-4735
Glibenclamidum **4.05**-4735
Gliclazid 1950
Gliclazidum 1950
Glipizid 1952
Glipizidum 1952
Globuli velati (*siehe* Homöopathische Zubereitungen) **4.04**-4380
Glossar (Darreichungsformen) **4.06**-4953
Glucagon 1953
Glucagon human **4.05**-4736
Glucagonum 1953
Glucagonum humanum **4.05**-4736
D-Glucosaminhydrochlorid *R* **4.07**-5430
Glucose *R* **4.07**-5430
Glucose, wasserfreie 1956
Glucose-Lösung (*siehe* Glucose-Sirup) **4.08**-5984
Glucose-Monohydrat 1957
Glucose-Sirup **4.08**-5984
Glucose-Sirup, sprühgetrockneter **4.08**-5985
Glucosum anhydricum 1956
Glucosum liquidum **4.08**-5984

Glucosum liquidum dispersione desiccatum **4.08**-5985
Glucosum monohydricum 1957
D-Glucuronsäure *R* **4.07**-5430
Glutaminsäure 1961
Glutaminsäure *R* **4.07**-5430
Glutaraldehyd *R* **4.07**-5430
Glutarsäure *R* **4.07**-5430
Glycerol **4.07**-5737
Glycerol *R* **4.07**-5430
Glycerol *R* 1 . . . . . **4.07**-5430
Glycerol 85 % **4.07**-5739
Glycerol 85 % *R* **4.07**-5430
Glycerol 85 % *R* 1 . . . . . **4.07**-5430
Glyceroldibehenat **4.01**-3293
Glyceroldistearat 1967
Glyceroli dibehenas **4.01**-3293
Glyceroli distearas 1967
Glyceroli monolinoleas 1968
Glyceroli mono-oleates 1970
Glyceroli monostearas 40–55 1971
Glyceroli triacetas 1972
Glyceroli trinitratis solutio **4.04**-4457
Glycerolmazerate (*siehe* Homöopathische Zubereitungen) **4.04**-4379
Glycerolmonolinoleat 1968
Glycerolmonooleate 1970
Glycerolmonostearat 40–50 % (*siehe* Glycerolmonostearat 40–55) 1971
Glycerolmonostearat 40–55 1971
Glyceroltriacetat 1972
Glyceroltrinitrat-Lösung **4.04**-4457
Glycerolum **4.07**-5737
Glycerolum (85 per centum) **4.07**-5739
Glycidol *R* **4.07**-5430
Glycin **4.03**-3919
Glycin *R* **4.07**-5431
Glycinum **4.03**-3919
Glycolsäure *R* **4.07**-5431
Glycyrrhetinsäure *R* **4.07**-5431
18α-Glycyrrhetinsäure *R* **4.07**-5431
Glyoxalbishydroxyanil *R* **4.07**-5431
Glyoxal-Lösung *R* **4.07**-5431
Glyoxal-Lösung (20 ppm $C_2H_2O_2$) *R* **4.07**-5553
Glyoxal-Lösung (2 ppm $C_2H_2O_2$) *R* **4.07**-5553
Goldrutenkraut **4.06**-5149
Goldrutenkraut, echtes **4.06**-5150
Gonadorelin (*siehe* Gonadorelinacetat) **4.01**-3294
Gonadorelinacetat **4.01**-3294
Gonadorelini acetas **4.01**-3294
Gonadotropinum chorionicum 1520
Gonadotropinum sericum equinum ad usum veterinarium 2643
Goserelin **4.03**-3920
Goserelinum **4.03**-3920
Gossypii oleum hydrogenatum 1250
Gramicidin **4.06**-5152
Gramicidinum **4.06**-5152
Graminis rhizoma 2785
Granulata **4.04**-4360
Granulate **4.04**-4360
– magensaftresistente (*siehe* Granulate) **4.04**-4362
– mit veränderter Wirkstofffreisetzung (*siehe* Granulate) **4.04**-4362
– überzogene (*siehe* Granulate) **4.04**-4361
Grenzflächenelektrophorese (*siehe* 2.2.31) 50
Grenzprüfungen (2.4) . . 101 und **4.03**-3711 und **4.04**-4089 und **4.05**-4601 und **4.06**-4867 und **4.07**-5301
Grenzwerte für Lösungsmittel-Rückstände in Wirkstoffen, Hilfsstoffen und Arzneimitteln (*siehe* 5.4) **4.06**-4925
Griseofulvin 1979
Griseofulvinum 1979
Guaifenesin **4.05**-4743
Guaifenesinum **4.05**-4743
Guajakharz *R* **4.07**-5431
Guajakol *R* **4.07**-5432
Guajazulen *R* **4.07**-5432
Guanethidini monosulfas **4.01**-3296
Guanethidinmonosulfat **4.01**-3296
Guanidinhydrochlorid *R* **4.07**-5432
Guanin *R* **4.07**-5432
Guar 1982
Guar galactomannanum 1983
Guargalactomannan 1983
Gummi, Arabisches **4.06**-5154
Gummi, Arabisches *R* **4.07**-5432
Gummi, sprühgetrocknetes Arabisches **4.06**-5155
Gummi-Lösung, Arabisches- *R* **4.07**-5432
Gummistopfen für Behältnisse zur Aufnahme wässriger Zubereitungen zur parenteralen Anwendung, von Pulvern und gefriergetrockneten Pulvern (3.2.9) 345
Gurgellösungen (*siehe* Zubereitungen zur Anwendung in der Mundhöhle) **4.01**-3228

H

Hämodialyselösungen **4.03**-3925
Hämodialyselösungen, konzentrierte, Wasser zum Verdünnen (*siehe* Wasser zum Verdünnen konzentrierter Hämodialyselösungen) **4.03**-4068
Hämofiltrations- und Hämodiafiltrationslösungen 1994
Hämoglobin *R* **4.07**-5432
Hämoglobin-Lösung *R* **4.07**-5432
Haemophilus-Typ-B-Impfstoff (konjugiert) 813
Hagebuttenschalen **4.06**-5159
Halbfeste Zubereitungen
– Prüfung des entnehmbaren Volumens (2.9.28) 280
– zur Anwendung am Auge (*siehe* Zubereitungen zur Anwendung am Auge) **4.04**-4365
– zur Anwendung am Ohr (*siehe* Zubereitungen zur Anwendung am Ohr) 774
– zur Anwendung in der Mundhöhle (*siehe* Zubereitungen zur Anwendung in der Mundhöhle) **4.01**-3228
– zur kutanen Anwendung **4.03**-3775
– zur nasalen Anwendung (*siehe* Zubereitungen zur nasalen Anwendung) 783
– zur rektalen Anwendung (*siehe* Zubereitungen zur rektalen Anwendung) 785
– zur vaginalen Anwendung (*siehe* Zubereitungen zur vaginalen Anwendung) 788
Halbmikrobestimmung von Wasser – Karl-Fischer-Methode (2.5.12) 131
Halofantrinhydrochlorid 1998
Halofantrini hydrochloridum 1998
Haloperidol **4.03**-3928
Haloperidoldecanoat 2001
Haloperidoli decanoas 2001
Haloperidolum **4.03**-3928
Halothan 2003
Halothanum 2003
Hamamelidis folium 2005
Hamamelisblätter 2005
Harmonisierung der Arzneibücher (5.8) 697
Harnstoff **4.07**-5743
Harnstoff *R* **4.07**-5432
Harpagophyti radix **4.03**-4051
Harpagosid *R* **4.07**-5433
Hartfett 2007

Hartkapseln (*siehe* Kapseln) 754
Hartparaffin 2008
Hauhechelwurzel 2009
Heidelbeeren, frische 2010
Heidelbeeren, getrocknete 2011
Helianthi annui oleum raffinatum 2878
Helium zur Chromatographie *R* **4.07**-5433
Heparin *R* **4.07**-5433
Heparin in Blutgerinnungsfaktoren, Wertbestimmung (2.7.12) **4.03**-3725
Heparin, Wertbestimmung (2.7.5) 207
Heparina massae molecularis minoris **4.05**-4747
Heparin-Calcium **4.06**-5160
Heparine, niedermolekulare **4.05**-4747
Heparin-Natrium **4.06**-5161
Heparinum calcicum **4.06**-5160
Heparinum natricum **4.06**-5161
Hepatitis-A-Adsorbat-Impfstoff (inaktiviert) 817
Hepatitis-A-Immunglobulin vom Menschen 2018
Hepatitis-A-Impfstoff, Bestimmung der Wirksamkeit (2.7.14) 217
Hepatitis-A-Impfstoff (inaktiviert) (*siehe* Hepatitis-A-Adsorbat-Impfstoff (inaktiviert)) 817
Hepatitis-A-Impfstoff (inaktiviert, Virosom) . . . **4.02**-3461
Hepatitis-A-(inaktiviert)-Hepatitis-B(rDNA)-Adsorbat-Impfstoff 820
Hepatitis-B-Immunglobulin vom Menschen 2018
Hepatitis-B-Immunglobulin vom Menschen zur intravenösen Anwendung 2019
Hepatitis-B-Impfstoff (rDNA) **4.07**-5619
Hepatitis-B-Impfstoff (rDNA), Bestimmung der Wirksamkeit (2.7.15) 218
Hepatitis-Lebend-Impfstoff für Enten 919
HEPES *R* **4.07**-5433
HEPES-Pufferlösung pH 7,5 *R* **4.07**-5561
Heptachlor *R* **4.07**-5433
Heptachlorepoxid *R* **4.07**-5433
Heptafluor-*N*-methyl-*N*-(trimethylsilyl)butanamid *R* **4.07**-5433
Heptaminolhydrochlorid 2019
Heptaminoli hydrochloridum 2019
Heptan *R* **4.07**-5433
Herbae
– *Absinthii herba* 3158
– *Agrimoniae herba* 2549
– *Alchemillae herba* **4.05**-4727
– *Ballotae nigrae herba* **4.02**-3646
– *Centaurii herba* 2962
– *Centellae asiaticae herba* 3146
– *Chelidonii herba* **4.08**-6057
– *Equiseti herba* **4.02**-3645
– *Filipendulae ulmariae herba* **4.04**-4495
– *Hyperici herba* **4.05**-4753
– *Leonuri cardiacae herba* **4.03**-3930
– *Lythri herba* 1328
– *Millefolii herba* 2838
– *Origani herba* **4.06**-5117
– *Passiflorae herba* 2612
– *Polygoni avicularis herba* **4.05**-4828
– *Serpylli herba* **4.03**-4025
– *Solidaginis herba* **4.06**-5149
– *Solidaginis virgaureae herba* **4.06**-5150
– *Tanaceti parthenii herba* 2429
– *Thymi herba* **4.01**-3390
– *Violae herba cum floris* **4.07**-5845
Herpes-Impfstoff (inaktiviert) für Pferde 920
Herstellung, Erläuterung (*siehe* 1.4) **4.03**-3698
Herstellung unter aseptischen Bedingungen (*siehe* 5.1.1) 595
Herstellungszellkultur (*siehe* 5.2.1) 603
Herzgespannkraut **4.03**-3930
Hesperidin *R* **4.07**-5433
Hexachlorbenzol *R* **4.07**-5434
α-Hexachlorcyclohexan *R* **4.07**-5434
β-Hexachlorcyclohexan *R* **4.07**-5434
δ-Hexachlorcyclohexan *R* **4.07**-5434
Hexachloroplatin(IV)-säure *R* **4.07**-5434
Hexacosan *R* **4.07**-5434
Hexadimethrinbromid *R* **4.07**-5434
1,1,1,3,3,3-Hexafluorpropan-2-ol *R* **4.07**-5434
Hexamethyldisilazan *R* **4.07**-5434
Hexamidindiisetionat 2021
Hexamidini diisetionas 2021
Hexan *R* **4.07**-5435
Hexansäure *R* **4.07**-5435
Hexetidin 2022
Hexetidinum 2022
Hexobarbital 2023
Hexobarbitalum 2023
Hexosamine in Polysaccharid-Impfstoffen (2.5.20) 134
Hexylamin *R* **4.07**-5435
Hexylresorcin 2024
Hexylresorcinolum 2024
Hibisci sabdariffae flos 2026
Hibiscusblüten 2026
Histamin, Prüfung (2.6.10) 161
Histamindihydrochlorid 2027
Histamindihydrochlorid *R* **4.07**-5435
Histamini dihydrochloridum 2027
Histamini phosphas 2028
Histamin-Lösung *R* **4.07**-5435
Histaminphosphat 2028
Histaminphosphat *R* **4.07**-5435
Histidin **4.08**-5989
Histidinhydrochlorid-Monohydrat 2031
Histidini hydrochloridum monohydricum 2031
Histidinmonohydrochlorid *R* **4.07**-5435
Histidinum **4.08**-5989
Holmiumoxid *R* **4.07**-5435
Holmiumperchlorat-Lösung *R* **4.07**-5435
Holunderblüten 2032
Homatropinhydrobromid **4.08**-5990
Homatropini hydrobromidum **4.08**-5990
Homatropini methylbromidum **4.08**-5992
Homatropinmethylbromid **4.08**-5992
DL-Homocystein *R* **4.07**-5436
L-Homocysteinthiolactonhydrochlorid *R* **4.07**-5436
Homöopathische Zubereitungen **4.04**-4379
Homöopathische Zubereitungen, Stoffe für homöopathische Zubereitungen
– Arsen(III)-oxid für homöopathische Zubereitungen 1084
– Brennnessel für homöopathische Zubereitungen **4.05**-4644
– Crocus für homöopathische Zubereitungen 1085
– Eisen für homöopathische Zubereitungen . . **4.01**-3257
– Homöopathische Zubereitungen **4.04**-4379
– Honigbiene für homöopathische Zubereitungen **4.07**-5645
– Johanniskraut für homöopathische Zubereitungen **4.06**-5039
– Knoblauch für homöopathische Zubereitungen **4.05**-4645
– Kupfer für homöopathische Zubereitungen 1087
– Pflanzliche Drogen für homöopathische Zubereitungen **4.01**-3258
– Urtinkturen für homöopathische Zubereitungen **4.05**-4643
Honigbiene für homöopathische Zubereitungen . **4.07**-5645
Hopfenzapfen 2035
Hyaluronidase 2036
Hyaluronidasum 2036
Hydralazinhydrochlorid 2038
Hydralazini hydrochloridum 2038
Hydrargyri dichloridum 2785
Hydrastidis rhizoma **4.08**-5981
Hydrastinhydrochlorid *R* **4.08**-5909

Hydrazin *R* **4.07**-5436
Hydrazinsulfat *R* **4.07**-5436
Hydrochinon *R* **4.07**-5436
Hydrochinon-Lösung *R* **4.07**-5436
Hydrochlorothiazid **4.06**-5163
Hydrochlorothiazidum **4.06**-5163
Hydrocortison 2041
Hydrocortisonacetat 2044
Hydrocortisonacetat *R* **4.07**-5436
Hydrocortisonhydrogensuccinat 2046
Hydrocortisoni acetas 2044
Hydrocortisoni hydrogenosuccinas 2046
Hydrocortisonum 2041
Hydrogencarbonat, Identitätsreaktion (*siehe* 2.3.1) 97
Hydrogenii peroxidum 30 per centum 3148
Hydrogenii peroxidum 3 per centum 3149
Hydrophile Cremes (*siehe* Halbfeste Zubereitungen zur kutanen Anwendung) **4.03**-3777
Hydrophile Gele (*siehe* Halbfeste Zubereitungen zur kutanen Anwendung) **4.03**-3777
Hydrophile Salben (*siehe* Halbfeste Zubereitungen zur kutanen Anwendung) **4.03**-3777
Hydrophobe Salben (*siehe* Halbfeste Zubereitungen zur kutanen Anwendung) **4.03**-3776
Hydroxocobalaminacetat 2048
Hydroxocobalaminhydrochlorid 2049
Hydroxocobalamini acetas 2048
Hydroxocobalamini chloridum 2049
Hydroxocobalamini sulfas 2051
Hydroxocobalaminsulfat 2051
4-Hydroxybenzhydrazid *R* **4.07**-5436
4-Hydroxybenzoesäure *R* **4.07**-5436
Hydroxycarbamid 2052
Hydroxycarbamidum 2052
Hydroxychinolin *R* **4.07**-5436
Hydroxyethylcellulose **4.07**-5747
Hydroxyethylcellulosum **4.07**-5747
Hydroxyethylis salicylas 2056
Hydroxyethylsalicylat 2056
4-Hydroxyisophthalsäure *R* **4.07**-5437
Hydroxylaminhydrochlorid *R* **4.07**-5437
Hydroxylaminhydrochlorid-Lösung *R* 2 . . . . . **4.07**-5437
Hydroxylaminhydrochlorid-Lösung, ethanolische *R* **4.07**-5437
Hydroxylamin-Lösung, alkalische *R* **4.07**-5437
Hydroxylamin-Lösung, alkalische *R* 1 . . . . . **4.07**-5437
Hydroxylzahl (2.5.3) 127
Hydroxymethylfurfural *R* **4.07**-5437
Hydroxynaphtholblau *R* **4.07**-5437
Hydroxypropylbetadex **4.06**-5165
2-Hydroxypropylbetadex zur Chromatographie *R* **4.07**-5437
Hydroxypropylbetadexum **4.06**-5165
Hydroxypropylcellulose 2057
Hydroxypropylcellulosum 2057
Hydroxypropyl-β-cyclodextrin *R* **4.07**-5437
12-Hydroxystearinsäure *R* **4.07**-5437
Hydroxyuracil *R* **4.07**-5438
Hydroxyzindihydrochlorid **4.04**-4461
Hydroxyzini hydrochloridum **4.04**-4461
Hymecromon 2060
Hymecromonum 2060
Hyoscini butylbromidum/Scopolamini butylbromidum 1360
Hyoscyamini sulfas 2062
Hyoscyaminsulfat 2062
Hyoscyaminsulfat *R* **4.07**-5438
Hyperici herba **4.05**-4753
Hypericin *R* **4.07**-5438
Hypericum perforatum ad praeparationes homoeopathicas **4.06**-5039
Hyperosid *R* **4.07**-5438
Hypophosphit-Reagenz *R* **4.07**-5438
Hypoxanthin *R* **4.07**-5438
Hypromellose 2063
Hypromellosephthalat 2064
Hypromellosi phthalas 2064
Hypromellosum 2063

I

Ibuprofen **4.02**-3569
Ibuprofenum **4.02**-3569
Ichthammolum 1182
Identifizierung fetter Öle durch Dünnschichtchromatographie (2.3.2) **4.08**-5889
Identifizierung und Bestimmung von Lösungsmittel-Rückständen, Grenzprüfung (2.4.24) 115
Identifizierung von Phenothiazinen durch Dünnschichtchromatographie (2.3.3) 100
Identitätsreaktionen (2.3) 93 und **4.04**-4085 und **4.08**-5887
Identitätsreaktionen auf Ionen und funktionelle Gruppen (2.3.1) 95
Idoxuridin 2070
Idoxuridinum 2070
IE, Immunelektrophorese (*siehe* 2.7.1) 198
Iecoris aselli oleum A **4.08**-6001
Iecoris aselli oleum B **4.08**-6006
IEF, isoelektrische Fokussierung (2.2.54) **4.06**-4850
Ifosfamid 2072
Ifosfamidum 2072
Imidazol *R* **4.07**-5438
Imidazol-Pufferlösung pH 6,5 *R* **4.07**-5559
Imidazol-Pufferlösung pH 7,3 *R* **4.07**-5561
Iminobibenzyl *R* **4.07**-5438
Imipenem 2074
Imipenemum 2074
Imipraminhydrochlorid 2075
Imipramini hydrochloridum 2075
Immunchemische Methoden (2.7.1) 197
Immunelektrophorese (*siehe* 2.7.1) 198
– gekreuzte (*siehe* 2.7.1) 198
– Methoden (*siehe* 2.7.1) 198
Immunglobulin
– Bestimmung der antikomplementären Aktivität (2.6.17) 185
– Fc-Funktion (2.7.9) 212
Immunglobulin vom Menschen **4.06**-5171
Immunglobulin vom Menschen zur intravenösen Anwendung **4.06**-5173
Immunglobuline
– Anti-D-Immunglobulin vom Menschen . . . **4.06**-5053
– Anti-D-Immunglobulin vom Menschen, Bestimmung der Wirksamkeit (2.7.13) . . . **4.06**-4898
– Anti-D-Immunglobulin vom Menschen zur intravenösen Anwendung **4.06**-5054
– Anti-T-Lymphozyten-Immunglobulin vom Tier zur Anwendung am Menschen **4.08**-5931
– Hepatitis-A-Immunglobulin vom Menschen 2018
– Hepatitis-B-Immunglobulin vom Menschen 2018
– Hepatitis-B-Immunglobulin vom Menschen zur intravenösen Anwendung 2019
– Immunglobulin vom Menschen **4.06**-5171
– Immunglobulin vom Menschen zur intravenösen Anwendung **4.06**-5173
– Masern-Immunglobulin vom Menschen 2332
– Röteln-Immunglobulin vom Menschen 2813
– Tetanus-Immunglobulin vom Menschen 2975
– Tollwut-Immunglobulin vom Menschen 3036
– Varizellen-Immunglobulin vom Menschen 3112
– Varizellen-Immunglobulin vom Menschen zur intravenösen Anwendung 3113
Immunoglobulinum anti-T lymphocytorum ex animale ad usum humanum **4.08**-5931
Immunoglobulinum humanum anti-D **4.06**-5053
Immunoglobulinum humanum anti-D ad usum intravenosum **4.06**-5054

Immunoglobulinum humanum hepatitidis A 2018
Immunoglobulinum humanum hepatitidis B 2018
Immunoglobulinum humanum hepatitidis B ad usum intravenosum 2019
Immunoglobulinum humanum morbillicum 2332
Immunoglobulinum humanum normale **4.06**-5171
Immunoglobulinum humanum normale ad usum intravenosum **4.06**-5173
Immunoglobulinum humanum rabicum 3036
Immunoglobulinum humanum rubellae 2813
Immunoglobulinum humanum tetanicum 2975
Immunoglobulinum humanum varicellae 3112
Immunoglobulinum humanum varicellae ad usum intravenosum 3113
Immunosera ad usum veterinarium 715
Immunosera ex animale ad usum humanum . . . **4.03**-3768
Immunoserum botulinicum 973
Immunoserum clostridii novyi alpha ad usum veterinarium 985
Immunoserum clostridii perfringentis beta ad usum veterinarium 986
Immunoserum clostridii perfringentis epsilon ad usum veterinarium 987
Immunoserum contra venena viperarum europaearum 979
Immunoserum diphthericum 974
Immunoserum gangraenicum (Clostridium novyi) 975
Immunoserum gangraenicum (Clostridium perfringens) 976
Immunoserum gangraenicum (Clostridium septicum) 977
Immunoserum gangraenicum mixtum 978
Immunoserum tetanicum ad usum humanum 980
Immunoserum tetanicum ad usum veterinarium 989
Immunpräzipitationsmethoden (*siehe* 2.7.1) 197

Immunsera für Menschen
- Botulismus-Antitoxin 973
- Diphtherie-Antitoxin 974
- Gasbrand-Antitoxin *(Clostridium novyi)* 975
- Gasbrand-Antitoxin *(Clostridium perfringens)* 976
- Gasbrand-Antitoxin *(Clostridium septicum)* 977
- Gasbrand-Antitoxin (polyvalent) 978
- Immunsera von Tieren zur Anwendung am Menschen **4.03**-3768
- Schlangengift-Immunserum (Europa) 979
- Tetanus-Antitoxin 980

Immunsera für Tiere
- *Clostridium-novyi*-Alpha-Antitoxin für Tiere 985
- *Clostridium-perfringens*-Epsilon-Antitoxin für Tiere 987
- *Clostridium-perfringens*-Beta-Antitoxin für Tiere 986
- Immunsera für Tiere 715
- Tetanus-Antitoxin für Tiere 989

Impfstoffe für Menschen
- BCG zur Immuntherapie **4.06**-4959
- BCG-Impfstoff (gefriergetrocknet) 791
- Cholera-Impfstoff 793
- Cholera-Impfstoff (gefriergetrocknet) 794
- Diphtherie-Adsorbat-Impfstoff **4.02**-3453
- Diphtherie-Adsorbat-Impfstoff für Erwachsene und Heranwachsende **4.02**-3455
- Diphtherie-Tetanus-Adsorbat-Impfstoff . . . **4.02**-3456
- Diphtherie-Tetanus-Adsorbat-Impfstoff für Erwachsene und Heranwachsende **4.02**-3458
- Diphtherie-Tetanus-Hepatitis-B(rDNA)-Adsorbat-Impfstoff **4.03**-3781
- Diphtherie-Tetanus-Pertussis-Adsorbat-Impfstoff **4.02**-3459
- Diphtherie-Tetanus-Pertussis(azellulär, aus Komponenten)-Adsorbat-Impfstoff **4.01**-3233
- Diphtherie-Tetanus-Pertussis(azellulär, aus Komponenten)-Haemophilus-Typ-B-Adsorbat-Impfstoff **4.01**-3235
- Diphtherie-Tetanus-Pertussis(azellulär, aus Komponenten)-Hepatitis-B(rDNA)-Adsorbat-Impfstoff **4.01**-3238
- Diphtherie-Tetanus-Pertussis(azellulär, aus Komponenten)-Hepatitis-B(rDNA)-Poliomyelitis(inaktiviert)-Haemophilus-Typ-B(konjugiert)-Adsorbat-Impfstoff **4.07**-5615
- Diphtherie-Tetanus-Pertussis(azellulär, aus Komponenten)-Poliomyelitis(inaktiviert)-Adsorbat-Impfstoff **4.01**-3241
- Diphtherie-Tetanus-Pertussis(azellulär, aus Komponenten)-Poliomyelitis(inaktiviert)-Haemophilus-Typ-B(konjugiert)-Adsorbat-Impfstoff **4.03**-3783
- Diphtherie-Tetanus-Pertussis-Poliomyelitis(inaktiviert)-Adsorbat-Impfstoff . . . **4.03**-3786
- Diphtherie-Tetanus-Pertussis-Poliomyelitis(inaktiviert)-Haemophilus-Typ-B(konjugiert)-Adsorbat-Impfstoff **4.03**-3789
- FSME-Impfstoff (inaktiviert) 806
- Gelbfieber-Lebend-Impfstoff 809
- Haemophilus-Typ-B-Impfstoff (konjugiert) 813
- Hepatitis-A-Adsorbat-Impfstoff (inaktiviert) 817
- Hepatitis-A-Impfstoff (inaktiviert, Virosom) **4.02**-3461
- Hepatitis-A(inaktiviert)-Hepatitis-B(rDNA)-Adsorbat-Impfstoff 820
- Hepatitis-B-Impfstoff (rDNA) **4.07**-5619
- Impfstoffe für Menschen **4.02**-3447
- Influenza-Impfstoff (inaktiviert) 823
- Influenza-Spaltimpfstoff (inaktiviert) 825
- Influenza-Spaltimpfstoff aus Oberflächenantigen (inaktiviert) **4.07**-5621
- Influenza-Spaltimpfstoff aus Oberflächenantigen (inaktiviert, Virosom) **4.06**-4961
- Masern-Lebend-Impfstoff 830
- Masern-Mumps-Röteln-Lebend-Impfstoff 832
- Meningokokken-Polysaccharid-Impfstoff 834
- Mumps-Lebend-Impfstoff 836
- Pertussis-Adsorbat-Impfstoff **4.02**-3466
- Pertussis-Adsorbat-Impfstoff (azellulär, aus Komponenten) **4.01**-3244
- Pertussis-Adsorbat-Impfstoff (azellulär, co-gereinigt) 843
- Pertussis-Impfstoff **4.02**-3467
- Pneumokokken-Polysaccharid-Impfstoff 847
- Poliomyelitis-Impfstoff (inaktiviert) 850
- Poliomyelitis-Impfstoff (oral) 854
- Röteln-Lebend-Impfstoff 859
- Tetanus-Adsorbat-Impfstoff **4.07**-5623
- Tollwut-Impfstoff aus Zellkulturen für Menschen 863
- Typhus-Impfstoff 866
- Typhus-Impfstoff (gefriergetrocknet) 866
- Typhus-Lebend-Impfstoff, oral (Stamm Ty 21a) 867
- Typhus-Polysaccharid-Impfstoff **4.02**-3470
- Varizellen-Lebend-Impfstoff **4.05**-4635

Impfstoffe für Tiere
- Adenovirose-Impfstoff (inaktiviert) für Hunde **4.06**-4967
- Adenovirose-Lebend-Impfstoff für Hunde . **4.01**-3251
- Aktinobazillose-Impfstoff (inaktiviert) für Schweine **4.06**-4968
- Aujeszky'sche-Krankheit-Impfstoff (inaktiviert) für Schweine 880
- Aujeszky'sche-Krankheit-Lebend-Impfstoff zur parenteralen Anwendung (gefriergetrocknet) für Schweine 882

– Aviäres-Paramyxovirus-3-Impfstoff (inaktiviert) . . . 888
– Botulismus-Impfstoff für Tiere . . . **4.06**-4970
– Brucellose-Lebend-Impfstoff (gefriergetrocknet) für Tiere . . . **4.06**-4972
– Calicivirosis-Impfstoff (inaktiviert) für Katzen . . . **4.06**-4974
– Calicivirosis-Lebend-Impfstoff (gefriergetrocknet) für Katzen . . . **4.06**-4975
– *Clostridium-chauvoei*-Impfstoff für Tiere . . **4.06**-4977
– *Clostridium-novyi*-(Typ B)-Impfstoff für Tiere . . . **4.06**-4977
– *Clostridium-perfringens*-Impfstoff für Tiere **4.06**-4979
– *Clostridium-septicum*-Impfstoff für Tiere . . **4.06**-4982
– Colibacillosis-Impfstoff (inaktiviert) für neugeborene Ferkel . . . **4.06**-4984
– Colibacillosis-Impfstoff (inaktiviert) für neugeborene Wiederkäuer . . . **4.06**-4986
– Coronavirusdiarrhö-Impfstoff (inaktiviert) für Kälber . . . **4.06**-4989
– Egg-Drop-Syndrom-Impfstoff (inaktiviert) . **4.06**-4990
– Furunkulose-Impfstoff (inaktiviert, injizierbar, mit öligem Adjuvans) für Salmoniden . **4.06**-4992
– Geflügelpocken-Lebend-Impfstoff (gefriergetrocknet) . . . 917
– Hepatitis-Lebend-Impfstoff für Enten . . . 919
– Herpes-Impfstoff (inaktiviert) für Pferde . . . 920
– Impfstoffe für Tiere . . . **4.06**-4941
– Infektiöse-Aviäre-Enzephalomyelitis-Lebend-Impfstoff für Geflügel . . . 885
– Infektiöse-Aviäre-Laryngotracheitis-Lebend-Impfstoff für Hühner . . . 887
– Infektiöse-Bovine-Rhinotracheitis-Lebend-Impfstoff (gefriergetrocknet) für Rinder . . . **4.06**-4971
– Infektiöse-Bronchitis-Impfstoff (inaktiviert) für Geflügel . . . 892
– Infektiöse-Bronchitis-Lebend-Impfstoff (gefriergetrocknet) für Geflügel . . . 894
– Infektiöse-Bursitis-Impfstoff (inaktiviert) für Geflügel . . . 897
– Infektiöse-Bursitis-Lebend-Impfstoff (gefriergetrocknet) für Geflügel . . . 899
– Influenza-Impfstoff (inaktiviert) für Pferde . **4.06**-4994
– Influenza-Impfstoff (inaktiviert) für Schweine . . . **4.04**-4375
– Kaltwasser-Vibriose-Impfstoff (inaktiviert) für Salmoniden . . . 967
– Klassische-Schweinepest-Lebend-Impfstoff (gefriergetrocknet) . . . 954
– Leptospirose-Impfstoff für Tiere . . . 927
– Leukose-Impfstoff (inaktiviert) für Katzen . . . 928
– Mannheimia-Impfstoff (inaktiviert) für Rinder . . . **4.07**-5629
– Mannheimia-Impfstoff (inaktiviert) für Schafe . . . **4.07**-5631
– Marek'sche-Krankheit-Lebend-Impfstoff . . . 929
– Maul-und-Klauenseuche-Impfstoff (inaktiviert) für Wiederkäuer . . . 931
– Milzbrandsporen-Lebend-Impfstoff für Tiere . . . **4.06**-4997
– Myxomatose-Lebend-Impfstoff für Kaninchen . . . **4.06**-4998
– Newcastle-Krankheit-Impfstoff (inaktiviert) . . . 934
– Newcastle-Krankheit-Lebend-Impfstoff (gefriergetrocknet) . . . 936
– Panleukopenie-Impfstoff (inaktiviert) für Katzen . . . **4.06**-4999
– Panleukopenie-Lebend-Impfstoff für Katzen . . . **4.06**-5001
– Parainfluenza-Virus-Lebend-Impfstoff für Hunde . . . **4.03**-3795
– Parainfluenza-Virus-Lebend-Impfstoff (gefriergetrocknet) für Rinder . . . **4.06**-5002
– Parvovirose-Impfstoff (inaktiviert) für Hunde . . . **4.06**-5004
– Parvovirose-Impfstoff (inaktiviert) für Schweine . . . 943
– Parvovirose-Lebend-Impfstoff für Hunde . . **4.06**-5005
– Pasteurella-Impfstoff (inaktiviert) für Schafe . . . **4.07**-5633
– Progressive-Rhinitis-atrophicans-Impfstoff (inaktiviert) für Schweine . . . **4.06**-5007
– Respiratorisches-Syncytial-Virus-Lebend-Impfstoff (gefriergetrocknet) für Rinder . . . 947
– Rhinotracheitis-Virus-Impfstoff (inaktiviert) für Katzen . . . **4.06**-5010
– Rhinotracheitis-Virus-Lebend-Impfstoff (gefriergetrocknet) für Katzen . . . 953
– Rotavirusdiarrhö-Impfstoff (inaktiviert) für Kälber . . . **4.06**-5011
– Schweinerotlauf-Impfstoff (inaktiviert) . . . **4.06**-5013
– Staupe-Lebend-Impfstoff (gefriergetrocknet) für Frettchen und Nerze . . . 957
– Staupe-Lebend-Impfstoff (gefriergetrocknet) für Hunde . . . 958
– Tetanus-Impfstoff für Tiere . . . **4.06**-5014
– Tollwut-Impfstoff (inaktiviert) für Tiere . . . **4.06**-5016
– Tollwut-Lebend-Impfstoff (oral) für Füchse . . . 964
– Vibriose-Impfstoff (inaktiviert) für Salmoniden . . . 965
– Virusdiarrhö-Impfstoff (inaktiviert) für Rinder . . . **4.03**-3797

Impfstoffe für Tiere
– Bewertung der Unschädlichkeit (5.2.6) . . . 613
– Bewertung der Wirksamkeit (5.2.7) . . . 615
– Substanzen tierischen Ursprungs für die Herstellung (5.2.5) . . . 612
– Zellkulturen für die Herstellung (5.2.4) . . . 609

Impfstoffe, Gehaltsbestimmung von Phenol (2.5.15) . . . 132
Implantate (*siehe* Parenteralia) . . . **4.06**-4956
Imprägnierte Tabletten (*siehe* Homöopathische Zubereitungen) . . . **4.04**-4380
Indapamid . . . 2081
Indapamidum . . . 2081
Indigocarmin *R* . . . **4.07**-5439
Indigocarmin-Lösung *R* . . . **4.07**-5439
Indigocarmin-Lösung *R* 1 . . . **4.07**-5439
Indii[^{111}In] chloridi solutio . . . 1007
Indii[^{111}In] oxini solutio . . . 1009
Indii[^{111}In] pentetatis solutio iniectabilis . . . 1010
Indikatormethode, pH-Wert (2.2.4) . . . 28
[^{111}In]Indium(III)-chlorid-Lösung . . . 1007
[^{111}In]Indiumoxinat-Lösung . . . 1009
[^{111}In]Indium-Pentetat-Injektionslösung . . . 1010
Indometacin . . . 2084
Indometacin *R* . . . **4.07**-5439
Indometacinum . . . 2084
Infektiöse fremde Agenzien (*siehe* 5.2.3) . . . 607
Influenza-Impfstoff (inaktiviert) . . . 823
Influenza-Impfstoff (inaktiviert) für Pferde . . . **4.06**-4994
Influenza-Impfstoff (inaktiviert) für Schweine . . **4.04**-4375
Influenza-Spaltimpfstoff (inaktiviert) . . . 825
Influenza-Spaltimpfstoff aus Oberflächenantigen (inaktiviert) . . . **4.07**-5621
Influenza-Spaltimpfstoff aus Oberflächenantigen (inaktiviert, Virosom) . . . **4.06**-4961
Infusionszubereitungen (*siehe* Parenteralia) . . . **4.06**-4955
Ingwerwurzelstock . . . 2085
Inhalanda . . . **4.04**-4366
Injektionszubereitungen (*siehe* Parenteralia) . . . **4.06**-4955
Insulin als Injektionslösung, lösliches . . . 2086
Insulin human . . . **4.02**-3571
Insulin vom Rind . . . 2090
Insulin vom Schwein . . . 2093
Insulini biphasici iniectabilium . . . 2090
Insulini isophani biphasici iniectabilium . . . 2136

Insulini isophani iniectabilium . . . 2136
Insulini solubilis iniectabilium . . . 2086
Insulini zinci amorphi suspensio iniectabilis . . . 2098
Insulini zinci cristallini suspensio iniectabilis . . . 2097
Insulini zinci suspensio iniectabilis . . . **4.01**-3299
Insulin-Suspension zur Injektion, biphasische . . . 2090
Insulinum bovinum . . . 2090
Insulinum humanum . . . **4.02**-3571
Insulinum porcinum . . . 2093
Insulin-Zink-Kristallsuspension zur Injektion . . . 2097
Insulin-Zink-Suspension zur Injektion . . . **4.01**-3299
Insulin-Zink-Suspension zur Injektion, amorphe . . . 2098
Insulinzubereitungen zur Injektion . . . **4.01**-3300
Interferon-alfa-2-Lösung, konzentrierte . . . 2102
Interferone, Bestimmung der Aktivität (5.6) . . . 681
Interferon-gamma-1b-Lösung, konzentrierte . . . 2106
Interferoni alfa-2 solutio concentrata . . . 2102
Interferoni gamma-1b solutio concentrata . . . 2106
Internationales Einheitensystem (SI) (*siehe* 1.6) . **4.03**-3702
Internationales Einheitensystem und andere Einheiten (1.6) . . . **4.03**-3702
Interner-Standard-Methode (*siehe* 2.2.46) . . . 80
In-vivo-Bestimmung der Wirksamkeit von Poliomyelitis-Impfstoff (inaktiviert) (2.7.20) . . . **4.06**-4902
[^{123}I]Iobenguan-Injektionslösung . . . 1011
[^{131}I]Iobenguan-Injektionslösung für diagnostische Zwecke . . . 1013
[^{131}I]Iobenguan-Injektionslösung für therapeutische Zwecke . . . 1014
Iobenguani[^{123}I] solutio iniectabilis . . . 1011
Iobenguani[^{131}I] solutio iniectabilis ad usum diagnosticum . . . 1013
Iobenguani[^{131}I] solutio iniectabilis ad usum therapeuticum . . . 1014
Iod . . . 2111
Iod *R* . . . **4.07**-5439
2-Iodbenzoesäure *R* . . . **4.07**-5440
Iodchlorid *R* . . . **4.07**-5440
Iodchlorid-Lösung *R* . . . **4.07**-5440
Iod-Chloroform *R* . . . **4.07**-5439
Iodessigsäure *R* . . . **4.07**-5440
Iodethan *R* . . . **4.07**-5440
2-Iodhippursäure *R* . . . **4.07**-5440
Iodid, Identitätsreaktionen (*siehe* 2.3.1) . . . 97
Iodid-Lösung (10 ppm I) *R* . . . **4.07**-5553
Iodinati[^{125}I] humani albumini solutio iniectabilis **4.02**-3475
Iod-Lösung *R* . . . **4.07**-5439
Iod-Lösung *R* 1 . . . **4.07**-5439
Iod-Lösung *R* 2 . . . **4.07**-5439
Iod-Lösung *R* 3 . . . **4.07**-5439
Iod-Lösung *R* 4 . . . **4.07**-5439
Iod-Lösung (0,5 mol · l^{-1}) . . . **4.07**-5566
Iod-Lösung (0,05 mol · l^{-1}) . . . **4.07**-5566
Iod-Lösung (0,01 mol · l^{-1}) . . . **4.07**-5566
Iod-Lösung, ethanolische *R* . . . **4.07**-5439
[^{131}I]Iodmethylnorcholesterol-Injektionslösung . . . 1015
Iodmonobromid *R* . . . **4.07**-5440
Iodmonobromid-Lösung *R* . . . **4.07**-5440
Iodmonochlorid *R* . . . **4.07**-5440
Iodmonochlorid-Lösung *R* . . . **4.07**-5440
Iod(V)-oxid, gekörntes *R* . . . **4.07**-5440
Iodplatin-Reagenz *R* . . . **4.07**-5441
Iodum . . . 2111
Ioduracil *R* . . . **4.07**-5441
Iodwasserstoffsäure *R* . . . **4.07**-5441
Iodzahl (2.5.4) . . . **4.03**-3721
Iohexol . . . 2112
Iohexolum . . . 2112
Ionen, Identitätsreaktionen (2.3.1) . . . 95
Ionen und funktionelle Gruppen, Identitätsreaktionen (2.3.1) . . . 95
Ionenaustauscher zur Chromatographie *R* . . . **4.07**-5441
Ionenaustauscher zur Umkehrphasen-Chromatographie *R* . . . **4.07**-5441
Ionenkonzentration, Bestimmung unter Verwendung ionenselektiver Elektroden (2.2.36) . . . 60
Ionenselektive Elektroden, Bestimmung der Ionenkonzentration (2.2.36) . . . 60
Iopamidol . . . 2116
Iopamidolum . . . 2116
Iopansäure . . . 2118
Iotalaminsäure . . . 2119
Ioxaglinsäure . . . **4.01**-3303
Ipecacuanhae extractum fluidum normatum . . . **4.06**-5176
Ipecacuanhae pulvis normatus . . . 2121
Ipecacuanhae radix . . . 2123
Ipecacuanhae tinctura normata . . . **4.06**-5177
Ipecacuanhafluidextrakt, eingestellter . . . **4.06**-5176
Ipecacuanhapulver, eingestelltes . . . 2121
Ipecacuanhatinktur, eingestellte . . . **4.06**-5177
Ipecacuanhawurzel . . . 2123
Ipratropii bromidum . . . **4.06**-5178
Ipratropiumbromid . . . **4.06**-5178
IR-Spektroskopie (2.2.24) . . . 39
Isatin *R* . . . **4.07**-5441
Isatin-Reagenz *R* . . . **4.07**-5441
Isländisches Moos/Isländische Flechte . . . 2126
Isoamylalkohol *R* . . . **4.07**-5441
Isoandrosteron *R* . . . **4.07**-5442
Isobutylmethylketon *R* . . . **4.07**-5442
Isobutylmethylketon *R* 1 . . . **4.07**-5442
Isobutylmethylketon *R* 3 . . . **4.07**-5442
Isoconazol . . . **4.04**-4465
Isoconazoli nitras . . . 2128
Isoconazolnitrat . . . 2128
Isoconazolum . . . **4.04**-4465
Isodrin *R* . . . **4.07**-5442
Isoelektrische Fokussierung (2.2.54) . . . **4.06**-4850
Isoelektrische Fokussierung in Kapillaren (*siehe* 2.2.47) . . . **4.06**-4846
Isofluran . . . 2130
Isofluranum . . . 2130
Isoleucin . . . 2132
Isoleucinum . . . 2132
Isomalt . . . **4.02**-3576
Isomaltum . . . **4.02**-3576
Isomenthol *R* . . . **4.07**-5442
(+)-Isomenthon *R* . . . **4.07**-5442
Isoniazid . . . 2135
Isoniazidum . . . 2135
Isophan-Insulin-Suspension zur Injektion . . . 2136
Isophan-Insulin-Suspension zur Injektion, biphasische . . . 2136
Isoprenalinhydrochlorid . . . 2137
Isoprenalini hydrochloridum . . . 2137
Isoprenalini sulfas . . . 2138
Isoprenalinsulfat . . . 2138
Isopropylamin *R* . . . **4.07**-5443
Isopropylis myristas . . . **4.03**-3937
Isopropylis palmitas . . . **4.03**-3938
Isopropylmyristat . . . **4.03**-3937
Isopropylmyristat *R* . . . **4.07**-5443
Isopropylpalmitat . . . **4.03**-3938
4-Isopropylphenol *R* . . . **4.07**-5443
Isopulegol *R* . . . **4.04**-4224
Isoquercitrosid *R* . . . **4.07**-5443
Isosilibinin *R* . . . **4.07**-5443
Isosorbiddinitrat, verdünntes . . . 2141
Isosorbidi dinitras dilutus . . . 2141
Isosorbidi mononitras dilutus . . . 2143
Isosorbidmononitrat, verdünntes . . . 2143
Isotretinoin . . . 2145
Isotretinoinum . . . 2145
Isoxsuprinhydrochlorid . . . 2147
Isoxsuprini hydrochloridum . . . 2147
Itraconazol . . . 2149
Itraconazolum . . . 2149

Ivermectin 4.02-3578
Ivermectinum 4.02-3578
IZ, Iodzahl (*siehe* 2.5.4) 4.03-3721

J

Johannisbrotkernmehl *R* 4.07-5443
Johanniskraut 4.05-4753
Johanniskraut für homöopathische Zubereitungen 4.06-5039
Josamycin 4.01-3309
Josamycini propionas 4.01-3310
Josamycinpropionat 4.01-3310
Josamycinum 4.01-3309
Juniperi aetheroleum 4.01-3399
Juniperi pseudo-fructus 3135

K

Kaffeesäure *R* 4.07-5443
Kalii acetas 2161
Kalii bromidum 4.02-3583
Kalii carbonas 2162
Kalii chloridum 2163
Kalii citras 2164
Kalii clavulanas 4.07-5753
Kalii clavulanas dilutus 4.04-4472
Kalii dihydrogenophosphas 2168
Kalii hydrogenoaspartas hemihydricus 4.07-5756
Kalii hydrogenocarbonas 2168
Kalii hydrogentartras 4.01-3315
Kalii hydroxidum 2169
Kalii iodidum 2170
Kalii metabisulfis 4.07-5757
Kalii natrii tartras tetrahydricus 4.01-3316
Kalii nitras 2172
Kalii perchloras 4.01-3317
Kalii permanganas 2173
Kalii sorbas 2174
Kalii sulfas 4.07-5758
Kalium
– Grenzprüfung (2.4.12) 108
– Identitätsreaktionen (*siehe* 2.3.1) 98
Kaliumacetat 2161
Kaliumantimonoxidtartrat *R* 4.07-5444
Kaliumbromat *R* 4.07-5444
Kaliumbromat *RV* 4.07-5564
Kaliumbromat-Lösung (0,0333 mol · l^{-1}) 4.07-5566
Kaliumbromat-Lösung (0,02 mol · l^{-1}) 4.07-5566
Kaliumbromat-Lösung (0,0167 mol · l^{-1}) 4.07-5566
Kaliumbromat-Lösung (0,0083 mol · l^{-1}) 4.07-5566
Kaliumbromid 4.02-3583
Kaliumbromid *R* 4.07-5444
Kaliumcarbonat 2162
Kaliumcarbonat *R* 4.07-5444
Kaliumchlorat *R* 4.07-5444
Kaliumchlorid 2163
Kaliumchlorid *R* 4.07-5444
Kaliumchlorid-Lösung (0,1 mol · l^{-1}) *R* 4.07-5444
Kaliumchromat *R* 4.07-5444
Kaliumchromat-Lösung *R* 4.07-5444
Kaliumcitrat 2164
Kaliumcitrat *R* 4.07-5444
Kaliumclavulanat 4.07-5753
Kaliumclavulanat, verdünntes 4.04-4472
Kaliumcyanid *R* 4.07-5444
Kaliumcyanid-Lösung *R* 4.07-5444
Kaliumcyanid-Lösung, bleifreie *R* 4.07-5444
Kaliumdichromat *R* 4.07-5445
Kaliumdichromat-Lösung *R* 4.07-5445
Kaliumdichromat-Lösung *R* 1 . . . . 4.07-5445
Kaliumdichromat-Lösung (0,0167 mol · l^{-1}) 4.07-5566
Kaliumdichromat-Salpetersäure-Reagenz *R* 4.07-5445
Kaliumdihydrogenphosphat 2168
Kaliumdihydrogenphosphat *R* 4.07-5445
Kaliumdihydrogenphosphat-Lösung (0,2 mol · l^{-1}) *R* 4.07-5445
Kaliumfluorid *R* 4.07-5445
Kaliumhexacyanoferrat(II) *R* 4.07-5445
Kaliumhexacyanoferrat(III) *R* 4.07-5445
Kaliumhexacyanoferrat(II)-Lösung *R* 4.07-5445
Kaliumhexacyanoferrat(III)-Lösung *R* 4.07-5445
Kaliumhexahydroxoantimonat(V) *R* 4.07-5445
Kaliumhexahydroxoantimonat(V)-Lösung *R* 4.07-5445
Kaliumhydrogenaspartat-Hemihydrat 4.07-5756
Kaliumhydrogencarbonat 2168
Kaliumhydrogencarbonat *R* 4.07-5445
Kaliumhydrogencarbonat-Lösung, methanolische, gesättigte *R* 4.07-5446
Kaliumhydrogenphthalat *R* 4.07-5446
Kaliumhydrogenphthalat *RV* 4.07-5564
Kaliumhydrogenphthalat-Lösung (0,2 mol · l^{-1}) *R* 4.07-5446
Kaliumhydrogenphthalat-Lösung (0,1 mol · l^{-1}) 4.07-5566
Kaliumhydrogensulfat *R* 4.07-5446
Kaliumhydrogentartrat 4.01-3315
Kaliumhydrogentartrat *R* 4.07-5446
Kaliumhydroxid 2169
Kaliumhydroxid *R* 4.07-5446
Kaliumhydroxid-Lösung (1 mol · l^{-1}) 4.07-5566
Kaliumhydroxid-Lösung (0,1 mol · l^{-1}) 4.07-5566
Kaliumhydroxid-Lösung, ethanolische *R* 4.07-5446
Kaliumhydroxid-Lösung, ethanolische *R* 1 . . . . 4.07-5446
Kaliumhydroxid-Lösung (0,5 mol · l^{-1}), ethanolische 4.07-5567
Kaliumhydroxid-Lösung (0,1 mol · l^{-1}), ethanolische 4.07-5567
Kaliumhydroxid-Lösung (0,01 mol · l^{-1}), ethanolische 4.07-5567
Kaliumhydroxid-Lösung (0,5 mol · l^{-1}) in Ethanol 60 % 4.07-5567
Kaliumhydroxid-Lösung (0,5 mol · l^{-1}) in Ethanol 10 % *R* 4.07-5446
Kaliumiodat *R* 4.07-5446
Kaliumiodat-Lösung (0,05 mol · l^{-1}) 4.07-5567
Kaliumiodid 2170
Kaliumiodid *R* 4.07-5446
Kaliumiodid-Lösung *R* 4.07-5446
Kaliumiodid-Lösung (0,001 mol · l^{-1}) 4.07-5567
Kaliumiodid-Lösung, gesättigte *R* 4.07-5446
Kaliumiodid-Stärke-Lösung *R* 4.07-5447
Kalium-Lösung (100 ppm K) *R* 4.07-5554
Kalium-Lösung (20 ppm K) *R* 4.07-5554
Kaliummetabisulfit 4.07-5757
Kaliummonohydrogenphosphat 2171
Kaliummonohydrogenphosphat *R* 4.07-5447
Kaliumnatriumtartrat *R* 4.07-5447
Kaliumnatriumtartrat-Tetrahydrat 4.01-3316
Kaliumnitrat 2172
Kaliumnitrat *R* 4.07-5447
Kaliumperchlorat 4.01-3317
Kaliumperiodat *R* 4.07-5447
Kaliumpermanganat 2173
Kaliumpermanganat *R* 4.07-5447
Kaliumpermanganat-Lösung *R* 4.07-5447
Kaliumpermanganat-Lösung (0,02 mol · l^{-1}) 4.07-5567
Kaliumpermanganat-Phosphorsäure *R* 4.07-5447
Kaliumperrhenat *R* 4.07-5447
Kaliumpersulfat *R* 4.07-5447
Kaliumplumbit-Lösung *R* 4.07-5447
Kaliumsorbat 2174
Kaliumsulfat 4.07-5758
Kaliumsulfat *R* 4.07-5447
Kaliumtartrat *R* 4.07-5447

Kaliumtetraoxalat *R* **4.07**-5448
Kaliumthiocyanat *R* **4.07**-5448
Kaliumthiocyanat-Lösung *R* **4.07**-5448
Kamille, römische **4.03**-3943
Kamillenblüten **4.06**-5183
Kamillenfluidextrakt **4.05**-4757
Kamillenöl **4.05**-4758
Kanamycini monosulfas 2179
Kanamycini sulfas acidus 2180
Kanamycinmonosulfat 2179
Kanamycinsulfat, saures 2180
Kaolin, leichtes *R* **4.07**-5448
Kaolinum ponderosum 3040
Kapillarelektrophorese (2.2.47) **4.06**-4843
Kapillargelelektrophorese (*siehe* 2.2.47) **4.06**-4845
Kapillarmethode – Schmelztemperatur (2.2.14) 33
Kapillarviskosimeter (2.2.9) 30
Kapillarzonenelektrophorese (*siehe* 2.2.47) **4.06**-4844
Kapseln 754
– magensaftresistente (*siehe* Kapseln) 755
– mit veränderter Wirkstofffreisetzung (*siehe* Kapseln) 755
– Zerfallszeit (2.9.1) **4.08**-5903
– zur Anwendung in der Mundhöhle (*siehe* Zubereitungen zur Anwendung in der Mundhöhle) **4.01**-3230
Karl-Fischer-Lösung *R* **4.07**-5448
Karl-Fischer-Methode (2.5.12) (*siehe* Halbmikrobestimmung von Wasser – Karl-Fischer-Methode (2.5.12)) 131
Kartoffelstärke **4.03**-3944
Katholytlösung zur isoelektrischen Fokussierung pH 3 bis 5 *R* **4.07**-5448
Kationenaustauscher *R* **4.07**-5448
Kationenaustauscher *R* 1 . . . . . **4.07**-5449
Kationenaustauscher, Calciumsalz, stark saurer *R* **4.07**-5449
Kationenaustauscher, schwach saurer *R* **4.07**-5449
Kationenaustauscher, stark saurer *R* **4.07**-5449
Kernresonanzspektroskopie (2.2.33) 57
Ketaminhydrochlorid 2183
Ketamini hydrochloridum 2183
Ketobemidonhydrochlorid **4.08**-5997
Ketoconazol **4.04**-4474
Ketoconazolum **4.04**-4474
Ketoprofen **4.06**-5185
Ketoprofenum **4.06**-5185
Ketotifenhydrogenfumarat **4.05**-4761
Ketotifeni hydrogenofumaras **4.05**-4761
Kieselgel AGP zur chiralen Chromatographie *R* . **4.07**-5449
Kieselgel, belegt mit Albumin vom Menschen, zur Chromatographie *R* **4.07**-5451
Kieselgel G *R* **4.07**-5449
Kieselgel GF_{254} *R* **4.07**-5449
Kieselgel H *R* **4.07**-5450
Kieselgel H, silanisiertes *R* **4.07**-5450
Kieselgel HF_{254} *R* **4.07**-5450
Kieselgel HF_{254}, silanisiertes *R* **4.07**-5450
Kieselgel OC zur chiralen Trennung *R* **4.07**-5450
Kieselgel OD zur chiralen Trennung *R* **4.07**-5450
Kieselgel zur Ausschlusschromatographie *R* . . . **4.07**-5450
Kieselgel zur Chromatographie *R* **4.07**-5451
Kieselgel zur Chromatographie, aminohexadecylsilyliertes *R* **4.07**-5451
Kieselgel zur Chromatographie, aminopropylmethylsilyliertes *R* **4.07**-5451
Kieselgel zur Chromatographie, aminopropylsilyliertes *R* **4.07**-5451
Kieselgel zur Chromatographie, Amylosederivat *R* **4.07**-5451
Kieselgel zur Chromatographie, butylsilyliertes *R* **4.07**-5451
Kieselgel zur Chromatographie, cyanopropylsilyliertes *R* **4.07**-5451
Kieselgel zur Chromatographie, cyanopropylsilyliertes *R* 1 . . . . . **4.07**-5451
Kieselgel zur Chromatographie, cyanopropylsilyliertes *R* 2 . . . . . **4.07**-5452
Kieselgel zur Chromatographie, dihydroxypropylsilyliertes *R* **4.07**-5452
Kieselgel zur Chromatographie, diisobutyloctadecylsilyliertes *R* **4.07**-5452
Kieselgel zur Chromatographie, dimethyloctadecylsilyliertes *R* **4.07**-5452
Kieselgel zur Chromatographie, hexadecanoylamidopropylsilyliertes, nachsilanisiertes *R* **4.08**-5909
Kieselgel zur Chromatographie, hexylsilyliertes *R* **4.07**-5452
Kieselgel zur Chromatographie, hydrophiles *R* **4.07**-5452
Kieselgel zur Chromatographie mit eingefügten polaren Gruppen, octylsilyliertes, nachsilanisiertes *R* **4.07**-5452
Kieselgel zur Chromatographie, octadecanoylaminopropylsilyliertes *R* **4.07**-5452
Kieselgel zur Chromatographie, octadecylsilyliertes *R* **4.07**-5452
Kieselgel zur Chromatographie, octadecylsilyliertes *R* 1 . . . . . **4.07**-5452
Kieselgel zur Chromatographie, octadecylsilyliertes *R* 2 . . . . . **4.07**-5453
Kieselgel zur Chromatographie, octadecylsilyliertes, desaktiviertes *R* **4.07**-5453
Kieselgel zur Chromatographie, octadecylsilyliertes, nachsilanisiertes *R* **4.07**-5453
Kieselgel zur Chromatographie, octadecylsilyliertes, nachsilanisiertes, desaktiviertes *R* **4.07**-5453
Kieselgel zur Chromatographie, octylsilyliertes *R* **4.07**-5453
Kieselgel zur Chromatographie, octylsilyliertes *R* 1 . . . . . **4.07**-5453
Kieselgel zur Chromatographie, octylsilyliertes *R* 2 . . . . . **4.07**-5453
Kieselgel zur Chromatographie, octylsilyliertes, desaktiviertes *R* **4.07**-5453
Kieselgel zur Chromatographie, octylsilyliertes, nachsilanisiertes *R* **4.07**-5453
Kieselgel zur Chromatographie, octylsilyliertes, nachsilanisiertes, desaktiviertes *R* **4.07**-5454
Kieselgel zur Chromatographie, phenylhexylsilyliertes *R* **4.08**-5910
Kieselgel zur Chromatographie, phenylsilyliertes *R* **4.07**-5454
Kieselgel zur Chromatographie, phenylsilyliertes *R* 1 . . . . . **4.07**-5454
Kieselgel zur Chromatographie, trimethylsilyliertes *R* **4.07**-5454
Kieselgel-Anionenaustauscher *R* **4.07**-5450
Kieselgur *R* **4.07**-5454
Kieselgur G *R* **4.07**-5454
Kieselgur zur Gaschromatographie *R* **4.07**-5455
Kieselgur zur Gaschromatographie *R* 1 . . . . . **4.07**-5455
Kieselgur zur Gaschromatographie *R* 2 . . . . . **4.07**-5455
Kieselgur zur Gaschromatographie, silanisiertes *R* **4.07**-5455
Kieselgur zur Gaschromatographie, silanisiertes *R* 1 . . . . . **4.07**-5455
Kieselgur-Filtrierhilfsmittel *R* **4.07**-5454
Kinematische Viskosität (*siehe* 2.2.8) 30
Kjeldahl-Bestimmung, Halbmikro-Methode (2.5.9) 130
Klarheit und Opaleszenz von Flüssigkeiten (2.2.1) 25
Klatschmohnblüten **4.02**-3586
Knoblauch für homöopathische Zubereitungen . . **4.05**-4645

Knoblauchpulver . . . 2189
Koagulationsfaktor-V-Lösung *R* . . . **4.07**-5455
Königskerzenblüten/Wollblumen . . . 2190
Kohle, medizinische . . . 2192
Kohlendioxid . . . 2193
Kohlendioxid *R* . . . **4.07**-5456
Kohlendioxid *R* 1 . . . **4.07**-5456
Kohlendioxid *R* 2 . . . **4.07**-5456
Kohlendioxid in Gasen (2.5.24) . . . 135
Kohlenmonoxid *R* . . . **4.07**-5456
Kohlenmonoxid *R* 1 . . . **4.07**-5456
[^{15}O]Kohlenmonoxid . . . 1016
Kohlenmonoxid in Gasen (2.5.25) . . . 136
Kohlenwasserstoffe zur Gaschromatographie *R* . **4.07**-5456
Kokosfett, raffiniertes . . . **4.03**-3946
Kolasamen . . . 2196
Kolophonium . . . **4.04**-4476
Kombinationsimpfstoff (*siehe* 5.2.1) . . . 604
Komplexometrische Titrationen (2.5.11) . . . 130
– Aluminium (2.5.11) . . . 130
– Bismut (2.5.11) . . . 130
– Blei (2.5.11) . . . 131
– Calcium (2.5.11) . . . 131
– Magnesium (2.5.11) . . . 131
– Zink (2.5.11) . . . 131
Kongorot *R* . . . **4.07**-5456
Kongorot-Fibrin *R* . . . **4.07**-5456
Kongorot-Lösung *R* . . . **4.07**-5456
Kongorot-Papier *R* . . . **4.07**-5456
Konservierung, ausreichende, Prüfung (5.1.3) . . **4.04**-4351
Konsistenz, Prüfung der Penetrometrie (2.9.9) . . . 248
Kontinuierliche Zelllinien (*siehe* 5.2.3) . . . 607
Kontrollzellen (*siehe* 5.2.1) . . . 603
Konzentrate zum Herstellen eines Tauchbads (*siehe* Flüssige Zubereitungen zur kutanen Anwendung am Tier) . . . 748
Konzentrate zur Herstellung von Infusionszubereitungen (*siehe* Parenteralia) . . . **4.06**-4956
Konzentrate zur Herstellung von Injektionszubereitungen (*siehe* Parenteralia) . . . **4.06**-4956
Konzentrationsangaben, Definition (*siehe* 1.2) . . **4.03**-3697
Konzentrierte Zubereitungen (*siehe* Homöopathische Zubereitungen) . . . **4.04**-4379
Konzentrische Säule für die Gaschromatographie *R* . . . **4.07**-5456
Koriander . . . 2198
Krautdrogen
– Blutweiderichkraut . . . 1328
– Dostenkraut . . . **4.06**-5117
– Frauenmantelkraut . . . **4.05**-4727
– Goldrutenkraut . . . **4.06**-5149
– Goldrutenkraut, echtes . . . **4.06**-5150
– Herzgespannkraut . . . **4.03**-3930
– Johanniskraut . . . **4.05**-4753
– Mädesüßkraut . . . **4.04**-4495
– Mutterkraut . . . 2429
– Odermennigkraut . . . 2549
– Passionsblumenkraut . . . 2612
– Quendelkraut . . . **4.03**-4025
– Schachtelhalmkraut . . . **4.02**-3645
– Schafgarbenkraut . . . 2838
– Schöllkraut . . . **4.08**-6057
– Schwarznesselkraut . . . **4.02**-3646
– Stiefmütterchen mit Blüten, wildes . . . **4.07**-5845
– Tausendgüldenkraut . . . 2962
– Thymian . . . **4.01**-3390
– Vogelknöterichkraut . . . **4.05**-4828
– Wassernabelkraut, asiatisches . . . 3146
– Wermutkraut . . . 3158
Kristalldichte (*siehe* 2.2.42) . . . 68
Kristallviolett *R* . . . **4.07**-5456
Kristallviolett-Lösung *R* . . . **4.07**-5457
[^{81m}Kr]Krypton zur Inhalation . . . 1018
Kryptonum[^{81m}Kr] ad inhalationem . . . 1018
Kümmel . . . 2199
Kugelfallviskosimeter-Methode (2.2.49) . . . 89
Kunststoffadditive (3.1.13) . . . **4.03**-3739
Kunststoffbehältnisse und -verschlüsse für pharmazeutische Zwecke (3.2.2) . . . 335
Kunststoffbehältnisse zur Aufnahme wässriger Infusionszubereitungen (3.2.2.1) . . . 336
Kunststoffe auf Polyvinylchlorid-Basis (weichmacherfrei) für Behältnisse zur Aufnahme nicht injizierbarer, wässriger Lösungen (3.1.10) . . . **4.03**-3737
Kunststoffe auf Polyvinylchlorid-Basis (weichmacherfrei) für Behältnisse zur Aufnahme trockener Darreichungsformen zur oralen Anwendung (3.1.11) . . . **4.02**-3433
Kunststoffe auf Polyvinylchlorid-Basis (weichmacherhaltig) für Behältnisse zur Aufnahme von Blut und Blutprodukten vom Menschen (3.1.1.1) . . . 285
Kunststoffe auf Polyvinylchlorid-Basis (weichmacherhaltig) für Behältnisse zur Aufnahme wässriger Lösungen zur intravenösen Infusion (3.1.14) . . . 322
Kunststoffe auf Polyvinylchlorid-Basis (weichmacherhaltig) für Schläuche in Transfusionsbestecken für Blut und Blutprodukte (3.1.1.2) . . . 290
Kupfer *R* . . . **4.07**-5457
Kupfer für homöopathische Zubereitungen . . . 1087
Kupfer(II)-acetat *R* . . . **4.07**-5457
Kupfer(II)-chlorid *R* . . . **4.07**-5457
Kupfer(II)-citrat-Lösung *R* . . . **4.07**-5457
Kupfer(II)-citrat-Lösung *R* 1 . . . **4.07**-5457
Kupferedetat-Lösung *R* . . . **4.07**-5457
Kupfer(II)-Ethylendiaminhydroxid-Lösung *R* . . . **4.07**-5457
Kupfer-Lösung (0,1 % Cu) *R* . . . **4.07**-5554
Kupfer-Lösung (10 ppm Cu) *R* . . . **4.07**-5554
Kupfer-Lösung (0,1 ppm Cu) *R* . . . **4.07**-5554
Kupfer-Lösung (1000 ppm Cu), ölige *R* . . . **4.07**-5554
Kupfer(II)-nitrat *R* . . . **4.07**-5457
Kupfer(II)-sulfat *R* . . . **4.07**-5457
Kupfer(II)-sulfat, wasserfreies . . . 2200
Kupfer(II)-sulfat-Lösung *R* . . . **4.07**-5458
Kupfer(II)-sulfat-Lösung (0,02 mol · l^{-1}) . . . **4.07**-5567
Kupfer(II)-sulfat-Pentahydrat . . . 2201
Kupfersulfat-Pufferlösung pH 4,0 *R* . . . **4.07**-5557
Kupfer(II)-tetrammin-Reagenz *R* . . . **4.07**-5458

L

Labetalolhydrochlorid . . . 2205
Labetaloli hydrochloridum . . . 2205
Lacca . . . 2839
Lackmus *R* . . . **4.07**-5458
Lackmuspapier, blaues *R* . . . **4.07**-5458
Lackmuspapier, rotes *R* . . . **4.07**-5458
Lactat, Identitätsreaktion (*siehe* 2.3.1) . . . 98
Lactitol-Monohydrat . . . **4.06**-5189
Lactitolum monohydricum . . . **4.06**-5189
Lactobionsäure *R* . . . **4.07**-5458
Lactose *R* . . . **4.07**-5458
β-Lactose *R* . . . **4.07**-5459
Lactose, wasserfreie . . . **4.06**-5190
Lactose-Monohydrat . . . **4.06**-5192
α-Lactose-Monohydrat *R* . . . **4.07**-5458
Lactosum anhydricum . . . **4.06**-5190
Lactosum monohydricum . . . **4.06**-5192
Lactulose . . . **4.03**-3951
Lactulose-Lösung (*siehe* Lactulose-Sirup) . . . **4.03**-3953
Lactulose-Sirup . . . **4.03**-3953
Lactulosum . . . **4.03**-3951
Lactulosum liquidum . . . **4.03**-3953
Lagerung (*siehe* 1.4) . . . **4.03**-3699
Laminarflow-Bank (*siehe* 2.6.1) . . . **4.06**-4881
Lanthan(III)-chlorid-Lösung *R* . . . **4.07**-5459

Lanthannitrat *R* 4.07-5459
Lanthannitrat-Lösung *R* 4.07-5459
Lanthan(III)-oxid *R* 4.07-5459
Lanugo cellulosi absorbens 3118
Lanugo gossypii absorbens 3117
Laurinsäure *R* 4.07-5459
Laurylalkohol *R* 4.07-5459
Lavandulae aetheroleum 4.01-3321
Lavandulae flos 2216
Lavandulol *R* 4.07-5459
Lavandulylacetat *R* 4.07-5460
Lavendelblüten 2216
Lavendelöl 4.01-3321
LC, liquid chromatography (*siehe* 2.2.29) 47
LCR, Ligase-Kettenreaktion (*siehe* 2.6.21) 190
Lebertran (Typ A) 4.08-6001
Lebertran (Typ B) 4.08-6006
Leinenfaden im Fadenspender für Tiere, steriler 1078
Leinöl, natives 4.04-4489
Leinsamen 2230
Leiocarposid *R* 4.07-5460
Leitfähigkeit (2.2.38) 62
Leitlinie für Lösungsmittel-Rückstände (CPMP/ICH/283/95) (*siehe* 5.4) 4.06-4925
Leonuri cardiacae herba 4.03-3930
Leptospirose-Impfstoff für Tiere 927
Leucin 2230
Leucin *R* 4.07-5460
Leucinum 2230
Leukose-Impfstoff (inaktiviert) für Katzen 928
Leukose-Viren, Prüfung (2.6.4) 154
Leuprorelin 4.08-6011
Leuprorelinum 4.08-6011
Levamisol für Tiere 2233
Levamisolhydrochlorid 2235
Levamisoli hydrochloridum 2235
Levamisolum ad usum veterinarium 2233
Levistici radix 4.02-3591
Levocabastinhydrochlorid 2237
Levocabastini hydrochloridum 2237
Levocarnitin 2239
Levocarnitinum 2239
Levodopa 2240
Levodopum 2240
Levodropropizin 4.01-3322
Levodropropizinum 4.01-3322
Levomenol *R* 4.07-5460
Levomentholum 2344
Levomepromazinhydrochlorid 2243
Levomepromazini hydrochloridum 2243
Levomepromazini maleas 2244
Levomepromazinmaleat 2244
Levomethadonhydrochlorid 4.04-4490
Levomethadoni hydrochloridum 4.04-4490
Levonorgestrel 2246
Levonorgestrelum 2246
Levothyroxin-Natrium 4.05-4765
Levothyroxinum natricum 4.05-4765
Lichen islandicus 2126
Lidocain 2249
Lidocainhydrochlorid 2250
Lidocaini hydrochloridum 2250
Lidocainum 2249
Liebstöckelwurzel 4.02-3591
Ligase-Kettenreaktion (*siehe* 2.6.21) 190
Limonen *R* 4.07-5460
Limonis aetheroleum 4.01-3276
Linalool *R* 4.07-5461
Linalylacetat *R* 4.07-5461
Lincomycinhydrochlorid-Monohydrat 2252
Lincomycini hydrochloridum 2252
Lindan 2253
Lindan *R* 4.07-5461
Lindanum 2253
Lindenblüten 2254
Lini oleum virginale 4.04-4489
Lini semen 2230
Linolensäure *R* 4.07-5461
Linolsäure *R* 4.07-5461
Liothyronin-Natrium 2255
Liothyroninum natricum 2255
Lipophile Cremes (*siehe* Halbfeste Zubereitungen zur kutanen Anwendung) 4.03-3777
Lipophile Gele (*siehe* Halbfeste Zubereitungen zur kutanen Anwendung) 4.03-3777
Lipophile Suppositorien, Erweichungszeit (2.9.22) 4.03-3732
Liquiritiae extractum fluidum ethanolicum normatum 4.07-5848
Liquiritiae radix 4.07-5846
Lisinopril-Dihydrat 2257
Lisinoprilum dihydricum 2257
Lithii carbonas 2259
Lithii citras 2260
Lithium *R* 4.07-5462
Lithiumcarbonat 2259
Lithiumcarbonat *R* 4.07-5462
Lithiumchlorid *R* 4.07-5462
Lithiumcitrat 2260
Lithiumhydroxid *R* 4.07-5462
Lithiummetaborat *R* 4.07-5462
Lithiummethanolat-Lösung (0,1 mol · l^{-1}) 4.07-5567
Lithiumsulfat *R* 4.07-5462
Lobelinhydrochlorid 4.02-3592
Lobelini hydrochloridum 4.02-3592
Lösliche Pulver, Prüfung auf Sterilität (*siehe* 2.6.1) 4.06-4879
Löslichkeit von ätherischen Ölen in Ethanol (2.8.10) 226
Lösung zur DC-Eignungsprüfung *R* 4.07-5462
Lösungen zum Einnehmen (*siehe* Flüssige Zubereitungen zum Einnehmen) 4.04-4358
Lösungen zur Anwendung am Zahnfleisch (*siehe* Zubereitungen zur Anwendung in der Mundhöhle) 4.01-3228
Lösungen zur Anwendung in der Mundhöhle (*siehe* Zubereitungen zur Anwendung in der Mundhöhle) 4.01-3228
Lösungen zur Aufbewahrung von Organen 2262
Lösungen zur Papierchromatographie-Eignungsprüfung *R* 4.07-5462
Lösungsmittel, Definition (*siehe* 1.2) 4.03-3697
Lösungsmittel-Rückstände (5.4) 4.06-4925
– Identifizierung und Bestimmung, Grenzprüfung (2.4.24) 115
Loganin *R* 4.07-5462
Lomustin 2263
Lomustinum 2263
Longifolen *R* 4.07-5463
Loperamidhydrochlorid 4.06-5193
Loperamidi hydrochloridum 4.06-5193
Loperamidi oxidum monohydricum 4.06-5195
Loperamidoxid-Monohydrat 4.06-5195
Lorazepam 2267
Lorazepamum 2267
Lovastatin 2268
Lovastatinum 2268
Lowry-Methode (*siehe* 2.5.33) 141
Luft zur medizinischen Anwendung 4.07-5763
Luft zur medizinischen Anwendung, künstliche . 4.03-3955
Lumiflavin *R* 4.04-4242
Lupuli flos 2035
Lutschtabletten (*siehe* Zubereitungen zur Anwendung in der Mundhöhle) 4.01-3229
– gepresste (*siehe* Zubereitungen zur Anwendung in der Mundhöhle) 4.01-3229
Lynestrenol 2273
Lynestrenolum 2273

Lysinhydrochlorid 2275
Lysini hydrochloridum 2275
Lythri herba 1328

M

Macrogol 200 *R* **4.07**-5463
Macrogol 200 *R* 1 . . . . . **4.07**-5463
Macrogol 300 *R* **4.07**-5463
Macrogol 400 *R* **4.07**-5463
Macrogol 1000 *R* **4.07**-5463
Macrogol 1500 *R* **4.07**-5463
Macrogol 20 000 *R* **4.07**-5463
Macrogola **4.05**-4769
Macrogoladipat *R* **4.07**-5463
Macrogolcetylstearylether **4.07**-5769
Macrogole **4.05**-4769
Macrogolglyceridorum caprylocaprates **4.07**-5771
Macrogolglyceridorum laurates **4.07**-5773
Macrogolglyceridorum linoleates **4.07**-5774
Macrogolglyceridorum oleates **4.07**-5776
Macrogolglyceridorum stearates **4.07**-5777
Macrogol-6-glycerolcaprylocaprat **4.07**-5770
Macrogolglycerolcaprylocaprate **4.07**-5771
Macrogolglycerolcocoate **4.07**-5772
Macrogolglycerolhydroxystearat 2285
Macrogol 6 glyceroli caprylocapras **4.07**-5770
Macrogolglyceroli cocoates **4.07**-5772
Macrogolglyceroli hydroxystearas 2285
Macrogolglyceroli ricinoleas 2290
Macrogolglycerollaurate **4.07**-5773
Macrogolglycerollinoleate **4.07**-5774
Macrogol-20-glycerolmonostearat **4.01**-3327
Macrogolglycerololeate **4.07**-5776
Macrogolglycerolricinoleat 2290
Macrogolglycerolstearate **4.07**-5777
Macrogol-15-hydroxystearat **4.06**-5199
Macrogoli aether cetostearylicus **4.07**-5769
Macrogoli aether laurilicum **4.07**-5778
Macrogoli aether stearylicus **4.07**-5779
Macrogoli aetherum laurilicum **4.01**-3328
Macrogoli aetherum oleicum **4.01**-3329
Macrogoli 20 glyceroli monostearas **4.01**-3327
Macrogoli 15 hydroxystearas **4.06**-5199
Macrogoli oleas 2294
Macrogoli stearas 2297
Macrogollaurylether **4.07**-5778
Macrogol-23-laurylether *R* **4.07**-5464
Macrogol-20 000-nitroterephthalat *R* **4.07**-5464
Macrogololeate 2294
Macrogololeylether **4.01**-3329
Macrogolstearate 2297
Macrogolstearylether **4.07**-5779
Macrogolsuccinat *R* **4.07**-5464
Mädesüßkraut **4.04**-4495
Mäusedornwurzelstock **4.02**-3597
Magaldrat 2299
Magaldratum 2299
Magensaft, künstlicher *R* **4.07**-5464
Magensaftresistente Granulate (*siehe* Granulate) . **4.04**-4362
Magensaftresistente Kapseln (*siehe* Kapseln) 755
Magensaftresistente Tabletten (*siehe* Tabletten) . **4.01**-3226
Magnesii acetas tetrahydricus **4.04**-4496
Magnesii aspartas dihydricus 2301
Magnesii chloridum hexahydricum 2305
Magnesii chloridum 4,5-hydricum 2304
Magnesii glycerophosphas 2306
Magnesii hydroxidum 2307
Magnesii oxidum leve 2308
Magnesii oxidum ponderosum 2309
Magnesii peroxidum 2310
Magnesii pidolas 2311
Magnesii stearas **4.07**-5780
Magnesii subcarbonas levis 2302
Magnesii subcarbonas ponderosus 2303
Magnesii sulfas heptahydricus 2315
Magnesii trisilicas 2316
Magnesium
– Erdalkalimetalle, Grenzprüfung (2.4.7) 105
– Grenzprüfung (2.4.6) 105
– Identitätsreaktion (*siehe* 2.3.1) 98
– komplexometrische Titration (*siehe* 2.5.11) 131
Magnesium *R* **4.07**-5464
Magnesiumacetat *R* **4.07**-5464
Magnesiumacetat-Tetrahydrat **4.04**-4496
Magnesiumaspartat-Dihydrat 2301
Magnesiumcarbonat, leichtes, basisches 2302
Magnesiumcarbonat, schweres, basisches 2303
Magnesiumchlorid *R* **4.07**-5464
Magnesiumchlorid-Hexahydrat 2305
Magnesiumchlorid-4,5-Hydrat 2304
Magnesiumchlorid-Lösung (0,1 mol · l^{-1}) **4.07**-5567
Magnesiumglycerophosphat 2306
Magnesiumhydroxid 2307
Magnesium-Lösung (100 ppm Mg) *R* **4.07**-5554
Magnesium-Lösung (10 ppm Mg) *R* **4.07**-5554
Magnesium-Lösung (10 ppm Mg) *R* 1 . . . . . **4.07**-5554
Magnesiumnitrat *R* **4.07**-5464
Magnesiumnitrat-Lösung *R* **4.07**-5464
Magnesiumnitrat-Lösung *R* 1 . . . . . **4.08**-5910
Magnesiumoxid *R* **4.07**-5464
Magnesiumoxid *R* 1 . . . . . **4.07**-5464
Magnesiumoxid, leichtes 2308
Magnesiumoxid, schweres 2309
Magnesiumoxid, schweres *R* **4.07**-5465
Magnesiumperoxid 2310
Magnesiumpidolat 2311
Magnesiumsilicat zur Pestizid-Rückstands-analyse *R* **4.07**-5465
Magnesiumstearat **4.07**-5780
Magnesiumsulfat *R* **4.07**-5465
Magnesiumsulfat-Heptahydrat 2315
Magnesiumtrisilicat 2316
Maisöl *R* **4.07**-5465
Maisöl, raffiniertes 2317
Maisstärke **4.03**-3959
Malachitgrün *R* **4.07**-5465
Malachitgrün-Lösung *R* **4.07**-5465
Malathion 2318
Malathion *R* **4.07**-5465
Malathionum 2318
Maleat-Pufferlösung pH 7,0 *R* **4.07**-5559
Maleinsäure 2319
Maleinsäure *R* **4.07**-5465
Maleinsäureanhydrid *R* **4.07**-5465
Maleinsäureanhydrid-Lösung *R* **4.07**-5465
Maltitol 2321
Maltitol *R* **4.07**-5465
Maltitol-Lösung 2323
Maltitol-Sirup (*siehe* Maltitol-Lösung) 2323
Maltitolum 2321
Maltitolum liquidum 2323
Maltodextrin **4.08**-6017
Maltodextrinum **4.08**-6017
Malvae sylvestris flos 2325
Malvenblüten 2325
Mandelöl, natives 2326
Mandelöl, raffiniertes 2327
Mangani sulfas monohydricum 2328
Mangan-Lösung (100 ppm Mn) *R* **4.07**-5554
Mangan-Silber-Papier *R* **4.07**-5465
Mangan(II)-sulfat *R* **4.07**-5466
Mangansulfat-Monohydrat 2328
Mannheimia-Impfstoff (inaktiviert) für Rinder . . **4.07**-5629
Mannheimia-Impfstoff (inaktiviert) für Schafe . . **4.07**-5631
Mannitol **4.04**-4497

Mannitol *R* **4.07**-5466
Mannitolum **4.04**-4497
Mannose *R* **4.07**-5466
Maprotilinhydrochlorid 2330
Maprotilini hydrochloridum 2330
Marek'sche-Krankheit-Lebend-Impfstoff 929
Mariendistelfrüchte **4.06**-5200
Masern-Immunglobulin vom Menschen 2332
Masern-Lebend-Impfstoff 830
Masern-Mumps-Röteln-Lebend-Impfstoff 832
Massenspektrometrie (2.2.43) 69
Maßlösungen (4.2.2) **4.07**-5564
Mastersaatgut (*siehe* 5.2.1) 603
Mastersaatzellgut (*siehe* 5.2.1) 603
Masterzellbank (*siehe* 5.2.1) 603
Masticabilia gummis medicata 756
Mastix **4.02**-3599
Mastix **4.02**-3599
Material für Behältnisse zur Aufnahme von Blut und Blutprodukten vom Menschen (3.1.1) 285
Material zur Herstellung von Behältnissen (3.1) . . . 285 und **4.02**-3431 und **4.03**-3735 und **4.05**-4611
Matricariae aetheroleum **4.05**-4758
Matricariae extractum fluidum **4.05**-4757
Matricariae flos **4.06**-5183
Maul-und-Klauenseuche-Impfstoff (inaktiviert) für Wiederkäuer 931
Maydis amylum **4.03**-3959
Maydis oleum raffinatum 2317
Mayers Reagenz *R* **4.07**-5466
Mebendazol **4.02**-3599
Mebendazolum **4.02**-3599
Meclozindihydrochlorid 2334
Meclozindihydrochlorid *R* **4.07**-5466
Meclozini hydrochloridum 2334
Medien und Substanzen tierischen oder menschlichen Ursprungs (*siehe* 5.2.3) 607
Medroxyprogesteronacetat 2335
Medroxyprogesteroni acetas 2335
Mefenaminsäure 2337
Mefloquinhydrochlorid 2338
Mefloquini hydrochloridum 2338
Megestrolacetat 2340
Megestroli acetas 2340
Meglumin **4.07**-5782
Megluminum **4.07**-5782
Mehrdosenbehältnisse, Gleichförmigkeit der Masse der abgegebenen Dosen (2.9.27) **4.08**-5905
MEKC, mizellare elektrokinetische Chromatographie (*siehe* 2.2.47) **4.06**-4847
Melaleucae aetheroleum **4.01**-3385
Melamin *R* **4.07**-5466
Melissae folium 2342
Melissenblätter 2342
Membranfilter-Methode (*siehe* 2.6.1) **4.06**-4879
Menadion **4.07**-5783
Menadion *R* **4.07**-5466
Menadionum **4.07**-5783
Mengenangaben, Definition (*siehe* 1.2) **4.03**-3696
Meningokokken-Polysaccharid-Impfstoff 834
Menthae arvensis aetheroleum partim mentholi privum **4.01**-3331
Menthae piperitae aetheroleum **4.06**-5231
Menthae piperitae folium 2640
Menthofuran *R* **4.07**-5466
Menthol 2344
Menthol *R* **4.07**-5466
Menthol, racemisches 2345
Mentholum racemicum 2345
Menthon *R* **4.07**-5467
Menthylacetat *R* **4.07**-5467
Menyanthidis trifoliatae folium 1316
Mepivacainhydrochlorid 2346
Mepivacaini hydrochloridum 2346
Meprobamat 2348
Meprobamatum 2348
Mepyramini maleas 2349
Mepyraminmaleat 2349
2-Mercaptoethanol *R* **4.07**-5467
Mercaptopurin 2350
Mercaptopurin *R* **4.07**-5467
Mercaptopurinum 2350
Mesalazin **4.05**-4771
Mesalazinum **4.05**-4771
Mesityloxid *R* **4.07**-5467
Mesna **4.07**-5784
Mesnum **4.07**-5784
Mesterolon 2351
Mesterolonum 2351
Mestranol 2352
Mestranolum 2352
Metacresol **4.07**-5786
Metacresolum **4.07**-5786
Metamizol-Natrium 2353
Metamizolum natricum 2353
Metanilgelb *R* **4.07**-5467
Metanilgelb-Lösung *R* **4.07**-5467
Metforminhydrochlorid **4.04**-4499
Metformini hydrochloridum **4.04**-4499
Methacrylsäure *R* **4.07**-5468
Methacrylsäure-Ethylacrylat-Copolymer (1:1) . . **4.04**-4500
Methacrylsäure-Ethylacrylat-Copolymer-(1:1)-Dispersion 30 % **4.04**-4501
Methacrylsäure-Methylmethacrylat-Copolymer (1:1) **4.04**-4503
Methacrylsäure-Methylmethacrylat-Copolymer (1:2) **4.04**-4504
Methadonhydrochlorid 2361
Methadoni hydrochloridum 2361
Methanol *R* **4.07**-5468
(D_4)Methanol *R* **4.07**-5468
Methanol *R* 1 . . . . . **4.07**-5468
Methanol *R* 2 . . . . . **4.07**-5468
Methanol, aldehydfreies *R* **4.07**-5468
Methanol, Gehaltsbestimmung (*siehe* 2.9.11) 251
Methanol, wasserfreies *R* **4.07**-5468
Methansulfonsäure *R* **4.07**-5468
Methaqualon 2362
Methaqualonum 2362
Methenamin 2363
Methenamin *R* **4.07**-5468
Methenaminum 2363
Methionin, racemisches 2365
Methionin, racemisches *R* **4.07**-5469
L-Methionini ([^{11}C]methyl) solutio iniectabilis 1019
Methioninum 2364
DL-Methioninum 2365
Methionin 2364
L-Methionin *R* **4.07**-5468
Methoden der Biologie (2.6) . . . . . 147 und **4.02**-3403 und **4.06**-4875 und **4.07**-5305
Methoden der Pharmakognosie (2.8) 223
Methoden der pharmazeutischen Technologie (2.9) . . 235 und **4.02**-3427 und **4.03**-3727 und **4.04**-4099 und **4.06**-4903 und **4.08**-5901
Methoden der Physik und der physikalischen Chemie (2.2) . . . . . 23 und **4.03**-3707 und **4.06**-4841 und **4.08**-5883
Methoden zur Herstellung steriler Zubereitungen (5.1.1) 593
Methotrexat 2366
(*RS*)-Methotrexat *R* **4.07**-5469
Methotrexatum 2366
Methoxychlor *R* **4.07**-5469
Methoxyphenylessigsäure *R* **4.07**-5469
Methoxyphenylessigsäure-Reagenz *R* **4.07**-5469
trans-2-Methoxyzimtaldehyd *R* **4.07**-5469

Methylacetat *R* 4.07-5469
Methyl(4-acetylbenzoat) *R* 4.08-5910
Methyl(4-acetylbenzoat)-Reagenz *R* 4.08-5910
4-(Methylamino)phenolsulfat *R* 4.07-5469
Methylanthranilat *R* 4.07-5470
Methylarachidat *R* 4.07-5470
Methylatropini bromidum 2368
Methylatropini nitras 2369
Methylatropiniumbromid 2368
Methylatropiniumnitrat 2369
Methylbehenat *R* 4.07-5470
Methylbenzothiazolonhydrazonhydrochlorid *R* . 4.07-5470
2-Methylbutan *R* 4.07-5470
2-Methylbut-2-en *R* 4.07-5470
Methylcaprat *R* 4.07-5470
Methylcaproat *R* 4.07-5470
Methylcaprylat *R* 4.07-5471
Methylcellulose 2371
Methylcellulose 450 *R* 4.07-5471
Methylcellulosum 2371
Methylcinnamat *R* 4.07-5471
Methyldecanoat *R* 4.07-5471
Methyldopa 2372
3-*O*-Methyldopaminhydrochlorid *R* 4.07-5471
4-*O*-Methyldopaminhydrochlorid *R* 4.07-5471
Methyldopum 2372
Methyleicosenoat *R* 4.07-5471
Methylenbisacrylamid *R* 4.07-5471
Methylenblau *R* 4.07-5471
Methyleni chloridum 1665
Methylerucat *R* 4.07-5472
3-*O*-Methylestron *R* 4.07-5472
(5-Methyl[^{11}C])Flumazenil-Injektionslösung . . . 4.07-5639
Methylgadoleinoat *R* 4.07-5472
Methylgrün *R* 4.07-5472
Methylgrün-Papier *R* 4.07-5472
Methyl-4-hydroxybenzoat 4.02-3601
Methyl-4-hydroxybenzoat *R* 4.07-5472
Methylhydroxyethylcellulose 2374
Methylhydroxyethylcellulosum 2374
Methylhydroxypropylcellulose
(*siehe* Hypromellose) 2063
Methylhydroxypropylcellulosephthalat
(*siehe* Hypromellosephthalat) 2064
1-Methylimidazol *R* 4.07-5472
1-Methylimidazol *R* 1 . . . . . 4.07-5472
2-Methylimidazol *R* 4.07-5472
Methylis parahydroxybenzoas 4.02-3601
Methylis parahydroxybenzoas natricum 2482
Methylis salicylas 2384
Methyllaurat *R* 4.07-5473
Methyllignocerat *R* 4.07-5473
Methyllinoleat *R* 4.07-5473
Methyllinolenat *R* 4.07-5473
Methylmargarat *R* 4.07-5473
Methylmethacrylat *R* 4.07-5473
L-([^{11}C]Methyl)Methionin-Injektionslösung 1019
Methylmyristat *R* 4.07-5473
2-Methyl-5-nitroimidazol *R* 4.07-5474
Methyloleat *R* 4.07-5474
Methylorange *R* 4.07-5474
Methylorange-Lösung *R* 4.07-5474
Methylorange-Mischindikator-Lösung *R* 4.07-5474
Methylpalmitat *R* 4.07-5474
Methylpalmitoleat *R* 4.07-5474
Methylpelargonat *R* 4.07-5474
4-Methylpentan-2-ol *R* 4.07-5475
3-Methylpentan-2-on *R* 4.07-5475
Methylpentosen in Polysaccharid-Impfstoffen
(2.5.21) 134
Methylphenobarbital 2375
Methylphenobarbitalum 2375
Methylphenyloxazolylbenzol *R* 4.07-5475
1-Methyl-4-phenyl-1,2,3,6-tetrahydropyridin *R* . 4.07-5475
Methylpiperazin *R* 4.07-5475
4-(4-Methylpiperidino)pyridin *R* 4.07-5475
Methylprednisolon 2376
Methylprednisolonacetat 2379
Methylprednisolonhydrogensuccinat 2381
Methylprednisoloni acetas 2379
Methylprednisoloni hydrogenosuccinas 2381
Methylprednisolonum 2376
2-Methyl-1-propanol *R* 4.07-5475
N-Methylpyrrolidon 4.05-4775
N-Methylpyrrolidonum 4.05-4775
Methylrot *R* 4.07-5475
Methylrot-Lösung *R* 4.07-5476
Methylrot-Mischindikator-Lösung *R* 4.07-5476
Methylsalicylat 2384
Methylsalicylat *R* 4.07-5476
Methylstearat *R* 4.07-5476
Methyltestosteron 2384
Methyltestosteronum 2384
Methylthioniniumchlorid 2385
Methyltioninii chloridum 2385
Methyltricosanoat *R* 4.07-5476
Methyltridecanoat *R* 4.07-5476
N-Methyltrimethylsilyltrifluoracetamid *R* 4.07-5476
Metixenhydrochlorid 4.03-3959
Metixeni hydrochloridum 4.03-3959
Metoclopramid 2389
Metoclopramidhydrochlorid 2390
Metoclopramidi hydrochloridum 2390
Metoclopramidum 2389
Metoprololi succinas 4.03-3961
Metoprololi tartras 4.03-3963
Metoprololsuccinat 4.03-3961
Metoprololtartrat 4.03-3963
Metrifonat 2396
Metrifonatum 2396
Metronidazol 2398
Metronidazolbenzoat 4.07-5787
Metronidazoli benzoas 4.07-5787
Metronidazolum 2398
Mexiletinhydrochlorid 4.08-6018
Mexiletini hydrochloridum 4.08-6018
Mianserinhydrochlorid 2403
Mianserini hydrochloridum 2403
Miconazol 4.03-3966
Miconazoli nitras 2406
Miconazolnitrat 2406
Miconazolum 4.03-3966
Midazolam 2408
Midazolamum 2408
Mikrobestimmung von Wasser – Coulometrische
Titration (2.5.32) 139
Mikrobiologische Prüfung nicht steriler Produkte:
– Nachweis spezifizierter Mikroorganismen
(2.6.13) 4.07-5307
– Zählung der gesamten vermehrungsfähigen
Keime (2.6.12) 163
Mikrobiologische Qualität pharmazeutischer
Zubereitungen (5.1.4) 4.03-3760
Mikrobiologische Wertbestimmung von Antibiotika (2.7.2) 4.08-5893
Milchsäure 2409
Milchsäure *R* 4.07-5476
(*S*)-Milchsäure 2410
Milchsäure-Reagenz *R* 4.07-5476
Millefolii herba 2838
Millons Reagenz *R* 4.07-5476
Milzbrandsporen-Lebend-Impfstoff für Tiere . . . 4.06-4997
Minimierung des Risikos der Übertragung von
Erregern der spongiformen Enzephalopathie
tierischen Ursprungs durch Arzneimittel
(5.2.8) 616
Minocyclinhydrochlorid 4.06-5204
Minocyclinhydrochlorid *R* 4.07-5477

Minocyclini hydrochloridum **4.06**-5204
Minoxidil 2413
Minoxidilum 2413
Minzöl **4.01**-3331
Mitoxantronhydrochlorid 2415
Mitoxantroni hydrochloridum 2415
Mizellare elektrokinetische Chromatographie (MEKC) (*siehe* 2.2.47) **4.06**-4847
Molekülmasse, relative (*siehe* 1.4) **4.03**-3698
Molekülmasseverteilung in Dextranen (2.2.39) 63
Molekularsieb *R* **4.07**-5477
Molekularsieb zur Chromatographie *R* **4.07**-5477
Molgramostimi solutio concentrata **4.07**-5789
Molgramostim-Lösung, konzentrierte **4.07**-5789
Molybdänschwefelsäure *R* 2 . . . . **4.07**-5477
Molybdänschwefelsäure *R* 3 . . . . **4.07**-5477
Molybdatophosphorsäure *R* **4.07**-5477
Molybdatophosphorsäure-Lösung *R* **4.07**-5477
Molybdat-Vanadat-Reagenz *R* **4.07**-5477
Molybdat-Vanadat-Reagenz *R* 2 . . . . **4.07**-5477
Molybdat-Wolframat-Reagenz *R* **4.07**-5477
Molybdat-Wolframat-Reagenz, verdünntes *R* . . . **4.07**-5477
Mometasonfuroat 2416
Mometasoni furoas 2416
Monodocosahexaenoin *R* **4.07**-5477
Monographiegruppen 701
Monographien (1.4) **4.03**-3698
Monographietitel, Erläuterung (*siehe* 1.4) **4.03**-3698
Monovalenter Pool (*siehe* 5.2.1) 603
Morantelhydrogentartrat für Tiere 2419
Moranteli hydrogenotartras ad usum veterinarium 2419
Morphinhydrochlorid 2420
Morphinhydrochlorid *R* **4.07**-5477
Morphini hydrochloridum 2420
Morphini sulfas 2422
Morphinsulfat 2422
Morpholin *R* **4.07**-5477
Morpholin zur Chromatographie *R* **4.07**-5478
Moxonidin **4.03**-3968
Moxonidinum **4.03**-3968
MPN, most probable number method (*siehe* 2.6.12) 164
MPN-Methode (*siehe* 2.6.12) 164
Mucoadhäsive Zubereitungen (*siehe* Zubereitungen zur Anwendung in der Mundhöhle) **4.01**-3230
Mumps-Lebend-Impfstoff 836
Mundwässer (*siehe* Zubereitungen zur Anwendung in der Mundhöhle) **4.01**-3228
Mupirocin 2423
Mupirocin-Calcium 2425
Mupirocinum 2423
Mupirocinum calcicum 2425
Murexid *R* **4.07**-5478
Musci medicati 761
Muskatellersalbeiöl **4.01**-3333
Muskatöl 2427
Mutterkraut 2429
Mykobakterien, Prüfung (2.6.2) 154
Mykoplasmen, Prüfung (2.6.7) 156
Mykoplasmen-DNA in Zellkulturen, Nachweis mit Fluoreszenzfarbstoff (*siehe* 2.6.7) 157
Myosmin *R* **4.07**-5478
β-Myrcen *R* **4.07**-5478
Myristicae fragrantis aetheroleum 2427
Myristicin *R* **4.07**-5478
Myristinsäure *R* **4.07**-5478
Myristylalkohol *R* **4.07**-5479
Myrrha 2430
Myrrhae tinctura 2431
Myrrhe 2430
Myrrhentinktur 2431
Myrtilli fructus recens 2010
Myrtilli fructus siccus 2011
Myxomatose-Lebend-Impfstoff für Kaninchen . . **4.06**-4998

N

Nabumeton 2435
Nabumetonum 2435
Nachweis der Mykoplasmen-DNA in Zellkulturen mit Fluoreszenzfarbstoff (*siehe* 2.6.7) 157
Nadolol **4.02**-3607
Nadololum **4.02**-3607
Nadroparin-Calcium 2436
Nadroparinum calcicum 2436
Naftidrofurylhydrogenoxalat **4.07**-5797
Naftidrofuryli hydrogenooxalas **4.07**-5797
Nah-Infrarot-Spektroskopie (*siehe* 2.2.40) 65
Nahtmaterial für Menschen
– Sterile, nicht resorbierbare Fäden **4.06**-5031
– Sterile, resorbierbare, synthetische Fäden 1069
– Sterile, resorbierbare, synthetische, geflochtene Fäden 1070
– Steriles Catgut 1063
Nahtmaterial für Tiere
– Sterile, nicht resorbierbare Fäden im Fadenspender für Tiere 1076
– Steriler, geflochtener Seidenfaden im Fadenspender für Tiere 1080
– Steriler Leinenfaden im Fadenspender für Tiere 1078
– Steriler Polyamid-6-Faden im Fadenspender für Tiere 1078
– Steriler Polyamid-6/6-Faden im Fadenspender für Tiere 1079
– Steriler Polyesterfaden im Fadenspender für Tiere 1080
– Steriles, resorbierbares Catgut im Fadenspender für Tiere 1075
Nalidixinsäure 2441
Naloxonhydrochlorid-Dihydrat 2442
Naloxoni hydrochloridum dihydricum 2442
Naphazolinhydrochlorid **4.05**-4779
Naphazolini hydrochloridum **4.05**-4779
Naphazolini nitras **4.05**-4780
Naphazolinnitrat **4.05**-4780
Naphthalin *R* **4.07**-5479
Naphtharson *R* **4.07**-5479
Naphtharson-Lösung *R* **4.07**-5479
1-Naphthol *R* **4.07**-5479
2-Naphthol *R* **4.07**-5479
Naphtholbenzein *R* **4.07**-5480
Naphtholbenzein-Lösung *R* **4.07**-5480
Naphtholgelb *R* **4.07**-5480
Naphtholgelb S *R* **4.07**-5480
1-Naphthol-Lösung *R* **4.07**-5479
2-Naphthol-Lösung *R* **4.07**-5479
2-Naphthol-Lösung *R* 1 . . . . **4.07**-5479
1-Naphthylamin *R* **4.07**-5480
1-Naphthylessigsäure *R* **4.07**-5480
Naphthylethylendiamindihydrochlorid *R* **4.07**-5480
Naphthylethylendiamindihydrochlorid-Lösung *R* **4.07**-5480
Naproxen 2446
Naproxenum 2446
Naringin *R* **4.07**-5480
Nasalia 781
Nasenpulver (*siehe* Zubereitungen zur nasalen Anwendung) 783
Nasensprays, flüssige (*siehe* Zubereitungen zur nasalen Anwendung) 782
Nasenspülungen (*siehe* Zubereitungen zur nasalen Anwendung) 783
Nasenstifte (*siehe* Zubereitungen zur nasalen Anwendung) 783

Nasentropfen
(*siehe* Zubereitungen zur nasalen Anwendung) 782
Natrii acetas trihydricus **4.03**-3973
Natrii acetatis ([1-^{11}C]) solutio iniectabilis **4.05**-4639
Natrii alendronas **4.04**-4508
Natrii alginas 2449
Natrii amidotrizoas 2450
Natrii aminosalicylas dihydricus **4.08**-6023
Natrii ascorbas 2452
Natrii benzoas **4.03**-3974
Natrii bromidum **4.02**-3609
Natrii calcii edetas **4.08**-6024
Natrii caprylas 2457
Natrii carbonas anhydricus 2458
Natrii carbonas decahydricus 2459
Natrii carbonas monohydricus 2459
Natrii cetylo- et stearylosulfas 2460
Natrii chloridum **4.06**-5209
Natrii chromatis[^{51}Cr] solutio sterilis 1022
Natrii citras 2464
Natrii cromoglicas 2465
Natrii cyclamas 2466
Natrii dihydrogenophosphas dihydricus 2468
Natrii docusas **4.03**-3870
Natrii fluoridum 2470
Natrii fusidas 2471
Natrii glycerophosphas hydricus **4.08**-6027
Natrii hyaluronas 2472
Natrii hydrogenocarbonas 2476
Natrii hydroxidum 2476
Natrii iodidi[^{131}I] capsulae ad usum diagnosticum **4.08**-5918
Natrii iodidi[^{123}I] solutio iniectabilis **4.08**-5917
Natrii iodidi[^{131}I] solutio **4.06**-5023
Natrii iodidum 2477
Natrii iodohippurati[^{123}I] solutio iniectabilis 1023
Natrii iodohippurati[^{131}I] solutio iniectabilis 1024
Natrii lactatis solutio 2478
Natrii (S)-lactatis solutio 2479
Natrii laurilsulfas 2469
Natrii metabisulfis 2481
Natrii molybdas dihydricus 2483
Natrii nitris 2486
Natrii nitroprussias 2526
Natrii perboras hydricus 2487
Natrii pertechnetatis[^{99m}Tc] fissione formati solutio iniectabilis 1029
Natrii pertechnetatis[^{99m}Tc] sine fissione formati solutio iniectabilis 1031
Natrii phosphatis[^{32}P] solutio iniectabilis 1032
Natrii picosulfas 2488
Natrii polystyrenesulfonas **4.06**-5210
Natrii propionas **4.04**-4511
Natrii salicylas 2491
Natrii selenis pentahydricus **4.07**-5799
Natrii stearas **4.06**-5212
Natrii stearylis fumaras 2492
Natrii sulfas anhydricus **4.02**-3610
Natrii sulfas decahydricus **4.02**-3611
Natrii sulfis anhydricus 2494
Natrii sulfis heptahydricus 2495
Natrii thiosulfas 2497
Natrii valproas 2497
Natrium *R* **4.07**-5481
Natrium, Identitätsreaktionen (*siehe* 2.3.1) 98
Natriumacetat *R* **4.07**-5481
Natriumacetat, wasserfreies *R* **4.07**-5481
Natrium[1-^{11}C]acetat-Injektionslösung **4.05**-4639
Natriumacetat-Pufferlösung pH 4,5 *R* **4.07**-5558
Natriumacetat-Trihydrat **4.03**-3973
Natriumalendronat **4.04**-4508
Natriumalginat 2449
Natriumamidotrizoat 2450
Natriumaminosalicylat-Dihydrat **4.08**-6023
Natriumarsenit-Lösung *R* **4.07**-5481
Natriumarsenit-Lösung (0,1 mol · l^{-1}) **4.07**-5567
Natriumascorbat 2452
Natriumascorbat-Lösung *R* **4.07**-5481
Natriumazid *R* **4.07**-5481
Natriumbenzoat **4.03**-3974
Natriumbismutat *R* **4.07**-5481
Natriumbromid **4.02**-3609
Natriumbromid *R* **4.08**-5910
Natriumbutansulfonat *R* **4.07**-5481
Natriumcalciumedetat **4.08**-6024
Natriumcaprylat 2457
Natriumcarbonat *R* **4.07**-5481
Natriumcarbonat *RV* **4.07**-5564
Natriumcarbonat, wasserfreies 2458
Natriumcarbonat, wasserfreies *R* **4.07**-5481
Natriumcarbonat-Decahydrat 2459
Natriumcarbonat-Lösung *R* **4.07**-5481
Natriumcarbonat-Lösung *R* 1 **4.07**-5482
Natriumcarbonat-Lösung *R* 2 **4.07**-5482
Natriumcarbonat-Monohydrat 2459
Natriumcarbonat-Monohydrat *R* **4.07**-5482
Natriumcarboxymethylcellulose
(*siehe* Carmellose-Natrium) 1421
Natriumcarboxymethylcellulose, vernetzte
(*siehe* Croscarmellose-Natrium) 1605
Natriumcarboxymethylstärke (Typ A)
(*siehe* Carboxymethylstärke-Natrium (Typ A)) 1414
Natriumcarboxymethylstärke (Typ B)
(*siehe* Carboxymethylstärke-Natrium (Typ B)) 1415
Natriumcetylstearylsulfat 2460
Natriumcetylstearylsulfat *R* **4.07**-5482
Natriumchlorid **4.06**-5209
Natriumchlorid *R* **4.07**-5482
Natriumchlorid *RV* **4.07**-5564
Natriumchlorid-Lösung *R* **4.07**-5482
Natriumchlorid-Lösung, gesättigte *R* **4.07**-5482
Natrium[^{51}Cr]chromat-Lösung, sterile 1022
Natriumcitrat 2464
Natriumcitrat *R* **4.07**-5482
Natriumcitrat-Pufferlösung pH 7,8
(Natriumcitrat (0,034 mol · l^{-1}),
Natriumchlorid (0,101 mol · l^{-1})) *R* **4.07**-5561
Natriumcromoglicat 2465
Natriumcyclamat 2466
Natriumdecansulfonat *R* **4.07**-5482
Natriumdecylsulfat *R* **4.07**-5482
Natriumdesoxycholat *R* **4.07**-5482
Natriumdiethyldithiocarbamat *R* **4.07**-5482
Natriumdihydrogenphosphat *R* **4.07**-5482
Natriumdihydrogenphosphat, wasserfreies *R* **4.07**-5482
Natriumdihydrogenphosphat-Dihydrat 2468
Natriumdihydrogenphosphat-Monohydrat *R* **4.07**-5482
Natriumdiphosphat *R* **4.07**-5483
Natriumdisulfit *R* **4.07**-5483
Natriumdithionit *R* **4.07**-5483
Natriumdodecylsulfat 2469
Natriumdodecylsulfat *R* **4.07**-5483
Natriumedetat **4.08**-6026
Natriumedetat *R* **4.07**-5483
Natriumedetat-Lösung (0,1 mol · l^{-1}) **4.07**-5567
Natriumedetat-Lösung (0,02 mol · l^{-1}) **4.07**-5568
Natriumfluorid 2470
Natriumfluorid *R* **4.07**-5483
Natriumformiat *R* **4.07**-5483
Natriumfusidat 2471
Natriumglucuronat *R* **4.07**-5483
Natriumglycerophosphat, wasserhaltiges **4.08**-6027
Natriumheptansulfonat *R* **4.07**-5483
Natriumheptansulfonat-Monohydrat *R* **4.07**-5483
Natriumhexanitrocobaltat(III) *R* **4.07**-5483
Natriumhexanitrocobaltat(III)-Lösung *R* **4.07**-5483
Natriumhexansulfonat *R* **4.07**-5484
Natriumhyaluronat 2472
Natriumhydrogencarbonat 2476

Natriumhydrogencarbonat *R* **4.07**-5484
Natriumhydrogencarbonat-Lösung *R* **4.07**-5484
Natriumhydrogensulfat *R* **4.07**-5484
Natriumhydrogensulfit *R* **4.07**-5484
Natriumhydroxid 2476
Natriumhydroxid *R* **4.07**-5484
Natriumhydroxid-Lösung *R* **4.07**-5484
Natriumhydroxid-Lösung (1 mol · l^{-1}) **4.07**-5568
Natriumhydroxid-Lösung (0,1 mol · l^{-1}) **4.07**-5568
Natriumhydroxid-Lösung, carbonatfreie *R* **4.07**-5484
Natriumhydroxid-Lösung (0,1 mol · l^{-1}), ethanolische **4.04**-4264
Natriumhydroxid-Lösung, konzentrierte *R* **4.07**-5484
Natriumhydroxid-Lösung, methanolische *R* **4.07**-5484
Natriumhydroxid-Lösung, methanolische *R* 1 **4.07**-5484
Natriumhydroxid-Lösung, verdünnte *R* **4.07**-5484
Natriumhypobromit-Lösung *R* **4.07**-5484
Natriumhypochlorit-Lösung *R* **4.07**-5484
Natriumhypophosphit *R* **4.07**-5485
Natrium[^{123}I]iodhippurat-Injektionslösung 1023
Natrium[^{131}I]iodhippurat-Injektionslösung 1024
Natriumiodid 2477
Natriumiodid *R* **4.07**-5485
Natrium[^{123}I]iodid-Injektionslösung **4.08**-5917
Natrium[^{131}I]iodid-Kapseln für diagnostische Zwecke **4.08**-5918
Natrium[^{131}I]iodid-Lösung **4.06**-5023
Natriumlactat-Lösung 2478
Natrium-(*S*)-lactat-Lösung 2479
Natriumlaurylsulfonat zur Chromatographie *R* **4.07**-5485
Natrium-Lösung (200 ppm Na) *R* **4.07**-5554
Natrium-Lösung (50 ppm Na) *R* **4.07**-5554
Natriummetabisulfit 2481
Natriummethanolat-Lösung (0,1 mol · l^{-1}) **4.07**-5568
Natriummethansulfonat *R* **4.07**-5485
Natriummethyl-4-hydroxybenzoat 2482
Natriummolybdat *R* **4.07**-5485
Natriummolybdat-Dihydrat 2483
Natriummonohydrogenarsenat *R* **4.07**-5485
Natriummonohydrogencitrat *R* **4.07**-5485
Natriummonohydrogenphosphat *R* **4.07**-5485
Natriummonohydrogenphosphat, wasserfreies **4.04**-4510
Natriummonohydrogenphosphat, wasserfreies *R* **4.07**-5485
Natriummonohydrogenphosphat-Dihydrat 2485
Natriummonohydrogenphosphat-Dihydrat *R* **4.07**-5485
Natriummonohydrogenphosphat-Dodecahydrat 2486
Natriummonohydrogenphosphat-Lösung *R* **4.07**-5485
Natriumnaphthochinonsulfonat *R* **4.07**-5486
Natriumnitrat *R* **4.07**-5486
Natriumnitrit 2486
Natriumnitrit *R* **4.07**-5486
Natriumnitrit-Lösung *R* **4.07**-5486
Natriumnitrit-Lösung (0,1 mol · l^{-1}) **4.07**-5568
Natriumoctanoat (*siehe* Natriumcaprylat) 2457
Natriumoctansulfonat *R* **4.07**-5486
Natriumoctylsulfat *R* **4.07**-5486
Natriumoxalat *R* **4.07**-5486
Natriumpentansulfonat *R* **4.07**-5486
Natriumpentansulfonat-Monohydrat *R* **4.07**-5486
Natriumperborat, wasserhaltiges 2487
Natriumperchlorat *R* **4.07**-5486
Natriumperiodat *R* **4.07**-5486
Natriumperiodat-Lösung *R* **4.07**-5487
Natriumperiodat-Lösung (0,1 mol · l^{-1}) **4.07**-5569
Natrium[^{99m}Tc]pertechnetat-Injektionslösung aus Kernspaltprodukten 1029
Natrium[^{99m}Tc]pertechnetat-Injektionslösung nicht aus Kernspaltprodukten 1031
Natriumphosphat *R* **4.07**-5487
Natrium[^{32}P]phosphat-Injektionslösung 1032
Natriumphosphit-Pentahydrat *R* **4.07**-5487
Natriumpicosulfat 2488
Natriumpikrat-Lösung, alkalische *R* **4.07**-5487
Natriumpolystyrolsulfonat **4.06**-5210
Natriumpropionat **4.04**-4511
Natriumpropyl-4-hydroxybenzoat 2489
Natriumrhodizonat *R* **4.07**-5487
Natriumsalicylat 2491
Natriumsalicylat *R* **4.07**-5487
Natriumselenit-Pentahydrat **4.07**-5799
Natriumstearat **4.06**-5212
Natriumstearylfumarat 2492
Natriumsulfat, wasserfreies **4.02**-3610
Natriumsulfat, wasserfreies *R* **4.07**-5487
Natriumsulfat-Decahydrat **4.02**-3611
Natriumsulfat-Decahydrat *R* **4.07**-5487
Natriumsulfid *R* **4.07**-5487
Natriumsulfid-Lösung *R* **4.07**-5487
Natriumsulfit *R* **4.07**-5487
Natriumsulfit, wasserfreies 2494
Natriumsulfit, wasserfreies *R* **4.07**-5487
Natriumsulfit-Heptahydrat 2495
Natriumtartrat *R* **4.07**-5487
Natriumtetraborat 2496
Natriumtetraborat *R* **4.07**-5488
Natriumtetraborat-Lösung *R* **4.07**-5488
Natriumtetrahydroborat *R* **4.07**-5488
Natriumtetraphenylborat *R* **4.07**-5488
Natriumtetraphenylborat-Lösung *R* **4.07**-5488
Natriumthioglycolat *R* **4.07**-5488
Natriumthiosulfat 2497
Natriumthiosulfat *R* **4.07**-5488
Natriumthiosulfat-Lösung (0,1 mol · l^{-1}) **4.07**-5569
Natriumtrimethylsilyl-(D_4)propionat *R* **4.07**-5488
Natriumvalproat 2497
Natriumwolframat *R* **4.07**-5488
Nelkenöl 2499
Neohesperidindihydrochalcon 2501
Neohesperidindihydrochalconum 2501
Neomycini sulfas **4.04**-4512
Neomycinsulfat **4.04**-4512
Neostigminbromid 2505
Neostigmini bromidum 2505
Neostigmini metilsulfas 2506
Neostigminmetilsulfat 2506
trans-Nerolidol *R* **4.07**-5488
Nerylacetat *R* **4.07**-5488
Neßlers Reagenz *R* **4.07**-5489
Neßler-Zylinder (2.1.5) 20
Netilmicini sulfas 2507
Netilmicinsulfat 2507
Newcastle-Krankheit-Impfstoff (inaktiviert) 934
Newcastle-Krankheit-Lebend-Impfstoff (gefriergetrocknet) 936
Nicergolin **4.05**-4782
Nicergolinum **4.05**-4782
Nicethamid 2509
Nicethamidum 2509
Nicht am Stickstoff substituierte Barbiturate, Identitätsreaktion (*siehe* 2.3.1) 96
Nicht sichtbare Partikel – Partikelkontamination (2.9.19) **4.03**-3729
Nicht überzogene Tabletten (*siehe* Tabletten) **4.01**-3224
Nicht überzogene Tabletten, Friabilität (2.9.7) 247
Nickel in hydrierten Pflanzenölen (2.4.27) (*siehe* Schwermetalle in pflanzlichen Drogen und fetten Ölen (2.4.27)) **4.04**-4093
Nickel in Polyolen, Grenzprüfung (2.4.15) 108
Nickel(II)-chlorid *R* **4.07**-5489
Nickel-Lösung (10 ppm Ni) *R* **4.07**-5554
Nickel-Lösung (0,2 ppm Ni) *R* **4.07**-5554
Nickel-Lösung (0,1 ppm Ni) *R* **4.07**-5554
Nickel-Lösung (1000 ppm Ni), ölige *R* **4.07**-5554
Nickel(II)-sulfat *R* **4.07**-5489
Niclosamid, wasserfreies 2510
Niclosamid-Monohydrat 2512
Niclosamidum anhydricum 2510
Niclosamidum monohydricum 2512

Nicotin . . . 2513
Nicotinamid . . . 2514
Nicotinamid-Adenin-Dinucleotid *R* . . . **4.07**-5489
Nicotinamid-Adenin-Dinucleotid-Lösung *R* . . . **4.07**-5489
Nicotinamidum . . . 2514
Nicotini resinas . . . **4.04**-4514
Nicotinresinat . . . **4.04**-4514
Nicotinsäure . . . 2515
Nicotinum . . . 2513
Nifedipin . . . **4.06**-5213
Nifedipinum . . . **4.06**-5213
Nifuroxazid . . . **4.08**-6028
Nifuroxazidum . . . **4.08**-6028
Nilblau A *R* . . . **4.07**-5489
Nilblau-A-Lösung *R* . . . **4.07**-5489
Nimesulid . . . 2518
Nimesulidum . . . 2518
Nimodipin . . . 2519
Nimodipinum . . . 2519
Ninhydrin *R* . . . **4.07**-5489
Ninhydrin-Lösung *R* . . . **4.07**-5489
Ninhydrin-Lösung *R* 1 . . . **4.07**-5490
Ninhydrin-Lösung *R* 2 . . . **4.07**-5490
Ninhydrin-Lösung *R* 3 . . . **4.07**-5490
Ninhydrin-Reagenz *R* . . . **4.07**-5490
Ninhydrin-Reagenz *R* 1 . . . **4.07**-5490
NIR-Spektroskopie (2.2.40) . . . 65
Nitranilin *R* . . . **4.07**-5490
Nitrat, Identitätsreaktion (*siehe* 2.3.1) . . . 98
Nitrat-Lösung (100 ppm NO_3) *R* . . . **4.07**-5554
Nitrat-Lösung (10 ppm NO_3) *R* . . . **4.07**-5554
Nitrat-Lösung (2 ppm NO_3) *R* . . . **4.07**-5554
Nitrazepam . . . 2521
Nitrazepam *R* . . . **4.07**-5490
Nitrazepamum . . . 2521
Nitrendipin . . . 2522
Nitrendipinum . . . 2522
Nitrilotriessigsäure *R* . . . **4.07**-5490
Nitrobenzaldehyd *R* . . . **4.07**-5490
Nitrobenzaldehyd-Lösung *R* . . . **4.07**-5490
Nitrobenzaldehyd-Papier *R* . . . **4.07**-5490
4-Nitrobenzoesäure *R* . . . **4.07**-5490
Nitrobenzol *R* . . . **4.07**-5491
Nitrobenzoylchlorid *R* . . . **4.07**-5491
Nitrobenzylchlorid *R* . . . **4.07**-5491
4-(4-Nitrobenzyl)pyridin *R* . . . **4.07**-5491
Nitroethan *R* . . . **4.07**-5491
Nitrofural . . . 2523
Nitrofuralum . . . 2523
Nitrofurantoin . . . 2525
Nitrofurantoin *R* . . . **4.07**-5491
Nitrofurantoinum . . . 2525
(5-Nitro-2-furyl)methylendiacetat *R* . . . **4.07**-5491
Nitrogenii oxidum . . . 2905
Nitrogenium . . . **4.02**-3651
Nitrogenium oxygenio depletum . . . **4.03**-4045
Nitromethan *R* . . . **4.07**-5491
4-Nitrophenol *R* . . . **4.07**-5491
Nitroprussidnatrium . . . 2526
Nitroprussidnatrium *R* . . . **4.07**-5491
N-Nitrosodiethanolamin *R* . . . **4.07**-5492
Nitrosodipropylamin *R* . . . **4.07**-5492
Nitrosodipropylamin-Lösung *R* . . . **4.07**-5492
Nitrotetrazolblau *R* . . . **4.07**-5492
Nizatidin . . . 2527
Nizatidinum . . . 2527
NMR-Spektroskopie (*siehe* 2.2.33) . . . 57
Nomegestrolacetat . . . 2529
Nomegestroli acetas . . . 2529
Nonivamid *R* . . . **4.07**-5492
Nonoxinol 9 . . . **4.04**-4517
Nonoxinolum 9 . . . **4.04**-4517
Nonylamin *R* . . . **4.07**-5492
Noradrenalini hydrochloridum . . . **4.03**-3976
Noradrenalini tartras . . . **4.03**-3977
Norcholesteroli iodinati[^{131}I] solutio iniectabilis . . . 1015
Nordazepam *R* . . . **4.07**-5492
Norepinephrinhydrochlorid . . . **4.03**-3976
Norepinephrintartrat . . . **4.03**-3977
Norethisteron . . . 2534
Norethisteronacetat . . . **4.03**-3979
Norethisteroni acetas . . . **4.03**-3979
Norethisteronum . . . 2534
Norfloxacin . . . 2538
Norfloxacinum . . . 2538
Norgestrel . . . 2539
Norgestrelum . . . 2539
DL-Norleucin *R* . . . **4.07**-5492
Normalisierung (*siehe* 2.2.46) . . . 80
Normaltropfenzähler (2.1.1) . . . 19
Nortriptylinhydrochlorid . . . 2540
Nortriptylini hydrochloridum . . . 2540
Noscapin . . . **4.04**-4518
Noscapinhydrochlorid *R* . . . **4.07**-5493
Noscapinhydrochlorid-Monohydrat . . . **4.04**-4520
Noscapini hydrochloridum . . . **4.04**-4520
Noscapinum . . . **4.04**-4518
Nukleinsäuren in Polysaccharid-Impfstoffen (2.5.17) . . . 133
Nukleinsäuren, Verfahren zur Amplifikation (2.6.21) . . . 190
Nystatin . . . **4.06**-5215
Nystatinum . . . **4.06**-5215

O

Oblatenkapseln (*siehe* Kapseln) . . . 756
Octanal *R* . . . **4.07**-5493
Octanol *R* . . . **4.07**-5493
3-Octanon *R* . . . **4.07**-5493
Octansäure (*siehe* Caprylsäure) . . . 1398
Octansäure *R* . . . **4.07**-5493
Octoxinol 10 . . . **4.04**-4525
Octoxinol 10 *R* . . . **4.07**-5493
Octoxinolum 10 . . . **4.04**-4525
Octylamin *R* . . . **4.07**-5494
Octyldodecanol . . . **4.05**-4787
Octyldodecanolum . . . **4.05**-4787
Odermennigkraut . . . 2549
Ölbaumblätter . . . **4.07**-5803
Öle und ölige Lösungen, Prüfung auf Sterilität (*siehe* 2.6.1) . . . **4.06**-4879
Ölsäure . . . 2550
Ölsäure *R* . . . **4.07**-5494
Ofloxacin . . . 2551
Ofloxacinum . . . 2551
Ohrenpulver (*siehe* Zubereitungen zur Anwendung am Ohr) . . . 774
Ohrensprays (*siehe* Zubereitungen zur Anwendung am Ohr) . . . 774
Ohrenspülungen (*siehe* Zubereitungen zur Anwendung am Ohr) . . . 774
Ohrentampons (*siehe* Zubereitungen zur Anwendung am Ohr) . . . 775
Ohrentropfen (*siehe* Zubereitungen zur Anwendung am Ohr) . . . 774
OHZ, Hydroxylzahl (*siehe* 2.5.3) . . . 127
Olea herbaria . . . 726
Olea pinguia
– *Amygdalae oleum raffinatum* . . . 2327
– *Amygdalae oleum virginale* . . . 2326
– *Arachidis oleum hydrogenatum* . . . 1777
– *Arachidis oleum raffinatum* . . . 1778
– *Carthami oleum raffinatum* . . . **4.08**-5975
– *Cocois oleum raffinatum* . . . 2195
– *Gossypii oleum hydrogenatum* . . . 1250

– *Helianthi annui oleum raffinatum* 2878
– *Lini oleum virginale* **4.04**-4489
– *Maydis oleum raffinatum* 2317
– *Olivae oleum raffinatum* **4.06**-5220
– *Olivae oleum virginale* **4.06**-5219
– *Rapae oleum raffinatum* 2794
– *Ricini oleum hydrogenatum* **4.04**-4558
– *Ricini oleum virginale* **4.07**-5838
– *Sesami oleum raffinatum* 2856
– *Sojae oleum hydrogenatum* 2865
– *Sojae oleum raffinatum* 2866
– *Tritici aestivi oleum raffinatum* **4.04**-4597
– *Tritici aestivi oleum virginale* 3155
Oleae folium **4.07**-5803
Oleamid *R* **4.07**-5494
Oleuropein *R* **4.07**-5494
Olivae oleum raffinatum **4.06**-5220
Olivae oleum virginale **4.06**-5219
Olivenöl *R* **4.07**-5494
Olivenöl, natives **4.06**-5219
Olivenöl, raffiniertes **4.06**-5220
Olsalazin-Natrium 2556
Olsalazinum natricum 2556
Omega-3 acidorum esteri ethylici 60 . . . . **4.07**-5804
Omega-3 acidorum esteri ethylici 90 . . . . **4.03**-3985
Omega-3 acidorum triglycerida **4.07**-5810
Omega-3-Säurenethylester 60 . . . . **4.07**-5804
Omega-3-Säurenethylester 90 . . . . **4.03**-3985
Omega-3-Säuren-reiche Öle, Bestimmung der Fettsäurenzusammensetzung (2.4.29) **4.05**-4604
Omega-3-Säuren-reiches Fischöl **4.07**-5807
Omega-3-Säuren-Triglyceride **4.07**-5810
Omeprazol **4.08**-6033
Omeprazol-Natrium 2568
Omeprazolum **4.08**-6033
Omeprazolum natricum 2568
Ondansetronhydrochlorid-Dihydrat **4.04**-4525
Ondansetroni hydrochloridum dihydricum **4.04**-4525
Ononidis radix 2009
Opaleszenz von Flüssigkeiten, Klarheit (2.2.1) 25
Ophthalmica **4.04**-4363
Opii pulvis normatus **4.03**-3996
Opium 2570
Opium crudum 2570
Opiumpulver, eingestelltes **4.03**-3996
Optische Drehung (2.2.7) 29
Oracetblau 2R *R* **4.07**-5494
Orcin *R* **4.07**-5494
Orciprenalini sulfas 2572
Orciprenalinsulfat 2572
Origani herba **4.06**-5117
Orphenadrincitrat 2574
Orphenadrinhydrochlorid 2576
Orphenadrini citras 2574
Orphenadrini hydrochloridum 2576
Orthophosphat, Identitätsreaktionen (*siehe* 2.3.1) 98
Orthosiphonblätter 2578
Orthosiphonis folium 2578
Oryzae amylum 2795
Osmium(VIII)-oxid *R* **4.07**-5494
Osmium(VIII)-oxid-Lösung *R* **4.07**-5495
Osmolalität (2.2.35) 59
Ouabain 2579
Ouabainum 2579
Oxaliplatin **4.04**-4527
Oxaliplatinum **4.04**-4527
Oxalsäure *R* **4.07**-5495
Oxalsäure-Schwefelsäure-Lösung *R* **4.07**-5495
Oxazepam 2580
Oxazepam *R* **4.07**-5495
Oxazepamum 2580
Oxfendazol für Tiere **4.04**-4531
Oxfendazolum ad usum veterinarium **4.04**-4531
Oxidierende Substanzen (2.5.30) 139
Oxolinsäure 2582
Oxprenololhydrochlorid 2584
Oxprenololi hydrochloridum 2584
2,2′-Oxybis(*N,N*-dimethylethylamin) *R* **4.07**-5495
Oxybuprocainhydrochlorid 2585
Oxybuprocaini hydrochloridum 2585
Oxybutyninhydrochlorid 2587
Oxybutynini hydrochloridum 2587
Oxygenium 2837
Oxygenium[^{15}O] 1033
Oxymetazolinhydrochlorid 2589
Oxymetazolini hydrochloridum 2589
Oxytetracyclin-Dihydrat **4.04**-4532
Oxytetracyclinhydrochlorid **4.04**-4534
Oxytetracyclinhydrochlorid *R* **4.07**-5495
Oxytetracyclini hydrochloridum **4.04**-4534
Oxytetracyclinum dihydricum **4.04**-4532
Oxytocin **4.04**-4537
Oxytocini solutio **4.04**-4538
Oxytocin-Lösung als Bulk **4.04**-4538
Oxytocinum **4.04**-4537

P

Palladium *R* **4.07**-5495
Palladium(II)-chlorid *R* **4.07**-5495
Palladium(II)-chlorid-Lösung *R* **4.07**-5495
Palladium-Lösung (500 ppm Pd) *R* **4.07**-5554
Palladium-Lösung (20 ppm Pd) *R* **4.07**-5554
Palladium-Lösung (0,5 ppm Pd) *R* **4.07**-5554
Palmitinsäure **4.01**-3343
Palmitinsäure *R* **4.07**-5495
Palmitoleinsäure *R* **4.07**-5495
Palmitoylascorbinsäure 2601
Pancreatis pulvis **4.07**-5815
Pancuronii bromidum **4.01**-3343
Pancuroniumbromid **4.01**-3343
Pankreas-Pulver **4.07**-5815
Pankreas-Pulver *R* **4.07**-5496
Panleukopenie-Impfstoff (inaktiviert) für Katzen **4.06**-4999
Panleukopenie-Lebend-Impfstoff für Katzen . . . **4.06**-5001
Papain *R* **4.07**-5496
Papaverinhydrochlorid **4.06**-5225
Papaverinhydrochlorid *R* **4.07**-5496
Papaverini hydrochloridum **4.06**-5225
Papaveris rhoeados flos **4.02**-3586
Papier zur Chromatographie *R* **4.07**-5496
Papierchromatographie
– absteigende Methode (2.2.26) 43
– aufsteigende Methode (2.2.26) 42
Paracetamol **4.04**-4543
Paracetamol *R* **4.07**-5496
Paracetamol, 4-aminophenolfreies *R* **4.07**-5496
Paracetamolum **4.04**-4543
Paraffin, dickflüssiges **4.03**-4001
Paraffin, dünnflüssiges **4.06**-5227
Paraffin, flüssiges *R* **4.07**-5496
Paraffinum liquidum **4.03**-4001
Paraffinum perliquidum **4.06**-5227
Paraffinum solidum 2008
Parainfluenza-Virus-Lebend-Impfstoff für Hunde **4.03**-3795
Parainfluenza-Virus-Lebend-Impfstoff (gefriergetrocknet) für Rinder **4.06**-5002
Paraldehyd 2610
Paraldehyd *R* **4.07**-5496
Paraldehydum 2610
Pararauschbrand-Impfstoff für Tiere (*siehe Clostridium-septicum*-Impfstoff für Tiere) **4.06**-4982
Pararosaniliniumchlorid *R* **4.07**-5496
Pararosaniliniumchlorid-Reagenz *R* **4.07**-5496

Parenteralia . . . 4.06-4954
– Bestimmung des entnehmbaren Volumens (2.9.17) . . . 256
– Implantate . . . 4.06-4956
– Infusionszubereitungen . . . 4.06-4955
– Injektionszubereitungen . . . 4.06-4955
– Konzentrate zur Herstellung von Injektionszubereitungen und Konzentrate zur Herstellung von Infusionszubereitungen . . . 4.06-4956
– Prüfung auf Sterilität (*siehe* 2.6.1) . . . 4.06-4881
– Pulver zur Herstellung von Injektionszubereitungen und Pulver zur Herstellung von Infusionszubereitungen . . . 4.06-4956
Parenteralia . . . 4.06-4954
Parnaparin-Natrium . . . 4.05-4791
Parnaparinum natricum . . . 4.05-4791
Paroxetinhydrochlorid-Hemihydrat . . . 4.07-5818
Paroxetini hydrochloridum hemihydricum . . . 4.07-5818
Parthenolid *R* . . . 4.07-5497
Partikeldichte (*siehe* 2.2.42) . . . 69
Partikelkontamination – Nicht sichtbare Partikel (2.9.19) . . . 4.03-3729
Partikelkontamination – Sichtbare Partikel (2.9.20) . . . 271
Parvovirose-Impfstoff (inaktiviert) für Hunde . . . 4.06-5004
Parvovirose-Impfstoff (inaktiviert) für Schweine . . . 943
Parvovirose-Lebend-Impfstoff für Hunde . . . 4.06-5005
Passiflorae herba . . . 2612
Passionsblumenkraut . . . 2612
Pasten (*siehe* Halbfeste Zubereitungen zur kutanen Anwendung) . . . 4.03-3777
Pasteurella-Impfstoff (inaktiviert) für Schafe . . . 4.07-5633
PCR, Polymerase-Kettenreaktion (*siehe* 2.6.21) . . . 190
Pefloxacini mesilas dihydricus . . . 4.08-6039
Pefloxacinmesilat-Dihydrat . . . 4.08-6039
Penbutololi sulfas . . . 2616
Penbutololsulfat . . . 2616
Penicillamin . . . 2617
Penicillaminum . . . 2617
Penicillinase-Lösung *R* . . . 4.07-5497
Pentaerythrityli tetranitras dilutus . . . 2619
Pentaerythrityltetranitrat-Verreibung . . . 2619
Pentafluorpropansäure *R* . . . 4.07-5497
Pentamidindiisetionat . . . 2622
Pentamidini diisetionas . . . 2622
Pentan *R* . . . 4.07-5497
Pentanol *R* . . . 4.07-5497
Pentazocin . . . 2623
Pentazocinhydrochlorid . . . 2624
Pentazocini hydrochloridum . . . 2624
Pentazocinum . . . 2623
Pentobarbital . . . 2625
Pentobarbital-Natrium . . . 2626
Pentobarbitalum . . . 2625
Pentobarbitalum natricum . . . 2626
Pentoxifyllin . . . 2627
Pentoxifyllinum . . . 2627
Pentoxyverinhydrogencitrat . . . 4.04-4545
Pentoxyverini hydrogenocitras . . . 4.04-4545
tert-Pentylalkohol *R* . . . 4.07-5498
Pepsin . . . 2630
Pepsin *R* . . . 4.07-5498
Pepsini pulvis . . . 2630
Peptidmustercharakterisierung (2.2.55) . . . 4.06-4853
Perchlorsäure *R* . . . 4.07-5498
Perchlorsäure (0,1 mol · l^{-1}) . . . 4.07-5569
Perchlorsäure (0,05 mol · l^{-1}) . . . 4.07-5569
Perchlorsäure-Lösung *R* . . . 4.07-5498
Pergolidi mesilas . . . 4.07-5821
Pergolidmesilat . . . 4.07-5821
Perindopril-*tert*-butylamin . . . 4.06-5228
Periodat-Essigsäure-Reagenz *R* . . . 4.07-5498
Periodsäure *R* . . . 4.07-5498
Peritonealdialyselösungen . . . 2633
Permethrin *R* . . . 4.07-5498
Peroxid-Teststreifen *R* . . . 4.07-5498
Peroxidzahl (2.5.5) . . . 128
Perphenazin . . . 2636
Perphenazinum . . . 2636
Pertussis-Adsorbat-Impfstoff . . . 4.02-3466
Pertussis-Adsorbat-Impfstoff (azellulär, aus Komponenten) . . . 4.01-3244
Pertussis-Adsorbat-Impfstoff (azellulär, co-gereinigt) . . . 843
Pertussis-Impfstoff . . . 4.02-3467
Pertussis-Impfstoff (azellulär), Bestimmung der Wirksamkeit (2.7.16) . . . 219
Pertussis-Impfstoff, Bestimmung der Wirksamkeit (2.7.7) . . . 210
Perubalsam . . . 2637
Perylen *R* . . . 4.07-5498
Pestizid-Rückstände (2.8.13) . . . 229
Pethidinhydrochlorid . . . 4.02-3625
Pethidini hydrochloridum . . . 4.02-3625
Petroläther *R* . . . 4.07-5498
Petroläther *R* 1 . . . 4.07-5498
Petroläther *R* 2 . . . 4.07-5498
Petroläther *R* 3 . . . 4.07-5498
Pfefferminzblätter . . . 2640
Pfefferminzöl . . . 4.06-5231
Pferdeinfluenza-Impfstoff (*siehe* Influenza-Impfstoff (inaktiviert) für Pferde) . . . 4.06-4994
Pferdeserum-Gonadotropin für Tiere . . . 2643
Pflanzliche Drogen . . . 724
– Bestimmung des Gerbstoffgehalts (2.8.14) . . . 232
– Schwermetalle, Grenzprüfung (2.4.27) . . . 4.04-4093
Pflanzliche Drogen für homöopathische Zubereitungen . . . 4.01-3258
Pflanzliche Drogen, Zubereitungen aus . . . 725
Pflanzliche Drogen zur Teebereitung . . . 726
Pflanzliche fette Öle . . . 726
Pflaster, Transdermale . . . 767
Pflaster, wirkstoffhaltige (*siehe* Halbfeste Zubereitungen zur kutanen Anwendung) . . . 4.03-3777
Pflaumenbaumrinde, afrikanische . . . 4.02-3627
Pharmazeutische Zubereitungen, mikrobiologische Qualität (5.1.4) . . . 4.03-3760
α-Phellandren *R* . . . 4.07-5498
Phenanthren *R* . . . 4.07-5499
Phenanthrolinhydrochlorid *R* . . . 4.07-5499
Phenazon . . . 2644
Phenazon *R* . . . 4.07-5499
Phenazonum . . . 2644
Pheniramini maleas . . . 2645
Pheniraminmaleat . . . 2645
Phenobarbital . . . 2647
Phenobarbital-Natrium . . . 2648
Phenobarbitalum . . . 2647
Phenobarbitalum natricum . . . 2648
Phenol . . . 2649
Phenol *R* . . . 4.07-5499
Phenol in Sera und Impfstoffen (2.5.15) . . . 132
Phenolphthalein . . . 2650
Phenolphthalein *R* . . . 4.07-5499
Phenolphthalein-Lösung *R* . . . 4.07-5499
Phenolphthalein-Lösung *R* 1 . . . 4.07-5499
Phenolphthalein-Papier *R* . . . 4.07-5499
Phenolphthaleinum . . . 2650
Phenolrot *R* . . . 4.07-5499
Phenolrot-Lösung *R* . . . 4.07-5500
Phenolrot-Lösung *R* 2 . . . 4.07-5500
Phenolrot-Lösung *R* 3 . . . 4.07-5500
Phenolsulfonphthalein . . . 2651
Phenolsulfonphthaleinum . . . 2651
Phenolum . . . 2649
Phenothiazine, Identifizierung durch Dünnschichtchromatographie (2.3.3) . . . 100
Phenoxybenzaminhydrochlorid *R* . . . 4.07-5500

Phenoxyessigsäure *R* **4.07**-5500
Phenoxyethanol 2652
Phenoxyethanol *R* **4.07**-5500
Phenoxyethanolum 2652
Phenoxymethylpenicillin **4.01**-3348
Phenoxymethylpenicillin-Kalium **4.01**-3350
Phenoxymethylpenicillinum **4.01**-3348
Phenoxymethylpenicillinum kalicum **4.01**-3350
Phentolamini mesilas **4.07**-5823
Phentolaminmesilat **4.07**-5823
Phenylalanin 2659
Phenylalanin *R* **4.07**-5500
Phenylalaninum 2659
Phenylbutazon **4.04**-4546
Phenylbutazonum **4.04**-4546
p-Phenylendiamindihydrochlorid *R* **4.07**-5501
Phenylephrin 2661
Phenylephrinhydrochlorid 2662
Phenylephrini hydrochloridum 2662
Phenylephrinum 2661
Phenylglycin *R* **4.07**-5501
D-Phenylglycin *R* **4.07**-5501
Phenylhydrargyri acetas **4.04**-4549
Phenylhydrargyri boras 2663
Phenylhydrargyri nitras 2664
Phenylhydrazinhydrochlorid *R* **4.07**-5501
Phenylhydrazinhydrochlorid-Lösung *R* **4.07**-5501
Phenylhydrazin-Schwefelsäure *R* **4.07**-5501
Phenylisothiocyanat *R* **4.07**-5501
Phenylmercuriborat 2663
Phenylmercurinitrat 2664
1-Phenylpiperazin *R* **4.07**-5501
Phenylpropanolaminhydrochlorid 2665
Phenylpropanolamini hydrochloridum 2665
Phenylquecksilber(II)-acetat **4.04**-4549
Phenytoin 2666
Phenytoin-Natrium 2668
Phenytoinum 2666
Phenytoinum natricum 2668
Phloroglucin *R* **4.07**-5501
Phloroglucin-Lösung *R* **4.07**-5502
Pholcodin 2669
Pholcodinum 2669
Phosalon *R* **4.07**-5502
Phosphat
– Grenzprüfung (2.4.11) 108
– Identitätsreaktionen (*siehe* 2.3.1) 98
Phosphat-Citrat-Pufferlösung pH 5,5 *R* **4.07**-5558
Phosphat-Lösung (200 ppm PO_4) *R* **4.07**-5554
Phosphat-Lösung (5 ppm PO_4) *R* **4.07**-5554
Phosphat-Pufferlösung pH 2,0 *R* **4.07**-5556
Phosphat-Pufferlösung pH 2,8 *R* **4.07**-5557
Phosphat-Pufferlösung pH 3,0 *R* **4.07**-5557
Phosphat-Pufferlösung pH 3,0 *R* 1 . . . . . **4.07**-5557
Phosphat-Pufferlösung pH 3,0 (0,1 mol · l^{-1}) *R* . . **4.07**-5557
Phosphat-Pufferlösung pH 3,2 *R* **4.07**-5557
Phosphat-Pufferlösung pH 3,2 *R* 1 . . . . . **4.07**-5557
Phosphat-Pufferlösung pH 3,5 *R* **4.07**-5557
Phosphat-Pufferlösung pH 4,5 (0,05 mol · l^{-1}) *R* . **4.07**-5558
Phosphat-Pufferlösung pH 5,4 (0,067 mol · l^{-1}) *R* **4.07**-5558
Phosphat-Pufferlösung pH 5,5 *R* **4.07**-5558
Phosphat-Pufferlösung pH 5,6 *R* **4.07**-5558
Phosphat-Pufferlösung pH 5,8 *R* **4.07**-5558
Phosphat-Pufferlösung pH 6,0 *R* **4.07**-5559
Phosphat-Pufferlösung pH 6,0 *R* 1 . . . . . **4.07**-5559
Phosphat-Pufferlösung pH 6,0 *R* 2 . . . . . **4.07**-5559
Phosphat-Pufferlösung pH 6,4 *R* **4.07**-5559
Phosphat-Pufferlösung pH 6,4,
gelatinehaltige *R* **4.07**-5559
Phosphat-Pufferlösung pH 6,5 (0,1 mol · l^{-1}) *R* . . **4.07**-5559
Phosphat-Pufferlösung pH 6,8 *R* **4.07**-5559
Phosphat-Pufferlösung pH 6,8 *R* 1 . . . . . **4.07**-5559
Phosphat-Pufferlösung pH 6,8,
natriumchloridhaltige *R* **4.07**-5559
Phosphat-Pufferlösung pH 7,0 *R* **4.07**-5560
Phosphat-Pufferlösung pH 7,0 *R* 1 . . . . . **4.07**-5560
Phosphat-Pufferlösung pH 7,0 *R* 2 . . . . . **4.07**-5560
Phosphat-Pufferlösung pH 7,0 *R* 3 . . . . . **4.07**-5560
Phosphat-Pufferlösung pH 7,0 *R* 4 . . . . . **4.07**-5560
Phosphat-Pufferlösung pH 7,0 *R* 5 . . . . . **4.07**-5560
Phosphat-Pufferlösung pH 7,0 (0,1 mol · l^{-1}) *R* . . **4.07**-5560
Phosphat-Pufferlösung pH 7,0 (0,067 mol · l^{-1}) *R* **4.07**-5560
Phosphat-Pufferlösung pH 7,0 (0,063 mol · l^{-1}) *R* **4.07**-5560
Phosphat-Pufferlösung pH 7,0 (0,05 mol · l^{-1}) *R* . **4.07**-5560
Phosphat-Pufferlösung pH 7,0 (0,03 mol · l^{-1}) *R* . **4.07**-5560
Phosphat-Pufferlösung pH 7,0 (0,025 mol · l^{-1}) *R* **4.07**-5560
Phosphat-Pufferlösung pH 7,2 *R* **4.07**-5560
Phosphat-Pufferlösung pH 7,2,
albuminhaltige *R* **4.07**-5560
Phosphat-Pufferlösung pH 7,2,
albuminhaltige *R* 1 . . . . . **4.07**-5560
Phosphat-Pufferlösung pH 7,4 *R* **4.07**-5561
Phosphat-Pufferlösung pH 7,4,
natriumchloridhaltige *R* **4.07**-5561
Phosphat-Pufferlösung pH 7,4,
natriumchloridhaltige *R* 1 . . . . . **4.07**-5561
Phosphat-Pufferlösung pH 7,5 (0,33 mol · l^{-1}) *R* . **4.07**-5561
Phosphat-Pufferlösung pH 7,5 (0,2 mol · l^{-1}) *R* . . **4.07**-5561
Phosphat-Pufferlösung pH 8,0 (1 mol · l^{-1}) *R* . . . **4.07**-5562
Phosphat-Pufferlösung pH 8,0 (0,1 mol · l^{-1}) *R* . . **4.07**-5562
Phosphat-Pufferlösung pH 8,0 (0,02 mol · l^{-1}) *R* . **4.07**-5562
Phosphat-Pufferlösung pH 9,0 *R* **4.07**-5563
Phospholipid *R* **4.07**-5502
Phosphor in Polysaccharid-Impfstoffen (2.5.18) 133
Phosphorige Säure *R* **4.07**-5502
Phosphor(V)-oxid *R* **4.07**-5502
Phosphorsäure 85 % 2670
Phosphorsäure 85 % *R* **4.07**-5502
Phosphorsäure 10 % 2670
Phosphorsäure 10 % *R* **4.07**-5502
Phosphorsäure, verdünnte *R* **4.07**-5502
Phosphorsäure, verdünnte *R* 1 . . . . . **4.07**-5502
Phthalaldehyd *R* **4.07**-5502
Phthalaldehyd-Reagenz *R* **4.07**-5502
Phthalat-Pufferlösung pH 4,4 *R* **4.07**-5557
Phthalat-Pufferlösung pH 6,4 (0,5 mol · l^{-1}) *R* . . . **4.07**-5559
Phthalazin *R* **4.07**-5503
Phthaleinpurpur *R* **4.07**-5503
Phthalsäure *R* **4.07**-5503
Phthalsäureanhydrid *R* **4.07**-5503
Phthalsäureanhydrid-Lösung *R* **4.07**-5503
Phthalylsulfathiazol 2671
Phthalylsulfathiazolum 2671
pH-Wert
– Indikatormethode (2.2.4) 28
– Potentiometrische Methode (2.2.3) 27
Physostigmini salicylas (Eserini salicylas) 2672
Physostigmini sulfas (Eserini sulfas) 2673
Physostigminsalicylat 2672
Physostigminsulfat 2673
Phytomenadion 2675
Phytomenadionum 2675
Phytosterol **4.01**-3352
Phytosterolum **4.01**-3352
Picein *R* **4.07**-5503
Picotamid-Monohydrat 2676
Picotamidum monohydricum 2676
Pikrinsäure *R* **4.07**-5503
Pikrinsäure-Lösung *R* **4.07**-5504
Pikrinsäure-Lösung *R* 1 . . . . . **4.07**-5504
Pilocarpinhydrochlorid **4.03**-4003
Pilocarpini hydrochloridum **4.03**-4003
Pilocarpini nitras **4.03**-4004
Pilocarpinnitrat **4.03**-4004
Pimozid 2681
Pimozidum 2681
Pindolol 2683
Pindololum 2683

α-Pinen *R* **4.07**-5504
β-Pinen *R* **4.07**-5504
Pipemidinsäure-Trihydrat **4.01**-3354
Piperacillin **4.03**-4006
Piperacillin-Natrium 2686
Piperacillinum **4.03**-4006
Piperacillinum natricum 2686
Piperazinadipat 2688
Piperazincitrat 2689
Piperazin-Hexahydrat 2691
Piperazin-Hexahydrat *R* **4.07**-5504
Piperazini adipas 2688
Piperazini citras 2689
Piperazinum hydricum 2691
Piperidin *R* **4.07**-5504
Piperiton *R* **4.07**-5504
Piracetam **4.07**-5824
Piracetamum **4.07**-5824
Pirenzepindihydrochlorid-Monohydrat 2692
Pirenzepini dihydrochloridum monohydricum 2692
Piretanid 2694
Piretanidum 2694
Pirimiphos-ethyl *R* **4.07**-5504
Piroxicam 2695
Piroxicamum 2695
Piscis oleum omega-3 acidis abundans **4.07**-5807
Pivampicillin **4.03**-4008
Pivampicillinum **4.03**-4008
Pivmecillinamhydrochlorid **4.03**-4010
Pivmecillinami hydrochloridum **4.03**-4010
PKA, Präkallikrein-Aktivator (*siehe* 2.6.15) 182
Plantae ad ptisanam 726
Plantae medicinales 724
Plantae medicinales ad preaparationes homoeopathicae **4.01**-3258
Plantae medicinales praeparatore 725
Plantaginis lanceolatae folium **4.08**-6060
Plantaginis ovatae semen 1881
Plantaginis ovatae seminis tegumentum 1882
Plasma, blutplättchenarmes *R* **4.07**-5504
Plasma humanum ad separationem **4.05**-4797
Plasma humanum collectum deinde conditum ad viros exstinguendos **4.08**-6041
Plasma vom Kaninchen *R* **4.07**-5505
Plasma vom Menschen (gepoolt, virusinaktiviert) **4.08**-6041
Plasma vom Menschen (Humanplasma) zur Fraktionierung **4.05**-4797
Plasmasubstrat *R* **4.07**-5505
Plasmasubstrat *R* 1 . . . . . **4.07**-5505
Plasmasubstrat *R* 2 . . . . . **4.07**-5505
Plasmasubstrat *R* 3 . . . . . **4.04**-4284
Plasmasubstrat, Faktor-V-freies *R* **4.07**-5505
Plasminogen vom Menschen *R* **4.07**-5506
Platin-Lösung (30 ppm Pt) *R* **4.07**-5555
Pneumokokken-Polysaccharid-Impfstoff 847
Poliomyelitis-Impfstoff (inaktiviert) 850
Poliomyelitis-Impfstoff (inaktiviert), In-vivo-Bestimmung der Wirksamkeit (2.7.20) **4.06**-4902
Poliomyelitis-Impfstoff (oral) 854
Poliomyelitis-Impfstoff (oral), Neurovirulenz, Prüfung (2.6.19) 188
Poloxamera **4.06**-5235
Poloxamere **4.06**-5235
Polyacrylamidgelelektrophorese
– in zylindrischen Gelen (*siehe* 2.2.31) 51
– mit Natriumdodecylsulfat (*siehe* 2.2.31) 52
Polyacrylat-Dispersion 30 % 2708
Polyacrylatis dispersio 30 per centum 2708
Poly(alcohol vinylicus) 2716
Polyamid-6-Faden im Fadenspender für Tiere, steriler 1078
Polyamid-6/6-Faden im Fadenspender für Tiere, steriler 1079
Poly[(cyanopropyl)methylphenylmethyl]-siloxan *R* **4.07**-5506
Poly[(cyanopropyl)(phenyl)][dimethyl]siloxan *R* **4.07**-5506
Poly(cyanopropyl)(phenylmethyl)siloxan *R* **4.07**-5506
Poly[cyanopropyl(7)phenyl(7)methyl(86)]-siloxan *R* **4.07**-5506
Poly(cyanopropyl)siloxan *R* **4.07**-5506
Poly(*O*-2-diethylaminoethyl)agarose zur Ionenaustauschchromatographie *R* **4.07**-5506
Poly(dimethyl)(diphenyl)(divinyl)siloxan *R* **4.07**-5506
Poly(dimethyl)(diphenyl)siloxan *R* **4.07**-5506
Polydimethylsiloxan *R* **4.07**-5506
Polyesterfaden im Fadenspender für Tiere, steriler 1080
Polyetherhydroxidgel zur Chromatographie *R* . . **4.07**-5507
Poly(ethylacrylatmethylmethacrylat)-Dispersion 30 % (*siehe* Polyacrylat-Dispersion 30 %) 2708
Polyethylen hoher Dichte für Behältnisse zur Aufnahme parenteraler Zubereitungen (3.1.5) (*siehe* Polyethylen mit Zusatzstoffen für Behältnisse zur Aufnahme parenteraler und ophthalmologischer Zubereitungen (3.1.5)) . . **4.05**-4619
Polyethylen mit Zusatzstoffen für Behältnisse zur Aufnahme parenteraler und ophthalmologischer Zubereitungen (3.1.5) **4.05**-4619
Polyethylen niederer Dichte für Behältnisse zur Aufnahme parenteraler und ophthalmologischer Zubereitungen (3.1.4) (*siehe* Polyethylen ohne Zusatzstoffe für Behältnisse zur Aufnahme parenteraler und ophthalmologischer Zubereitungen (3.1.4)) **4.05**-4617
Polyethylen ohne Zusatzstoffe für Behältnisse zur Aufnahme parenteraler und ophthalmologischer Zubereitungen (3.1.4) **4.05**-4617
Polyethylenterephthalat für Behältnisse zur Aufnahme von Zubereitungen, die nicht zur parenteralen Anwendung bestimmt sind (3.1.15) 326
Poly(ethylen-vinylacetat) für Behältnisse und Schläuche für Infusionslösungen zur totalen parenteralen Ernährung (3.1.7) 308
Polygalae radix 2847
Polygoni avicularis herba **4.05**-4828
Polymer mit eingefügten polaren Gruppen, siliciumorganisches, amorphes, octadecylsilyliertes, nachsilanisiertes *R* **4.07**-5507
Polymer, siliciumorganisches, amorphes, octadecylsilyliertes *R* **4.07**-5507
Polymer, siliciumorganisches, amorphes, polar eingebettet octadecylsilyliertes, nachsilanisiertes *R* **4.07**-5507
Polymerase-Kettenreaktion (*siehe* 2.6.21) 190
Polymethacrylatgel, hydroxyliertes *R* **4.07**-5507
Poly[methyl(50)phenyl(50)]siloxan *R* **4.07**-5507
Poly[methyl(95)phenyl(5)]siloxan *R* **4.07**-5507
Poly[methyl(94)phenyl(5)vinyl(1)]siloxan *R* . . . **4.07**-5507
Polymyxin-B-sulfat **4.08**-6043
Polymyxini B sulfas **4.08**-6043
Polyolefine (3.1.3) **4.05**-4613
Polyphosphorsäure *R* **4.07**-5507
Polypropylen für Behältnisse und Verschlüsse zur Aufnahme parenteraler und ophthalmologischer Zubereitungen (3.1.6) 303
Polysaccharid-Impfstoffe
– Gehaltsbestimmung von *O*-Acetyl-Gruppen (2.5.19) 133
– Gehaltsbestimmung von Hexosaminen (2.5.20) 134
– Gehaltsbestimmung von Methylpentosen (2.5.21) 134
– Gehaltsbestimmung von Nukleinsäuren (2.5.17) 133
– Gehaltsbestimmung von Phosphor (2.5.17) 133
– Gehaltsbestimmung von Protein (2.5.16) 132

– Gehaltsbestimmung von Ribose (2.5.31) 139
– Gehaltsbestimmung von Sialinsäure (2.5.23) 135
– Gehaltsbestimmung von Uronsäuren (2.5.22) 135
Polysorbat 20 . . . . **4.06**-5237
Polysorbat 20 *R* **4.07**-5508
Polysorbat 40 . . . . **4.06**-5238
Polysorbat 60 . . . . **4.06**-5240
Polysorbat 80 . . . . **4.06**-5241
Polysorbat 80 *R* **4.07**-5508
Polysorbatum 20 . . . . **4.06**-5237
Polysorbatum 40 . . . . **4.06**-5238
Polysorbatum 60 . . . . **4.06**-5240
Polysorbatum 80 . . . . **4.06**-5241
Polystyrol 900–1000 *R* **4.07**-5508
Polyvidon (*siehe* Povidon) **4.07**-5825
Poly(vinylacetat) 2714
Poly(vinylalkohol) 2716
Poly(vinylis acetas) 2714
Porosität von Glassintertiegeln, Vergleichstabelle (2.1.2) 19
Potentiometrie (2.2.20) 36
Potentiometrische Methode, pH-Wert (2.2.3) 27
Potenzierung (*siehe* Homöopathische Zubereitungen) **4.04**-4379
Povidon **4.07**-5825
Povidon *R* **4.07**-5508
Povidon-Iod **4.02**-3633
Povidonum **4.07**-5825
Povidonum iodinatum **4.02**-3633
POZ, Peroxidzahl (*siehe* 2.5.5) 128
Praeadmixta ad alimenta medicata ad usum veterinarium **4.03**-3775
Präkallikrein-Aktivator (2.6.15) 182
Praeparationes ad irrigationem 769
Praeparationes buccales **4.01**-3227
Praeparationes homoeopathicae **4.04**-4379
Praeparationes insulini iniectabiles **4.01**-3300
Praeparationes intramammariae ad usum veterinarium 780
Praeparationes intraruminales 768
Praeparationes liquidae ad usum dermicum **4.04**-4359
Praeparationes liquidae peroraliae **4.04**-4357
Praeparationes liquidae veterinariae ad usum dermicum 748
Praeparationes molles ad usum dermicum **4.03**-3775
Praeparationes pharmaceuticae in vasis cum pressu 769
Pravastatin-Natrium **4.05**-4801
Pravastatinum natricum **4.05**-4801
Prazepam 2721
Prazepamum 2721
Praziquantel **4.03**-4019
Praziquantelum **4.03**-4019
Prazosinhydrochlorid **4.01**-3356
Prazosini hydrochloridum **4.01**-3356
Prednicarbat 2726
Prednicarbatum 2726
Prednisolon **4.05**-4803
Prednisolonacetat 2730
Prednisolondihydrogenphosphat-Dinatrium 2732
Prednisoloni acetas 2730
Prednisoloni natrii phosphas 2732
Prednisoloni pivalas 2733
Prednisolonpivalat 2733
Prednisolonum **4.05**-4803
Prednison 2735
Prednisonum 2735
Prilocain 2737
Prilocainhydrochlorid 2739
Prilocaini hydrochloridum 2739
Prilocainum 2737
Primäre aromatische Amine, Identitätsreaktion (*siehe* 2.3.1) 95
Primäre Zellkulturen (*siehe* 5.2.1) 603
Primaquinbisdihydrogenphosphat 2741
Primaquini diphosphas 2741
Primelwurzel **4.08**-6045
Primidon 2744
Primidonum 2744
Primulae radix **4.08**-6045
Probenecid 2744
Probenecidum 2744
Procainamidhydrochlorid 2745
Procainamidi hydrochloridum 2745
Procainhydrochlorid 2746
Procainhydrochlorid *R* **4.07**-5508
Procaini hydrochloridum 2746
Prochlorperazinhydrogenmaleat 2747
Prochlorperazini maleas 2747
Producta ab ADN recombinante 707
Producta ab fermentatione 712
Producta allergenica 705
Producta cum possibili transmissione vectorium enkephalopathiarum spongiformium animalium 729
Produkte mit dem Risiko der Übertragung von Erregern der spongiformen Enzephalopathie tierischen Ursprungs 729
Progesteron **4.01**-3358
Progesteronum **4.01**-3358
Progressive-Rhinitis-atrophicans-Impfstoff (inaktiviert) für Schweine **4.06**-5007
Proguanilhydrochlorid **4.04**-4550
Proguanili hydrochloridum **4.04**-4550
Prolin 2749
Prolin *R* **4.07**-5508
Prolinum 2749
D-Prolyl-L-phenylalanyl-L-arginin(4-nitroanilid)-dihydrochlorid *R* **4.07**-5508
Promazinhydrochlorid 2751
Promazini hydrochloridum 2751
Promethazinhydrochlorid 2752
Promethazini hydrochloridum 2752
Propacetamolhydrochlorid 2753
Propacetamoli hydrochloridum 2753
1-Propanol **4.05**-4804
1-Propanol *R* **4.07**-5508
2-Propanol **4.01**-3360
2-Propanol, Gehaltsbestimmung (*siehe* 2.9.11) 251
2-Propanol *R* **4.07**-5508
2-Propanol *R* 1 . . . . **4.07**-5508
Propanolum **4.05**-4804
Propanthelinbromid 2756
Propanthelini bromidum 2756
Propetamphos *R* **4.07**-5508
Propidiumiodid *R* **4.08**-5910
Propionaldehyd *R* **4.07**-5509
Propionsäure *R* **4.07**-5509
Propionsäureanhydrid *R* **4.07**-5509
Propionsäureanhydrid-Reagenz *R* **4.07**-5509
Propofol **4.06**-5242
Propofolum **4.06**-5242
Propranololhydrochlorid 2760
Propranololi hydrochloridum 2760
Propylacetat *R* **4.07**-5509
Propylenglycol 2761
Propylenglycol *R* **4.07**-5509
Propylenglycoldilaurat **4.07**-5828
Propylenglycoli dilauras **4.07**-5828
Propylenglycoli monolauras **4.07**-5829
Propylenglycoli monopalmitostearas 2762
Propylenglycolmonolaurat **4.07**-5829
Propylenglycolmonopalmitostearat 2762
Propylenglycolum 2761
Propylenoxid *R* **4.07**-5509

Propylgallat 2763
Propyl-4-hydroxybenzoat **4.02**-3634
Propyl-4-hydroxybenzoat *R* **4.07**-5509
Propylis gallas 2763
Propylis parahydroxybenzoas **4.02**-3634
Propylis parahydroxybenzoas natricum 2489
Propylthiouracil 2766
Propylthiouracilum 2766
Propyphenazon **4.01**-3361
Propyphenazonum **4.01**-3361
Protaminhydrochlorid 2768
Protamini hydrochloridum 2768
Protamini sulfas 2770
Protaminsulfat 2770
Protaminsulfat *R* **4.07**-5509
Protein in Polysaccharid-Impfstoffen (2.5.16) 132
Prothrombinkomplex vom Menschen **4.06**-5244
Prothrombinum multiplex humanum **4.06**-5244
Protirelin 2773
Protirelinum 2773
Proxyphyllin 2775
Proxyphyllinum 2775
Prüfung auf anomale Toxizität (2.6.9) 160
Prüfung auf ausreichende Konservierung (5.1.3) **4.04**-4351
Prüfung auf Bakterien-Endotoxine (2.6.14) 172
Prüfung auf blutdrucksenkende Substanzen (2.6.11) 162
Prüfung auf fremde Agenzien in Virus-Lebend-Impfstoffen für Menschen (2.6.16) 183
Prüfung auf fremde Agenzien unter Verwendung von Küken (2.6.6) 155
Prüfung auf Fremdviren unter Verwendung von Bruteiern (2.6.3) 154
Prüfung auf Fremdviren unter Verwendung von Zellkulturen (2.6.5) 155
Prüfung auf Histamin (2.6.10) 161
Prüfung auf Identität, Erläuterung (*siehe* 1.4) **4.03**-3698
Prüfung auf Leukose-Viren (2.6.4) 154
Prüfung auf Methanol und 2-Propanol (2.9.11) 251
Prüfung auf Mykobakterien (2.6.2) 154
Prüfung auf Mykoplasmen (2.6.7) 156
Prüfung auf Neurovirulenz von Poliomyelitis-Impfstoff (oral) (2.6.19) 188
Prüfung auf Neurovirulenz von Virus-Lebend-Impfstoffen (2.6.18) 187
Prüfung auf Pyrogene (2.6.8) 159
Prüfung auf Reinheit, Gehaltsbestimmung (*siehe* 1.4) **4.03**-3699
Prüfung auf Sterilität (2.6.1) **4.06**-4877
Prüfung der entnehmbaren Masse oder des entnehmbaren Volumens bei halbfesten und flüssigen Zubereitungen (2.9.28) 280
Prüfung der Fettsäurenzusammensetzung durch Gaschromatographie (2.4.22) **4.04**-4091
Prüfung der Konsistenz durch Penetrometrie (2.9.9) 248
Prüfung fetter Öle auf fremde Öle durch Dünnschichtchromatographie (2.4.21) 110
Prüfung fetter Öle auf fremde Öle durch Gaschromatographie (2.4.22) (*siehe* Prüfung der Fettsäurenzusammensetzung durch Gaschromatographie (2.4.22)) **4.04**-4091
Prüfung von Parenteralia, Zubereitungen zur Anwendung am Auge und anderen nicht zur Injektion bestimmten sterilen Zubereitungen (*siehe* 2.6.1) **4.06**-4881
Pruni africanae cortex **4.02**-3627
Pseudoephedrinhydrochlorid 2776
Pseudoephedrini hydrochloridum 2776
Pseudomonas aeruginosa, Nachweis (*siehe* 2.6.13) **4.07**-5308
Psyllii semen 1881
Pteroinsäure *R* **4.07**-5509
Pufferlösung pH 2,0 *R* **4.07**-5556
Pufferlösung pH 2,2 *R* **4.07**-5557
Pufferlösung pH 2,5 *R* **4.07**-5557
Pufferlösung pH 2,5 *R* 1 **4.07**-5557
Pufferlösung pH 3,0 *R* **4.07**-5557
Pufferlösung pH 3,5 *R* **4.07**-5557
Pufferlösung pH 3,6 *R* **4.07**-5557
Pufferlösung pH 3,7 *R* **4.07**-5557
Pufferlösung pH 5,2 *R* **4.07**-5558
Pufferlösung pH 5,5 *R* **4.07**-5558
Pufferlösung pH 6,5 *R* **4.07**-5559
Pufferlösung pH 6,6 *R* **4.07**-5559
Pufferlösung pH 7,0 *R* **4.07**-5559
Pufferlösung pH 7,2 *R* **4.07**-5560
Pufferlösung pH 7,2, physiologische *R* **4.07**-5561
Pufferlösung pH 8,0 *R* **4.07**-5562
Pufferlösung pH 8,0 *R* 1 **4.07**-5562
Pufferlösung pH 9,0 *R* **4.07**-5562
Pufferlösung pH 9,0 *R* 1 **4.07**-5562
Pufferlösung pH 10,9 *R* **4.07**-5563
Pufferlösung zur Einstellung der Gesamtionenstärke *R* **4.07**-5556
Pufferlösung zur Einstellung der Gesamtionenstärke *R* 1 **4.07**-5556
Pufferlösungen (4.1.3) **4.07**-5556
Pulegon *R* **4.07**-5509
Pulver für Augenbäder (*siehe* Zubereitungen zur Anwendung am Auge) **4.04**-4365
Pulver für Augentropfen (*siehe* Zubereitungen zur Anwendung am Auge) **4.04**-4365
Pulver und Granulate zur Herstellung von Lösungen und Suspensionen zum Einnehmen (*siehe* Flüssige Zubereitungen zum Einnehmen) **4.04**-4358
Pulver und Granulate zur Herstellung von Sirupen (*siehe* Flüssige Zubereitungen zum Einnehmen) **4.04**-4359
Pulver und Tabletten zur Herstellung von Rektallösungen oder Rektalsuspensionen (*siehe* Zubereitungen zur rektalen Anwendung) 785
Pulver zum Einnehmen **4.04**-4362
Pulver zur Herstellung von Infusionszubereitungen (*siehe* Parenteralia) **4.06**-4956
Pulver zur Herstellung von Injektionszubereitungen (*siehe* Parenteralia) **4.06**-4956
Pulver zur Herstellung von Tropfen zum Einnehmen (*siehe* Flüssige Zubereitungen zum Einnehmen) **4.04**-4358
Pulver zur Inhalation (*siehe* Zubereitungen zur Inhalation) **4.04**-4370
Pulver zur kutanen Anwendung 761
Pulveres ad usum dermicum 761
Pulveres perorales **4.04**-4362
Putrescin *R* **4.07**-5510
Pyrazinamid 2778
Pyrazinamidum 2778
Pyridin *R* **4.07**-5510
Pyridin, wasserfreies *R* **4.07**-5510
Pyridostigminbromid 2779
Pyridostigmini bromidum 2779
Pyridoxinhydrochlorid **4.03**-4021
Pyridoxini hydrochloridum **4.03**-4021
2-Pyridylamin *R* **4.07**-5510
Pyridylazonaphthol *R* **4.07**-5510
Pyridylazonaphthol-Lösung *R* **4.07**-5510
4-(2-Pyridylazo)resorcin-Mononatriumsalz *R* **4.07**-5510
Pyrimethamin 2781
Pyrimethaminum 2781
Pyrogallol *R* **4.07**-5510
Pyrogallol-Lösung, alkalische *R* **4.07**-5511
Pyrogene, Prüfung (2.6.8) 159
2-Pyrrolidon *R* **4.07**-5511

Q

Queckenwurzelstock 2785
Quecksilber *R* **4.07**-5511
Quecksilber, Identitätsreaktionen (*siehe* 2.3.1) 98
Quecksilber(II)-acetat *R* **4.07**-5511
Quecksilber(II)-acetat-Lösung *R* **4.07**-5511
Quecksilber(II)-bromid *R* **4.07**-5511
Quecksilber(II)-bromid-Papier *R* **4.07**-5511
Quecksilber(II)-chlorid 2785
Quecksilber(II)-chlorid *R* **4.07**-5511
Quecksilber(II)-chlorid-Lösung *R* **4.07**-5511
Quecksilber(II)-iodid *R* **4.07**-5511
Quecksilber-Lösung (1000 ppm Hg) *R* **4.07**-5555
Quecksilber-Lösung (10 ppm Hg) *R* **4.07**-5555
Quecksilber(II)-nitrat *R* **4.07**-5511
Quecksilber(II)-oxid *R* **4.07**-5511
Quecksilber(II)-sulfat-Lösung *R* **4.07**-5512
Quecksilber(II)-thiocyanat *R* **4.07**-5512
Quecksilber(II)-thiocyanat-Lösung *R* **4.07**-5512
Quellungszahl (2.8.4) 225
Quendelkraut **4.03**-4025
Quercetin-Dihydrat *R* **4.07**-5512
Quercitrin *R* **4.07**-5512
Quercus cortex 1753

R

Raclopridi([^{11}C]methoxy) solutio iniectabilis **4.03**-3803
Racloprid([^{11}C]methoxy)-Injektionslösung **4.03**-3803
Raclopridtartrat *R* **4.07**-5512
Radices, Rhizomae, Bulbi
– *Allii sativi bulbi pulvis* 2189
– *Althaeae radix* 1752
– *Angelicae radix* **4.02**-3491
– *Curcumae xanthorrhizae rhizoma* 1940
– *Eleutherococci radix* **4.06**-5273
– *Gentianae radix* **4.06**-5128
– *Ginseng radix* 1947
– *Graminis rhizoma* 2785
– *Harpagophyti radix* **4.03**-4051
– *Hydrastidis rhizoma* **4.08**-5981
– *Ipecacuanhae pulvis normatus* 2121
– *Ipecacuanhae radix* 2123
– *Levistici radix* **4.02**-3591
– *Liquiritiae radix* **4.07**-5846
– *Ononidis radix* 2009
– *Polygalae radix* 2847
– *Primulae radix* **4.08**-6045
– *Ratanhiae radix* 2794
– *Rhei radix* 2798
– *Rusci rhizoma* **4.02**-3597
– *Tormentillae rhizoma* 3042
– *Valerianae radix* 1245
– *Zingiberis rhizoma* 2085
Radioaktive Arzneimittel
– [^{125}I]Albumin-Injektionslösung vom Menschen **4.02**-3475
– [^{13}N]Ammoniak-Injektionslösung 995
– [^{51}Cr]Chromedetat-Injektionslösung 996
– [^{57}Co]Cyanocobalamin-Kapseln 997
– [^{58}Co]Cyanocobalamin-Kapseln 999
– [^{57}Co]Cyanocobalamin-Lösung 998
– [^{58}Co]Cyanocobalamin-Lösung 1000
– [^{18}F]Fludesoxyglucose-Injektionslösung 1003
– [^{67}Ga]Galliumcitrat-Injektionslösung 1006
– [^{111}In]Indium(III)-chlorid-Lösung 1007
– [^{111}In]Indiumoxinat-Lösung 1009
– [^{111}In]Indium-Pentetat-Injektionslösung 1010
– [^{123}I]Iobenguan-Injektionslösung 1011
– [^{131}I]Iobenguan-Injektionslösung für diagnostische Zwecke 1013
– [^{131}I]Iobenguan-Injektionslösung für therapeutische Zwecke 1014
– [^{131}I]Iodmethylnorcholesterol-Injektionslösung 1015
– [^{15}O]Kohlenmonoxid 1016
– [^{81m}Kr]Krypton zur Inhalation 1018
– (5-Methyl[^{11}C])Flumazenil-Injektionslösung **4.07**-5639
– L-([^{11}C]Methyl)Methionin-Injektionslösung 1019
– Natrium[1-^{11}C]acetat-Injektionslösung **4.05**-4639
– Natrium[^{51}Cr]chromat-Lösung, sterile 1022
– Natrium[^{123}I]iodhippurat-Injektionslösung 1023
– Natrium[^{131}I]iodhippurat-Injektionslösung 1024
– Natrium[^{123}I]iodid-Injektionslösung **4.08**-5917
– Natrium[^{131}I]iodid-Kapseln für diagnostische Zwecke **4.08**-5918
– Natrium[^{131}I]iodid-Lösung **4.06**-5023
– Natrium[^{99m}Tc]pertechnetat-Injektionslösung aus Kernspaltprodukten 1029
– Natrium[^{99m}Tc]pertechnetat-Injektionslösung nicht aus Kernspaltprodukten 1031
– Natrium[^{32}P]phosphat-Injektionslösung 1032
– Raclooprid([^{11}C]methoxy)-Injektionslösung . **4.03**-3803
– Radioaktive Arzneimittel 729
– [^{15}O]Sauerstoff 1033
– [^{89}Sr]Strontiumchlorid-Injektionslösung 1035
– [^{99m}Tc]Technetium-Albumin-Injektionslösung 1036
– [^{99m}Tc]Technetium-Etifenin-Injektionslösung 1038
– [^{99m}Tc]Technetium-Exametazim-Injektionslösung **4.03**-3805
– [^{99m}Tc]Technetium-Gluconat-Injektionslösung 1039
– [^{99m}Tc]Technetium-Macrosalb-Injektionslösung 1041
– [^{99m}Tc]Technetium-Medronat-Injektionslösung 1042
– [^{99m}Tc]Technetium-Mertiatid-Injektionslösung 1044
– [^{99m}Tc]Technetium-Mikrosphären-Injektionslösung 1045
– [^{99m}Tc]Technetium-Pentetat-Injektionslösung 1047
– [^{99m}Tc]Technetium-Rheniumsulfid-Kolloid-Injektionslösung 1048
– [^{99m}Tc]Technetium-Schwefel-Kolloid-Injektionslösung 1050
– [^{99m}Tc]Technetium-Sestamibi-Injektionslösung **4.06**-5024
– [^{99m}Tc]Technetium-Succimer-Injektionslösung 1051
– [^{99m}Tc]Technetium-Zinndiphosphat-Injektionslösung 1052
– [^{99m}Tc]Technetium-Zinn-Kolloid-Injektionslösung 1054
– [^{201}Tl]Thalliumchlorid-Injektionslösung . . . **4.06**-5026
– Tritiiertes-[^{3}H]Wasser-Injektionslösung 1058
– [^{15}O]Wasser-Injektionslösung 1056
– [^{133}Xe]Xenon-Injektionslösung 1059
Radioimmunassay (*siehe* 2.7.15) 218
Radionuklide, Tabelle mit physikalischen Eigenschaften (5.7) 687
Radiopharmaceutica 729
Raman-Spektroskopie (2.2.48) 87
Ramipril 2789
Ramiprilum 2789
Raney-Nickel *R* **4.07**-5512
Raney-Nickel, halogenfreies *R* **4.07**-5512
Ranitidinhydrochlorid 2792
Ranitidini hydrochloridum 2792
Rapae oleum raffinatum 2794
Rapsöl *R* **4.07**-5513
Rapsöl, raffiniertes 2794

Ratanhiae radix 2794
Ratanhiae tinctura **4.03**-4029
Ratanhiatinktur **4.03**-4029
Ratanhiawurzel 2794
Rauschbrand-Impfstoff für Tiere
– (*siehe Clostridium-chauvoei*-Impfstoff für Tiere) **4.06**-4977
– (*siehe Clostridium-septicum*-Impfstoff für Tiere) **4.06**-4982
Reagenzien (4.1.1) **4.07**-5345 und **4.08**-5909
Reagenzien, Allgemeines (*siehe* 1.2) **4.03**-3697
Reagenzien-Verzeichnis **4.07**-5325 und **4.08**-5907
Rectalia 783
Reduktionsgemisch *R* **4.07**-5513
Referenzlösung zur Mikrobestimmung von Wasser *R* **4.07**-5555
Referenzlösungen für Grenzprüfungen (4.1.2) **4.07**-5551 und **4.08**-5911
Referenzspektren (*siehe* 1.4) **4.03**-3700
Referenzsubstanzen und Referenzspektren
– Allgemeines (*siehe* 1.4) **4.03**-3700
– Liste (*siehe* 4.3) 575 und **4.01**-3219 und **4.02**-3443 und **4.03**-3755 und **4.04**-4347 und **4.05**-4630 und **4.06**-4922 und **4.07**-5571 und **4.08**-5912
Reineckesalz *R* **4.07**-5513
Reineckesalz-Lösung *R* **4.07**-5513
Reinheit, Prüfung (*siehe* 1.4) **4.03**-3699
Reisstärke 2795
Rektalemulsionen (*siehe* Zubereitungen zur rektalen Anwendung) 785
Rektalkapseln (*siehe* Zubereitungen zur rektalen Anwendung) 784
Rektallösungen (*siehe* Zubereitungen zur rektalen Anwendung) 785
Rektalschäume (*siehe* Zubereitungen zur rektalen Anwendung) 786
Rektalsuspensionen (*siehe* Zubereitungen zur rektalen Anwendung) 785
Rektaltampons (*siehe* Zubereitungen zur rektalen Anwendung) 786
Relative Atommasse, relative Molekülmasse, Erläuterung (*siehe* 1.4) **4.03**-3698
Relative Dichte (2.2.5) 29
Relative Molekülmasse, Erläuterung (*siehe* 1.4) **4.03**-3698
Reserpin 2796
Reserpinum 2796
Resonanz-Raman-Spektroskopie (*siehe* 2.2.48) 88
Resorcin 2797
Resorcin *R* **4.07**-5513
Resorcinolum 2797
Resorcin-Reagenz *R* **4.07**-5513
Respiratorisches-Syncytial-Virus-Lebend-Impfstoff (gefriergetrocknet) für Rinder 947
Responsfaktor (*siehe* 2.2.46) 80
Rhabarberwurzel 2798
Rhamni purshianae cortex 1425
Rhamnose *R* **4.07**-5513
Rhaponticin *R* **4.07**-5513
Rhei radix 2798
Rhenii sulfidi colloidalis et technetii[^{99m}Tc] solutio iniectabilis 1048
Rhinitis-atrophicans-Impfstoff (inaktiviert) für Schweine, Progressive- **4.06**-5007
Rhinotracheitis-Virus-Impfstoff (inaktiviert) für Katzen **4.06**-5010
Rhinotracheitis-Virus-Lebend-Impfstoff (gefriergetrocknet) für Katzen 953
Rhodamin B *R* **4.07**-5513
Rhodamin 6 G *R* **4.07**-5513
RIA, Radioimmunassay (*siehe* 2.7.15) 218
Riboflavin **4.02**-3639
Riboflavini natrii phosphas 2800
Riboflavinphosphat-Natrium 2800
Riboflavinum **4.02**-3639
Ribose *R* **4.07**-5514
Ribose in Polysaccharid-Impfstoffen (2.5.31) 139
Ricini oleum hydrogenatum **4.04**-4558
Ricini oleum virginale **4.07**-5838
Ricinolsäure *R* **4.07**-5514
Rifabutin **4.04**-4555
Rifabutinum **4.04**-4555
Rifampicin 2804
Rifampicinum 2804
Rifamycin-Natrium 2805
Rifamycinum natricum 2805
Rilmenidindihydrogenphosphat **4.07**-5835
Rilmenidini dihydrogenophosphas **4.07**-5835
Rindendrogen
– Cascararinde 1425
– Chinarinde **4.02**-3528
– Eichenrinde 1753
– Faulbaumrinde 1856
– Pflaumenbaumrinde, afrikanische **4.02**-3627
– Weidenrinde 3149
– Zimtrinde 3188
Rinderalbumin *R* **4.07**-5514
Rinderhirn, getrocknetes *R* **4.07**-5514
Rinderthrombin *R* **4.07**-5514
Ringelblumenblüten 2807
Risperidon **4.07**-5836
Risperidonum **4.07**-5836
Rizinusöl, hydriertes **4.04**-4558
Rizinusöl, natives **4.07**-5838
Rizinusöl, polyethoxyliertes *R* **4.07**-5514
Röntgenfluoreszenzspektroskopie (2.2.37) 61
Röteln-Immunglobulin vom Menschen 2813
Röteln-Lebend-Impfstoff 859
Rohcresol **4.03**-4032
Rosae pseudo-fructus **4.06**-5159
Rosmarinblätter 2814
Rosmarini aetheroleum **4.03**-4032
Rosmarini folium 2814
Rosmarinöl **4.03**-4032
Rosmarinsäure *R* **4.07**-5514
Rotationsviskosimeter (2.2.10) 31
Rotavirusdiarrhö-Impfstoff (inaktiviert) für Kälber **4.06**-5011
Roxithromycin **4.08**-6049
Roxithromycinum **4.08**-6049
RR, Resonanz-Raman-Spektroskopie (*siehe* 2.2.48) 88
Rusci rhizoma **4.02**-3597
Ruscogenine *R* **4.04**-4293
Ruß zur Gaschromatographie, graphitierter *R* **4.07**-5514
Ruß zur Gaschromatographie, graphitierter *R* 1 **4.08**-5910
Rutheniumrot *R* **4.07**-5515
Rutheniumrot-Lösung *R* **4.07**-5515
Rutosid *R* **4.07**-5515
Rutosid-Trihydrat **4.03**-4035
Rutosidum trihydricum **4.03**-4035

S

Saatgutsystem (*siehe* 5.2.1) 603
Saatzellgut (*siehe* 5.2.3) 607
Saatzellgutsystem (*siehe* 5.2.1) 603
Sabalis serrulatae fructus **4.03**-4042
Sabinen *R* **4.07**-5515
Sacchari spheri 3201
Saccharin 2821

Saccharin-Natrium **4.03**-4041
Saccharin-Natrium *R* **4.07**-5515
Saccharinum 2821
Saccharinum natricum **4.03**-4041
Saccharose **4.08**-6055
Saccharose *R* **4.07**-5515
Saccharum **4.08**-6055
Sägepalmenfrüchte **4.03**-4042
Säureblau 83 *R* **4.07**-5515
Säureblau 90 *R* **4.07**-5516
Säureblau 92 *R* **4.07**-5516
Säureblau-92-Lösung *R* **4.07**-5516
Säureblau 93 *R* **4.07**-5516
Säureblau-93-Lösung *R* **4.07**-5516
Säurezahl (2.5.1) 127
Safrol *R* **4.07**-5516
SAL, Sterility Assurance Level (*siehe* 5.1.1) 593
Salbei, dreilappiger 2825
Salbeiblätter **4.01**-3373
Salbeitinktur **4.01**-3374
Salben (*siehe* Halbfeste Zubereitungen zur kutanen Anwendung) **4.03**-3776
– hydrophile (*siehe* Halbfeste Zubereitungen zur kutanen Anwendung) **4.03**-3777
– hydrophobe (*siehe* Halbfeste Zubereitungen zur kutanen Anwendung) **4.03**-3776
– Wasser aufnehmende (*siehe* Halbfeste Zubereitungen zur kutanen Anwendung) . . **4.03**-3776
Salben und Cremes, Prüfung auf Sterilität (*siehe* 2.6.1) **4.06**-4879
Salbutamol 2827
Salbutamoli sulfas **4.05**-4815
Salbutamolsulfat **4.05**-4815
Salbutamolum 2827
Salicin *R* **4.07**-5517
Salicis cortex 3149
Salicylaldazin *R* **4.07**-5517
Salicylaldehyd *R* **4.07**-5517
Salicylat, Identitätsreaktionen (*siehe* 2.3.1) 98
Salicylsäure 2833
Salicylsäure *R* **4.07**-5517
Salmonellen, Nachweis (*siehe* 2.6.13) **4.07**-5307
Salpetersäure 2835
Salpetersäure *R* **4.07**-5517
Salpetersäure (1 mol · l^{-1}) **4.07**-5569
Salpetersäure, bleifreie *R* **4.07**-5518
Salpetersäure, bleifreie *R* 1 . . . . . **4.08**-5910
Salpetersäure, bleifreie, verdünnte *R* **4.08**-5910
Salpetersäure, blei- und cadmiumfreie *R* **4.07**-5518
Salpetersäure, rauchende *R* **4.07**-5518
Salpetersäure, schwermetallfreie *R* **4.07**-5518
Salpetersäure, verdünnte *R* **4.07**-5518
Salviae officinalis folium **4.01**-3373
Salviae sclareae aetheroleum **4.01**-3333
Salviae tinctura **4.01**-3374
Salviae trilobae folium 2825
Salze flüchtiger Basen und Ammoniumsalze, Identitätsreaktion (*siehe* 2.3.1) 95
Salzsäure 36 % 2835
Salzsäure 10 % 2836
Salzsäure *R* **4.07**-5518
Salzsäure *R* 1 . . . . . **4.07**-5518
Salzsäure (6 mol · l^{-1}) **4.07**-5569
Salzsäure (3 mol · l^{-1}) **4.07**-5569
Salzsäure (2 mol · l^{-1}) **4.07**-5569
Salzsäure (1 mol · l^{-1}) **4.07**-5569
Salzsäure (0,1 mol · l^{-1}) **4.07**-5569
Salzsäure, bleifreie *R* **4.07**-5518
Salzsäure, bromhaltige *R* **4.07**-5519
Salzsäure, ethanolische *R* **4.07**-5519
Salzsäure (0,1 mol · l^{-1}), ethanolische **4.07**-5569
Salzsäure, methanolische *R* **4.07**-5519
Salzsäure, schwermetallfreie *R* **4.07**-5519
Salzsäure, verdünnte *R* **4.07**-5519
Salzsäure, verdünnte *R* 1 . . . . . **4.07**-5519
Salzsäure, verdünnte *R* 2 . . . . . **4.07**-5519
Salzsäure, verdünnte, schwermetallfreie *R* **4.07**-5519
Salzsäureunlösliche Asche (2.8.1) 225
Sambuci flos 2032
Samendrogen
– Bockshornsamen 1329
– Flohsamen 1881
– Flohsamen, indische 1881
– Flohsamenschalen, indische 1882
– Guar 1982
– Kolasamen 2196
– Leinsamen 2230
Sand *R* **4.07**-5519
Santonin *R* **4.07**-5519
Sauerstoff 2837
Sauerstoff *R* **4.07**-5519
Sauerstoff *R* 1 . . . . . **4.07**-5519
[^{15}O]Sauerstoff 1033
Sauerstoff in Gasen (2.5.27) 138
Schachtelhalmkraut **4.02**-3645
Schäume zur kutanen Anwendung (*siehe* Flüssige Zubereitungen zur kutanen Anwendung) **4.04**-4360
Schafgarbenkraut 2838
Schellack 2839
Schiffs Reagenz *R* **4.07**-5519
Schiffs Reagenz *R* 1 . . . . . **4.07**-5520
Schlangengift-Immunserum (Europa) 979
Schmelztabletten **4.01**-3226
Schmelztemperatur – Kapillarmethode (2.2.14) 33
Schöllkraut **4.08**-6057
Schöniger-Methode (2.5.10) 130
Schütt- und Stampfvolumen (2.9.15) 254
Schüttdichte (*siehe* 2.2.42) 69
Schwarznesselkraut **4.02**-3646
Schwefel *R* **4.07**-5520
Schwefel zum äußerlichen Gebrauch 2842
Schwefeldioxid (2.5.29) **4.04**-4097
Schwefeldioxid *R* **4.07**-5520
Schwefeldioxid *R* 1 . . . . . **4.07**-5520
Schwefelkohlenstoff *R* **4.07**-5520
Schwefelsäure 2843
Schwefelsäure *R* **4.07**-5520
Schwefelsäure (0,5 mol · l^{-1}) **4.07**-5570
Schwefelsäure (0,05 mol · l^{-1}) **4.07**-5570
Schwefelsäure, ethanolische *R* **4.07**-5521
Schwefelsäure (2,5 mol · l^{-1}), ethanolische *R* . . . **4.07**-5521
Schwefelsäure (0,25 mol · l^{-1}), ethanolische *R* . . **4.07**-5521
Schwefelsäure, nitratfreie *R* **4.07**-5521
Schwefelsäure, schwermetallfreie *R* **4.07**-5521
Schwefelsäure, verdünnte *R* **4.07**-5521
Schwefelwasserstoff *R* **4.07**-5521
Schwefelwasserstoff *R* 1 . . . . . **4.07**-5521
Schwefelwasserstoff-Lösung *R* **4.07**-5521
Schweinepest-Lebend-Impfstoff (gefriergetrocknet), Klassische- 954
Schweinerotlauf-Impfstoff (inaktiviert) **4.06**-5013
Schwermetalle, Grenzprüfung (2.4.8) 105
Schwermetalle in pflanzlichen Drogen und fetten Ölen (2.4.27) **4.04**-4093
Sclareol *R* **4.04**-4300
Scopolaminhydrobromid 2844
Scopolaminhydrobromid *R* **4.07**-5522
Scopolamini hydrobromidum/Hyoscini hydrobromidum 2844
SDS-PAGE (*siehe* 2.2.31) 52
SDS-PAGE-Lösung, gepufferte *R* **4.07**-5522
SDS-PAGE-Proben-Pufferlösung für reduzierende Bedingungen, konzentrierte *R* **4.07**-5556
SDS-PAGE-Proben-Pufferlösung, konzentrierte *R* **4.07**-5556
Seidenfaden im Fadenspender für Tiere, steriler, geflochtener 1080
Selegilinhydrochlorid 2845

Selegilini hydrochloridum ... 2845
Selen *R* ... **4.07**-5522
Selendisulfid ... 2846
Selenige Säure *R* ... **4.07**-5522
Selenii disulfidum ... 2846
Selen-Lösung (100 ppm Se) *R* ... **4.07**-5555
Selen-Lösung (1 ppm Se) *R* ... **4.07**-5555
Semina
– *Colae semen* ... 2196
– *Cyamopsidis seminis pulvis* ... 1982
– *Lini semen* ... 2230
– *Plantaginis ovatae semen* ... 1881
– *Plantaginis ovatae seminis tegumentum* ... 1882
– *Psyllii semen* ... 1881
– *Trigonellae foenugraeci semen* ... 1329
Senegawurzel ... 2847
Sennae folii extractum siccum normatum ... 2850
Sennae folium ... 2848
Sennae fructus acutifoliae ... 2851
Sennae fructus angustifoliae ... 2852
Sennesblätter ... 2848
Sennesblättertrockenextrakt, eingestellter ... 2850
Sennesfrüchte, Alexandriner- ... 2851
Sennesfrüchte, Tinnevelly- ... 2852
Sera, Gehaltsbestimmung von Phenol (2.5.15) ... 132
Serin ... 2854
Serin *R* ... **4.07**-5522
Serinum ... 2854
Serpylli herba ... **4.03**-4025
Sertaconazoli nitras ... 2855
Sertaconazolnitrat ... 2855
Serumgonadotropin *R* ... **4.07**-5522
Sesami oleum raffinatum ... 2856
Sesamöl, raffiniertes ... 2856
Shampoos (*siehe* Flüssige Zubereitungen zur kutanen Anwendung) ... **4.04**-4360
SI, internationales Einheitensystem (*siehe* 1.6) ... **4.03**-3702
Sialinsäure *R* ... **4.07**-5522
Sialinsäure in Polysaccharid-Impfstoffen (2.5.23) ... 135
Sichtbare Partikel – Prüfung auf Partikelkontamination (*siehe* 2.9.20) ... 271
Siebanalyse (2.9.12) ... 251
Siebe (2.1.4) ... 20
Siedetemperatur (2.2.12) ... 32
Silber, Identitätsreaktion (*siehe* 2.3.1) ... 99
Silberdiethyldithiocarbamat *R* ... **4.07**-5522
Silber-Lösung (5 ppm Ag) *R* ... **4.07**-5555
Silbernitrat ... 2858
Silbernitrat *R* ... **4.07**-5522
Silbernitrat-Lösung *R* 1 ... **4.07**-5522
Silbernitrat-Lösung *R* 2 ... **4.07**-5522
Silbernitrat-Lösung (0,1 mol · l^{-1}) ... **4.07**-5570
Silbernitrat-Lösung (0,001 mol · l^{-1}) ... **4.07**-5570
Silbernitrat-Lösung, ammoniakalische *R* ... **4.07**-5522
Silbernitrat-Pyridin *R* ... **4.07**-5523
Silbernitrat-Reagenz *R* ... **4.07**-5523
Silberoxid *R* ... **4.07**-5523
Silibinin *R* ... **4.07**-5523
Silica ad usum dentalem ... 2859
Silica colloidalis anhydrica ... 2859
Silica colloidalis hydrica ... 2860
Silicagel *R* ... **4.07**-5523
Silicat, Identitätsreaktion (*siehe* 2.3.1) ... 99
Siliciumdioxid, hochdisperses ... 2859
Siliciumdioxid zur dentalen Anwendung ... 2859
Siliciumdioxid-Hydrat ... 2860
Silicon-Elastomer für Verschlüsse und Schläuche (3.1.9) ... 312
Siliconöl zur Verwendung als Gleitmittel (3.1.8) ... 311
Silicristin *R* ... **4.07**-5523
Silidianin *R* ... **4.07**-5523
Silybi mariani fructus ... **4.06**-5200
Simeticon ... **4.06**-5255
Simeticonum ... **4.06**-5255
Simvastatin ... **4.04**-4563
Simvastatinum ... **4.04**-4563
Sinensetin *R* ... **4.07**-5523
Sirupe (*siehe* Flüssige Zubereitungen zum Einnehmen) ... **4.04**-4359
Sitostanol *R* ... **4.07**-5524
β-Sitosterol *R* ... **4.07**-5524
Sofortschmelzpunkt (2.2.16) ... 34
Sojae oleum hydrogenatum ... 2865
Sojae oleum raffinatum ... 2866
Sojaöl, gehärtetes (*siehe* Sojaöl, hydriertes) ... 2865
Sojaöl, hydriertes ... 2865
Sojaöl, raffiniertes ... 2866
Solani amylum ... **4.03**-3944
Solidaginis herba ... **4.06**-5149
Solidaginis virgaureae herba ... **4.06**-5150
Solutiones ad conservationem partium corporis ... 2262
Solutiones ad haemocolaturam haemodiacolaturamque ... 1994
Solutiones ad haemodialysim ... **4.03**-3925
Solutiones ad peritonealem dialysim ... 2633
Solutiones anticoagulantes et sanguinem humanum conservantes ... 2895
Somatostatin ... 2867
Somatostatinum ... 2867
Somatropin ... 2869
Somatropin zur Injektion ... 2872
Somatropini solutio ad praeparationem ... 2875
Somatropin-Lösung zur Herstellung von Zubereitungen ... 2875
Somatropinum ... 2869
Somatropinum ad iniectabilium ... 2872
Sonnenblumenöl *R* ... **4.07**-5524
Sonnenblumenöl, raffiniertes ... 2878
Sorbinsäure ... 2878
Sorbitani lauras ... 2879
Sorbitani oleas ... **4.01**-3374
Sorbitani palmitas ... 2880
Sorbitani sesquioleas ... **4.03**-4044
Sorbitani stearas ... 2881
Sorbitani trioleas ... **4.01**-3376
Sorbitanmonolaurat ... 2879
Sorbitanmonooleat ... **4.01**-3374
Sorbitanmonopalmitat ... 2880
Sorbitanmonostearat ... 2881
Sorbitansesquioleat ... **4.03**-4044
Sorbitantrioleat ... **4.01**-3376
Sorbitol ... **4.06**-5256
Sorbitol *R* ... **4.07**-5524
Sorbitol, Lösung von partiell dehydratisiertem ... **4.08**-6058
Sorbitol-Lösung 70 % (kristallisierend) ... **4.04**-4565
Sorbitol-Lösung 70 % (nicht kristallisierend) ... **4.04**-4566
Sorbitolum ... **4.06**-5256
Sorbitolum liquidum cristallisabile ... **4.04**-4565
Sorbitolum liquidum non cristallisabile ... **4.04**-4566
Sorbitolum liquidum partim deshydricum ... **4.08**-6058
Sotalolhydrochlorid ... **4.02**-3650
Sotaloli hydrochloridum ... **4.02**-3650
Spaltöffnungen und Spaltöffnungsindex (2.8.3) ... 225
Spaltöffnungsindex (2.8.3) ... 225
Spectinomycinhydrochlorid ... 2889
Spectinomycini hydrochloridum ... 2889
Spezifische Drehung (*siehe* 2.2.7) ... 29
Spezifische Oberfläche
– Bestimmung durch Gasadsorption (2.9.26) ... 276
– Bestimmung durch Luftpermeabilität (2.9.14) ... 252
Spezifizierte Mikroorganismen, Nachweis (2.6.13) ... **4.07**-5307
SPF-Herden, Definition (*siehe* 5.2.2) ... 604
SPF-Hühnerherden für die Herstellung und Qualitätskontrolle von Impfstoffen (5.2.2) ... 604
Spiramycin ... 2891
Spiramycinum ... 2891

Spiraprilhydrochlorid-Monohydrat **4.07**-5843
Spiraprili hydrochloridum monohydricum **4.07**-5843
Spironolacton 2894
Spironolactonum 2894
Spitzwegerichblätter **4.08**-6060
Spongiforme Enzephalopathie, Erreger tierischen Ursprungs, Minimierung des Risikos der Übertragung durch Arzneimittel (5.2.8) 616
Sprays (*siehe* Flüssige Zubereitungen zur kutanen Anwendung am Tier) 749
– zur Anwendung in der Mundhöhle (*siehe* Zubereitungen zur Anwendung in der Mundhöhle) **4.01**-3228
Squalan **4.04**-4568
Squalan *R* **4.07**-5524
Squalanum **4.04**-4568
Stabilisatorlösung für Blutkonserven 2895
Stabilität des Zellsubstrats (*siehe* 5.2.3) 607
Stärke, lösliche *R* **4.07**-5524
Stärke, vorverkleisterte **4.01**-3377
Stärkearten
– Kartoffelstärke **4.03**-3944
– Maisstärke **4.03**-3959
– Reisstärke 2795
– Weizenstärke **4.03**-4071
Stärke-Lösung *R* **4.07**-5524
Stärke-Lösung *R* 1 . . . . **4.07**-5524
Stärke-Lösung *R* 2 . . . . **4.07**-5525
Stärke-Lösung, iodidfreie *R* **4.07**-5525
Stärke-Papier, iodathaltiges *R* **4.07**-5525
Stärke-Papier, iodidhaltiges *R* **4.07**-5525
Stampfdichte (*siehe* 2.2.42) 69
Stanni colloidalis et technetii[^{99m}Tc] solutio iniectabilis 1054
Stanni pyrophosphatis et technetii[^{99m}Tc] solutio iniectabilis 1052
Stannosi chloridum dihydricum 3196
Stanolon *R* **4.08**-5910
Stanozolol 2900
Stanozololum 2900
Staphylococcus aureus, Nachweis (*siehe* 2.6.13) . **4.07**-5308
Staphylococcus-aureus-Stamm-V8- Protease *R* . . **4.07**-5525
Statische Head-space-Gaschromatographie (*siehe* 2.2.28) 46
Statistische Auswertung der Ergebnisse biologischer Wertbestimmungen und Reinheitsprüfungen (5.3) **4.07**-5573
Staupe-Lebend-Impfstoff (gefriergetrocknet) für Frettchen und Nerze 957
Staupe-Lebend-Impfstoff (gefriergetrocknet) für Hunde 958
Stearinsäure **4.01**-3378
Stearinsäure *R* **4.07**-5525
Stearylalkohol **4.06**-5261
Steigschmelzpunkt – Methode mit offener Kapillare (2.2.15) **4.03**-3709
Sterilbox (*siehe* 2.6.1) **4.06**-4881
Sterile Einmalspritzen aus Kunststoff (3.2.8) 343
Sterile Kunststoffbehältnisse für Blut und Blutprodukte vom Menschen (3.2.3) 337
Sterile PVC-Behältnisse für Blut und Blutprodukte vom Menschen (3.2.4) 340
Sterile PVC-Behältnisse mit Stabilisatorlösung für Blut vom Menschen (3.2.5) 341
Sterile Zubereitungen
– Methoden zur Herstellung (5.1.1) 593
– nicht zur Injektion bestimmte, Prüfung auf Sterilität (*siehe* 2.6.1) **4.06**-4881
Sterilisationsmethoden (*siehe* 5.1.1) 593
– Bioindikatoren zur Überprüfung (*siehe* 5.1.2) **4.03**-3759
– Dampfsterilisation (Erhitzen im Autoklaven) (*siehe* 5.1.1) 594
– Filtration durch Bakterien zurückhaltende Filter (*siehe* 5.1.1) 595
– Gassterilisation (*siehe* 5.1.1) 594
– Sterilisation durch trockene Hitze (*siehe* 5.1.1) 594
– Sterilisation im Endbehältnis (*siehe* 5.1.1) 594
– Strahlensterilisation (*siehe* 5.1.1) 594
Sterilität, Prüfung (2.6.1) **4.06**-4877
Sterilitätssicherheit-Wert (*siehe* 5.1.1) 593
Sterility Assurance Level, SAL (*siehe* 5.1.1) 593
Sternanis 2903
Sternanisöl **4.08**-6061
Sterole in fetten Ölen, Grenzprüfung (2.4.23) 113
Stickstoff **4.02**-3651
Stickstoff *R* **4.07**-5525
Stickstoff *R* 1 . . . . **4.07**-5525
Stickstoff in primären aromatischen Aminen (2.5.8) 129
Stickstoff, sauerstoffarmer **4.03**-4045
Stickstoff, sauerstofffreier *R* **4.07**-5525
Stickstoff zur Chromatographie *R* **4.07**-5525
Stickstoffdioxid, Gehaltsbestimmung in Gasen (2.5.26) 137
Stickstoff-Gas-Mischung *R* **4.07**-5525
Stickstoffmonoxid 2905
Stickstoffmonoxid *R* **4.07**-5525
Stickstoffmonoxid, Gehaltsbestimmung in Gasen (2.5.26) 137
Stickstoffmonoxid und Stickstoffdioxid in Gasen (2.5.26) 137
Stiefmütterchen mit Blüten, wildes **4.07**-5845
Stifte und Stäbchen 763
Stigmasterol *R* **4.07**-5526
Strahlensterilisation (*siehe* 5.1.1) 594
Stramonii folium **4.06**-5261
Stramonii pulvis normatus 2910
Stramoniumblätter **4.06**-5261
Stramoniumpulver, eingestelltes 2910
Streptokinase-Lösung als Bulk **4.06**-5263
Streptokinasi solutio ad praeparationem **4.06**-5263
Streptomycini sulfas 2914
Streptomycinsulfat 2914
Streptomycinsulfat *R* **4.07**-5526
Streukügelchen (*siehe* Homöopathische Zubereitungen) **4.04**-4380
Strontii[^{89}Sr] chloridi solutio iniectabilis 1035
Strontiumcarbonat *R* **4.07**-5526
[^{89}Sr]Strontiumchlorid-Injektionslösung 1035
Strontium-Lösung (1,0 % Sr) *R* **4.07**-5555
Styli 763
Styrol *R* **4.07**-5526
Styrol-Divinylbenzol-Copolymer *R* **4.07**-5526
Sublingualsprays (*siehe* Zubereitungen zur Anwendung in der Mundhöhle) **4.01**-3228
Sublingualtabletten (*siehe* Zubereitungen zur Anwendung in der Mundhöhle) **4.01**-3230
Substanzen tierischen Ursprungs für die Herstellung von Impfstoffen für Tiere (5.2.5) 612
Substanzen zur pharmazeutischen Verwendung . **4.06**-4948
Succinat-Pufferlösung pH 4,6 *R* **4.07**-5558
Succinylsulfathiazol 2916
Succinylsulfathiazolum 2916
Sudanorange *R* **4.07**-5526
Sudanrot G *R* **4.07**-5526
Süßholzwurzel **4.07**-5846
Süßholzwurzelfluidextrakt, eingestellter, ethanolischer **4.07**-5848
Süßorangenschalenöl **4.06**-5265
Sufentanil 2920
Sufentanilcitrat 2922
Sufentanili citras 2922
Sufentanilum 2920
Sulfacetamid-Natrium 2924

Sulfacetamidum natricum . . . 2924
Sulfadiazin . . . **4.06**-5268
Sulfadiazinum . . . **4.06**-5268
Sulfadimidin . . . 2926
Sulfadimidinum . . . 2926
Sulfadoxin . . . 2927
Sulfadoxinum . . . 2927
Sulfafurazol . . . 2928
Sulfafurazolum . . . 2928
Sulfaguanidin . . . 2930
Sulfaguanidinum . . . 2930
Sulfamerazin . . . 2931
Sulfamerazinum . . . 2931
Sulfamethizol . . . 2932
Sulfamethizolum . . . 2932
Sulfamethoxazol . . . 2933
Sulfamethoxazolum . . . 2933
Sulfamethoxypyridazin für Tiere . . . 2934
Sulfamethoxypyridazinum ad usum veterinarium . . . 2934
Sulfaminsäure *R* . . . **4.07**-5526
Sulfanblau *R* . . . **4.07**-5526
Sulfanilamid . . . 2935
Sulfanilamid *R* . . . **4.07**-5527
Sulfanilamidum . . . 2935
Sulfanilsäure *R* . . . **4.07**-5527
Sulfanilsäure *RV* . . . **4.07**-5564
Sulfanilsäure-Lösung *R* . . . **4.07**-5527
Sulfanilsäure-Lösung *R* 1 . . . **4.07**-5527
Sulfanilsäure-Lösung, diazotierte *R* . . . **4.07**-5527
Sulfasalazin . . . 2937
Sulfasalazinum . . . 2937
Sulfat
– Grenzprüfung (2.4.13) . . . **4.06**-4869
– Identitätsreaktionen (*siehe* 2.3.1) . . . 99
Sulfatasche, Grenzprüfung (2.4.14) . . . **4.05**-4603
Sulfathiazol . . . 2939
Sulfathiazol *R* . . . **4.07**-5527
Sulfathiazolum . . . 2939
Sulfat-Lösung (100 ppm SO_4) *R* . . . **4.07**-5555
Sulfat-Lösung (10 ppm SO_4) *R* . . . **4.07**-5555
Sulfat-Lösung (10 ppm SO_4) *R* 1 . . . **4.07**-5555
Sulfat-Pufferlösung pH 2,0 *R* . . . **4.07**-5557
Sulfinpyrazon . . . 2940
Sulfinpyrazonum . . . 2940
Sulfisomidin . . . 2941
Sulfisomidinum . . . 2941
Sulfit-Lösung (80 ppm SO_2) *R* . . . **4.08**-5911
Sulfit-Lösung (1,5 ppm SO_2) *R* . . . **4.07**-5555
Sulfosalicylsäure *R* . . . **4.07**-5527
Sulfur ad usum externum . . . 2842
Sulfuris colloidalis et technetii[^{99m}Tc] solutio iniectabilis . . . 1050
Sulindac . . . **4.03**-4046
Sulindacum . . . **4.03**-4046
Sulpirid . . . 2944
Sulpiridum . . . 2944
Sumatriptani succinas . . . **4.01**-3379
Sumatriptansuccinat . . . **4.01**-3379
Suppositorien (*siehe* Zubereitungen zur rektalen Anwendung) . . . 784
– Bruchfestigkeit (2.9.24) . . . 274
– lipophile, Erweichungszeit (2.9.22) . . . **4.03**-3732
– Zerfallszeit (2.9.2) . . . 239
Suspensionen
– zum Einnehmen (*siehe* Flüssige Zubereitungen zum Einnehmen) . . . **4.04**-4358
– zur Anwendung in der Mundhöhle (*siehe* Zubereitungen zur Anwendung in der Mundhöhle) . . . **4.01**-3228
Suxamethonii chloridum . . . 2949
Suxamethoniumchlorid . . . 2949
Suxibuzon . . . 2950
Suxibuzonum . . . 2950
Synthetische Peptide, Gehaltsbestimmung von Essigsäure (2.5.34) . . . 145
SZ, Säurezahl (*siehe* 2.5.1) . . . 127

T

Tabelle mit physikalischen Eigenschaften der im Arzneibuch erwähnten Radionuklide (5.7) . . . 687
Tabletten . . . **4.01**-3223
– (*siehe* Homöopathische Zubereitungen) . . . **4.04**-4380
– Bruchfestigkeit (2.9.8) . . . 248
– magensaftresistente (*siehe* Tabletten) . . . **4.01**-3226
– mit veränderter Wirkstofffreisetzung (*siehe* Tabletten) . . . **4.01**-3226
– nicht überzogene (*siehe* Tabletten) . . . **4.01**-3224
– überzogene (*siehe* Tabletten) . . . **4.01**-3224
– Zerfallszeit (2.9.1) . . . **4.08**-5903
Tabletten zur Anwendung in der Mundhöhle (*siehe* Tabletten) . . . **4.01**-3226
Tabletten zur Herstellung einer Lösung zum Einnehmen (*siehe* Tabletten) . . . **4.01**-3225
Tabletten zur Herstellung einer Suspension zum Einnehmen (*siehe* Tabletten) . . . **4.01**-3225
Tabletten zur Herstellung von Vaginallösungen und Vaginalsuspensionen (*siehe* Zubereitungen zur vaginalen Anwendung) . . . 788
Tagatose *R* . . . **4.07**-5527
Taigawurzel . . . **4.06**-5273
Talcum . . . 2956
Talkum . . . 2956
Talkum *R* . . . **4.07**-5527
Tamoxifencitrat . . . **4.05**-4823
Tamoxifeni citras . . . **4.05**-4823
Tamponae medicatae . . . 766
Tanaceti parthenii herba . . . 2429
Tang . . . **4.06**-5276
Tannin . . . 2961
Tannin *R* . . . **4.07**-5527
Tanninum . . . 2961
Tartrat, Identitätsreaktionen (*siehe* 2.3.1) . . . 99
Tausendgüldenkraut . . . 2962
Taxifolin *R* . . . **4.07**-5528
Technetii[^{99m}Tc] et etifenini solutio iniectabilis . . . 1038
Technetii[^{99m}Tc] exametazimi solutio iniectabilis . **4.03**-3805
Technetii[^{99m}Tc] gluconatis solutio iniectabilis . . . 1039
Technetii[^{99m}Tc] humani albumini solutio iniectabilis . . . 1036
Technetii[^{99m}Tc] macrosalbi suspensio iniectabilis . . . 1041
Technetii[^{99m}Tc] medronati solutio iniectabilis . . . 1042
Technetii[^{99m}Tc] mertiatidi solutio iniectabilis . . . 1044
Technetii[^{99m}Tc] microsphaerarum suspensio iniectabilis . . . 1045
Technetii[^{99m}Tc] pentetatis solutio iniectabilis . . . 1047
Technetii[^{99m}Tc] sestamibi solutio iniectabilis . . . **4.06**-5024
Technetii[^{99m}Tc] succimeri solutio iniectabilis . . . 1051
[^{99m}Tc]Technetium-Albumin-Injektionslösung . . . 1036
[^{99m}Tc]Technetium-Etifenin-Injektionslösung . . . 1038
[^{99m}Tc]Technetium-Exametazim-Injektionslösung . . . **4.03**-3805
[^{99m}Tc]Technetium-Gluconat-Injektionslösung . . . 1039
[^{99m}Tc]Technetium-Macrosalb-Injektionslösung . . . 1041
[^{99m}Tc]Technetium-Medronat-Injektionslösung . . . 1042
[^{99m}Tc]Technetium-Mertiatid-Injektionslösung . . . 1044
[^{99m}Tc]Technetium-Mikrosphären-Injektionslösung . . . 1045
[^{99m}Tc]Technetium-Pentetat-Injektionslösung . . . 1047
[^{99m}Tc]Technetium-Rheniumsulfid-Kolloid-Injektionslösung . . . 1048
[^{99m}Tc]Technetium-Schwefel-Kolloid-Injektionslösung . . . 1050
[^{99m}Tc]Technetium-Sestamibi-Injektionslösung . **4.06**-5024
[^{99m}Tc]Technetium-Succimer-Injektionslösung . . . 1051

[^{99m}Tc]Technetium-Zinndiphosphat-Injektionslösung . . . 1052
[^{99m}Tc]Technetium-Zinn-Kolloid-Injektionslösung . . . 1054
Tecnazen *R* . . . **4.07**-5528
Teebaumöl . . . **4.01**-3385
Teilchengröße, Bestimmung durch Mikroskopie (2.9.13) . . . 252
Temazepam . . . **4.08**-6067
Temazepamum . . . **4.08**-6067
Temperaturangaben, Definition (*siehe* 1.2) . . . **4.03**-3697
Tenoxicam . . . 2965
Tenoxicamum . . . 2965
Terbutalini sulfas . . . 2966
Terbutalinsulfat . . . 2966
Terconazol . . . 2967
Terconazolum . . . 2967
Terebinthinae aetheroleum ab pino pinastro . . . **4.06**-5277
Terfenadin . . . **4.01**-3387
Terfenadinum . . . **4.01**-3387
Terminologie in Impfstoff-Monographien (5.2.1) . . . 603
Terpentinöl vom Strandkiefer-Typ . . . **4.06**-5277
α-Terpinen *R* . . . **4.07**-5528
γ-Terpinen *R* . . . **4.07**-5528
Terpinen-4-ol *R* . . . **4.07**-5528
α-Terpineol *R* . . . **4.07**-5529
Terpinolen *R* . . . **4.07**-5529
Testosteron . . . **4.08**-6068
Testosteron *R* . . . **4.07**-5529
Testosteronenantat . . . 2972
Testosteroni enantas . . . 2972
Testosteroni propionas . . . **4.02**-3655
Testosteronpropionat . . . **4.02**-3655
Testosteronpropionat *R* . . . **4.07**-5529
Testosteronum . . . **4.08**-6068
Tetanus-Adsorbat-Impfstoff . . . **4.07**-5623
Tetanus-Adsorbat-Impfstoff, Bestimmung der Wirksamkeit (2.7.8) . . . **4.07**-5317
Tetanus-Antitoxin . . . 980
Tetanus-Antitoxin für Tiere . . . 989
Tetanus-Immunglobulin vom Menschen . . . 2975
Tetanus-Impfstoff für Tiere . . . **4.06**-5014
Tetrabutylammoniumbromid *R* . . . **4.07**-5529
Tetrabutylammoniumdihydrogenphosphat *R* . . . **4.07**-5529
Tetrabutylammoniumhydrogensulfat *R* . . . **4.07**-5529
Tetrabutylammoniumhydrogensulfat *R* 1 . . . **4.07**-5530
Tetrabutylammoniumhydroxid *R* . . . **4.07**-5530
Tetrabutylammoniumhydroxid-Lösung *R* . . . **4.07**-5530
Tetrabutylammoniumhydroxid-Lösung *R* 1 . . . **4.07**-5530
Tetrabutylammoniumhydroxid-Lösung (0,1 mol · l^{-1}) . . . **4.07**-5570
Tetrabutylammoniumhydroxid-Lösung (0,1 mol · l^{-1}), 2-propanolische . . . **4.07**-5570
Tetrabutylammoniumiodid *R* . . . **4.07**-5530
Tetrabutylammonium-Pufferlösung pH 7,0 *R* . . . **4.07**-5560
Tetracainhydrochlorid . . . 2977
Tetracaini hydrochloridum . . . 2977
Tetrachlorethan *R* . . . **4.07**-5530
Tetrachlorkohlenstoff *R* . . . **4.07**-5530
Tetrachlorvinphos *R* . . . **4.07**-5530
Tetracosactid . . . 2978
Tetracosactidum . . . 2978
Tetracos-15-ensäuremethylester *R* . . . **4.07**-5530
Tetracyclin . . . **4.04**-4575
Tetracyclinhydrochlorid . . . **4.04**-4577
Tetracyclinhydrochlorid *R* . . . **4.07**-5530
Tetracyclini hydrochloridum . . . **4.04**-4577
Tetracyclinum . . . **4.04**-4575
Tetradecan *R* . . . **4.07**-5531
Tetraethylammoniumhydrogensulfat *R* . . . **4.07**-5531
Tetraethylammoniumhydroxid-Lösung *R* . . . **4.07**-5531
Tetraethylenpentamin *R* . . . **4.07**-5531
Tetraheptylammoniumbromid *R* . . . **4.07**-5531
Tetrahexylammoniumbromid *R* . . . **4.07**-5531
Tetrahexylammoniumhydrogensulfat *R* . . . **4.07**-5531
Tetrahydrofuran *R* . . . **4.07**-5531
Tetrahydrofuran zur Chromatographie *R* . . . **4.07**-5532
Tetrakis(decyl)ammoniumbromid *R* . . . **4.07**-5532
Tetramethylammoniumchlorid *R* . . . **4.07**-5532
Tetramethylammoniumhydrogensulfat *R* . . . **4.07**-5532
Tetramethylammoniumhydroxid *R* . . . **4.07**-5532
Tetramethylammoniumhydroxid-Lösung *R* . . . **4.07**-5532
Tetramethylammoniumhydroxid-Lösung, verdünnte *R* . . . **4.07**-5532
Tetramethylbenzidin *R* . . . **4.07**-5532
1,1,3,3-Tetramethylbutylamin *R* . . . **4.07**-5532
Tetramethyldiaminodiphenylmethan *R* . . . **4.07**-5533
Tetramethyldiaminodiphenylmethan-Reagenz *R* . **4.07**-5533
Tetramethylethylendiamin *R* . . . **4.07**-5533
Tetramethylsilan *R* . . . **4.07**-5533
Tetrapropylammoniumchlorid *R* . . . **4.07**-5533
Tetrazepam . . . 2985
Tetrazepamum . . . 2985
Tetrazolblau *R* . . . **4.07**-5533
Tetrazoliumbromid *R* . . . **4.07**-5533
Teufelskrallenwurzel . . . **4.03**-4051
[^{201}Tl]Thalliumchlorid-Injektionslösung . . . **4.06**-5026
Thallium-Lösung (10 ppm Tl) *R* . . . **4.07**-5555
Thallium(I)-sulfat *R* . . . **4.07**-5533
Thallosi[^{201}Tl] chloridi solutio iniectabilis . . . **4.06**-5026
Thebain *R* . . . **4.07**-5534
Theobromin . . . 2988
Theobromin *R* . . . **4.07**-5534
Theobrominum . . . 2988
Theophyllin . . . **4.07**-5853
Theophyllin *R* . . . **4.07**-5534
Theophyllin-Ethylendiamin . . . 2990
Theophyllin-Ethylendiamin-Hydrat . . . 2991
Theophyllin-Monohydrat . . . **4.07**-5854
Theophyllinum . . . **4.07**-5853
Theophyllinum et ethylendiaminum . . . 2990
Theophyllinum et ethylendiaminum hydricum . . . 2991
Theophyllinum monohydricum . . . **4.07**-5854
Thermogravimetrie (2.2.34) . . . 59
Thiamazol . . . **4.07**-5856
Thiamazol *R* . . . **4.07**-5534
Thiamazolum . . . **4.07**-5856
Thiaminchloridhydrochlorid . . . **4.02**-3656
Thiamini hydrochloridum . . . **4.02**-3656
Thiamini nitras . . . **4.02**-3658
Thiaminnitrat . . . **4.02**-3658
Thiamphenicol . . . 2995
Thiamphenicolum . . . 2995
(2-Thienyl)essigsäure *R* . . . **4.07**-5534
Thioacetamid *R* . . . **4.07**-5534
Thioacetamid-Lösung *R* . . . **4.07**-5534
Thioacetamid-Reagenz *R* . . . **4.07**-5534
Thiobarbitursäure *R* . . . **4.07**-5534
Thiodiethylenglycol *R* . . . **4.07**-5534
Thioglycolsäure *R* . . . **4.07**-5535
Thioharnstoff *R* . . . **4.07**-5535
Thiomersal . . . **4.03**-4052
Thiomersal *R* . . . **4.07**-5535
Thiomersalum . . . **4.03**-4052
Thiopental-Natrium . . . 2997
Thiopentalum natricum et natrii carbonas . . . 2997
Thioridazin . . . **4.01**-3389
Thioridazinhydrochlorid . . . 2999
Thioridazini hydrochloridum . . . 2999
Thioridazinum . . . **4.01**-3389
Threonin . . . 3000
Threonin *R* . . . **4.07**-5535
Threoninum . . . 3000
Thrombin vom Menschen *R* . . . **4.07**-5535
Thrombin-vom-Menschen-Lösung *R* . . . **4.07**-5535
Thromboplastin-Reagenz *R* . . . **4.07**-5535
Thujon *R* . . . **4.07**-5535
Thymi aetheroleum . . . **4.07**-5858

Thymi herba **4.01**-3390
Thymian **4.01**-3390
Thymianöl **4.07**-5858
Thymin *R* **4.07**-5535
Thymol 3004
Thymol *R* **4.07**-5535
Thymolblau *R* **4.07**-5536
Thymolblau-Lösung *R* **4.07**-5536
Thymolphthalein **4.07**-5536
Thymolphthalein *R* **4.07**-5536
Thymolphthalein-Lösung *R* **4.07**-5536
Thymolum 3004
Tiabendazol 3005
Tiabendazolum 3005
Tianeptin-Natrium **4.03**-4053
Tianeptinum natricum **4.03**-4053
Tiapridhydrochlorid **4.02**-3660
Tiapridi hydrochloridum **4.02**-3660
Tiaprofensäure 3008
Ticarcillin-Natrium 3009
Ticarcillinum natricum 3009
Ticlopidinhydrochlorid 3012
Ticlopidini hydrochloridum 3012
Tiliae flos 2254
Tilidinhydrochlorid-Hemihydrat **4.08**-6071
Tilidini hydrochloridum hemihydricum **4.08**-6071
Timololi maleas 3014
Timololmaleat 3014
Tincturae (*siehe* Extrakte) **4.03**-3766
Tincturae
– *Aurantii amari epicarpii et mesocarpii tinctura* 1321
– *Belladonnae folii tinctura normata* **4.06**-5065
– *Cinnamomi corticis tinctura* **4.02**-3691
– *Gentianae tinctura* **4.06**-5127
– *Ipecacuanhae tinctura normata* **4.06**-5177
– *Myrrhae tinctura* 2431
– *Ratanhiae tinctura* **4.03**-4029
– *Salviae tinctura* **4.01**-3374
– *Tincturae maternae ad praeparationes homoeopathicas* **4.05**-4643
– *Tormentillae tinctura* 3042
Tincturae maternae ad praeparationes homoeopathicas **4.05**-4643
Tinidazol 3016
Tinidazolum 3016
Tinkturen (*siehe* Extrakte) **4.03**-3766
Tinkturen
– Belladonnatinktur, eingestellte **4.06**-5065
– Bitterorangenschalentinktur 1321
– Enziantinktur **4.06**-5127
– Ipecacuanhatinktur, eingestellte **4.06**-5177
– Myrrhentinktur 2431
– Ratanhiatinktur **4.03**-4029
– Salbeitinktur **4.01**-3374
– Tormentilltinktur 3042
– Urtinkturen für homöopathische Zubereitungen **4.05**-4643
– Zimtrindentinktur **4.02**-3691
Tinzaparin-Natrium 3017
Tinzaparinum natricum 3017
Tioconazol **4.07**-5859
Tioconazolum **4.07**-5859
Titan *R* **4.07**-5536
Titan(III)-chlorid *R* **4.07**-5536
Titan(III)-chlorid-Lösung *R* **4.07**-5536
Titan(III)-chlorid-Schwefelsäure-Reagenz *R* **4.07**-5536
Titandioxid 3018
Titangelb *R* **4.07**-5537
Titangelb-Lösung *R* **4.07**-5537
Titangelb-Papier *R* **4.07**-5537
Titanii dioxidum 3018
Titan-Lösung (100 ppm Ti) *R* **4.07**-5555
Titan(IV)-oxid *R* **4.07**-5537
Titrationen, komplexometrische (2.5.11) 130
Tobramycin **4.03**-4055
Tobramycinum **4.03**-4055
TOC, total organic carbon (*siehe* 2.2.44) 73
α-Tocopherol *R* **4.07**-5537
all-*rac*-α-Tocopherol **4.07**-5861
RRR-α-Tocopherol 3023
α-Tocopherolacetat *R* **4.07**-5537
all-*rac*-α-Tocopherolacetat **4.07**-5862
RRR-α-Tocopherolacetat 3027
α-Tocopherolacetat-Trockenkonzentrat 3029
DL-α-Tocopherolhydrogensuccinat **4.06**-5279
RRR-α-Tocopherolhydrogensuccinat **4.06**-5281
α-Tocopheroli acetatis pulvis 3029
int-rac-α-Tocopherolum **4.07**-5861
RRR-α-Tocopherolum 3023
int-rac-α-Tocopherylis acetas **4.07**-5862
RRR-α-Tocopherylis acetas 3027
DL-α-Tocopherylis hydrogenosuccinas **4.06**-5279
RRR-α-Tocopherylis hydrogenosuccinas **4.06**-5281
Tolbutamid 3035
Tolbutamidum 3035
Tolfenaminsäure **4.01**-3394
o-Tolidin *R* **4.07**-5537
o-Tolidin-Lösung *R* **4.07**-5537
Tollwut-Antiserum, fluoresceinkonjugiertes *R* **4.07**-5537
Tollwut-Immunglobulin vom Menschen 3036
Tollwut-Impfstoff aus Zellkulturen für Menschen 863
Tollwut-Impfstoff (inaktiviert) für Tiere **4.06**-5016
Tollwut-Lebend-Impfstoff (oral) für Füchse 964
Tolnaftat 3038
Tolnaftatum 3038
Tolubalsam **4.06**-5284
o-Toluidin *R* **4.07**-5537
p-Toluidin *R* **4.07**-5537
Toluidinblau *R* **4.07**-5538
o-Toluidinhydrochlorid *R* **4.07**-5538
Toluol *R* **4.07**-5538
Toluol, schwefelfreies *R* **4.07**-5538
2-Toluolsulfonamid *R* **4.07**-5538
4-Toluolsulfonamid *R* **4.07**-5538
4-Toluolsulfonsäure *R* **4.07**-5538
Ton, weißer 3040
Tormentillae rhizoma 3042
Tormentillae tinctura 3042
Tormentilltinktur 3042
Tormentillwurzelstock 3042
Tosylargininmethylesterhydrochlorid *R* **4.07**-5538
Tosylargininmethylesterhydrochlorid-Lösung *R* **4.07**-5539
Tosylchloramid-Natrium 3043
Tosyllysinchlormethanhydrochlorid *R* **4.07**-5539
Tosylphenylalanylchlormethan *R* **4.07**-5539
Toxaphen *R* **4.07**-5539
Toxizität, anomale, Prüfung (2.6.9) 160
Tragacantha 3044
Tragant 3044
Tragant *R* **4.07**-5539
Tramadolhydrochlorid **4.07**-5864
Tramadoli hydrochloridum **4.07**-5864
Tramazolinhydrochlorid-Monohydrat **4.02**-3663
Tramazolini hydrochloridum monohydricum **4.02**-3663
Tranexamsäure 3047
Transdermale Pflaster 767
– Wirkstofffreisetzung (2.9.4) **4.06**-4907
Transfusionsbestecke für Blut und Blutprodukte (3.2.6) 341
Trapidil 3048
Trapidilum 3048
Tretinoin 3050
Tretinoinum 3050
Triacetin *R* **4.07**-5539
Triamcinolon 3051
Triamcinolon *R* **4.07**-5539
Triamcinolonacetonid 3053

Triamcinolonacetonid *R* **4.07**-5539
Triamcinolonhexacetonid 3055
Triamcinoloni acetonidum 3053
Triamcinoloni hexacetonidum 3055
Triamcinolonum 3051
Triamteren 3056
Triamterenum 3056
Tribenosid **4.04**-4579
Tribenosidum **4.04**-4579
Tributylacetylcitrat **4.08**-6072
Tributylcitrat *R* **4.07**-5539
Tributylis acetylcitras **4.08**-6072
Tri-n-butylis phosphas **4.06**-5287
Tri-*n*-butylphosphat **4.06**-5287
Tricalcii phosphas 3057
Tricalciumphosphat 3057
Trichloressigsäure 3058
Trichloressigsäure *R* **4.07**-5540
Trichloressigsäure-Lösung *R* **4.07**-5540
Trichlorethan *R* **4.07**-5540
Trichloroethylen *R* **4.07**-5540
Trichlortrifluorethan *R* **4.07**-5540
Tricin *R* **4.07**-5540
Tricosan *R* **4.07**-5540
Tridocosahexaenoin *R* **4.07**-5540
Triethanolamin *R* **4.07**-5540
Triethylamin *R* **4.07**-5540
Triethylcitrat 3059
Triethylendiamin *R* **4.07**-5541
Triethylis citras 3059
Triethylphosphonoformiat *R* **4.07**-5541
Trifluoperazindihydrochlorid 3060
Trifluoperazini hydrochloridum 3060
Trifluoressigsäure *R* **4.07**-5541
Trifluoressigsäureanhydrid *R* **4.07**-5541
Triflusal **4.08**-6074
Triflusalum **4.08**-6074
Triglycerida saturata media **4.07**-5867
Triglyceride, mittelkettige **4.07**-5867
Trigonellae foenugraeci semen 1329
Trigonellinhydrochlorid *R* **4.07**-5541
Trihexyphenidylhydrochlorid 3065
Trihexyphenidyli hydrochloridum 3065
Trimetazidindihydrochlorid **4.07**-5869
Trimetazidini dihydrochloridum **4.07**-5869
Trimethadion 3068
Trimethadionum 3068
Trimethoprim **4.04**-4580
Trimethoprimum **4.04**-4580
Trimethylpentan *R* **4.07**-5541
Trimethylpentan *R* 1 . . . . . **4.07**-5541
1-(Trimethylsilyl)imidazol *R* **4.07**-5541
Trimethylsulfoniumhydroxid *R* **4.07**-5542
Trimipramini maleas 3072
Trimipraminmaleat 3072
2,4,6-Trinitrobenzolsulfonsäure *R* **4.07**-5542
Triphenylmethanol *R* **4.07**-5542
Triphenyltetrazoliumchlorid *R* **4.07**-5542
Triphenyltetrazoliumchlorid-Lösung *R* **4.07**-5542
Triscyanoethoxypropan *R* **4.07**-5542
Tritici aestivi oleum raffinatum **4.04**-4597
Tritici aestivi oleum virginale 3155
Tritici amylum **4.03**-4071
Trockenextrakte (*siehe* Extrakte) **4.03**-3767
Trockenextrakte
- Aloetrockenextrakt, eingestellter 1137
- Belladonnablättertrockenextrakt, eingestellter 1255
- Faulbaumrindentrockenextrakt, eingestellter 1858
- Sennesblättertrockenextrakt, eingestellter 2850
- Weißdornblätter-mit-Blüten-Trockenextrakt **4.03**-4070

Trockenrückstand von Extrakten (2.8.16) 233
Trocknen und Glühen bis zur Massekonstanz, Definition (*siehe* 1.2) **4.03**-3696
Trocknungsverlust (2.2.32) **4.08**-5885
Trocknungsverlust von Extrakten (2.8.17) 233
Trolamin **4.02**-3666
Trolaminum **4.02**-3666
Trometamol 3075
Trometamol *R* **4.07**-5542
Trometamol-Acetat-Pufferlösung pH 8,5 *R* **4.07**-5562
Trometamol-Aminoessigsäure-Pufferlösung pH 8,3 *R* **4.07**-5562
Trometamol-Lösung *R* **4.07**-5542
Trometamol-Lösung *R* 1 . . . . . **4.07**-5542
Trometamol-Natriumedetat-BSA-Pufferlösung pH 8,4, albuminhaltige *R* **4.07**-5562
Trometamol-Natriumedetat-Pufferlösung pH 8,4 *R* **4.07**-5562
Trometamol-Pufferlösung pH 6,8 (1 mol · l^{-1}) *R* . **4.07**-5559
Trometamol-Pufferlösung pH 7,4 *R* **4.07**-5561
Trometamol-Pufferlösung pH 7,4, natriumchloridhaltige *R* **4.07**-5561
Trometamol-Pufferlösung pH 7,4, natriumchloridhaltige *R* 1 . . . . . **4.07**-5561
Trometamol-Pufferlösung pH 7,5 *R* **4.07**-5561
Trometamol-Pufferlösung pH 7,5 (0,05 mol · l^{-1}) *R* **4.07**-5561
Trometamol-Pufferlösung pH 8,0 *R* **4.07**-5562
Trometamol-Pufferlösung pH 8,1 *R* **4.07**-5562
Trometamol-Pufferlösung pH 8,8 (1,5 mol · l^{-1}) *R* **4.07**-5562
Trometamol-Salzsäure-Pufferlösung pH 3,8 *R* . . **4.07**-5562
Trometamol-Salzsäure-Pufferlösung pH 8,3 *R* . . **4.07**-5562
Trometamolum 3075
Tropfen
- zum Einnehmen (*siehe* Flüssige Zubereitungen zum Einnehmen) **4.04**-4358
- zur Anwendung in der Mundhöhle (*siehe* Zubereitungen zur Anwendung in der Mundhöhle) **4.01**-3228

Tropfpunkt (2.2.17) 34
Tropicamid 3076
Tropicamidum 3076
Trypsin 3077
Trypsin *R* **4.07**-5542
Trypsin zur Peptidmustercharakterisierung *R* . . . **4.07**-5543
Trypsinum 3077
Tryptophan 3079
Tryptophan *R* **4.07**-5543
Tryptophanum 3079
TSE, Risikominimierung der Übertragung durch Arzneimittel (5.2.8) 616
Tuberculini aviarii derivatum proteinosum purificatum 3082
Tuberculini bovini derivatum proteinosum purificatum 3083
Tuberculini derivatum proteinosum purificatum ad usum humanum 3084
Tuberculinum pristinum ad usum humanum 1151
Tuberkulin aus *Mycobacterium avium*, gereinigtes 3082
Tuberkulin aus *Mycobacterium bovis*, gereinigtes 3083
Tuberkulin zur Anwendung am Menschen, gereinigtes 3084
Tubocurarinchlorid 3087
Tubocurarini chloridum 3087
Tumorigenität (*siehe* 5.2.3) 608
Tylosin für Tiere 3089
Tylosini phosphatis solutio ad usum veterinarium **4.06**-5289
Tylosini tartras ad usum veterinarium 3090
Tylosinphosphat-Lösung als Bulk für Tiere **4.06**-5289
Tylosintartrat für Tiere 3090
Tylosinum ad usum veterinarium 3089
Typhus-Impfstoff 866
Typhus-Impfstoff (gefriergetrocknet) 866

Typhus-Lebend-Impfstoff, oral (Stamm Ty 21a) 867
Typhus-Polysaccharid-Impfstoff **4.02**-3470
Tyramin *R* **4.07**-5543
Tyrosin 3092
Tyrosin *R* **4.07**-5543
Tyrosinum 3092
Tyrothricin **4.08**-6075
Tyrothricinum **4.08**-6075

U

Ubidecarenon **4.03**-4063
Ubidecarenonum **4.03**-4063
Überzogene Granulate (*siehe* Granulate) **4.04**-4361
Überzogene Tabletten (*siehe* Tabletten) **4.01**-3224
Umbelliferon *R* **4.07**-5543
Umschlagpasten (*siehe* Halbfeste Zubereitungen zur kutanen Anwendung) **4.03**-3777
Undecylensäure 3098
Unverseifbare Anteile (2.5.7) 129
Ureum **4.07**-5743
Uridin *R* **4.07**-5543
Urofollitropin 3099
Urofollitropinum 3099
Urokinase 3101
Urokinasum 3101
Uronsäuren in Polysaccharid-Impfstoffen (2.5.22) 135
Ursodesoxycholsäure 3103
Ursolsäure *R* **4.07**-5543
Urtica dioica ad praeparationes homoeopathicas . **4.05**-4644
Urtinkturen (*siehe* Homöopathische Zubereitungen) **4.04**-4379
Urtinkturen für homöopathische Zubereitungen . **4.05**-4643
Urtitersubstanzen für Maßlösungen (4.2.1) **4.07**-5564
Uvae ursi folium 1243
UV-Analysenlampen (2.1.3) 19
UV-Vis-Spektroskopie (2.2.25) 41

V

Vaccina ad usum humanum **4.02**-3447
Vaccina ad usum veterinarium **4.06**-4941
Vaccinum actinobacillosis inactivatum ad suem . **4.06**-4968
Vaccinum adenovirosidis caninae vivum **4.01**-3251
Vaccinum adenovirosis caninae inactivatum **4.06**-4967
Vaccinum anthracis vivum ad usum veterinarium **4.06**-4997
Vaccinum aphtharum epizooticarum inactivatum ad ruminantes 931
Vaccinum bronchitidis infectivae aviariae inactivatum 892
Vaccinum bronchitidis infectivae aviariae vivum cryodesiccatum 894
Vaccinum brucellosis (Brucella melitensis stirpe Rev. 1) vivum cryodesiccatum ad usum veterinarium **4.06**-4972
Vaccinum bursitidis infectivae aviariae inactivatum 897
Vaccinum bursitidis infectivae aviariae vivum cryodesiccatum 899
Vaccinum calicivirosis felinae inactivatum **4.06**-4974
Vaccinum calicivirosis felinae vivum cryodesiccatum **4.06**-4975
Vaccinum cholerae 793
Vaccinum cholerae cryodesiccatum 794
Vaccinum clostridii botulini ad usum veterinarium **4.06**-4970
Vaccinum clostridii chauvoei ad usum veterinarium **4.06**-4977
Vaccinum clostridii novyi B ad usum veterinarium **4.06**-4977
Vaccinum clostridii perfringentis ad usum veterinarium **4.06**-4979
Vaccinum clostridii septici ad usum veterinarium **4.06**-4982
Vaccinum colibacillosis fetus a partu recentis inactivatum ad ruminantes **4.06**-4986
Vaccinum colibacillosis fetus a partu recentis inactivatum ad suem **4.06**-4984
Vaccinum diarrhoeae viralis bovinae inactivatum **4.03**-3797
Vaccinum diphtheriae adsorbatum **4.02**-3453
Vaccinum diphtheriae adulti et adulescentis adsorbatum **4.02**-3455
Vaccinum diphtheriae et tetani adsorbatum **4.02**-3456
Vaccinum diphtheriae et tetani adulti et adulescentis adsorbatum **4.02**-3458
Vaccinum diphtheriae, tetani et hepatitidis B (ADNr) adsorbatum **4.03**-3781
Vaccinum diphtheriae, tetani et pertussis adsorbatum **4.02**-3459
Vaccinum diphtheriae, tetani, pertussis et poliomyelitidis inactivatum adsorbatum **4.03**-3786
Vaccinum diphtheriae, tetani, pertussis, poliomyelitidis inactivatum et haemophili stirpe b coniugatum adsorbatum **4.03**-3789
Vaccinum diphtheriae, tetani, pertussis sine cellulis ex elementis praeparatum adsorbatum **4.01**-3233
Vaccinum diphtheriae, tetani, pertussis sine cellulis ex elementis praeparatum et haemophili stirpe b coniugatum adsorbatum **4.01**-3235
Vaccinum diphtheriae, tetani, pertussis sine cellulis ex elementis praeparatum et hepatitidis B (ADNr) adsorbatum **4.01**-3238
Vaccinum diphtheriae, tetani, pertussis sine cellulis ex elementis praeparatum et poliomyelitidis inactivatum adsorbatum **4.01**-3241
Vaccinum diphtheriae, tetani, pertussis sine cellulis ex elementis praeparatum, hepatitidis B (ADNr), poliomyelitidis inactivatum et haemophili stirpe b coniugatum adsorbatum . . **4.07**-5615
Vaccinum diphtheriae, tetani, pertussis sine cellulis ex elementis praeparatum poliomyelitidis inactivatum et haemophili stirpe b coniugatum adsorbatum **4.03**-3783
Vaccinum encephalitidis ixodibus advectae inactivatum 806
Vaccinum encephalomyelitidis infectivae aviariae vivum 885
Vaccinum erysipelatis suillae inactivatum **4.06**-5013
Vaccinum febris flavae vivum 809
Vaccinum febris typhoidi 866
Vaccinum febris typhoidi cryodesiccatum 866
Vaccinum febris typhoidis polysaccharidicum . . . **4.02**-3470
Vaccinum febris typhoidis vivum perorale (stirpe Ty 21a) 867
Vaccinum furunculosidis ad salmonidas inactivatum cum adiuvatione oleosa ad iniectionem **4.06**-4992
Vaccinum haemophili stirpe b coniugatum 813
Vaccinum hepatitidis A inactivatum adsorbatum 817
Vaccinum hepatitidis A inactivatum et hepatitidis B (ADNr) adsorbatum 820
Vaccinum hepatitidis A inactivatum virosomale . . **4.02**-3461
Vaccinum hepatitidis B (ADNr) **4.07**-5619
Vaccinum hepatitidis viralis anatis vivum 919
Vaccinum herpesviris equini inactivatum 920
Vaccinum inactivatum diarrhoeae vituli coronaviro illatae **4.06**-4989
Vaccinum inactivatum diarrhoeae vituli rotaviro illatae **4.06**-5011
Vaccinum influenzae equi inactivatum **4.06**-4994
Vaccinum influenzae inactivatum ad suem **4.04**-4375
Vaccinum influenzae inactivatum ex corticis antigeniis praeparatum **4.07**-5621
Vaccinum influenzae inactivatum ex corticis antigeniis praeparatum virosomale **4.06**-4961

Vaccinum influenzae inactivatum ex viris integris praeparatum . . . 823
Vaccinum influenzae inactivatum ex virorum fragmentis praeparatum . . . 825
Vaccinum laryngotracheitidis infectivae aviariae vivum ad pullum . . . 887
Vaccinum leptospirosis ad usum veterinarium . . . 927
Vaccinum leucosis felinae inactivatum . . . 928
Vaccinum mannheimiae inactivatum ad bovidas . **4.07**-5629
Vaccinum mannheimiae inactivatum ad ovem . . **4.07**-5631
Vaccinum meningococcale polysaccharidicum . . . 834
Vaccinum morbi Aujeszkyi ad suem inactivatum . . . 880
Vaccinum morbi Aujeszkyi ad suem vivum cryodesiccatum ad usum parenterale . . . 882
Vaccinum morbi Carrei vivum cryodesiccatum ad canem . . . 958
Vaccinum morbi Carrei vivum cryodesiccatum ad mustelidas . . . 957
Vaccinum morbi Marek vivum . . . 929
Vaccinum morbi partus diminutionis MCMLXXVI inactivatum ad pullum . . . **4.06**-4990
Vaccinum morbillorum, parotitidis et rubellae vivum . . . 832
Vaccinum morbillorum vivum . . . 830
Vaccinum myxomatosidis vivum ad cuniculum . . **4.06**-4998
Vaccinum panleucopeniae felinae infectivae inactivatum . . . **4.06**-4999
Vaccinum panleucopeniae felinae infectivae vivum . . . **4.06**-5001
Vaccinum parainfluenzae viri bovini vivum cryodesiccatum . . . **4.06**-5002
Vaccinum parainfluenzae viri canini vivum . . . **4.03**-3795
Vaccinum paramyxoviris 3 aviarii inactivatum . . . 888
Vaccinum parotitidis vivum . . . 836
Vaccinum parvovirosis caninae inactivatum . . . **4.06**-5004
Vaccinum parvovirosis caninae vivum . . . **4.06**-5005
Vaccinum parvovirosis inactivatum ad suem . . . 943
Vaccinum pasteurellae inactivatum ad ovem . . . **4.07**-5633
Vaccinum pertussis . . . **4.02**-3467
Vaccinum pertussis adsorbatum . . . **4.02**-3466
Vaccinum pertussis sine cellulis copurificatum adsorbatum . . . 843
Vaccinum pertussis sine cellulis ex elementis praeparatum adsorbatum . . . **4.01**-3244
Vaccinum pestis classicae suillae vivum cryodesiccatum . . . 954
Vaccinum pneumococcale polysaccharidicum . . . 847
Vaccinum poliomyelitidis inactivatum . . . 850
Vaccinum poliomyelitidis perorale . . . 854
Vaccinum pseudopestis aviariae inactivatum . . . 934
Vaccinum pseudopestis aviariae vivum cryodesiccatum . . . 936
Vaccinum rabiei ex cellulis ad usum humanum . . . 863
Vaccinum rabiei inactivatum ad usum veterinarium . . . **4.06**-5016
Vaccinum rabiei perorale vivum ad vulpem . . . 964
Vaccinum rhinitidis atrophicantis ingravescentis suillae inactivatum . . . **4.06**-5007
Vaccinum rhinotracheitidis infectivae bovinae vivum cryodesiccatum . . . **4.06**-4971
Vaccinum rhinotracheitidis viralis felinae inactivatum . . . **4.06**-5010
Vaccinum rhinotracheitidis viralis felinae vivum cryodesiccatum . . . 953
Vaccinum rubellae vivum . . . 859
Vaccinum tetani ad usum veterinarium . . . **4.06**-5014
Vaccinum tetani adsorbatum . . . **4.07**-5623
Vaccinum tuberculosis (BCG) cryodesiccatum . . . 791
Vaccinum varicellae vivum . . . **4.05**-4635
Vaccinum variolae gallinaceae vivum cryodesiccatum . . . 917
Vaccinum vibriosidis ad salmonideos inactivatum . . . 965
Vaccinum vibriosidis aquae frigidae inactivatum ad salmonideos . . . 967
Vaccinum viri syncytialis meatus spiritus bovini vivum cryodesiccatum . . . 947
Vaginalemulsionen (*siehe* Zubereitungen zur vaginalen Anwendung) . . . 787
Vaginalia . . . 786
Vaginalkapseln (*siehe* Zubereitungen zur vaginalen Anwendung) . . . 787
Vaginallösungen (*siehe* Zubereitungen zur vaginalen Anwendung) . . . 787
Vaginalschäume (*siehe* Zubereitungen zur vaginalen Anwendung) . . . 788
Vaginalsuspensionen (*siehe* Zubereitungen zur vaginalen Anwendung) . . . 787
Vaginaltabletten (*siehe* Zubereitungen zur vaginalen Anwendung) . . . 787
Vaginaltampons (*siehe* Zubereitungen zur vaginalen Anwendung) . . . 788
Vaginalzäpfchen (*siehe* Zubereitungen zur vaginalen Anwendung) . . . 786
– Bruchfestigkeit (2.9.24) . . . 274
– Zerfallszeit (2.9.2) . . . 239
Valencen *R* . . . **4.07**-5544
Valerianae radix . . . 1245
Valeriansäure *R* . . . **4.07**-5544
Valin . . . 3107
Valinum . . . 3107
Valproinsäure . . . 3108
Vanadin-Lösung (1 g · l^{-1} V) *R* . . . **4.07**-5555
Vanadin-Schwefelsäure *R* . . . **4.07**-5544
Vanadium(V)-oxid *R* . . . **4.07**-5544
Vancomycinhydrochlorid . . . 3109
Vancomycini hydrochloridum . . . 3109
Vanillin . . . 3111
Vanillin *R* . . . **4.07**-5544
Vanillin-Phosphorsäure-Lösung *R* . . . **4.07**-5544
Vanillin-Reagenz *R* . . . **4.07**-5544
Vanillinum . . . 3111
Varizellen-Immunglobulin vom Menschen . . . 3112
Varizellen-Immunglobulin vom Menschen zur intravenösen Anwendung . . . 3113
Varizellen-Lebend-Impfstoff . . . **4.05**-4635
Vaselin, gelbes . . . 3113
Vaselin, weißes . . . **4.05**-4827
Vaselin, weißes *R* . . . **4.07**-5544
Vaselinum album . . . **4.05**-4827
Vaselinum flavum . . . 3113
Vektorimpfstoffe (*siehe* Impfstoffe für Tiere) . . . **4.06**-4941
Verapamilhydrochlorid . . . **4.08**-6079
Verapamili hydrochloridum . . . **4.08**-6079
Verbandwatte aus Baumwolle . . . 3117
Verbandwatte aus Viskose . . . 3118
Verbasci flos . . . 2190
Verbenon *R* . . . **4.07**-5545
Verdampfungsrückstand von ätherischen Ölen (2.8.9) . . . 226
Verfahren zur Amplifikation von Nukleinsäuren (2.6.21) . . . 190
Vergleichstabelle der Porosität von Glassintertiegeln (2.1.2) . . . 19
Vermehrungsfähige Keime, mikrobiologische Prüfung nicht steriler Produkte (*siehe* 2.6.12) . . . 162
Verseifungszahl (2.5.6) . . . **4.06**-4873
Verunreinigungen (*siehe* 1.4) . . . **4.03**-3700
Vibriose-Impfstoff (inaktiviert) für Salmoniden . . . 965
Vibriose-Impfstoff (inaktiviert) für Salmoniden, Kaltwasser- . . . 967
Vinblastini sulfas . . . 3120
Vinblastinsulfat . . . 3120
Vincristini sulfas . . . **4.04**-4587
Vincristinsulfat . . . **4.04**-4587
Vindesini sulfas . . . 3123
Vindesinsulfat . . . 3123
Vinylacetat *R* . . . **4.07**-5545
Vinylchlorid *R* . . . **4.07**-5545

Vinylpolymer zur Chromatographie, octadecylsilyliertes *R* **4.07**-5545
2-Vinylpyridin *R* **4.07**-5545
1-Vinylpyrrolidin-2-on *R* **4.07**-5545
Violae herba cum flore **4.07**-5845
Virusdiarrhö-Impfstoff (inaktiviert) für Rinder . . **4.03**-3797
Virusimpfstoffe (*siehe* Impfstoffe für Tiere) **4.06**-4941
Virus-Lebend-Impfstoffe für Menschen, Prüfung auf fremde Agenzien (2.6.16) 183
Virus-Lebend-Impfstoffe, Neurovirulenz, Prüfung (2.6.18) 187
Viskosität
– dynamische (2.2.8) 30
– kinematische (2.2.8) 30
Viskositätskoeffizient (*siehe* 2.2.8) 30
Vitamin A **4.02**-3671
Vitamin A, ölige Lösung von **4.02**-3673
Vitamin A, wasserdispergierbares **4.02**-3676
Vitamin-A-Pulver **4.02**-3674
Vitaminum A **4.02**-3671
Vitaminum A densatum oleosum **4.02**-3673
Vitaminum A in aqua dispergibile **4.02**-3676
Vitaminum A pulvis **4.02**-3674
Vitexin *R* **4.07**-5545
Vogelknöterichkraut **4.05**-4828
Von-Willebrand-Faktor vom Menschen, Wertbestimmung (2.7.21) **4.08**-5899
VZ, Verseifungszahl (*siehe* 2.5.6) **4.06**-4873

W

Wacholderbeeren 3135
Wacholderöl **4.01**-3399
Wachs, gebleichtes **4.05**-4833
Wachs, gelbes **4.05**-4834
Wässrige Lösungen, Prüfung auf Sterilität (*siehe* 2.6.1) **4.06**-4879
Warfarin-Natrium **4.04**-4593
Warfarin-Natrium-Clathrat **4.04**-4594
Warfarinum natricum **4.04**-4593
Warfarinum natricum clathratum **4.04**-4594
Warnhinweise (*siehe* 1.4) **4.03**-3700
Wasser
– Bestimmung durch Destillation (2.2.13) 33
– Coulometrische Titration (2.5.32) 139
– in ätherischen Ölen (2.8.5) 226
– in Gasen (2.5.28) 138
– Mikrobestimmung (2.5.32) 139
Wasser *R* **4.07**-5546
(D_2)Wasser *R* **4.07**-5546
(D_2)Wasser *R* 1 . . . . . **4.07**-5546
Wasser, ammoniumfreies *R* **4.07**-5546
Wasser aufnehmende Salben (*siehe* Halbfeste Zubereitungen zur kutanen Anwendung) **4.03**-3776
Wasser, destilliertes *R* **4.07**-5546
Wasser, destilliertes, deionisiertes *R* **4.08**-5910
Wasser für Injektionszwecke **4.08**-6089
Wasser für Injektionszwecke *R* **4.07**-5546
Wasser, gereinigtes **4.08**-6085
Wasser, hochgereinigtes **4.08**-6087
Wasser, kohlendioxidfreies *R* **4.07**-5546
Wasser, Mikrobestimmung (2.5.32) 139
Wasser, nitratfreies *R* **4.07**-5546
Wasser, partikelfreies *R* **4.07**-5546
Wasser zum Verdünnen konzentrierter Hämodialyselösungen **4.03**-4068
Wasser zur Chromatographie *R* **4.07**-5546
Wasserbad, Definition (*siehe* 1.2) **4.03**-3696
[15O]Wasser-Injektionslösung 1056
[3H]Wasser-Injektionslösung, Tritiiertes- 1058
Wassernabelkraut, asiatisches 3146
Wasserstoff zur Chromatographie *R* **4.07**-5546
Wasserstoffperoxid-Lösung 30 % 3148
Wasserstoffperoxid-Lösung 30 % *R* **4.07**-5546
Wasserstoffperoxid-Lösung 3 % 3149
Wasserstoffperoxid-Lösung 3 % *R* **4.07**-5546
Wasserstoffperoxid-Lösung (10 ppm H_2O_2) *R* . . **4.07**-5555
Weichkapseln (*siehe* Kapseln) 755
Weidenrinde 3149
Weinsäure 3152
Weinsäure *R* **4.07**-5546
Weißdornblätter mit Blüten **4.07**-5875
Weißdornblätter-mit-Blüten-Trockenextrakt **4.03**-4070
Weißdornfrüchte 3154
Weizenkeimöl, natives 3155
Weizenkeimöl, raffiniertes **4.04**-4597
Weizenstärke **4.03**-4071
Wermutkraut 3158
Wertbestimmung von Antibiotika, mikrobiologische (2.7.2) **4.08**-5893
Wertbestimmung von Antithrombin III vom Menschen (2.7.17) 219
Wertbestimmung von Blutgerinnungsfaktor II vom Menschen (2.7.18) 220
Wertbestimmung von Blutgerinnungsfaktor VII vom Menschen (2.7.10) 214
Wertbestimmung von Blutgerinnungsfaktor VIII (2.7.4) 205
Wertbestimmung von Blutgerinnungsfaktor IX vom Menschen (2.7.11) 215
Wertbestimmung von Blutgerinnungsfaktor X vom Menschen (2.7.19) **4.03**-3725
Wertbestimmung von Blutgerinnungsfaktor XI vom Menschen (2.7.22) **4.02**-3424
Wertbestimmung von Heparin (2.7.5) 207
Wertbestimmung von Heparin in Blutgerinnungsfaktoren (2.7.12) **4.03**-3725
Wertbestimmung von Von-Willebrand-Faktor vom Menschen (2.7.21) **4.08**-5899
Wirkstofffreisetzung aus festen Arzneiformen (2.9.3) **4.04**-4101
Wirkstofffreisetzung aus Transdermalen Pflastern (2.9.4) **4.06**-4907
Wirkstofffreisetzung aus wirkstoffhaltigen Kaugummis (2.9.25) 276
Wirkstoffhaltige Kaugummis 756
– Wirkstofffreisetzung (2.9.25) 276
Wirkstoffhaltige Pflaster (*siehe* Halbfeste Zubereitungen zur kutanen Anwendung) **4.03**-3777
Wirkstoffhaltige Schäume 761
Wirkstoffhaltige Tampons 766
Wolframatokieselsäure *R* **4.07**-5546
Wolframatophosphorsäure-Lösung *R* **4.07**-5547
Wollblumen/Königskerzenblüten 2190
Wollwachs **4.03**-4072
Wollwachs, hydriertes **4.01**-3400
Wollwachs, wasserhaltiges 3167
Wollwachsalkohole **4.03**-4077
Wurzeldrogen
– Angelikawurzel **4.02**-3491
– Baldrianwurzel 1245
– Eibischwurzel 1752
– Enzianwurzel **4.06**-5128
– Gelbwurz, javanische 1940
– Gelbwurz, kanadische **4.08**-5981
– Ginsengwurzel 1947
– Hauhechelwurzel 2009
– Ingwerwurzelstock 2085
– Ipecacuanhapulver, eingestelltes 2121
– Ipecacuanhawurzel 2123
– Knoblauchpulver 2189
– Liebstöckelwurzel **4.02**-3591
– Mäusedornwurzelstock **4.02**-3597
– Primelwurzel **4.08**-6045
– Queckenwurzelstock 2785
– Ratanhiawurzel 2794

– Rhabarberwurzel . . . 2798
– Senegawurzel . . . 2847
– Süßholzwurzel . . . **4.07**-5846
– Taigawurzel . . . **4.06**-5273
– Teufelskrallenwurzel . . . **4.03**-4051
– Tormentillwurzelstock . . . 3042

X

Xanthangummi . . . 3173
Xanthani gummi . . . 3173
Xanthine, Identitätsreaktion (*siehe* 2.3.1) . . . 99
Xanthydrol *R* . . . **4.07**-5547
Xanthydrol *R* 1 . . . **4.07**-5547
Xanthydrol-Lösung *R* . . . **4.07**-5547
[^{133}Xe]Xenon-Injektionslösung . . . 1059
Xenoni[^{133}Xe] solutio iniectabilis . . . 1059
Xylazinhydrochlorid für Tiere . . . **4.07**-5879
Xylazini hydrochloridum ad usum veterinarium . **4.07**-5879
Xylenolorange *R* . . . **4.07**-5547
Xylenolorange-Verreibung *R* . . . **4.07**-5547
Xylitol . . . **4.02**-3687
Xylitolum . . . **4.02**-3687
Xylol *R* . . . **4.07**-5547
m-Xylol *R* . . . **4.07**-5547
o-Xylol *R* . . . **4.07**-5548
Xylometazolinhydrochlorid . . . 3178
Xylometazolini hydrochloridum . . . 3178
Xylose . . . 3179
Xylose *R* . . . **4.07**-5548
Xylosum . . . 3179

Z

Zähflüssige Extrakte (*siehe* Extrakte) . . . **4.03**-3767
Zäpfchen (*siehe* Zubereitungen zur rektalen Anwendung) . . . 784
Zellbanksystem
– (*siehe* 5.2.1) . . . 603
– (*siehe* 5.2.3) . . . 607
Zellen, diploide, für die Herstellung von Impfstoffen für Menschen (*siehe* 5.2.3) . . . 606
Zellkulturen für die Herstellung von Impfstoffen für Menschen (5.2.3) . . . 606
Zellkulturen für die Herstellung von Impfstoffen für Tiere (5.2.4) . . . 609
Zelllinien (*siehe* 5.2.1) . . . 603
– diploide (*siehe* 5.2.3) . . . 607
– kontinuierliche (*siehe* 5.2.3) . . . 607
Zerfallszeit von Suppositorien und Vaginalzäpfchen (2.9.2) . . . 239
Zerfallszeit von Tabletten und Kapseln (2.9.1) . . **4.08**-5903
Zidovudin . . . 3183
Zidovudinum . . . 3183
Zimtaldehyd *R* . . . **4.07**-5548
trans-Zimtaldehyd *R* . . . **4.07**-5548
Zimtblätteröl . . . 3185
Zimtöl . . . 3186
Zimtrinde . . . 3188
Zimtrindentinktur . . . **4.02**-3691
Zinci acetas dihydricus . . . **4.06**-5295
Zinci acexamas . . . 3190
Zinci chloridum . . . 3192
Zinci oxidum . . . 3193
Zinci stearas . . . 3194
Zinci sulfas heptahydricus . . . **4.03**-4081
Zinci sulfas hexahydricus . . . **4.03**-4081
Zinci undecylenas . . . 3195
Zingiberis rhizoma . . . 2085
Zink
– Identitätsreaktion (*siehe* 2.3.1) . . . 99
– komplexometrische Titration (*siehe* 2.5.11) . . . 131
Zink *R* . . . **4.07**-5548
Zink *RV* . . . **4.07**-5564
Zink, aktiviertes *R* . . . **4.07**-5548
Zinkacetat *R* . . . **4.07**-5548
Zinkacetat-Dihydrat . . . **4.06**-5295
Zinkacetat-Lösung *R* . . . **4.07**-5548
Zinkacexamat . . . 3190
Zinkchlorid . . . 3192
Zinkchlorid *R* . . . **4.07**-5549
Zinkchlorid-Ameisensäure *R* . . . **4.07**-5549
Zinkchlorid-Lösung (0,05 mol · l^{-1}) . . . **4.07**-5570
Zinkchlorid-Lösung, iodhaltige *R* . . . **4.07**-5549
Zinkiodid-Stärke-Lösung *R* . . . **4.07**-5549
Zink-Lösung (5 mg · ml^{-1} Zn) *R* . . . **4.07**-5555
Zink-Lösung (100 ppm Zn) *R* . . . **4.07**-5555
Zink-Lösung (10 ppm Zn) *R* . . . **4.07**-5556
Zink-Lösung (5 ppm Zn) *R* . . . **4.07**-5556
Zinkoxid . . . 3193
Zinkoxid *R* . . . **4.07**-5549
Zinkstaub *R* . . . **4.07**-5549
Zinkstearat . . . 3194
Zinksulfat *R* . . . **4.07**-5549
Zinksulfat-Heptahydrat . . . **4.03**-4081
Zinksulfat-Hexahydrat . . . **4.03**-4081
Zinksulfat-Lösung (0,1 mol · l^{-1}) . . . **4.07**-5570
Zinkundecylenat . . . 3195
Zinn *R* . . . **4.07**-5549
Zinn(II)-chlorid *R* . . . **4.07**-5549
Zinn(II)-chlorid-Dihydrat . . . 3196
Zinn(II)-chlorid-Lösung *R* . . . **4.07**-5549
Zinn(II)-chlorid-Lösung *R* 1 . . . **4.07**-5549
Zinn(II)-chlorid-Lösung *R* 2 . . . **4.07**-5549
Zinn-Lösung (5 ppm Sn) *R* . . . **4.07**-5556
Zinn-Lösung (0,1 ppm Sn) *R* . . . **4.07**-5556
Zinn-Lösung (1000 ppm Sn), ölige *R* . . . **4.07**-5556
Zirconiumchlorid *R* . . . **4.07**-5549
Zirconium-Lösung (1 g · l^{-1} Zr) *R* . . . **4.07**-5556
Zirconiumnitrat *R* . . . **4.07**-5550
Zirconiumnitrat-Lösung *R* . . . **4.07**-5550
Zirkulardichroismus (2.2.41) . . . 67
Zitzensprays (*siehe* Flüssige Zubereitungen zur kutanen Anwendung am Tier) . . . 749
Zitzentauchmittel (*siehe* Flüssige Zubereitungen zur kutanen Anwendung am Tier) . . . 749
Zolpidemi tartras . . . **4.05**-4837
Zolpidemtartrat . . . **4.05**-4837
Zonenelektrophorese (*siehe* 2.2.31) . . . 51
Zopiclon . . . **4.06**-5296
Zopiclonum . . . **4.06**-5296
Zubereitungen aus pflanzlichen Drogen . . . 725
Zubereitungen, die in Dampf überführt werden (*siehe* Zubereitungen zur Inhalation) . . . **4.04**-4366
Zubereitungen für Wiederkäuer . . . 768
Zubereitungen in Druckbehältnissen . . . 769
Zubereitungen in Druckgas-Dosierinhalatoren (*siehe* Zubereitungen zur Inhalation) . . . **4.04**-4367
Zubereitungen zum Auftropfen (*siehe* Flüssige Zubereitungen zur kutanen Anwendung am Tier) . . . 749
Zubereitungen zum Spülen . . . 769
Zubereitungen zum Übergießen (*siehe* Flüssige Zubereitungen zur kutanen Anwendung am Tier) . . . 749
Zubereitungen zur Anwendung am Auge . . . **4.04**-4363
– halbfeste (*siehe* Zubereitungen zur Anwendung am Auge) . . . **4.04**-4365
– Prüfung auf Sterilität (*siehe* 2.6.1) . . . **4.06**-4881
Zubereitungen zur Anwendung am Ohr . . . 773
– halbfeste (*siehe* Zubereitungen zur Anwendung am Ohr) . . . 774
Zubereitungen zur Anwendung in der Mundhöhle . . . **4.01**-3227

Zubereitungen zur Inhalation **4.04**-4366
– Aerodynamische Beurteilung feiner Teilchen (2.9.18) 257
– flüssige (*siehe* Zubereitungen zur Inhalation) **4.04**-4366
Zubereitungen zur intramammären Anwendung für Tiere 780
Zubereitungen zur nasalen Anwendung 781
– halbfeste (*siehe* Zubereitungen zur nasalen Anwendung) 783
Zubereitungen zur rektalen Anwendung 783
– halbfeste (*siehe* Zubereitungen zur rektalen Anwendung) 785
Zubereitungen zur vaginalen Anwendung 786
– halbfeste (*siehe* Zubereitungen zur vaginalen Anwendung) 788
Zucker-Stärke-Pellets 3201
Zuclopenthixoldecanoat 3202
Zuclopenthixoli decanoas 3202